LAURY THILLEMAN

365 jours au TOP !

PRENDRE SOIN DE SOI, DES AUTRES ET DE LA PLANÈTE CHAQUE JOUR DE L'ANNÉE

FIRST ÉDITIONS

ISBN : 978-2-412-04769-9
Dépôt légal : octobre 2020
Imprimé en Espagne

CRÉATION GRAPHIQUE ET MISE EN PAGES
CHARLOTTE CALAMENT

DIRECTION D'OUVRAGE
AMANDINE GOMBAULT / Storytellers Médias

ILLUSTRATIONS DES PAGES « EXERCICE TONIC »
HINA HUNDT
@laceriseelectrique

Éditions First, un département d'Édi8
92, avenue de France 75013 Paris, France. Tél : 01 44 16 09 00 - Fax : 01 44 16 09 01
Email : firstinfo@efirst.com - Site Internet : editionsfirst.fr

Pincez-moi, j'ai du mal à y croire... est-ce que je suis bien en train d'écrire, là, maintenant, tout de suite, l'avant avant-propos du troisième livre sur ma méthode Au TOP ! ?

OK, donc, c'est le moment où je dois vous dire pourquoi je me suis lancée une nouvelle fois dans cette folle aventure, celle de partager avec vous ce qui me rend vivante et heureuse, 365 jours par an. Mon envie : comme pour une plante qui a besoin d'eau et de lumière pour s'épanouir, faire germer et grandir en vous les idées et les gestes simples qui embelliront votre quotidien (passion métaphores un jour, passion métaphores toujours). Bon, en gros, on va cultiver ensemble notre mieux-être intérieur et extérieur, et ce sans la moindre contrainte et, je l'espère, un maximum de plaisir !

Du 1er janvier au 31 décembre, on va s'ambiancer de la tête aux pieds !
• le corps (TONIC), avec du sport, du fitness, de la relaxation et des astuces bien-être ;
• l'organisme (ORGANIC), avec des recettes healthy super faciles et de bons aliments pour booster la forme et réveiller les papilles ;
• la tête (POSITIVE), en pratiquant l'optimisme et la bienveillance avec des conseils pour désencombrer son esprit et adopter un mode de vie plus conscient et respectueux de votre rythme naturel.

Sans oublier les idées GREEN pour adopter des éco-gestes et des DIY simples mais indispensables pour préserver l'environnement et faire du bien à la Planète.

Bref, on va être Au TOP ! chaque jour de l'année, mois après mois, saison après saison.

Voilà, vous venez de lire la première page de ce livre, il vous en reste 365 pour qu'on soit tous connectés dans cette même dynamique : se faire du bien et faire du bien autour de nous, pour de bon et pour longtemps !

Laury

Allez, 3, 2, 1...

je vous souhaite
une superbe
année au TOP !

Ce mois-ci, je décide de m'accorder 2 heures régulièrement pour :

......

Mes good résolutions

On débute toujours l'année avec de bonnes idées à mettre en place dans sa vie. Mais les jours passent… Et on les zappe une par une en trouvant des excuses. Cette fois-ci, on s'y tient !

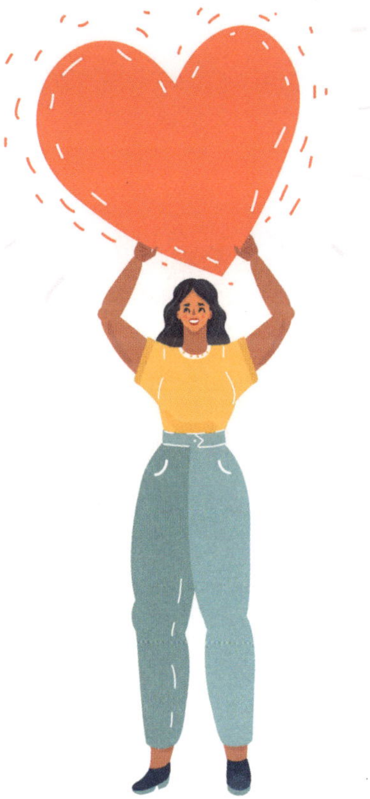

« Relisez cette page autant de fois que nécessaire et ajoutez-y vos annotations, corrections… Attention, ne trichez pas ! »

Et si je me mettais enfin à :

3 résolutions que je vais tenir cette année

1•

2•

3•

3 rituels que je veux instaurer :

....

1

2

3

À la fin du mois, promis, j'arrête de :

En janvier, je dois décider si :

« Regardez la poésie et la beauté dans chaque instant de votre vie. »

GREEN

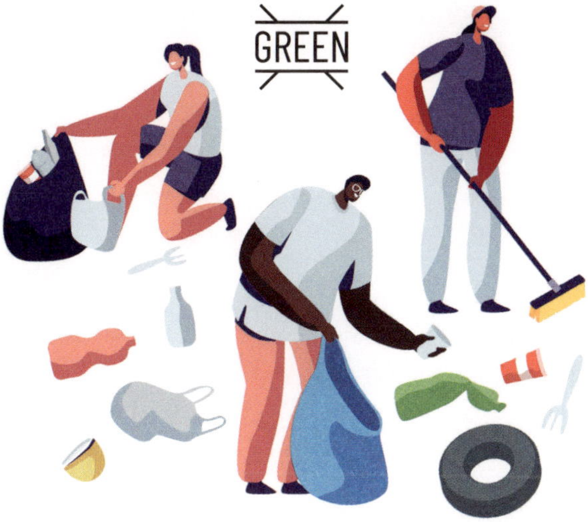

1 • Combien de pailles jonchent les plages du monde entier aujourd'hui ?

- 8,3 milliards
- 5,2 millions
- 800 000

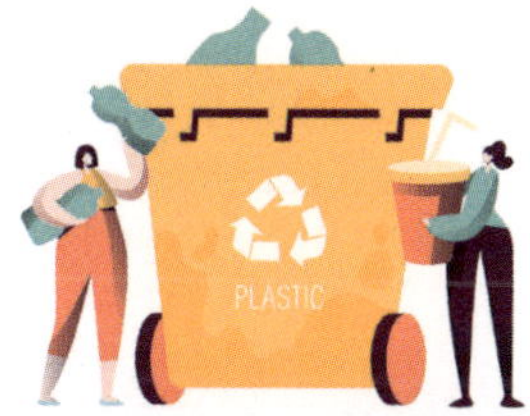

2 • Quelle est la proportion d'énergie renouvelable en France ?

- 5%
- 15%
- 20%

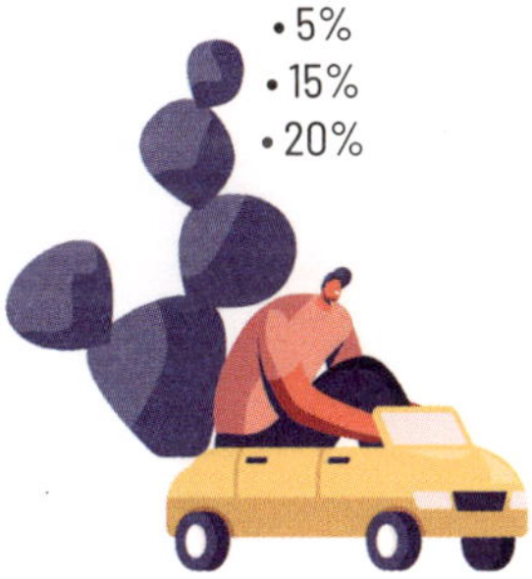

Testez votre éco-culture

Avant de vous jeter à corps perdu dans tous les éco-gestes que je vais vous proposer dans ce livre, répondez à ce quizz pour vous situer dans l'échelle du green !

5 • À combien estime-t-on le poids annuel du gaspillage alimentaire en France ?

- 6 000 tonnes
- 10 millions de tonnes
- 1 milliard de kilos

3 • En France, les transports sont responsables de…

- 17% des émissions de gaz à effet de serre
- 22%
- 29%

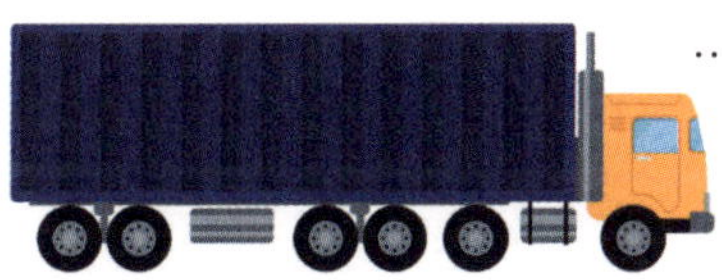

4 • Combien de kilomètres parcourt un yaourt en moyenne pour aller du producteur au consommateur ?

- 2500 km
- 6700 km
- 9000 km

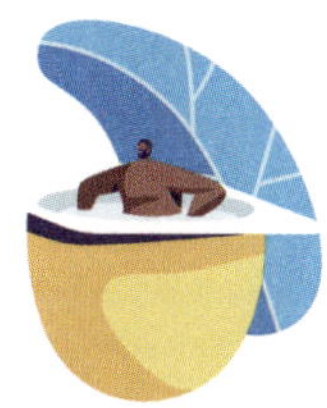

Réponses : 1 • **8,3 milliards** /// 2 • **15%** /// 3 • **29%** /// 4 • **9000 km** /// 5 • **10 millions de tonnes**

Mes petits tips

Attention à ne jamais forcer pendant ces exercices oculaires. Avant de commencer, asseyez-vous confortablement, le dos droit, ou allongez-vous si vous préférez. Respirez lentement et calmement pendant les exercices, et clignez régulièrement et naturellement les yeux. Entre chaque série de mouvements, faites une pause pour laisser reposer vos yeux. Vous pouvez faire des sessions de 5 à 10 minutes, à refaire dans la journée selon votre envie. Pour encore plus de détente oculaire, n'hésitez pas à mettre sur vos yeux des compresses d'eau minérale ou florale, au bleuet, à la camomille, ou à la rose.

Tout le monde peut le faire !

Enfants, seniors, porteurs de lentilles de contact, tout le monde peut pratiquer le yoga des yeux. Il est particulièrement recommandé pour les porteurs de lunettes, dont les yeux n'ont pas souvent l'occasion de se mouvoir.

Mais ça vient d'où cette gym des yeux ?

Les médecines traditionnelles ancestrales, comme la médecine ayurvédique indienne ou le qi gong chinois, ont toujours intégré les yeux aux pratiques de mise en mouvement du corps. Puis c'est aux États-Unis, dans les années 1920, que l'ophtalmologue William Bates s'est intéressé à la responsabilité du stress dans les problèmes de vue. Il imagine alors une méthode pour soulager la fatigue oculaire, dont le yoga des yeux est directement inspiré.

TONIC

Mon yoga des yeux

Le yoga, vous le savez, est ma routine quotidienne. Mais savez-vous que je pratique aussi le yoga des yeux pour éviter la fatigue oculaire par exemple après une après-midi passée devant mon ordinateur ? Détente absolue…

Mes exos fétiches en 3 minutes top chrono

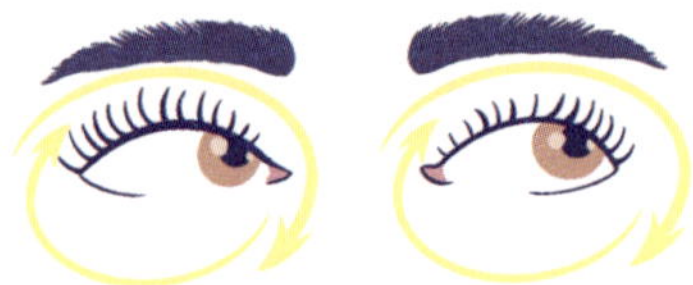

01

| Les 6 cercles |

Les yeux ouverts, vous dessinez 3 ronds avec vos yeux dans le sens des aiguilles d'une montre, puis 3 ronds dans l'autre sens.

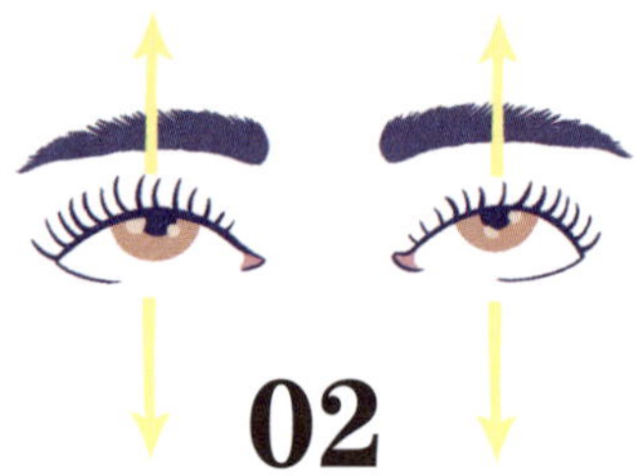

02

| L'ascenseur |

Toujours en gardant les yeux ouverts : vous regardez en haut, puis vous descendez le regard vers le bas, avant de remonter doucement vers le haut… Ainsi de suite, entre 3 et 5 fois.

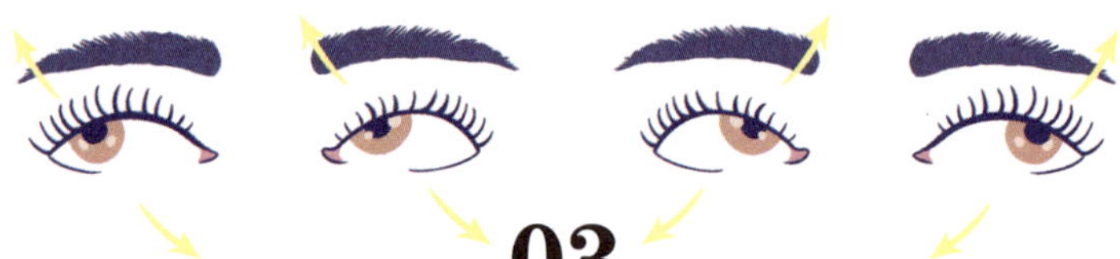

03

| La diagonale |

Tracez des diagonales avec vos yeux, vous pouvez même faire quelques croix.

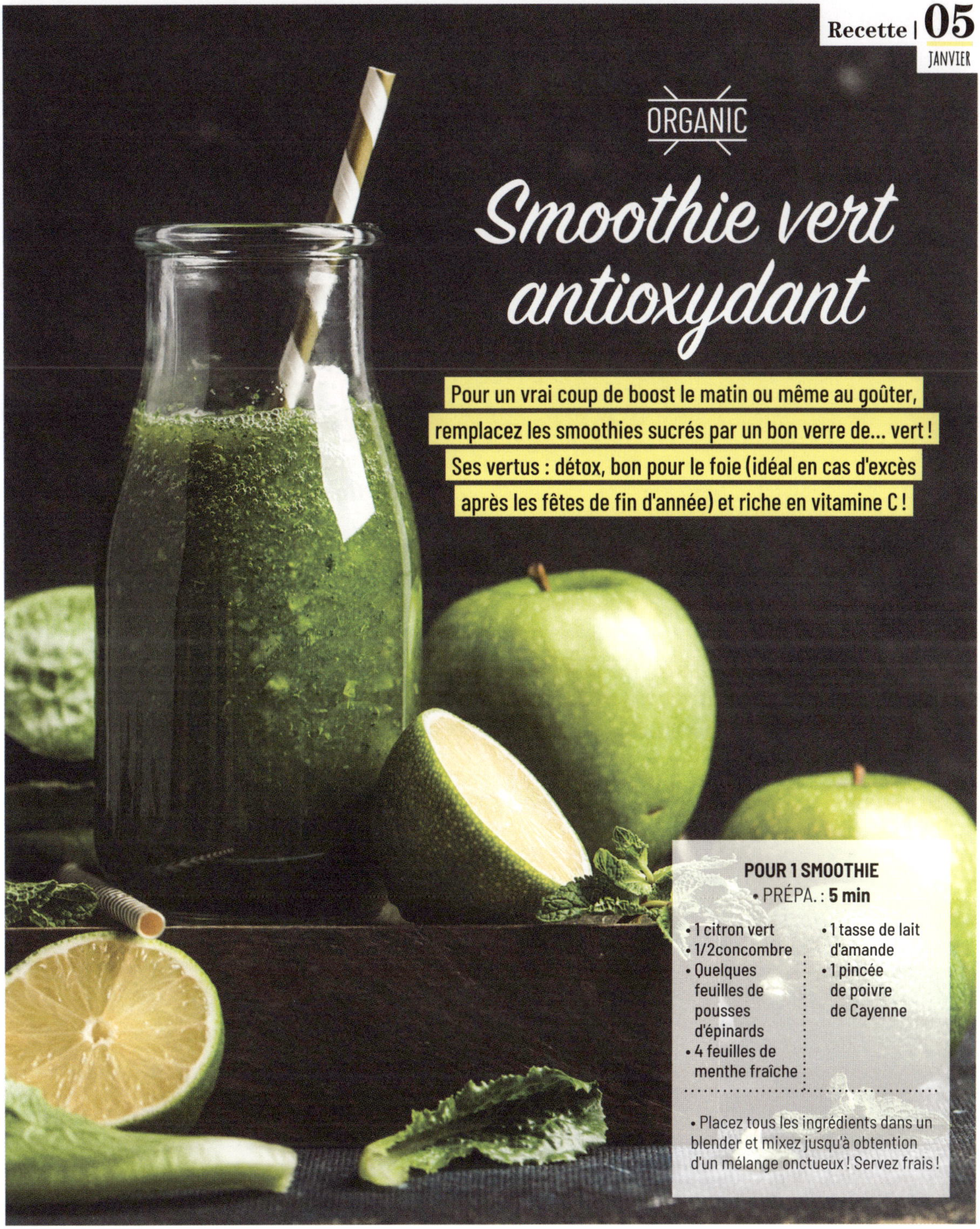

ORGANIC

Smoothie vert antioxydant

Pour un vrai coup de boost le matin ou même au goûter, remplacez les smoothies sucrés par un bon verre de… vert ! Ses vertus : détox, bon pour le foie (idéal en cas d'excès après les fêtes de fin d'année) et riche en vitamine C !

POUR 1 SMOOTHIE
• PRÉPA. : **5 min**

- 1 citron vert
- 1/2concombre
- Quelques feuilles de pousses d'épinards
- 4 feuilles de menthe fraîche
- 1 tasse de lait d'amande
- 1 pincée de poivre de Cayenne

• Placez tous les ingrédients dans un blender et mixez jusqu'à obtention d'un mélange onctueux ! Servez frais !

Saison
• De mai à septembre
Valeurs nutritionnelles
• Protides 1,5 g • Glucides 8,4 g • Lipides 0,1 g • Calories 40 kcal/100 g
Conservation
• Cuite : 2 à 3 jours dans le bac à légumes du frigo dans un récipient hermétique, ou plusieurs mois coupée en morceaux dans le congélateur
Cuisson
• 30 min à 1 h dans l'eau bouillante • 1 h à 1 h 30 dans un four à 210°C

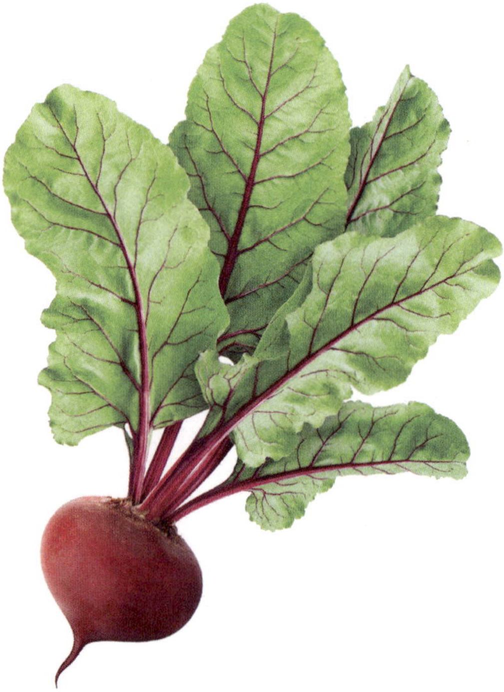

La betterave au menu
(plus d'excuse pour ne pas en manger)

• Pour l'apéro :
des chips de betterave

• En entrée :
gaspacho de betterave et tomates

• En plat :
crêpe à la betterave, roquette et feta

• En dessert :
smoothie betterave et framboises

ORGANIC

Super aliment

La betterave

Détoxifiant puissant, la betterave est un essentiel dans mon assiette ! Elle purifie mon organisme tout en ayant une grande valeur nutritionnelle : fibres, minéraux, oligoéléments, potassium, vitamines A, B et C, acide folique... Un régal !

Elle booste

- la circulation sanguine
- le système nerveux
- le foie
- le système immunitaire
- la vue

Elle lutte contre

- la perte d'appétit
- la fatigue
- l'hypertension
- les toxines
- les maladies cardiaques

« Le jus de betterave est reconnu pour faire une belle peau et de beaux cheveux. Il prévient aussi les imperfections cutanées et les boutons d'acné. C'est un puissant antioxydant qui peut s'utiliser en masque pour ses vertus anti-inflammatoires, hydratantes et adoucissantes. »

Le Fit Ballet

Joli mix entre le yoga et la danse classique, le Fit Ballet est un bon moyen de se gainer de manière ludique, tout en travaillant sa grâce ! On s'y met ensemble ?

| 01 - 02 |

Sur la pointe des pieds, les genoux vers l'extérieur, les bras en position 3, pliez vos jambes à 90° et avancez un bras vers l'avant. Puis retournez en position 1 et changez de bras. Répétez 10 fois l'exercice. Imaginez-vous sur scène à l'opéra, port de tête impeccable !

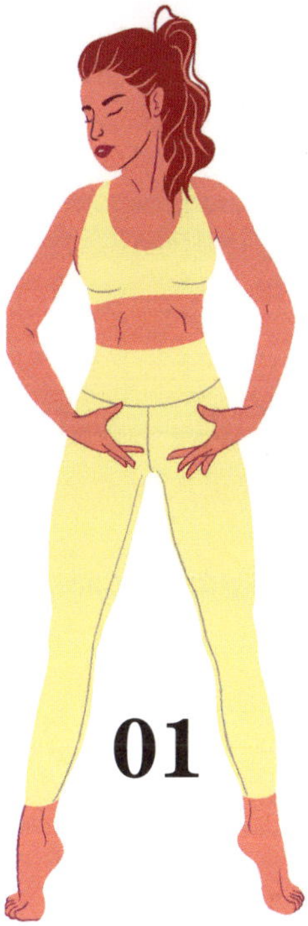

01

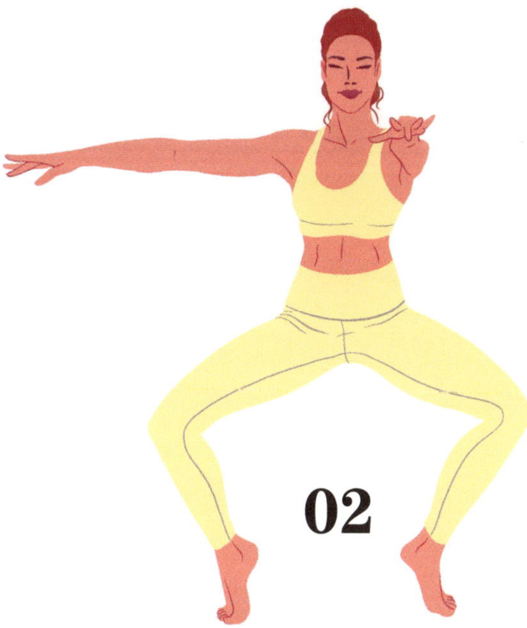

02

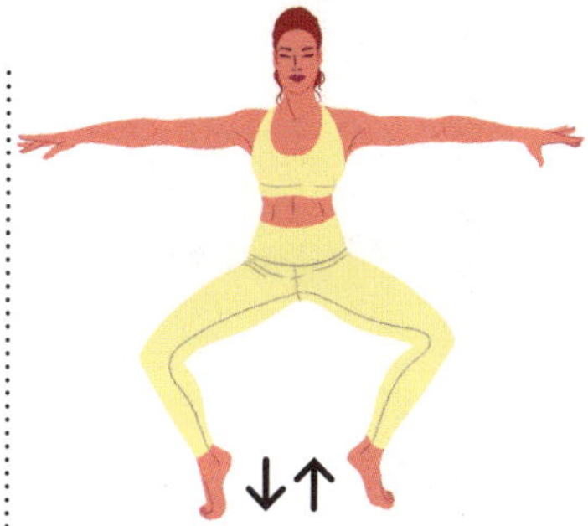

| 03 |

Effectuez 10 petits squats dynamiques en position basse, les bras parallèles au sol et toujours sur la pointe des pieds. Soufflez 20 s.

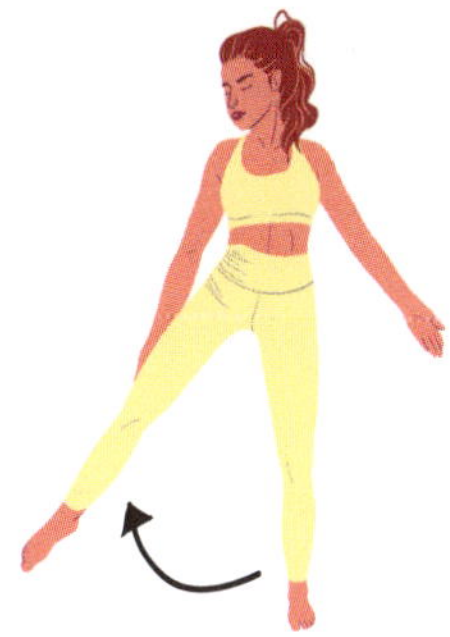

| 04 |

Sans poser la jambe, ouvrez-la sur le côté et travaillez vos adducteurs de haut en bas. Vous avez mal ? C'est parfait !

Recommencez 3 fois cet enchaînement, et vous pourrez passer le casting de petit rat !

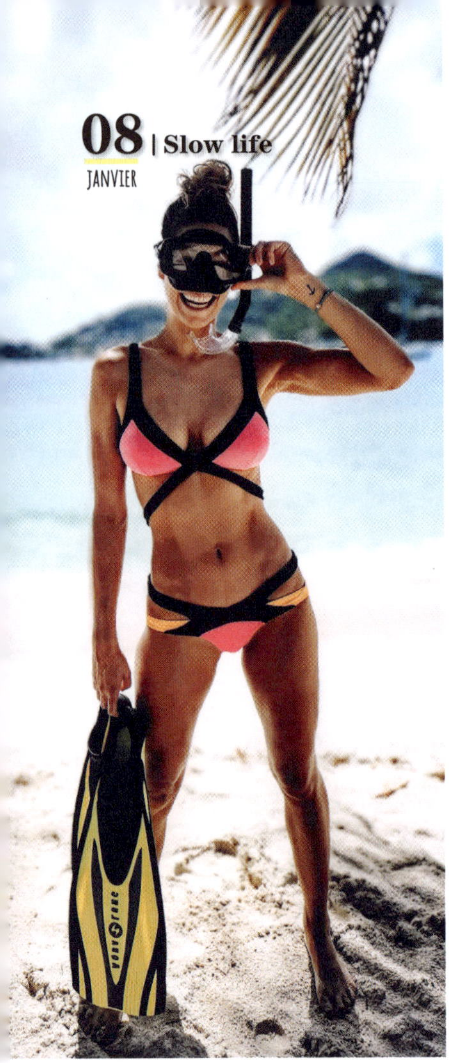

POSITIVE

Ocean therapy

En tant que pure Bretonne, je suis une grande amoureuse de l'océan ! Savez-vous qu'il a mille vertus sur notre état émotionnel ? Une « thérapie bleue » que j'applique dès mon retour aux sources !

Mettre les pieds dans l'eau, faire la planche ou encore s'immerger complètement sous l'eau nous procure des sensations incomparables de détente. L'océan (ou la mer) serait même l'un des paysages les plus « réparateurs » (devant les espaces verts !) selon le Dr Deborah Cracknell dans son ouvrage *La mer, une thérapie pour notre bien-être.*
Il influe directement sur notre humeur, notre niveau de stress, notre tension artérielle en régulant nos hormones pour nous amener à un état de détente optimale.

Physiologiquement, l'air marin, enrichi naturellement en ions négatifs et en oligoéléments, comme l'iode, nous aide à lutter contre la fatigue, les maladies, les tensions , etc.

Le bruit du ressac serait aussi une douce mélodie pour notre cerveau, ainsi que le son des animaux marins, comme le sifflement des dauphins, les cris des mouettes… Ces sons naturels sont interprétés de manière positive par notre cerveau car ils ne représentent aucun danger et leur caractère régulier et répétitif serait rassurant pour nous. Quoi demander de plus ? ●

Ce que je fais au bord de l'océan pour retrouver le calme

Se mettre sur off

Au coucher du soleil, j'adore méditer. C'est une heure calme où j'en profite pour me recentrer dans le silence et chasser mes idées encombrantes. Un vrai nettoyage de l'esprit !

Tous les sens en éveils

Je profite de la sensation du sable sur les pieds nus à chacun de mes pas. Je prends de longues respirations pour sentir tout l'iode entrer en moi. Je ramasse des coquillages ou des galets. Je prends le temps de regarder chaque vague qui déferle sur le sable… Quel kiff !

S'amuser

Rien de mieux que de se lâcher au bord de l'eau ! Sautez dans les vagues, s'amuser en body-board, écrire sur le sable… L'océan est un terrain de jeu sans limites, j'aime redevenir la petite fille qui sommeille toujours en moi dans ces moments-là !

« Aime la goutte d'eau qui fait déborder le vase. C'est grâce à elle que commence le changement ! »

GREEN

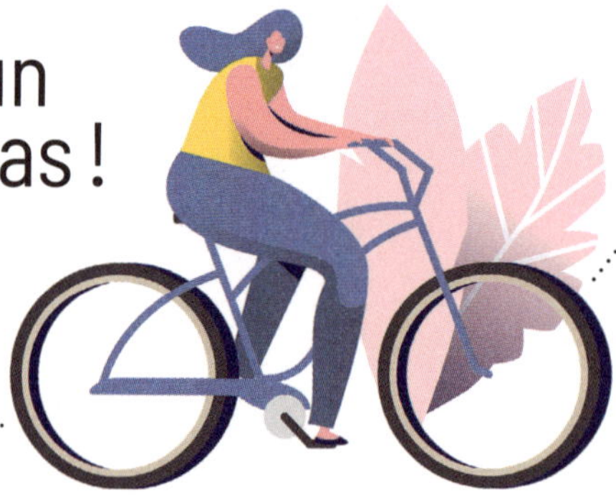

7 bonnes raisons de se déplacer à vélo

Vous le savez, le vélo est mon meilleur compagnon pour me déplacer dans Paris ! Pour moi, il n'y a pas mieux, que ce soit pour remuer mon popotin ou pour préserver la planète !

Il n'émet aucun CO_2 et ne pue pas !

Il ne rejette aucune particule fine ni gaz polluant contrairement aux autres moyens de transport.

Il est économique : un casque et c'est parti !

Pas d'assurance, peu de frais d'entretien, et un abonnement de 25 € à Paris pour les services de vélopartage.

C'est un excellent allié pour votre santé et votre ligne !

30 minutes de vélo par jour renforcent votre cœur, vos muscles et votre capacité respiratoire.

C'est le moyen de transport le plus rapide en ville.

Pour les trajets de moins de 5 km, le vélo est le plus efficace avec sa vitesse de croisière de 15 km/h contrairement à celles des voitures qui est de 14 km/h.

Silencieux, il réduit la pollution sonore.

Sauf si vous sifflotez un peu trop fort…

Fini les heures à chercher une place pour se garer

Le vélo est le moyen de transport le moins encombrant, que ce soit sur la route ou sur les parkings : 1 m^2 tout au plus !

Il réduit votre stress et donne donc le sourire.

Pédaler favorise la libération d'endorphines, l'hormone du plaisir !

« Les pots d'échappement des véhicules motorisés sont à l'origine d'environ 25% des gaz à effet de serre dans le monde. Alors plus d'hésitation, grimpez sur votre vélo et zou ! »

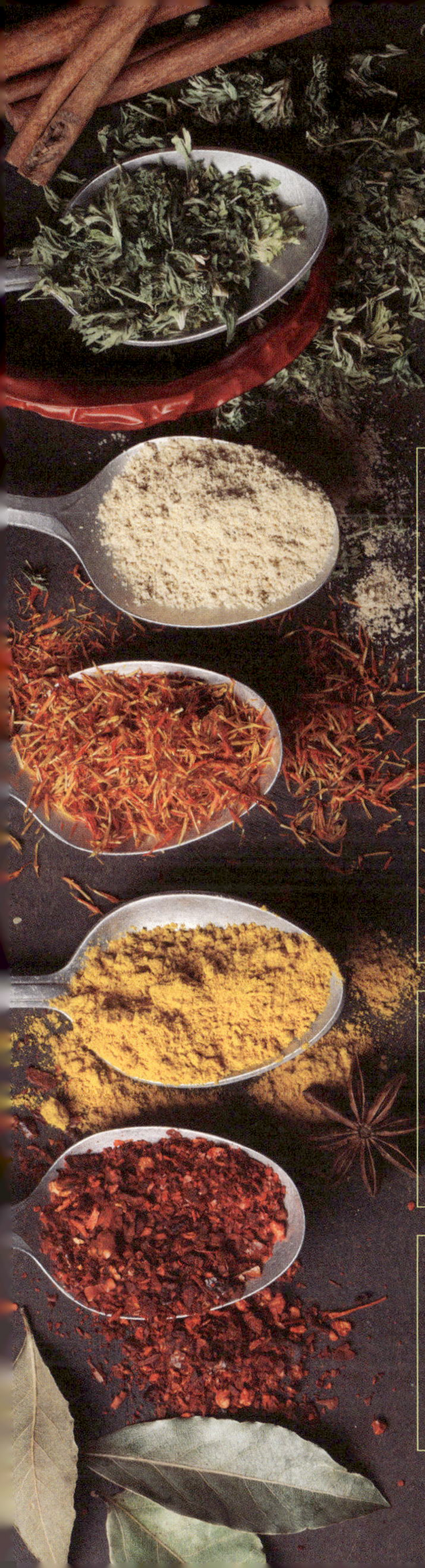

Aliment santé

Les épices

Elles ne me quittent pas ces super épices-là ! Adoptez-les dans votre alimentation pour réveiller votre organisme tout en vous faisant plaisir.

Safran en poudre

Le safran présente de nombreuses propriétés pharmacologiques. Notamment une huile essentielle, le safranal, à l'effet à la fois sédatif et antidépresseur, et qui améliore la mémoire et l'apprentissage. Rien de mieux en cas de coup de blues hivernal ! Antispasmodique, il soulage les maux de ventre et les crampes d'estomac. Je l'utilise avec parcimonie dans mes plats car c'est un puissant exhausteur de goût !

Curcuma

Anti-âge, anti-inflammatoire, stimulant digestif mais aussi antimicrobien naturel, le curcuma a de très nombreux bienfaits en plus de sa saveur délicieuse. Abusez-en l'hiver pour booster votre immunité et lutter contre les germes qui vous entourent. De mon côté, j'en ajoute souvent à mon eau de cuisson des pâtes ou du riz. C'est aussi un merveilleux petit plus dans la soupe et les courts-bouillons.

Cannelle

J'adore glisser un bâton de cannelle dans mon thé ou mes infusions d'été ! Réputée pour sa forte teneur en antioxydants, elle aide l'organisme à lutter contre les radicaux libres, en somme, elle offre un vrai coup de jeune ! Elle m'aide aussi à vaincre la fatigue autant physique que psychologique. Je la choisis de préférence de Ceylan et bio et j'en mets partout dans mes tartes et gâteaux.

Gingembre

Le gingembre ne me quitte pas de l'hiver ! À chaque frimas, je me prépare une infusion gingembre citron que je bois sans sucre, *on the rocks* ! Cela me donne un coup de tonus instantanément. Il a aussi un effet brûle-graisses car il facilite l'absorption de celles-ci et fluidifie la circulation si vous avez parfois les jambes lourdes. Un véritable tonifiant que j'adore.

GREEN

CIBLE	• cheveux fatigués, ternes, sans volume
BIENFAITS	• nourrit en profondeur, accélère la pousse des cheveux, lutte contre les fourches, apporte de la brillance
MATÉRIEL	• un bol • un cuillère
CONSERVATION	• 48 h au frais

| INGRÉDIENTS & DOSAGE |

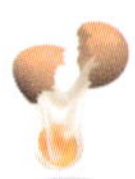

• 1 œuf

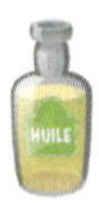

• 4 cuillères à soupe d'huile d'olive vierge

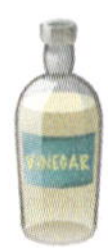

• 20 ml de vinaigre blanc

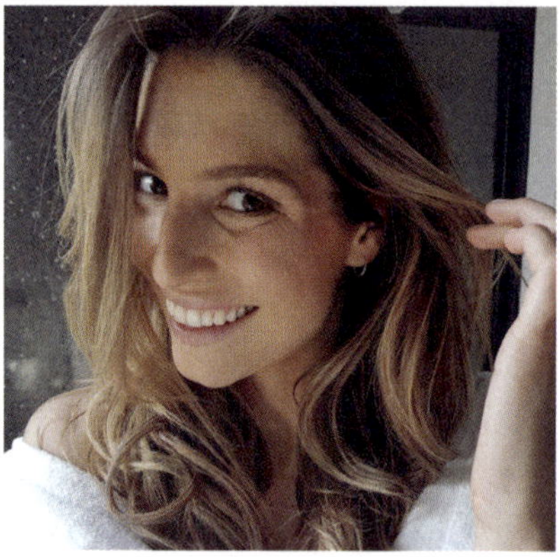

DIY

100 % NATUREL

Mon masque crinière de folie

Pour chouchouter des cheveux soumis aux nombreux coiffages, voilà une petite recette magique… Pas chère et rapide, elle sauve toujours mes longueurs fatiguées !

| Recette |

• Cassez l'œuf dans un bol. **Véritable source de protéines, l'œuf est un puissant nourrissant pour vos cheveux.** • Ajoutez 4 cuillères à soupe d'huile d'olive vierge, riche en antioxydants. L'huile d'olive agit comme un soin capillaire et booste leur brillance. • Versez ensuite 20 ml de vinaigre blanc pour resserrer les écailles de vos cheveux et apporter du volume ! • Battez le tout afin d'obtenir une texture homogène. • Appliquez des racines aux pointes et laissez poser au moins 30 minutes.

| Astuces |

• Déposez une serviette chaude (préalablement posée sur un radiateur ou humidifiée à l'eau chaude) sur vos cheveux pendant le soin afin que le masque pénètre vraiment à l'intérieur de la fibre.

« Laissez poser ce masque toute la nuit pour une chevelure au TOP le lendemain ! »

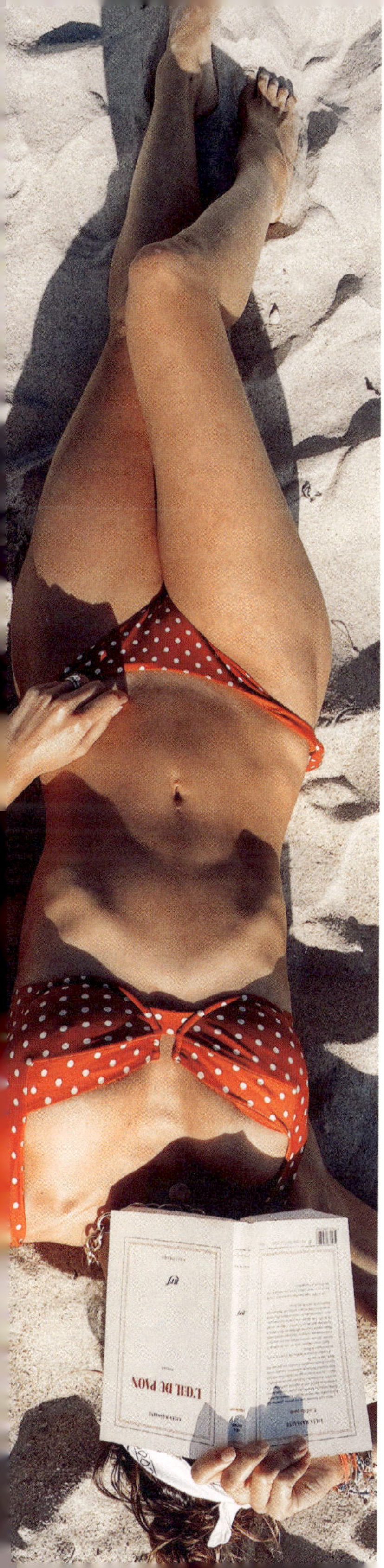

Devenir une pro de la sieste

Entre 10 et 20 minutes, la sieste est la plus efficace et permet de se remettre facilement à ses activités sans se sentir déphasée. Pratiquée plusieurs fois par semaine, elle peut changer littéralement vos journées. Un vrai coup de fouet !

Les bienfaits immédiats

• Concentration •
• Énergie •
• Humeur •
• Antistress •
• Mémorisation •

« Si vous avez du mal à vous endormir sur commande, écoutez une musique douce pour chasser vos pensées et vous détendre. Allongé, les yeux fermés, votre corps récupère tout de même de l'énergie. »

| La sieste express |

5 min

À son bureau pour rebooster un peu la forme si on bosse dur ou qu'on manque de sommeil.

| La big sieste |

1 h à 1 h 30

Uniquement le weekend ou en vacances pour récupérer du manque de sommeil et pas si l'on a fait une grasse mat' !

| La sieste parfaite |

20 min entre 12h et 16h

Allongée pour récupérer toutes ses facultés et ne pas empiéter sur sa nuit.

Les règles

Mettre une alarme afin de ne pas tricher, petit(e)s malin(e)s ! Choisir une position confortable, pour éviter le torticolis. Privilégier un endroit silencieux pour un repos optimal.

« Prenez votre place à chaque instant de votre vie ! »

Boxe training

Pas besoin de gants ni d'adversaire pour se créer sa mini-séance de boxe. Montez sur le air ring 15 minutes par jour et votre énergie se décuplera au fil des semaines. On parie ?

Recommencez 3 fois cet enchaînement

avec plus ou moins d'intensité selon votre niveau d'énergie !

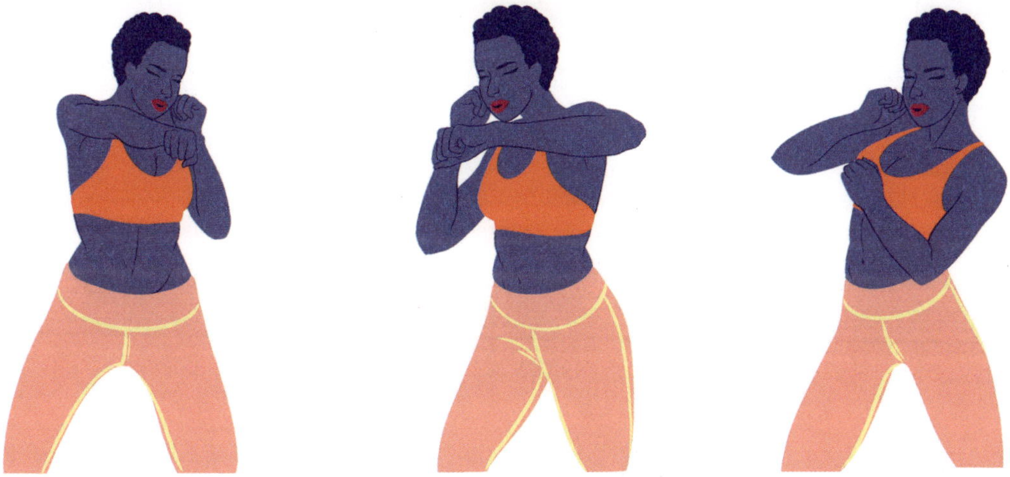

01 | Coups droits |

Commencez par une série avec les poings pour expulser tout votre stress et vos ruminations. Enchaînez 20 coups droits (alterner gauche/droite) comme si vous y étiez. Ayez des mouvements amples, lents et précis. Profitez-en pour bien gainer vos abdos. Puis récupérez 20 s en sautillant comme dans *Million Dollar Baby*.

02 | Crochets |

Continuez avec 20 crochets comme si vous vouliez déboîter la mâchoire de votre pire ennemi. Restez bien gainée ! Poussez des cris libérateurs si vous le sentez.

03 | Uppercuts |

Vous êtes une héroïne de Mortal Kombat, en fin de round. Achevez votre adversaire avec 20 coups de poing de bas en haut. Vous avez gagné, il n'a plus de dent !

« Mettez-vous à la boxe pour renforcer votre compétitivité. 1 h de boxe par jour permet de brûler jusqu'à 700 calories. »

POSITIVE

Who is the boss ?

Modifier son attitude corporelle aurait des répercussions sur la confiance en soi et diminuerait le niveau de stress.

Ça vient d'où ?
Pour changer votre vie, « tout ce que vous devez faire, c'est modifier votre posture pendant deux minutes ». Ce sont les mots d'Amy Cuddy, enseignante à la Harvard Business School, qui lance la tendance des « Power Postures » lors d'une conférence TED en 2012. Cette vidéo a été visionnée plus de 35 millions de fois sur la plat forme, un énoooorme buzz.

Comment ça fonctionne ?
Lorsque vous vous sentez puissante, vous le devenez. Simple non ? Trop simple ? Pas tant que ça ! Notre cerveau enregistre notre langage corporel et influe donc sur notre mental. Épaules rentrées = timidité, fatigue, loose… Épaules sorties = confiance, forme, esprit de winneuse !

C'est prouvé scientifiquement ?
Une Power Posture tenue pendant deux minutes augmente le niveau de testostérone chez les hommes (hormone de la domination) et baisse le taux de cortisol (stress) selon une étude menée en 2010 en collaboration avec l'université Columbia et l'université de Harvard.

3 Power Postures
en 2 minutes

Wonderwoman

Debout les points sur les hanches, prenez-vous pour une superhéroïne. Tenez 2 minutes en ne pensant qu'à votre force personnelle.

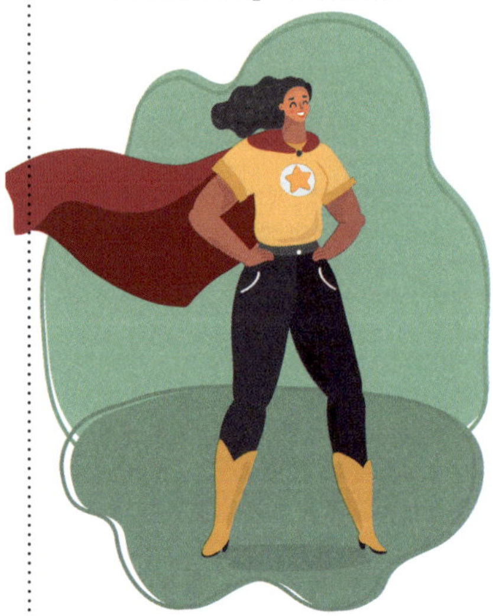

La CEO zen

Les mains derrière la tête, les pieds sur le bureau, et le menton relevé, étirez-vous en mode méga relax et occupez tout l'espace. Vous la sentez la prime de fin d'année ?

Big boss en réu

Debout devant une table ou votre bureau, déposez vos mains sur la table, bien ancrées. Regardez au loin. Imaginez-vous fixer quelqu'un en lui parlant. Vous êtes à la tête d'une grande succursale internationale.

Je suis moi-même une adepte des « Power Postures » avant un rendez-vous important. Vous testez ?

ORGANIC

Huile d'ail

L'ail est la base de la cuisine méditerranéenne, dont les vertus sont bien reconnues !
Riche en bienfaits, l'huile d'ail est un anti bactérien détoxifiant qui améliore la circulation sanguine.

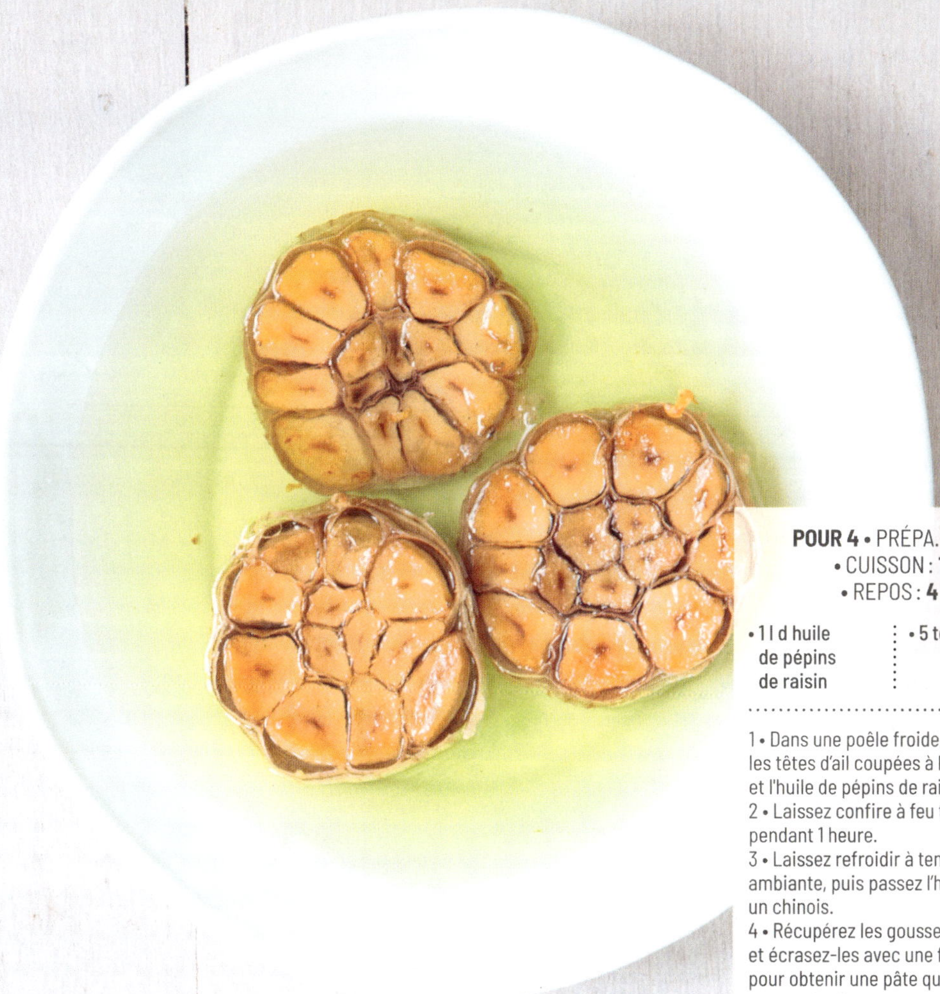

POUR 4 • PRÉPA. : **5 min**
• CUISSON : **1 h**
• REPOS : **4 h**

- **1 l d huile de pépins de raisin**
- **5 têtes d'ail**

1 • Dans une poêle froide, placez les têtes d'ail coupées à l'horizontale et l'huile de pépins de raisin.
2 • Laissez confire à feu très doux pendant 1 heure.
3 • Laissez refroidir à température ambiante, puis passez l'huile dans un chinois.
4 • Récupérez les gousses d'ail et écrasez-les avec une fourchette pour obtenir une pâte que vous pourrez tartiner sur une viande ou un poisson.

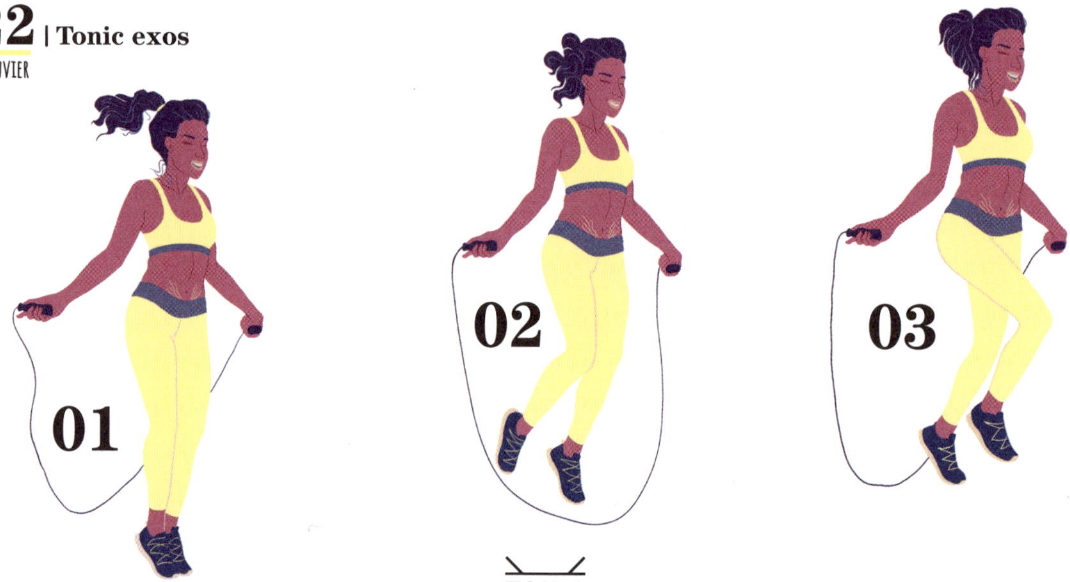

TONIC

Sauts à la corde

Rien de tel qu'une petite séance intensive de corde à sauter pour travailler tous ses muscles tout en s'amusant. Suivez-moi dans cet exercice de cour d'école et gardez le sourire !

01 | Le grand classique |

Commencez par vous échauffer avec des sauts classiques, pieds joints, sans sursaut pendant 20 s. Restez aérienne, n'ayez pas l'atterrissage lourd. Contractez vos abdos et pliez vos coudes à 45°. Les paumes de vos mains sont tournées vers le ciel.

02 | La course en corde |

Soufflez tranquillou pendant 20 s, recommencez en mode course. Accélérez le rythme mais ne vous tendez pas. Tenez pendant 20 s à nouveau. Faites une pause de 20 s. Attention, utilisez vos poignets pour faire tourner la corde, pas vos bras. Pour les warriors, montez les genoux !

03 | À cloche-pieds |

Rigolons un peu et corsons l'exercice avec des sauts à cloche-pied. 3 à gauche, 3 à droite, et on alterne pendant 30 s. Respirez bien et gardez le dos bien droit !

« La corde à sauter est une vraie brûleuse de calories ! 15 min de corde équivalent à 30 min de jogging. Ces exercices sont aussi efficaces pour avoir le ventre plat et lutter contre les capitons ! »

Vous en voulez encore ?

Recommencez cette série 2 ou 3 fois selon vos forces et veillez à bien vous étirer après votre séance.

Un frigo clean

Eh oui ! ça se range un frigo ! Afin d'éviter de jeter des aliments et surtout pour conserver vos produits le plus longtemps possible avec les meilleures qualités nutritives, voici quelques bonnes pratiques pour bien ranger votre frigo. Ready ?

0-4 °C	La zone froide : pour les aliments périssables comme la viande et le poisson crus, les plats préparés, les produits frais entamés, la mayo…
4-6 ° C	La zone tempérée : pour les produits laitiers, le jambon emballé, les fruits et légumes cuits, la viande et le poisson cuits, les pâtisseries…
6 °C	Le bac à légumes : pour les fruits et légumes frais mais aussi les fromages à affiner (bien emballés)
6-8 °C	La porte : pour le beurre, les boissons, les condiments, les confitures, le lait

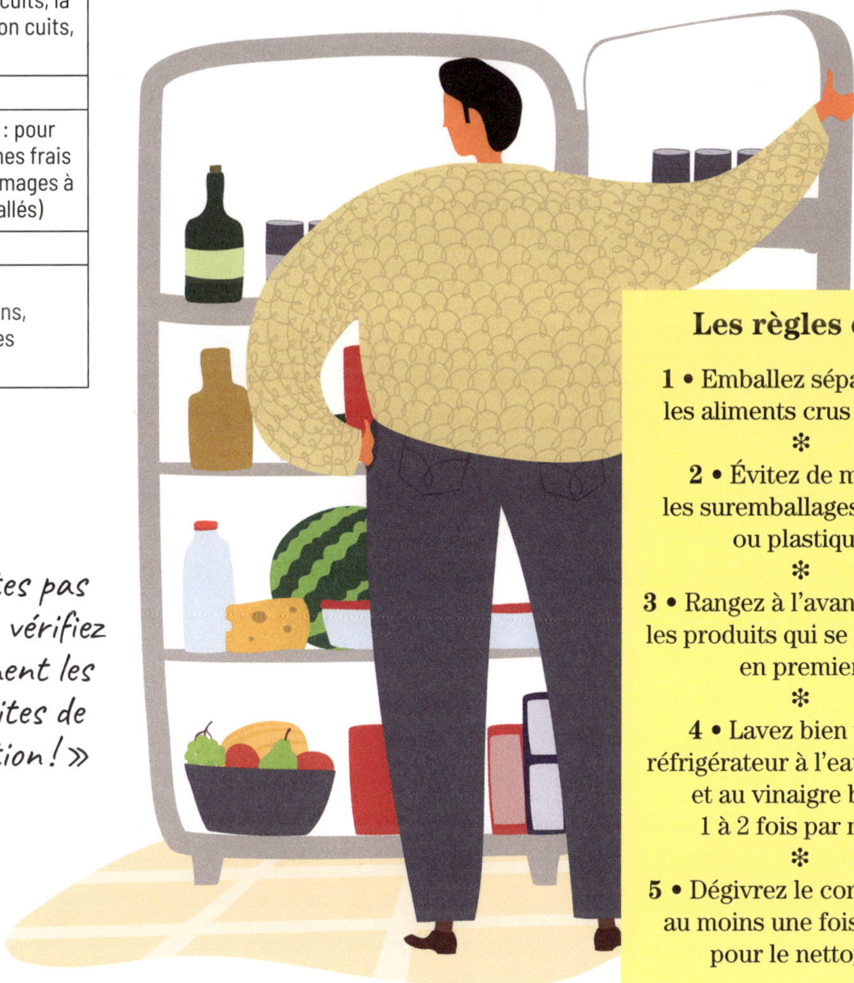

« Ne faites pas l'autruche, vérifiez régulièrement les dates limites de conservation ! »

Les règles d'or

1 • Emballez séparément les aliments crus et cuits

❋

2 • Évitez de mettre les suremballages carton ou plastique

❋

3 • Rangez à l'avant du frigo les produits qui se périment en premier

❋

4 • Lavez bien votre réfrigérateur à l'eau chaude et au vinaigre blanc 1 à 2 fois par mois

❋

5 • Dégivrez le congélateur au moins une fois par an pour le nettoyer

TONIC

Mudras
le yoga par les doigts

Dans ma pratique quotidienne du yoga, j'utilise mes mains le plus régulièrement possible. Suivre les mudras, ces postures rituelles à effectuer avec les doigts, permet de se reconnecter avec l'ensemble de son corps. Une gestuelle aussi énergisante que gracieuse.

De la main à l'esprit

Les mudras désignent les postures des mains utilisées en yoga. Vous avez déjà sûrement vu ces gestes délicats sur des statues hindoues ou pratiqués par des danseurs indiens. Comme lorsque l'on joint les mains pour faire une prière, ces mouvements permettent d'accompagner une intention pour qu'elle se diffuse dans tout le corps et l'esprit.

À quel moment les effectuer ?

Vous pouvez pratiquer cette petite gym des mains pendant des temps de méditation, tranquillement chez vous, en vous promenant, mais aussi dans les transports et les files d'attente ! Avant de commencer, secouez vos mains et tapotez légèrement chacun de vos doigts pour les dynamiser.

Une pratique ancestrale

La civilisation védique de l'Inde antique précisait que chacun de nos 5 doigts étaient en rapport avec l'un des 5 éléments. Le pouce correspond au feu (*agni*), l'index à l'air (*vayu*), le majeur à l'éther (*akasha*), l'annulaire à la terre (*prithvi*) et l'auriculaire à l'eau (*jala*). Il m'arrive de me servir de cette signification en visualisant chacun de ces éléments, pour un effet concentration garanti !

Mes 3 mudras préférés

01

| Anjali mudra |
Joignez les deux mains, les paumes l'une contre l'autre, contre la poitrine. « Anjali » signifie « salutation », cette posture renvoie à l'idée de saluer notre « divinité intérieure » et celle des autres.

02

| Chin mudra |
Joignez le pouce et l'index tout en laissant les autres doigts tendus ou libres. « Chin » signifie « geste de la conscience ». Cette posture permet de se recentrer sur sa connexion au monde.

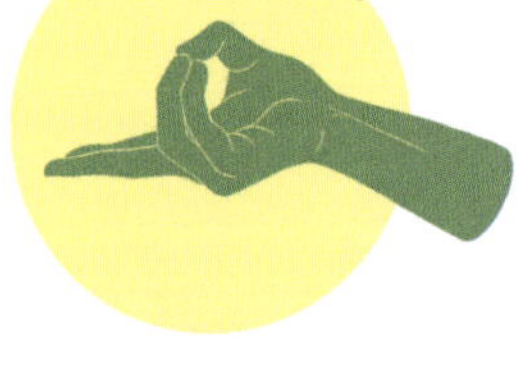

03 **| Prana mudra |**
L'index et le majeur sont tendus, tandis que le bout de votre annulaire et celui de votre auriculaire doivent toucher le bout de votre pouce. *Prana* signifie « énergie vitale », ce mudra dynamise et donne de la force.

« Je ne peux pas tout contrôler dans ma vie. Mais je peux décider de ce que je mets comme carburant dans mon corps ! »

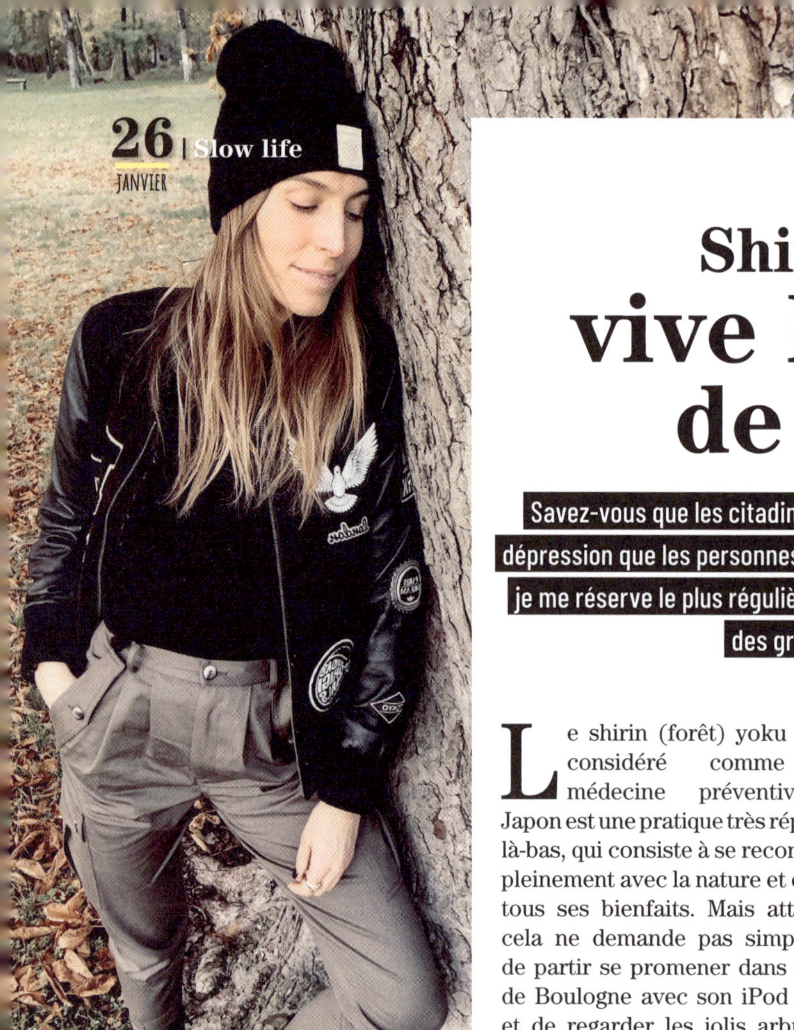

POSITIVE

Shirin yoku : vive les bains de forêt !

Savez-vous que les citadins ont 40% de plus de risques de souffrir de dépression que les personnes vivant au contact de la nature ? De mon côté, je me réserve le plus régulièrement possible des pauses green et surtout des grandes balades en forêt.

Le shirin (forêt) yoku (bain), considéré comme une médecine préventive au Japon est une pratique très répandue là-bas, qui consiste à se reconnecter pleinement avec la nature et en tirer tous ses bienfaits. Mais attention, cela ne demande pas simplement de partir se promener dans le bois de Boulogne avec son iPod à fond et de regarder les jolis arbres ! Il est important de mettre plusieurs choses en place pour profiter à 100% des vertus du paysage.

Avant de partir vous balader, déposez vos smartphones, appareils photo et autres gadgets techno chez vous pour une vraie détox digitale. Vous profiterez ainsi pleinement de l'instant présent. Arrivée dans la forêt, prenez de longues inspirations (en veillant à bien gonfler le ventre) pour commencer à libérer votre esprit et bénéficier de l'air cristallin. Maintenant, il est temps d'utiliser vos cinq sens. Sentez l'air humide, reniflez les fleurs, touchez les écorces des arbres, soyez attentive à tous les bruits, le sifflotement des oiseaux, le craquement des branches… Ressentez le vent sur vous ou la fraîcheur de l'air, les rayons de soleil… Regardez partout. Imaginez-vous reprendre possession de tous vos sens, un peu comme une super héroïne. Au bout d'un quart d'heure, vous allez ressentir un apaisement, vos cellules vont se régénérer et votre esprit va s'évader vers des pensées plus positives. Un vrai bain de plaisir !

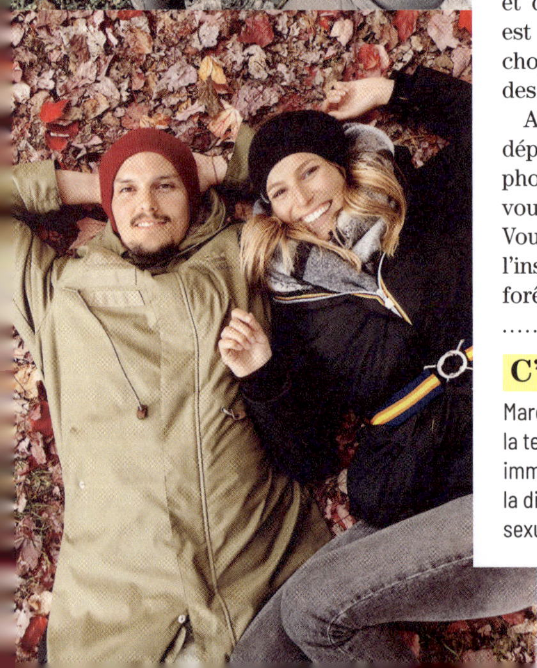

C'est prouvé !

Marcher dans la forêt réduit la concentration de cortisol (hormone du stress), régule la tension artérielle et le rythme cardiaque. Le shirin yoku renforce le système immunitaire et favorise même la guérison en cas de maladie. Il a un fort pouvoir sur la digestion mais aussi la concentration. Et pour finir… il favoriserait l'énergie sexuelle ! Plus d'excuse, hop on met ses baskets !

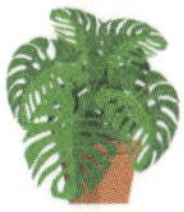

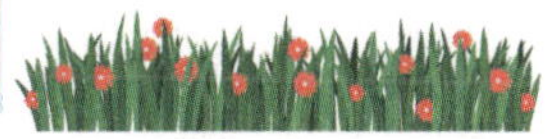

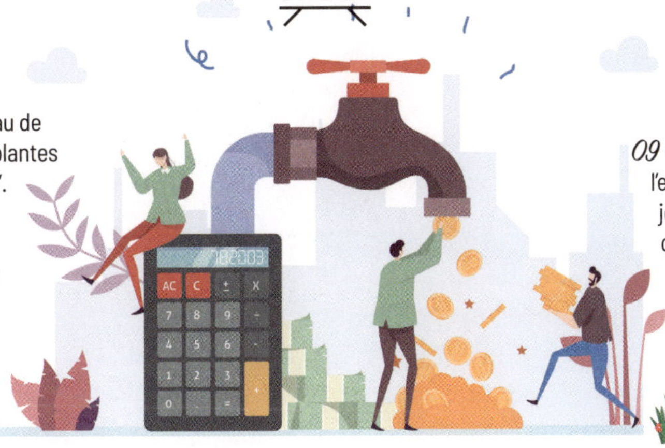

9 éco-gestes pour consommer moins d'eau

Cela fait partie de mon quotidien, économisez l'eau pour mieux la protéger ! Voici des tips faciles que j'ai mis en place chez moi.

01 • Je récupère l'eau de pluie pour arroser les plantes dans mon appart'.

02 • J'installe des mousseurs sous les robinets : le débit de l'eau est ainsi divisé quasiment par deux !

03 • Je prends une douche (40 à 60 l d'eau) plutôt qu'un bain (120 à 200 l d'eau). (Et j'arrête ainsi de chanter tout le répertoire de Céline Dion avec ma mousse sur la tête.)

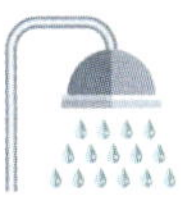

04 • J'opte pour un pommeau de douche économique qui peut réduire jusqu'à 75% ma conso d'eau (dans tous les magasins de bricolage.)

05 • Je détecte et répare les fuites comme un vrai petit plombier. Une chasse d'eau qui fuit consomme 25 l/h, soit plus 1000 €/ an. Pour repérer les fuites, relevez le compteur d'eau le soir avant de vous coucher (ne pas faire fonctionner le lave-linge ou le lave-vaisselle cette nuit-là, ni aller aux toilettes) et comparez la valeur avec celle du lendemain matin.

06 • J'installe une chasse d'eau à deux boutons (3 l/6 l) pour les deux envies de la journée.

07 • J'achète de l'électroménager qui consomme moins d'eau (lave-linge, lave-vaisselle), le must : c'est 10 l d'eau par cycle. Eh oui !

08 • J'arrose mon jardin le soir pour éviter le gaspillage dû à l'évaporation.

09 • Je ne laisse pas couler l'eau inutilement lorsque je me lave les dents ou que je fais la vaisselle.

Des toilettes écoresponsables ! *« Mon système D pour une chasse d'eau plus économique ? Glisser une bouteille en plastique de 1,5 l pleine et fermée dans le réservoir et régler le flotteur au minimum. Une économie de 3000 l par an pour une personne. »*

ORGANIC

Risotto de poulet aux trois choux

Le chou est un super aliment ! Calcium, fer, vitamine K et vitamine C, il contient énormément de substances végétales antioxydantes.

POUR 4 • PRÉPA. : **15 min** • CUISSON : **15 min**

- 240 g de riz arborio à risotto
- 200 g d'aiguillettes de poulet
- 50 g de chou kale
- 50 g de chou romanesco
- 40 g de chou rouge
- 50 g de parmesan
- 10 cl de vin blanc
- 2 échalotes
- 50 g de beurre
- 1,2 l de bouillon de volaille
- 3 c. à soupe d'huile d'olive
- Sel et poivre

1 • Faites chauffer 20 cl de bouillon salé et poivré dans une casserole, ajoutez la moitié du chou kale et la moitié du chou romanesco. Faites-les cuire 5 minutes à petite ébullition.
2 • Retirez-les du bouillon et mixez-les finement pour obtenir une purée fine.
3 • Découpez les aiguillettes de poulet en petits dés.
4 • Faites chauffer le reste de bouillon à feu moyen.
5 • Dans une sauteuse, faites chauffer l'huile d'olive avec les échalotes hachées finement. Laissez-les fondre et devenir translucides, puis versez le riz. Toastez-le 1 à 2 minutes en remuant.
6 • Ajoutez les dés de poulet, remuez bien, laissez dorer 1 minute.
7 • Lorsque le riz est translucide et qu'il accroche légèrement, déglacez l'ensemble avec le vin blanc en mélangeant bien.
8 • Ajoutez une louche de bouillon bien chaud, remuez régulièrement.
9 • Lorsque la louche est absorbée, ajoutez le reste de légumes crus et une nouvelle louche de bouillon. Continuez avec l'intégralité du bouillon, louche par louche.
10 • Retirez le risotto du feu, incorporez le beurre en petits morceaux et le parmesan râpé, mélangez bien et laissez reposer 2 minutes à couvert avant de servir.

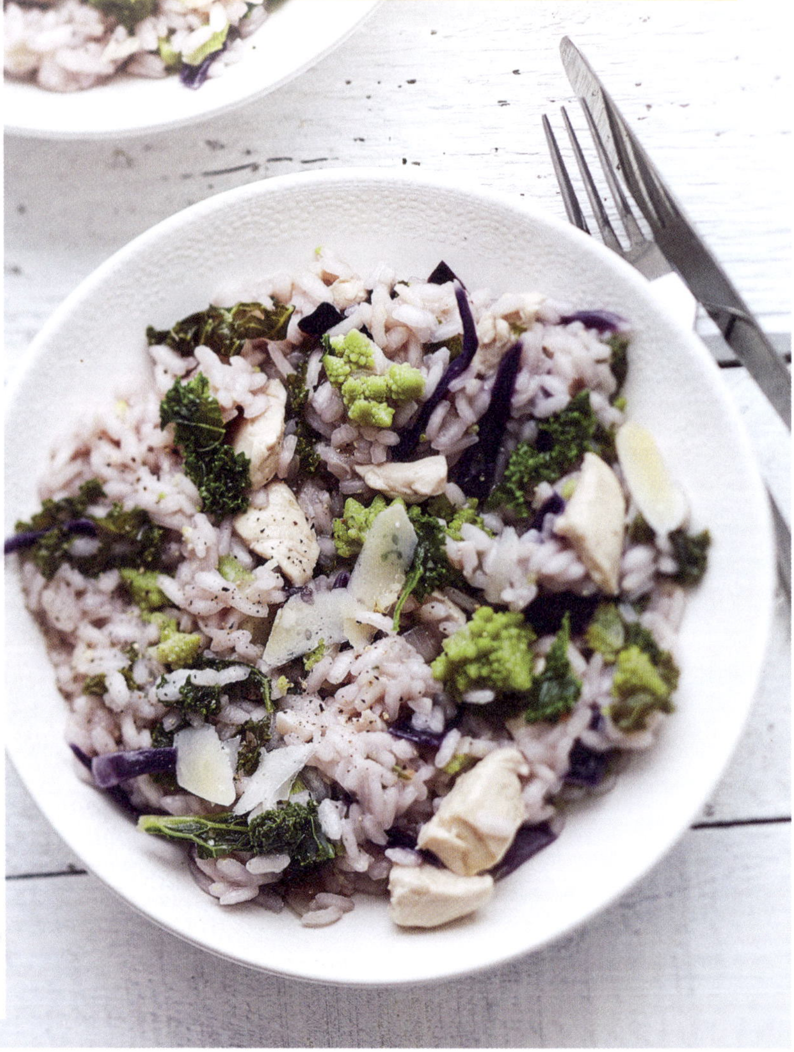

L'urban training

J'utilise souvent l'environnement pour y réaliser une multitude d'exercices physiques pendant mes séances de running. Banc, poteaux, barrières, escaliers… Tout y passe ! La recette idéale pour sculpter son corps !

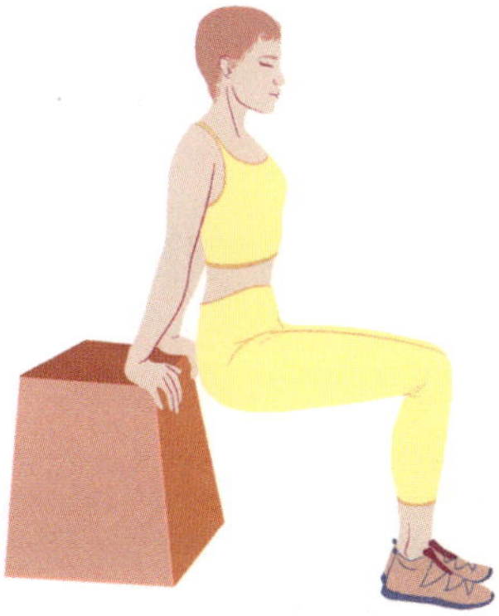

01 | Des dips sur un banc |
Sur un banc ou un muret, appuyez-vous avec vos deux mains parallèles, placez vos jambes en angle droit, le dos bien droit également et pliez/tendez les bras sur des expirations/inspirations. Effectuez 5 à 10 dips en contractant les abdos.

02 | Des step up sur une marche |
Montez la cuisse à la verticale comme si vous alliez franchir la marche puis redescendez. Alternez les jambes pendant 30 s.

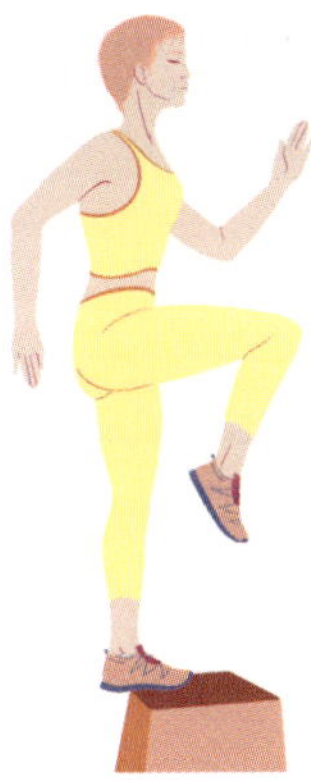

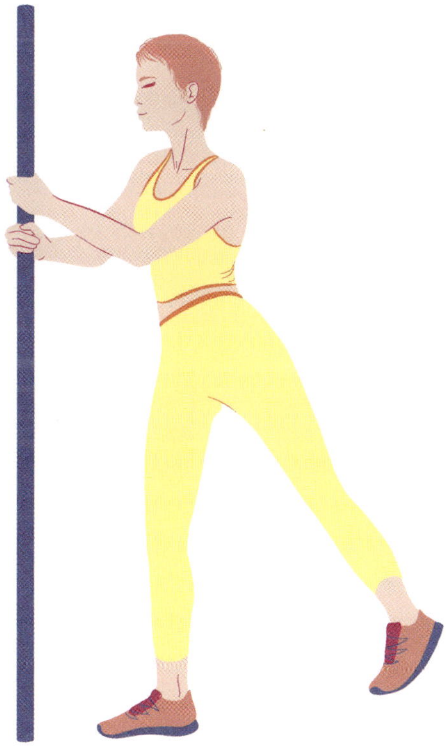

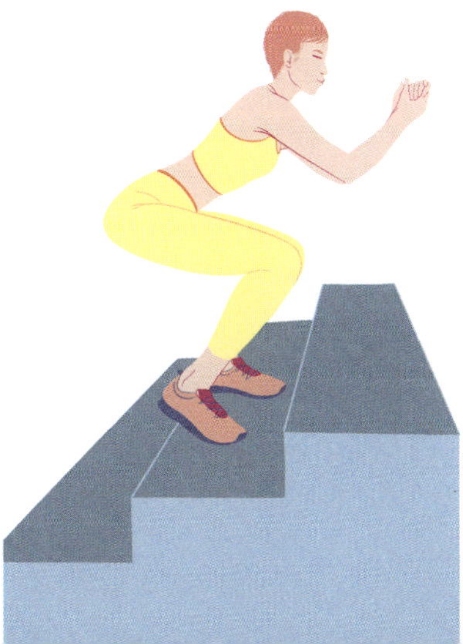

03 | Des squats sur un escalier |
Un escalier vous fait de l'œil ? Attaquez-le de face en montant 10 ou 20 marches en squats sautés. Ayez la chute douce, amortissez bien la descente pour ne pas fragiliser vos jolies chevilles en plein effort. Soufflez bien pendant l'exercice.

04 | Des battements à l'aide d'un poteau |
Pour muscler vos fessiers, accrochez-vous à un poteau et réalisez 20 battements jambes tendues sur le côté. Changez de jambe. Oui ça risque de piquer !

Comment remplacer le sel ?

Par des aromates (ail, oignon, échalote…), des herbes (coriandre, basilic, menthe, ciboulette, laurier…), des épices (curry, paprika, cumin), du poivre (noir, vert, blanc…). Sans oublier l'huile d'olive ou le citron qui relèvent toujours un plat ! Il ne vous faudra pas plus d'un mois pour vous y habituer, tenez le coup !

Les aliments très salés à limiter
• Biscuits apéro
• Plats préparés
• Pizzas
• Charcuterie
• Surimi
• Sandwich jambon-beurre
• Fromage
• Sauce soja
• Filets d'anchois
• Bouillons de légumes et de viande

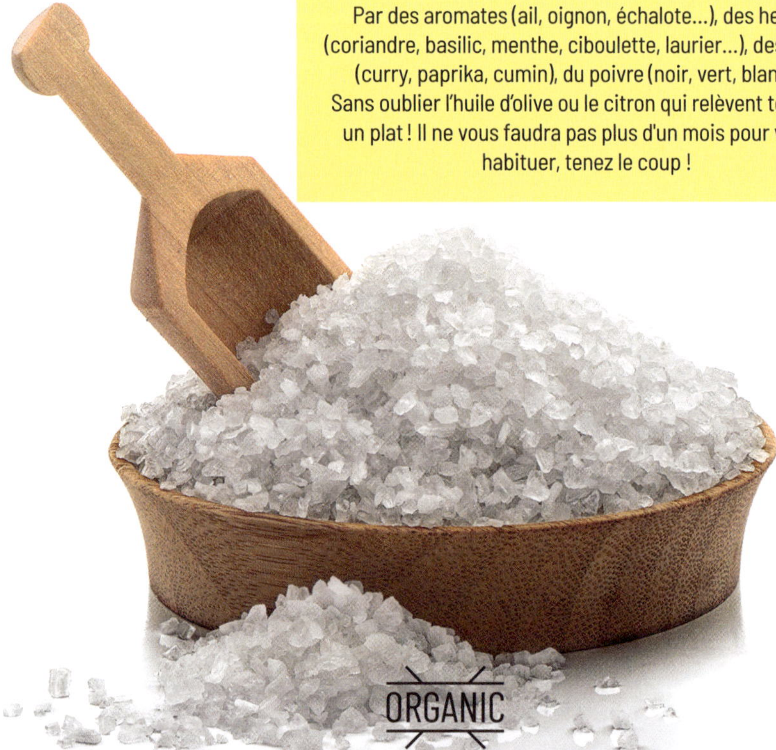

Attention au sel !

Les Français en consomment 8 à 10 g par jour au lieu de 2. Risque d'hypertension artérielle, de maladies cardio-vasculaires, de rétention d'eau, le sel n'est pas notre meilleur ami même s'il reste indispensable à notre organisme. Quelques trucs pour l'éviter au max.

Votre shopping sel

La fleur de sel : elle est hypotonique (donc pas de rétention d'eau !) et très faible en chlorure de sodium et sodium.
Le sel de l'Himalaya : il contient beaucoup de nutriments essentiels, de minéraux et d'oligo-éléments, parfait pour l'organisme.
Le sel marin gris non raffiné : pas cher, il sale mieux que le sel raffiné et regorge aussi de minéraux.

- Évitez les produits transformés
- Ne pas saler pas en faisant la cuisine
- Lire les étiquettes et choisir les aliments pauvres en sodium
- Opter pour du sel allégé en sodium (1 g de sel = 0,4 g de sodium)

3 indices qui peuvent indiquer que vous consommez trop de sel

- Vous avez souvent soif
- Vous avez des ballonnements
- Vous faites de la rétention d'eau

CHHHHUUUUT, je me ressource !

Avez-vous déjà fait l'expérience d'un plongeon dans le silence absolu ? Pour ma part, quand je me sens stressée, deux minutes de pause acoustique suffisent à me ressourcer… Et les effets bénéfiques de l'absence de bruit sur notre organisme ont été prouvés scientifiquement !

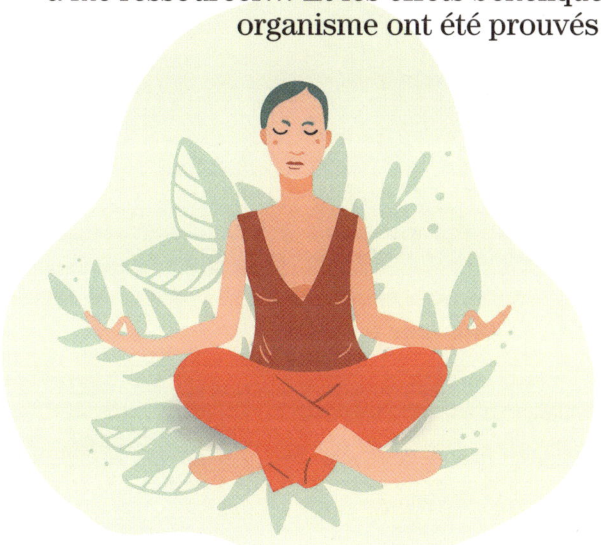

| L'oreille n'a pas de paupière |

Contrairement aux yeux qui peuvent se reposer grâce aux paupières, les oreilles n'ont pas de protection naturelle. L'ouïe est toujours donc active, même pendant le sommeil. Or, lorsque nous sommes soumis au bruit, nous sécrétons des hormones liées au stress et à l'anxiété.

| Le silence permet au corps de récupérer |

En se coupant du bruit, notre corps va activer d'autres hormones qui vont lui permettre de récupérer : le rythme cardiaque va ralentir, tout comme l'activité respiratoire. Le silence permet ainsi de se détendre et de mieux dormir.

| Les bienfaits pour notre cerveau |

Lorsque notre cerveau est actif, il brûle entre 20 et 25 % du glucose de notre corps. Cette activité produit des déchets qui doivent être éliminés pour le bon fonctionnement de cellules neuronales. Ménager notre cerveau est indispensable pour lui permettre de se régénérer.

Mon monde silencieux

Plus aucun bruit autour de soi

Portes et fenêtres fermées, téléphones débranchés. Si vous entendez encore des bruits extérieurs, n'hésitez pas à mettre un casque antibruit ou des boules Quies. Vous profiterez alors d'un silence absolu qui active une sensation de calme intérieur.

Faire taire sa petite voix intérieure

En fermant les yeux, prenez 4 grandes et longues inspirations, puis soufflez fort. Imaginez que toutes vos pensées négatives sont expulsées au moment des expirations. Cet exercice de visualisation permet de chasser tous les soucis de votre esprit.

Des pauses indispensables !

Notre cerveau a besoin de faire des pauses régulières. Arrêtez de travailler ou interrompez vos activités en cours pendant 10 minutes minimum toutes les heures et demie (90 minutes).

GREEN

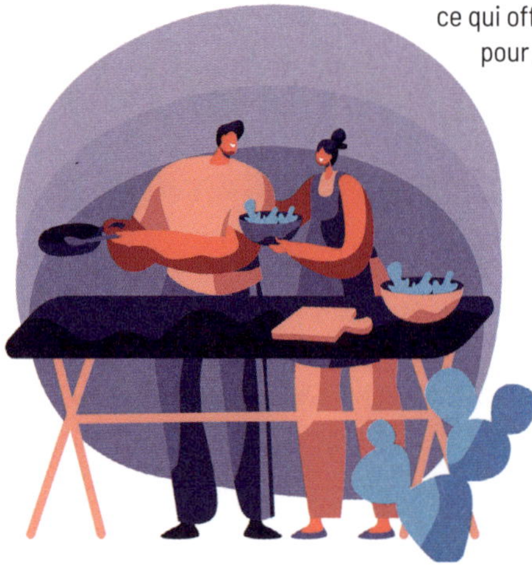

Mission détox dans ma cuisine !

Êtes-vous prête à révolutionner votre cuisine pour devenir une vraie écolo jusqu'au bout des poêles ? Suivez-moi dans mon trip green !

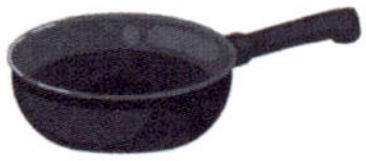

01 • J'achète des poêles, des casseroles et des ustensiles en inox 18/10, une matière durable et efficace qui n'a nécessité aucun traitement chimique contrairement au Téflon. L'inox s'adapte à tous types de cuisson et est 100% recyclable.

02 • Je n'utilise plus de papier aluminium qui est un contaminant chronique. J'opte pour le papier sulfurisé dans le four et les bocaux en verre pour la conservation. Beaucoup plus *safe* !

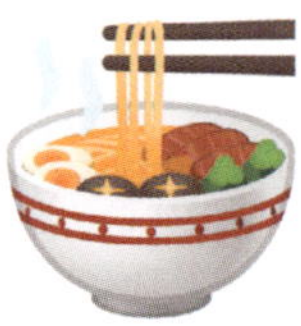

03 • Je privilégie la cuisson vapeur ou à l'eau dès que possible pour garder le plus de nutriments et éviter la création de substances nocives pour la santé.

04 • Je zappe le plastique ! Et en particulier celui comprenant du bisphénol A (BPA) et des phtalates. Dans le doute, plus de bouteilles d'eau, de vaisselle jetable, de sacs de congélation, de boîtes de conserve… Mais plutôt des Tupperware en inox, du film étirable naturel, et je cuisine au maximum.

05 • Je remplace ma bouilloire en plastique par une bouilloire en inox, pour un thé 100% sécure !

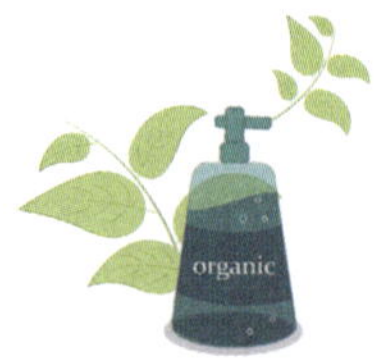

06 • Bien sûr, je change tous mes produits type liquide vaisselle et tablettes lave-vaisselle en produits écolabellisés respectueux de la planète !

07 • Je ne tolère aucune lingette désinfectante, ni éponge jetable ! Je ne nettoie pas non plus avec du sopalin à tout-va. Je préfère les brosses à vaisselle en bois et fibre naturelle et une brosse en laiton pour les ustensiles de cuisine.

08 • Mes sacs poubelle sont écologiques avec 80% de matières végétales (comme la canne à sucre du Brésil).

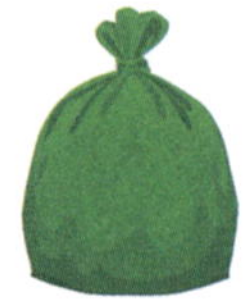

09 • Je recycle mes déchets en fabriquant mon compost, ce qui offre un bon terreau pour mes plantes !

« Connaissez-vous le tawashi ? Il s'agit d'une éponge zéro déchet qu'on fabrique avec du tissu de récup. Parfait pour faire la vaisselle, laver la table… Retrouvez des tutos sur YouTube pour vous y mettre ! »

« Allez où vous vous sentez le plus en vie ! »

ORGANIC

Suprêmes de volaille aux câpres

Très peu calorique, la volaille est une viande de choix : les lipides qu'elle contient sont essentiellement des acides gras insaturés, excellents pour la santé cardiovasculaire !

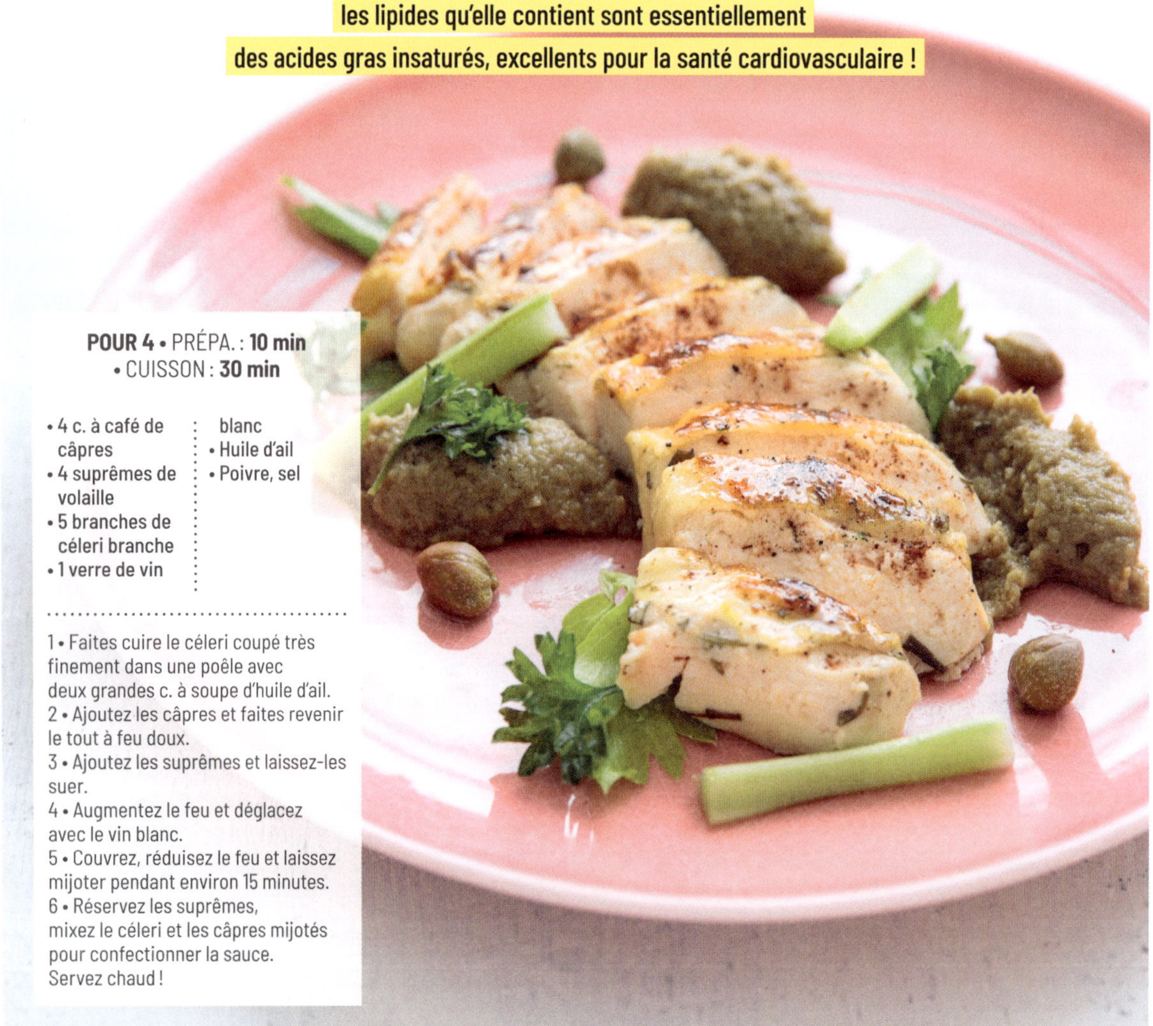

POUR 4 • PRÉPA. : **10 min** • CUISSON : **30 min**

- 4 c. à café de câpres
- 4 suprêmes de volaille
- 5 branches de céleri branche
- 1 verre de vin blanc
- Huile d'ail
- Poivre, sel

1 • Faites cuire le céleri coupé très finement dans une poêle avec deux grandes c. à soupe d'huile d'ail.
2 • Ajoutez les câpres et faites revenir le tout à feu doux.
3 • Ajoutez les suprêmes et laissez-les suer.
4 • Augmentez le feu et déglacez avec le vin blanc.
5 • Couvrez, réduisez le feu et laissez mijoter pendant environ 15 minutes.
6 • Réservez les suprêmes, mixez le céleri et les câpres mijotés pour confectionner la sauce. Servez chaud !

Mes gratitudes du mois

Avec mon rythme de vie très intense, il m'est difficile parfois de trouver un peu de temps pour réfléchir aux choses simples et me rappeler l'essentiel. Mon petit truc ? Des carnets que je remplis dans le calme en listant mes objectifs, mes gratitudes, mes priorités dans la vie…

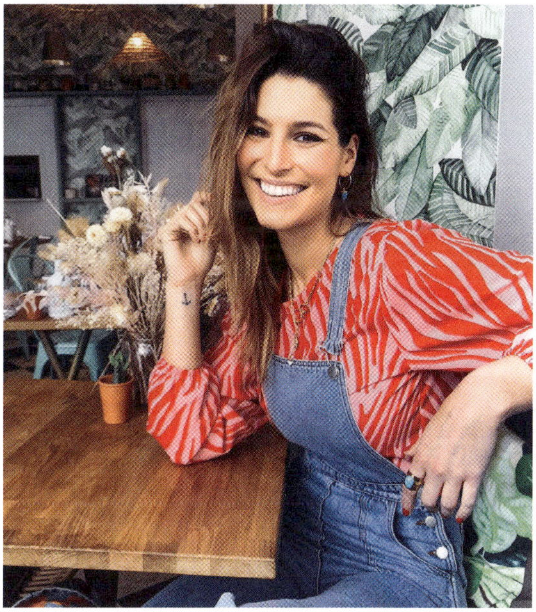

« Chaque mois, j'essaie de me féliciter pour ce que j'ai réussi à entreprendre de positif dans ma vie, et si je ne suis pas satisfaite, je me dresse des objectifs bienveillants pour le mois à venir. »

Ce mois-ci, je suis heureuse d'avoir réussi à :

……………………
……………………
……………………
……………………
……………………
……………………

3 minuscules choses que j'ai adoré faire :

1. ……………………
2. ……………………
3. ……………………

Un grand moment de lâchage !

……………………

Un fou rire qui m'a marquée :

……………………

J'ai aimé passer du temps avec :

1 ……………………
2 ……………………
3 ……………………

Une de mes journées préférées à ne pas zapper :

……………………

Le mois prochain, c'est promis, je…

……………………

TONIC

On se tient droite !

Dès mes premiers pas dans le mannequinat, j'ai dû apprendre à toujours me tenir droite. Le gros avantage ? Moins de problème de dos, une silhouette et une attitude plus positives et un dos musclé !

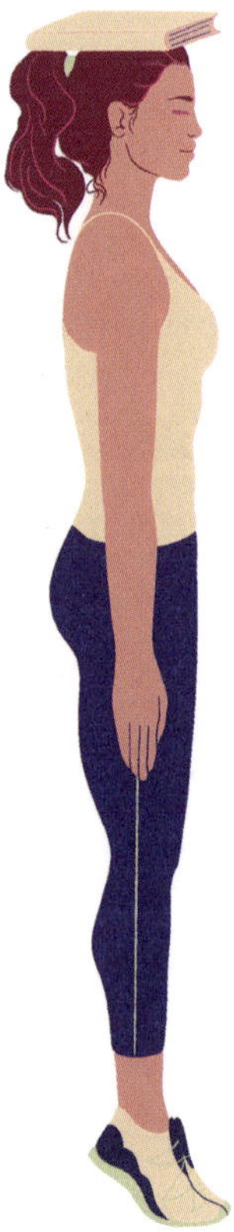

01 | Le livre sur la tête |

Pas de secret pour apprendre à avoir un dos droit, il faut s'entraîner à marcher avec un livre sur la tête (comme dans les films oui oui !). Commencez d'abord debout, statique, la largeur des pieds alignée à celle des épaules. Puis montez sur la pointe des pieds doucement sans faire tomber votre 365 jours au top ! Serrez vos abdos pour tenir.

02 | Au bureau, on se ressaisit |

Dès que vous passez du temps assise, observez bien votre position. Vous vous affalez ? Imaginez que quelqu'un vous tire une mèche de cheveux au sommet de votre crâne. (Oui ça réveille !) Ouvrez votre poitrine tout en serrant vos omoplates et en amenant les épaules en arrière. Inspirez profondément. Recommencez dès que vous sentez que vous repassez en mode chewing-gum.

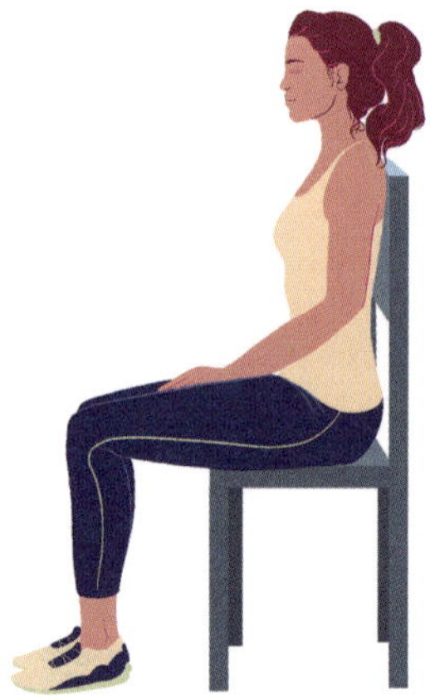

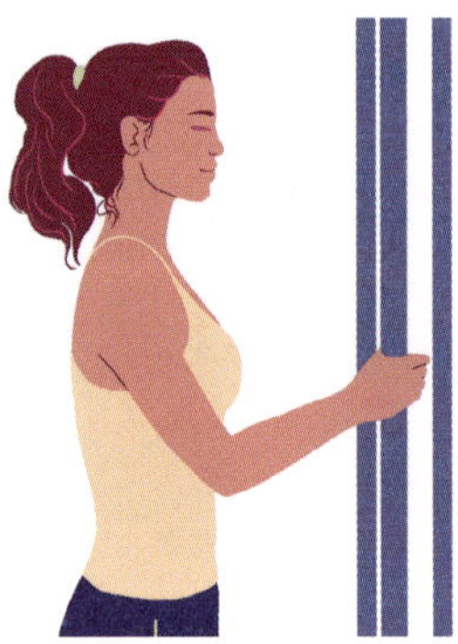

03 | Dans les transports, on se grandit |

Relevez la tête de votre smartphone ! C'est le moment de vous auto-grandir ! Répartissez le poids de votre corps sur l'ensemble de la plante des pieds, baissez les épaules, gardez la tête et la nuque dans le prolongement de la colonne et étirez votre dos. Imaginez que toutes vos vertèbres se redressent. Vous êtes encore plus belle non ?

« Pour commencer, mettez-vous des alarmes sur votre téléphone pour y penser plusieurs fois par jour ! Puis, très vite, votre corps va enregistrer une mémoire de posture et instaurer de nouveaux très bons réflexes ! »

Le slow shopping

Grande adepte de la slow shopping thérapie, je me donne le temps de réflexion nécessaire avant d'acheter. Une façon simple et efficace de maîtriser mon budget mais aussi ma vie.

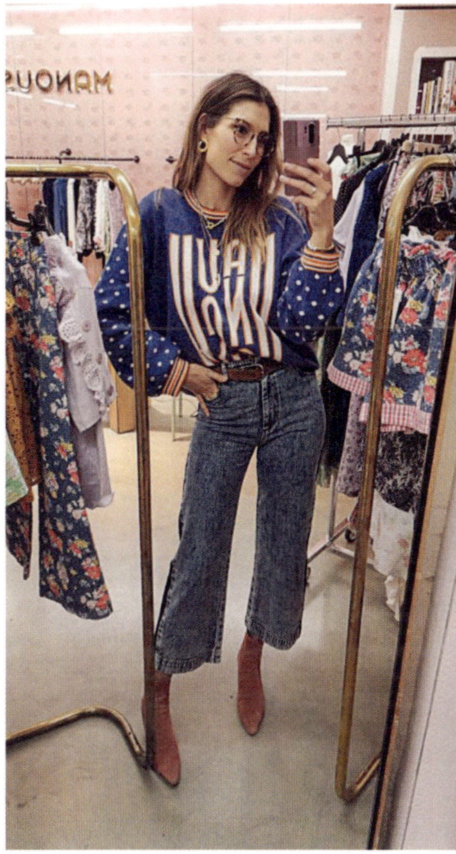

Qu'est-ce que c'est ?

Il s'agit d'un concept où l'on apprend à mieux dépenser pour se sentir plus léger. Développée par Valérie Halfon, conseillère en gestion de budget et auteure de *La slow shopping thérapie* (Albin Michel, 2017), l'idée est de consommer différemment pour se faire du bien.

En quoi ça consiste ?

On commence par prendre du recul par rapport à nos dépenses superflues. Pour sa créatrice, la slow shopping thérapie c'est « maîtriser ses finances, pour maîtriser sa vie ». Faire son budget devient alors fun et positif. Et surtout on choisit intelligemment où l'on veut mettre vraiment son argent.

Je pense, donc…

Cette thérapie nous interroge sur nos envies d'acheter. Elle encourage à se demander ce que nous voulons faire de notre argent et à réfléchir à ce que veut dire « réussir sa vie ». Plutôt que de posséder trop de biens, elle propose de valoriser le développement personnel et d'apprécier les choses toutes simples de la vie !

Au quotidien, je fais comment ?

Je m'interroge

Posez-vous les bonnes questions avant d'acheter. « Ai-je vraiment besoin de cette robe ? » , « Le prix est-il justifié ? », « N'ai-je pas déjà quelque chose de similaire chez moi ? »

Je positive

Parfois la frustration s'installe lorsque nous ne pouvons pas acheter quelque chose tout de suite. Plutôt que de vous focaliser sur cette énergie négative, regardez ce que vous possédez déjà.

Je réfléchis

Donnez-vous au moins 24 heures de réflexion ! Cela permet d'éviter les achats « craquages » qui se font souvent sur un coup de tête.

Mon journal de motivation

Tous les jours, je note dans mon carnet 3 choses qui m'ont rendue heureuse. Ce journal de gratitude me permet de me concentrer sur ce qui me fait du bien, là tout de suite ! Et me prouve que dépenser n'était pas forcément une nécessité.

ORGANIC

Bouillon et tartine d'hiver

Quoi de mieux qu'un bouillon pour drainer l'organisme des toxines accumulées et éliminer les excès alimentaires ? Faites le plein d'énergies et dites adieu aux coups de pompe du milieu d'après-midi.

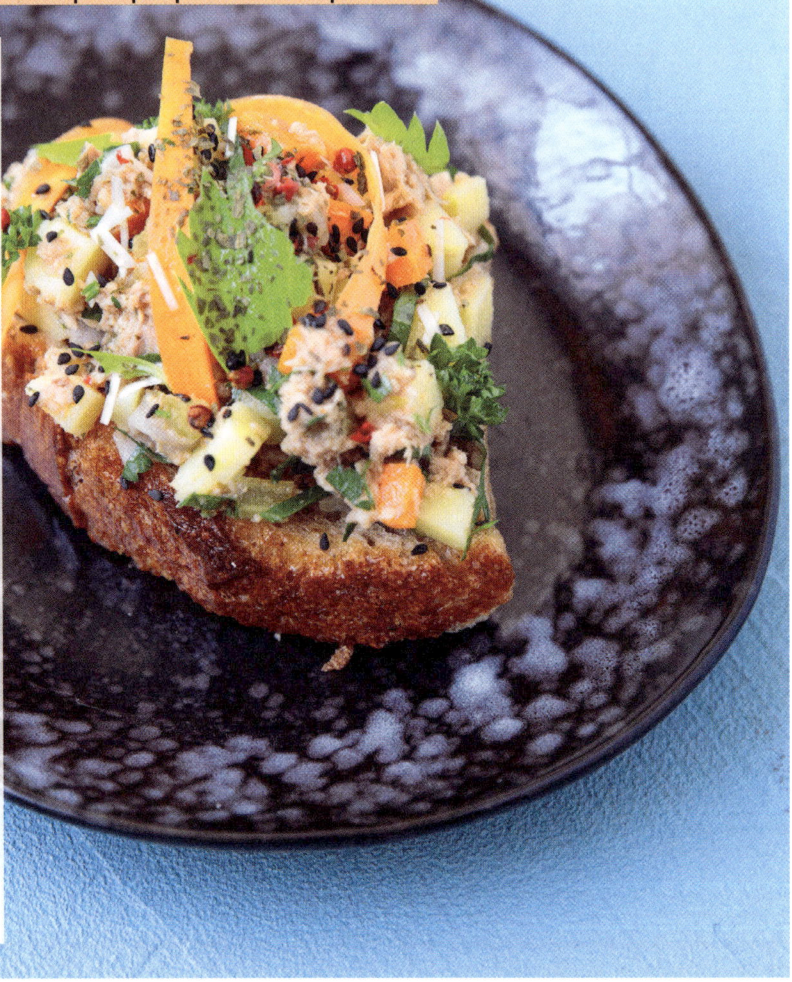

POUR 4 • PRÉPA. : **15 min** • CUISSON : **30 min**

- 450 g de pommes de terre
- 2 oignons
- 3 carottes
- 1 poireau
- 1 branche de laurier
- Épices de votre choix
- 250 g de thon en boîte à l'huile d'olive
- 1 échalotte
- ½ botte de persil
- Huile d'olive
- Vinaigre balsamique
- Sel, poivre

1 • Après avoir épluché vos légumes, coupez les oignons et les carottes en 2, et le poireau et les pommes de terre en 4.
2 • Placez le tout dans une casserole d'eau froide et portez à ébullition.
3 • Laissez cuire environ 30 minutes jusqu'à ce que les légumes soient fondants.
4 • Retirez-les de l'eau et faites-les refroidir. Filtrez le bouillon avec un chinois.
6 • Ajoutez les épices et les herbes aromatiques dans le bouillon. Salez et poivrez, et laissez infuser le bouillon pendant 10 minutes.
7 • Coupez les légumes en dés. Ajoutez le thon égoutté, le vinaigre, l'huile d'olive, l'échalote hachée, le persil ciselé. Salez et poivrez.
8 • Dressez sur de belles tranches de pain de campagne toastées.

La bonne posture au bureau

On passe de plus en plus de temps devant son écran. Il est important de bien faire attention à sa position !

La tête, les épaules et le bassin doivent être alignés. Réglez la hauteur du dossier pour que le bassin et la zone lombaire soient soutenus. Il faut avant tout éviter qu'il y ait un creux entre le bas du dos et le dossier de la chaise. N'hésitez pas à glisser un petit coussin si c'était le cas.

Les coudes et les genoux doivent être pliés de façon à former un angle droit.

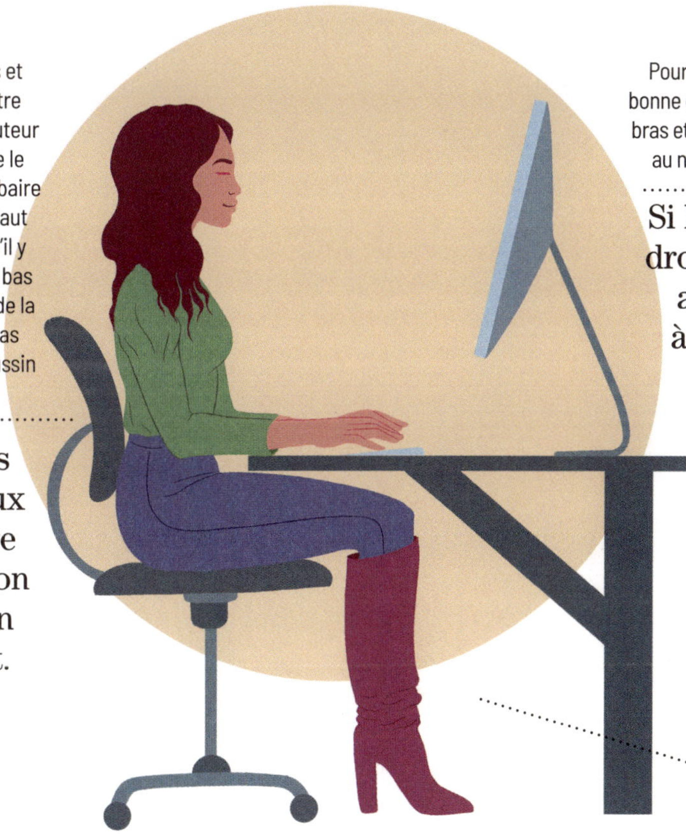

Pour savoir si l'ordinateur est à la bonne distance, il suffit d'allonger vos bras et de placer l'écran devant vous, au niveau de votre main tendue.

Si l'on se tient bien droit, le regard doit arriver environ à 10 cm du haut de l'écran.

Gardez les jambes droites sans les croiser et posez les pieds bien à plat. On peut aussi utiliser un repose-pieds.

« Garder le buste immobilisé trop longtemps peut entraîner des douleurs et une fatigue musculaire. Faites des pauses de 5 minutes toutes les 2 heures et étirez-vous avec mon working flow page 72.

« Le plus grand danger pour la Planète, c'est de compter sur quelqu'un d'autre pour la sauver ! Agissez vite ! »

CIBLE	• laver le linge sans produit chimique
BIENFAITS	• lessive adoucissante, détachante et hypoallergénique
MATÉRIEL	• un grand récipient • une cuillère • un verre • un mixeur-plongeant, • un bidon vide et propre d'1 litre • un entonnoir
CONSERVATION	• illimitée

| INGRÉDIENTS & DOSAGE |

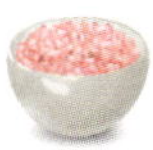

• 1 verre de savon de Marseille en paillettes ou copeaux (environ 50 g)

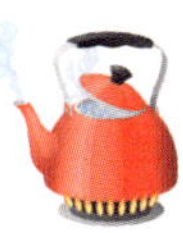

• 1 litre d'eau bouillante

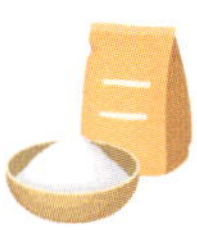

• 2 cuillères à soupe de bicarbonate de soude

• En option : 10 à 20 gouttes d'huile essentielle ou de fragrances ou d'extraits aromatiques pour parfumer le linge (lavande, eucalyptus...)

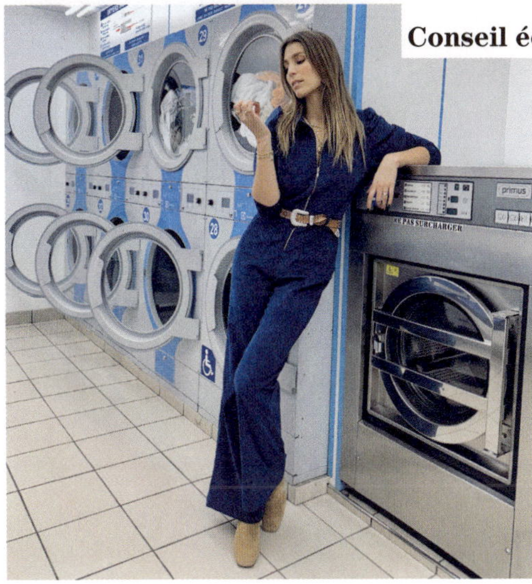

DIY GREEN

Ma lessive maison

Pour un linge lavé sans produits nocifs, voici une recette naturelle parfaite pour les peaux sensibles.

| Recette |

• Verser un verre (soit 50 g) de savon de Marseille en paillettes ou copeaux dans un grand récipient. Vous pouvez aussi le râper vous-même. • Ajouter 1 litre d'eau bouillante. • Bien remuer à l'aide de la cuillère jusqu'à ce que tout soit fondu. • Ajouter alors 2 cuillères à soupe de bicarbonate de soude qui va faire office d'assouplissant et de détachant. **Le bicarbonate de soude est aussi un détachant naturel.** • Laisser refroidir et mixer la préparation à l'aide d'un mixeur plongeant, ceci évitera qu'elle ne devienne compacte. • Verser le tout dans un bidon à l'aide de l'entonnoir. • Secouer le bidon avant chaque utilisation. Mettre 2 à 3 cuillères à soupe par lessive.

« Ajoutez 2 cuillères à soupe de bicarbonate de soude directement dans le tambour de votre machine pour les taches tenaces ou pour un blanc éclatant ! »

07 | Conseil food
FÉVRIER

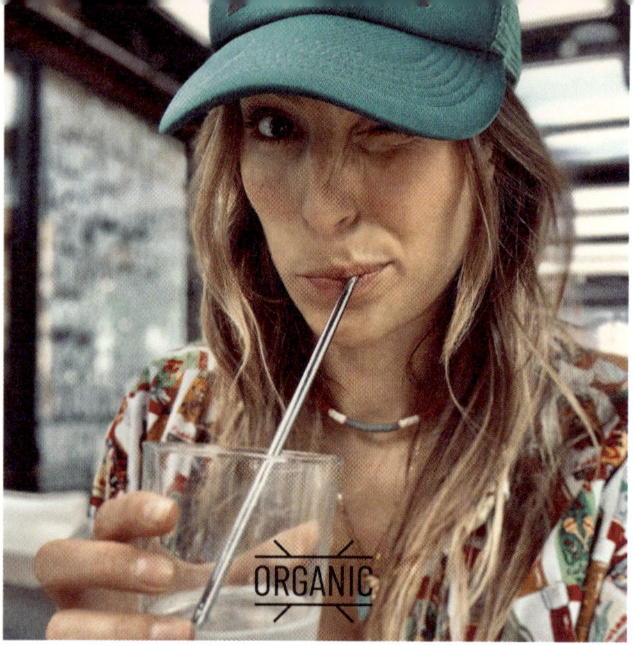

Sirotez les arbres !

Drôle de concept, me direz-vous ! Mais les eaux végétales sont un trésor pour reminéraliser notre organisme. Un marché en pleine expansion, et pour cause, elles désaltèrent et ont vraiment du goût. Mes eaux coups de cœur.

Au bouleau !

Appelée aussi la sève de bouleau, l'eau de boulot connaît ses belles heures à la fin de l'hiver et au printemps, moment où elle est récoltée.
Ses bienfaits : c'est une eau détox. Elle draine les reins, les poumons, le foie, élimine les toxines emmagasinées l'hiver. Elle est riche en minéraux, oligo-éléments et en vitamines. Elle agit aussi contre la rétention d'eau.
Idéale : pour renforcer et réhydrater les sportifs car elle reminéralise les articulations.
En cure : en mars ou avril, entre 10 jours et 3 semaines, un grand verre à jeun.
Contre-indications : les femmes enceintes ou allaitantes et les personnes avec des problèmes de reins.

Allez mon coco !

L'eau de coco est une des eaux les plus en vogue en ce moment. Elle est riche en vitamines et minéraux mais aussi en calcium, potassium, fer et magnésium. Que du bon.
Ses bienfaits : elle débarrasse des amas graisseux logés dans la culotte de cheval et le ventre. Elle lutte aussi contre la rétention d'eau et redonne un vrai coup de fouet en cas de fatigue.
Idéale : pour se protéger des petites maladies grâce à son action antibactérienne et en cas de régime pour bien drainer.
En cure : pas plus de 1 verre ou 2 par jour car elle contient tout de même du sucre.
Contre-indications : les personnes avec des problèmes de reins.

« De temps en temps, je bois des petites briques d'eau d'aloe vera pour lutter contre les coups de mou et les douleurs articulaires après une grosse session de sport. »

TONIC

Ça va twerker !

Je suis loin d'être une experte de la discipline, mais j'adore suivre mes copines qui la maîtrisent à la perfection ! Il faut dire que cette danse originaire de Côte d'Ivoire et du Congo demande un peu de technicité. Voici trois exos pour agiter votre *booty* et avoir des fesses *on fire* !

01 | Le shake twerk |
Écartez et fléchissez vos jambes, tournez vos pieds vers l'extérieur, posez vos mains sur vos genoux et commencez à envoyer vos fesses vers l'arrière plusieurs fois de suite. Commencez doucement puis accélérez le rythme ! Gardez le dos bien droit et penchez-le à 45°. Le haut de votre corps doit être stable.

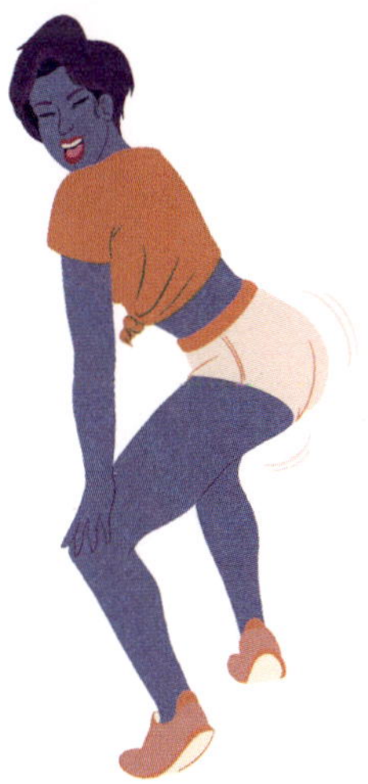

02 | Le Miley twerk |
Dans la même position, bougez vos hanches rapidement de droite à gauche. Vous pouvez aussi mettre vos mains devant vous, sur les côtés ou les poser sur vos hanches.

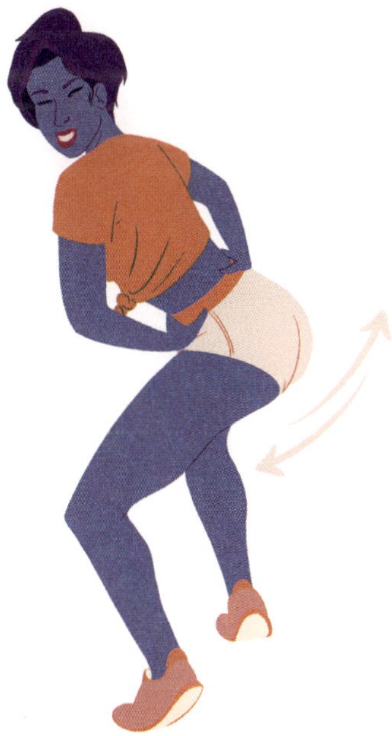

03 | Le wall twerk |
Pour les plus audacieuses, posez vos mains bien à plat au sol, largeur épaules. Commencez par monter un pied au mur, une fois stable, montez l'autre pied. Vos pieds doivent être bien écartés à environ 30 cm de chaque hanche et vos jambes bien pliées à 90°. Cambrez votre dos et secouez vos fesses !

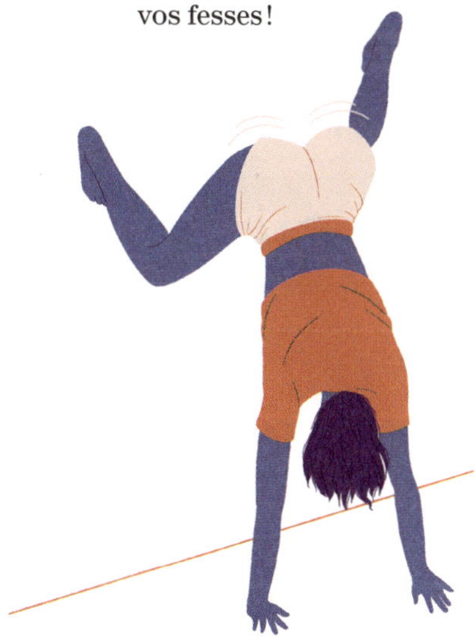

« Les cours de twerk fleurissent de partout, inscrivez-vous ! Vous perdrez entre 400 et 500 calories par cour de 45 minutes. Un vrai kiff ! »

ORGANIC

Minestrone ultra-rapide

Peut-être vous reste-t-il un peu de bouillon de légumes ?
Voici une recette simple, légère et rapide qui vous embarquera pour l'Italie !

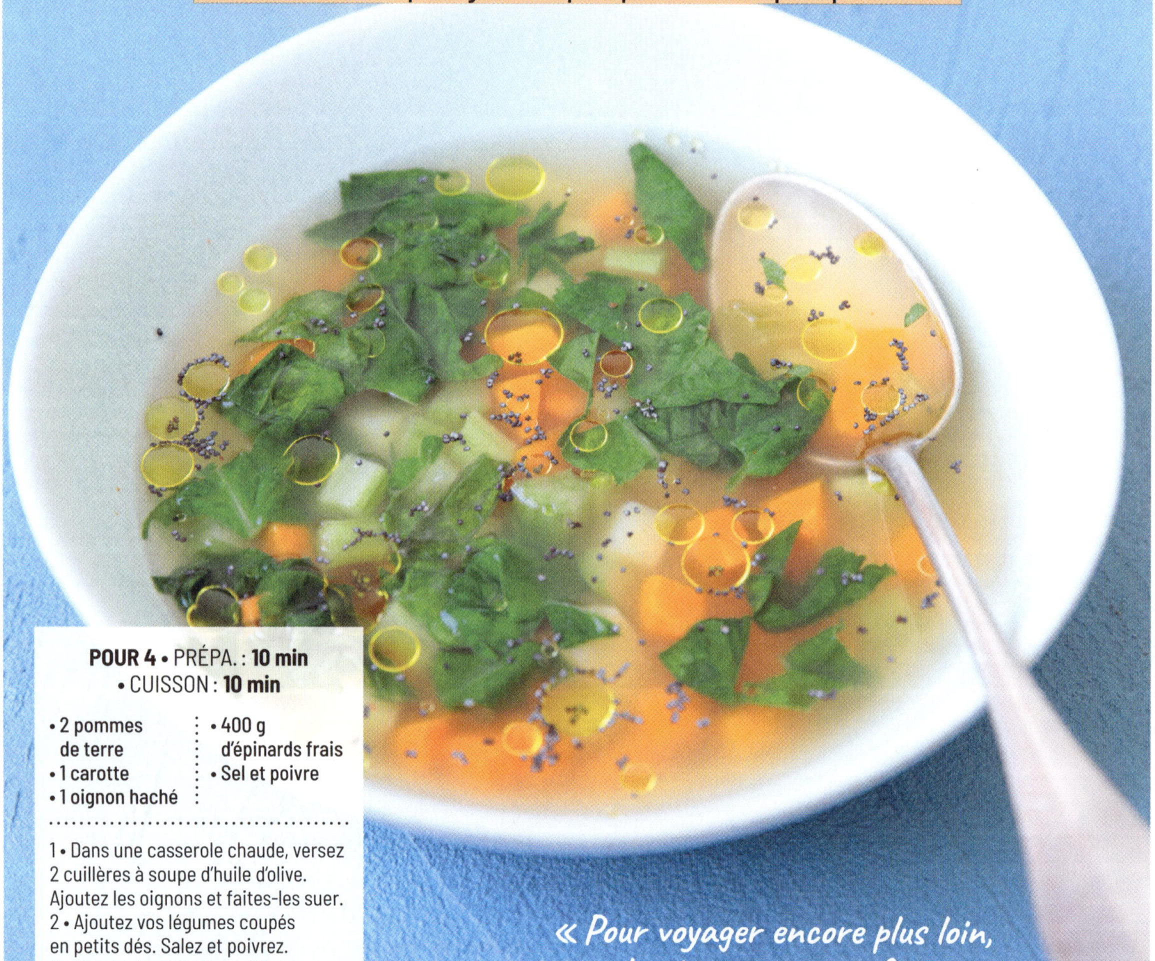

POUR 4 • PRÉPA. : **10 min**
• CUISSON : **10 min**

- 2 pommes de terre
- 1 carotte
- 1 oignon haché
- 400 g d'épinards frais
- Sel et poivre

1 • Dans une casserole chaude, versez 2 cuillères à soupe d'huile d'olive. Ajoutez les oignons et faites-les suer.
2 • Ajoutez vos légumes coupés en petits dés. Salez et poivrez.
3 • Ajoutez le reste de bouillon et laissez cuire jusqu'à ébullition.
4 • Pour la rendre encore plus complète, vous pouvez ajouter des féculents ou des pâtes.

« Pour voyager encore plus loin, ajoutez les épices qui vous font envie : cumin, curcuma, curry madras... Bref, improvisez ! »

{Je me chauffe autrement}

59% du budget énergie d'un ménage est consacré au chauffage. C'est énorme ! Vous êtes-vous déjà penché sur la question ? Comment faire quelques économies et réduire son empreinte carbone facilement.

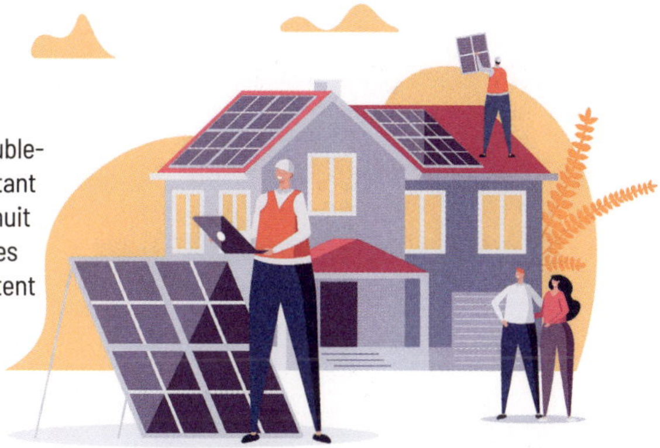

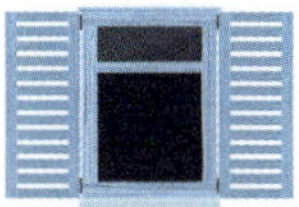

01 • **Fermez vos volets**
Si vous n'êtes pas équipée de double-vitrage, fermer les volets en partant le matin et bien sûr pendant la nuit peut vous faire gagner quelques degrés. (15% de calories qui restent au chaud chez vous !)

02 • **Vérifiez vos équipements**
Bien évidemment si ma chaudière a 30 ans et que mon chauffage est un vieux truc de mamie, je vais peiner à faire des économies ! Commencez par vérifier vos installations avant toute chose.

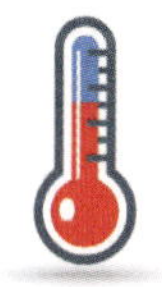

03 • **Baissez d'un degré votre thermostat**
Cela équivaut à environ 7% d'économies sur votre facture. Chez moi, les pièces sont à 19-20°C et la nuit vous pouvez baisser jusqu'à 16-17°C sans avoir froid sous votre couette !

04 • **Réglez la température de votre chauffe-eau**
On n'y pense pas forcément, mais il suffit de réduire le thermostat du chauffe-eau pour gagner des sous ! Entre 55 et 60 °C, c'est largement suffisant.

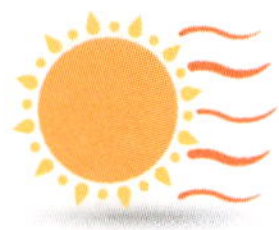

05 • **Pensez solaire**
Vous habitez une maison ? Pensez sérieusement à faire installer su votre toit des panneaux solaires photovoltaïques, qui s'avèrent ultra-efficaces. Certes vous dépenserez au départ (et encore leur prix a été divisé par 10 depuis 10 ans !) mais vous amortirez vite le coût, surtout si votre logement est bien ensoleillé.

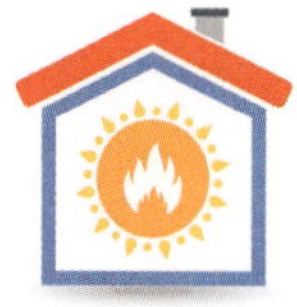

06 • **Optez pour l'énergie renouvelable**
Et si vous changiez tout simplement votre fournisseur de gaz ou d'électricité pour une offre plus green ? Un acte militant pour soutenir la transition énergétique au quotidien. Les fournisseurs dans le game : Enercoop, Planète Oui, Ekwateur, Ilek...

« Tricotez-vous un pull ! On a parfois tendance à monter le chauffage par habitude sans trop réfléchir. Mais sérieusement, si un petit pull douillet vous permet de consommer moins, on peut y penser non ? »

Saison
• De juin à novembre
Valeurs nutritionnelles
• Protides 2,1 g • Glucides 1,1 g • Lipides 0,78 g • Calories 29 kcal/100 g
Conservation
• Frais non lavé : 3 à 5 jours dans le bac à légumes du frigo, ou durant 12 à 18 mois congelés.
Cuisson
• 5 à 8 min à la vapeur • 7 à 10 min dans l'eau bouillante • 20 min dans un four à 200 °C

« Le brocoli est également une excellente source de minéraux (calcium, magnésium, phosphore…). Pour conserver ses qualités nutritionnelles et profiter au mieux de ses bienfaits, consommez-le cru ou cuit à la vapeur. »

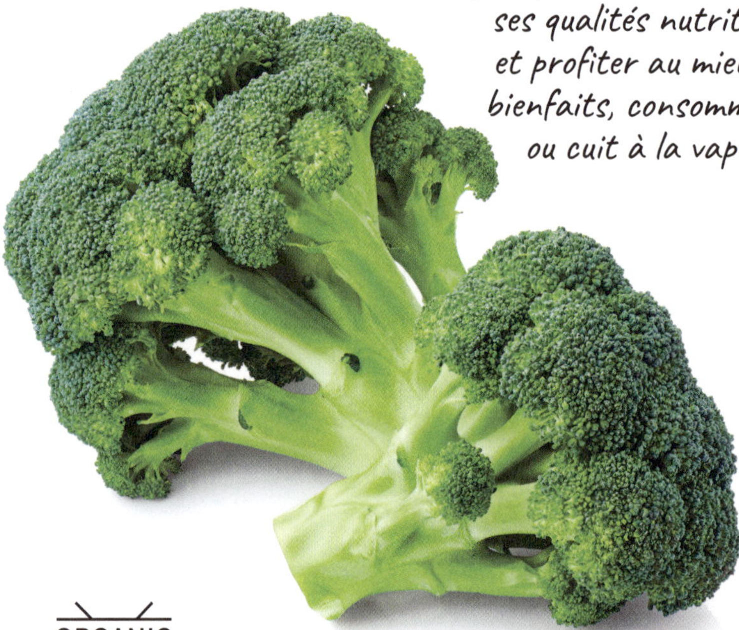

ORGANIC

Super aliment

Le brocoli

Véritable concentré en vitamines C, K, E et B9, en minéraux et en fibres, le brocoli booste mon organisme, améliore le transit intestinal et a même des vertus anti-cancer !

Il booste

- Le renouvellement cellulaire de la peau
- Le transit intestinal
- La vue
- La circulation sanguine
- Les voies respiratoires

Il lutte contre

- Les crampes musculaires
- L'apparition des rides
- Les cancers hormono-dépendants
- Les problèmes hépatiques
- La prise de poids

Le brocoli au menu
(dégustez-le dans tous ses états !)

• Pour l'apéro :
caviar de brocolis

• En entrée :
velouté de brocolis au basilic

• En plat :
trittata de brocoli et de chou Romanesco

• En encas :
smoothie de brocolis et de kiwis

Body positive

Tout le monde à ses complexes ! Plutôt que de focaliser sur ce que vous aimeriez avoir (ou ne pas avoir !), soyez bienveillant envers vous-même et vos imperfections. Voici mes 6 conseils pour liker votre body.

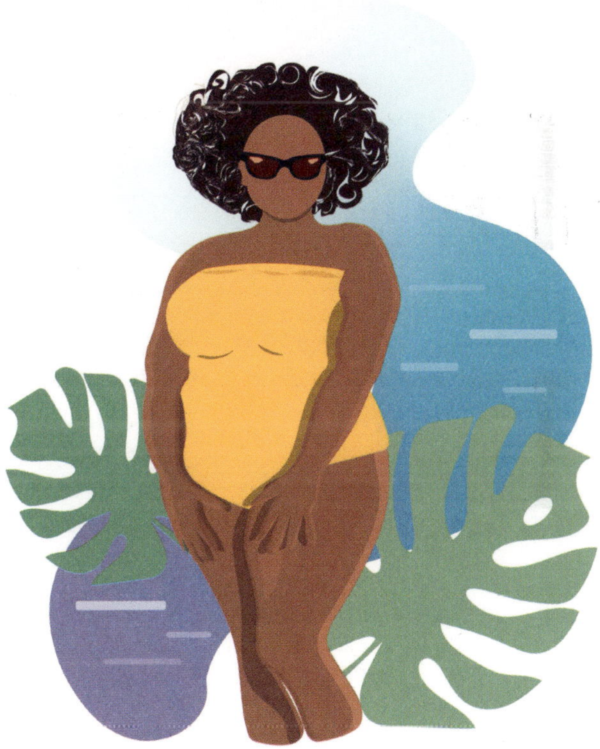

1• Je zoome positif

Devant le miroir je me focalise sur ce que j'aime chez moi et porte un regard bienveillant sur ce que j'aime moins. Moralement, ça me fait du bien. **#loveyourself**

2• Je bouge mon booty

Le sport est un atout essentiel pour rester connectée à mon corps. Je me fixe régulièrement des défis atteignables pour augmenter ma confiance en moi. Peu importe le challenge que je choisis, sentir bouger mon corps et me rendre compte de quoi il est capable est toujours une source de pur plaisir ! **#wecandoit**

3• Je reste self-focus

J'essaie au maximum de ne pas me comparer aux autres. Ça n'apporte jamais rien de constructif puisque chaque corps est différent. La clé pour s'apprécier est donc de se focaliser sur soi. **#mindfocus**

4• Je me chouchoute

Je m'octroie régulièrement une pause bien-être pour prendre soin de mon corps. Un soin de peau, un massage dans un spa, un bain détente avec un bon bouquin… Le but est de se faire du bien et d'offrir un break à son corps parfois malmené. **#itreatmyself**

5• Je mange équilibré

Accepter son corps passe aussi par le nourrir mieux et savoir écouter ses envies. J'adore manger, mais je le fais en pleine conscience. Si un jour je craque pour de la *junk food*, le lendemain c'est journée *healthy*. Tout est dans l'équilibre et non dans la frustration. **#eatwell**

6• Je trouve l'inspiration intelligemment

Je zappe les comptes Instagram qui me dépriment et préfère booster mon moral avec des personnalités positives. **#getinspired**

« Aimez suffisamment votre corps pour faire tout ce dont vous rêvez. Il n'est pas un frein mais votre allié. »

Une horloge interne… à l'heure !

Respecter son horloge interne permet d'être plus efficace et de se sentir bien. Mais comment savoir quel est son rythme biologique ?

| La chronobiologie kezako ? |

Nous avons tous une horloge interne située dans notre cerveau (elle porte le nom d'hypothalamus) ainsi que plusieurs horloges annexes qui régissent l'activité de chacun de nos organes. Notre organisme est réglé sur un cycle de 24 heures (appelé circadien), et la lumière joue un rôle fondamental sur ce rythme interne.

| Pourquoi respecter son rythme biologique ? |

Ne pas respecter son horloge interne peut avoir des conséquences sur le sommeil, sur la digestion et sur la santé… La chronobiologie est aujourd'hui au cœur des recherches scientifiques, et trois généticiens américains ont récemment reçu un prix Nobel pour leurs études sur ce sujet.

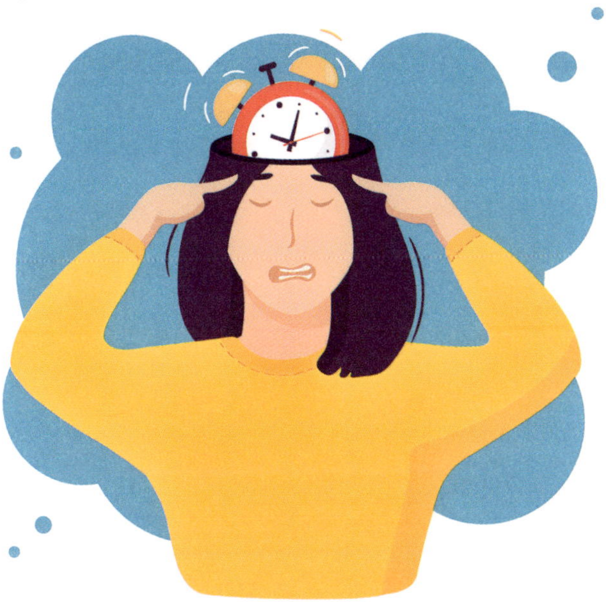

Demandez le programme

Les horaires que j'essaie de respecter :

- **pour faire travailler ses muscles** : de 10 h à 12 h et de 16 h à 20 h
- **pour assimiler des connaissances** : de 9 h à 11 h et de 15 h à 17 h
- **pour se concentrer :** de 8 h à 10 h et de 16 h à 17 h

Comment trouver son propre rythme ?

01• Heure par heure, notez vos activités et l'état dans lequel vous êtes pendant que vous les réalisez ou juste après : fatiguée, dynamique, concentrée, ensommeillée…

02• Réitérez l'exercice pendant 2 ou 3 jours, afin d'identifier les moments de la journée où vous vous sentez le mieux. N'hésitez pas à décaler certaines activités et notez le résultat.

03• Identifiez le timing idéal de vos activités : lever, repas, travail, sport, coucher… Vous connaissez désormais le fonctionnement de votre horloge interne !

GREEN

Mes éco-gestes au bureau

Parce qu'elle est invisible et qu'on n'en parle pas assez, la pollution numérique continue chaque jour de gagner du terrain.

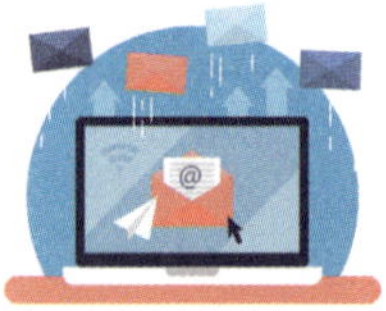

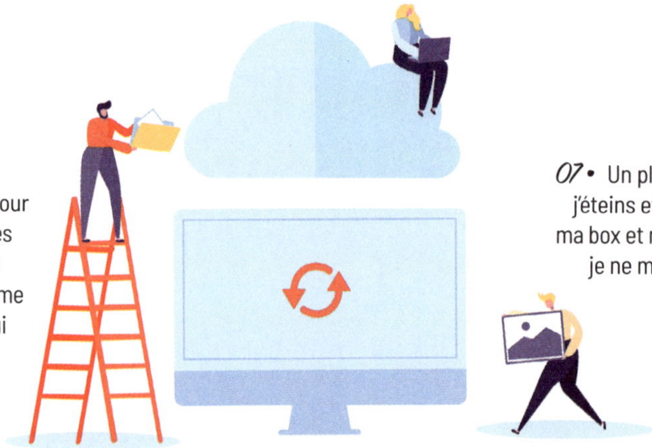

01 • Je fais régulièrement le ménage dans ma boîte mails pour éviter le monticule de messages polluants. Je jette les e-mails inutiles, je vide la corbeille et je me désabonne des newsletters qui ne m'intéressent pas.

02 • Une fois par trimestre, je pense à désinstaller les logiciels et applications qui ne me servent pas.

03 • Je crée une liste de mes sites favoris sur mon ordi pour éviter les recherches inutiles. Pas bête !

04 • Je choisis un moteur de recherche éthique comme Lilo ou Ecosia qui financent gratuitement des projets sociaux et environnementaux. *No more Google anyway...*

05 • Je fais le ménage dans mes nombreux onglets ouverts, je prends de bonnes habitudes digitales comme vider l'historique de mon navigateur régulièrement. Vous le faisiez déjà ? Oui mais pas pour des raisons écolo avouez !

06 • Je fais durer mes équipements plutôt que d'en acheter des neufs au moindre bug. Je répare, j'achète d'occasion, je prends un smartphone reconditionné...

07 • Un pli à prendre vite : j'éteins et je débranche ma box et mes ordis quand je ne m'en sers pas.

La facture (salée !) du Net

La consommation d'énergie liée à l'activité numérique croît de **9% par an** dans le monde

L'envoi d'un e-mail de 1 Mo équivaut à l'utilisation d'**une ampoule de 25 watts** pendant 1 heure

1 h d'utilisation d'Internet au niveau mondial représente l'équivalent de **4 000 allers-retours Paris-New York**

Porridge aux amandes

Idéale avant une séance de sport ou une grande balade, cette recette est très gourmande tout en restant équilibrée. Un must pour commencer la journée en beauté !

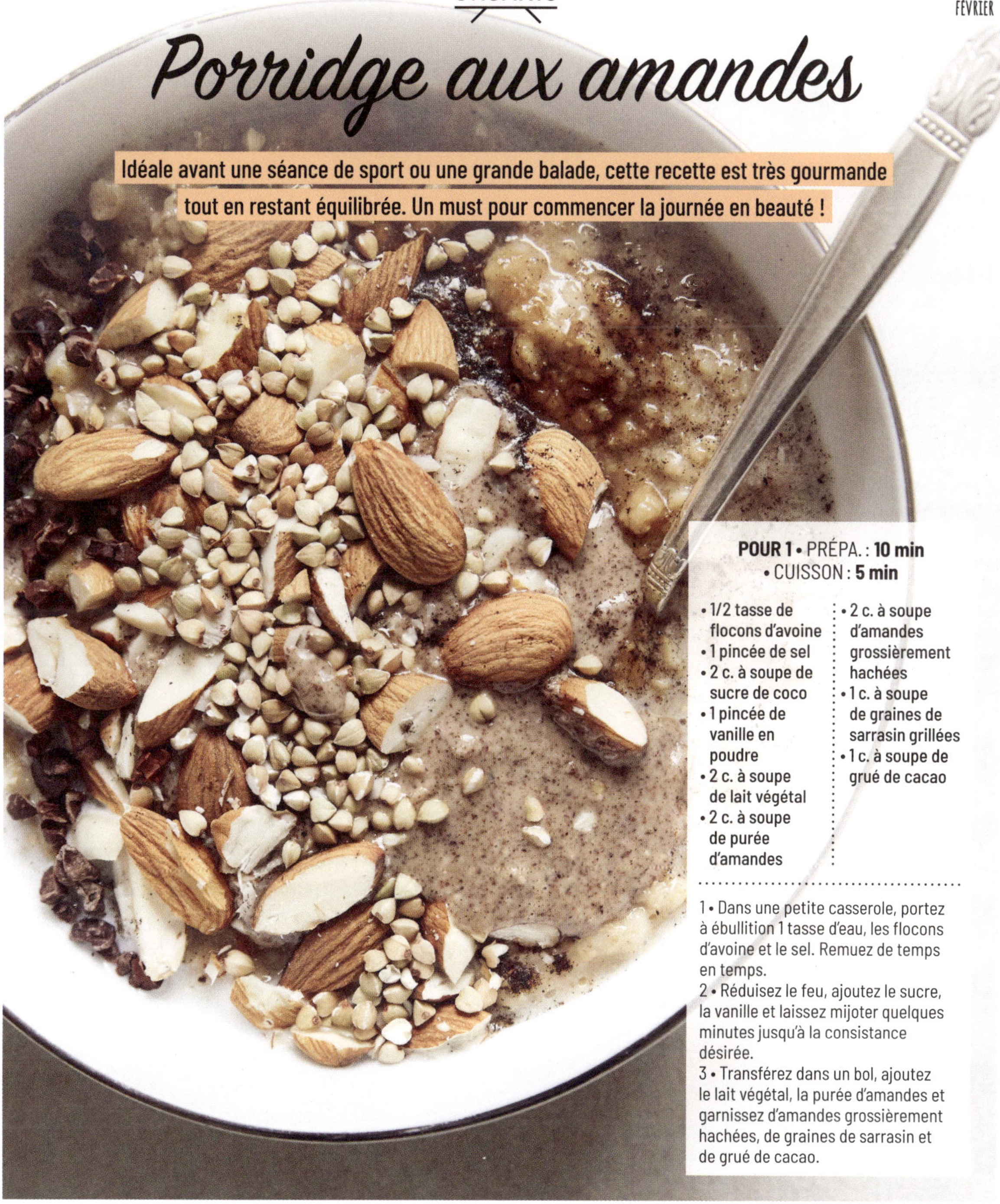

POUR 1 • PRÉPA. : **10 min** • CUISSON : **5 min**

- 1/2 tasse de flocons d'avoine
- 1 pincée de sel
- 2 c. à soupe de sucre de coco
- 1 pincée de vanille en poudre
- 2 c. à soupe de lait végétal
- 2 c. à soupe de purée d'amandes
- 2 c. à soupe d'amandes grossièrement hachées
- 1 c. à soupe de graines de sarrasin grillées
- 1 c. à soupe de grué de cacao

1 • Dans une petite casserole, portez à ébullition 1 tasse d'eau, les flocons d'avoine et le sel. Remuez de temps en temps.
2 • Réduisez le feu, ajoutez le sucre, la vanille et laissez mijoter quelques minutes jusqu'à la consistance désirée.
3 • Transférez dans un bol, ajoutez le lait végétal, la purée d'amandes et garnissez d'amandes grossièrement hachées, de graines de sarrasin et de grué de cacao.

ORGANIC

Vitamines et minéraux, les bons mix !

Savoir faire le plein de vitamines et de minéraux est essentiel pour rester au top toute l'année. Pour profiter pleinement des bienfaits des aliments, je les associe intelligemment. Retrouvez mes 3 duos gagnants.

Fer + vitamine C

Le fer est indispensable pour l'organisme puisqu'il permet le transport de l'oxygène dans le sang et la constitution de l'hémoglobine. Il joue également un rôle d'antioxydant et participe à la désintoxication des médicaments, des pesticides, ou encore des polluants.

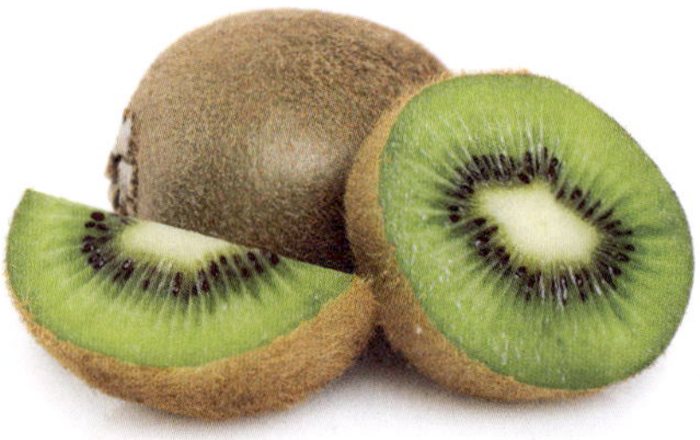

Pour favoriser son assimilation, je m'assure de le consommer avec des aliments riches en vitamine C.

Au menu

Petit déjeuner : des flocons d'avoine (fer) avec un jus d'orange frais (vitamine C)
En entrée : carpaccio de pétoncles (fer), pamplemousse (vitamine C) et sésame (fer)
Plat : salade de boudin noir (fer) aux oignons et brocolis (vitamine C)
En cas : un kiwi frais (vitamine C) avec une poignées d'amandes (fer)

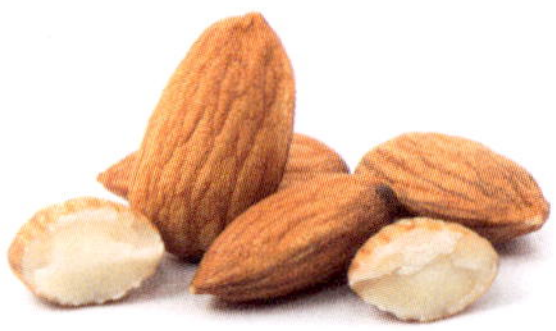

Calcium + vitamine D

Le calcium est l'un des minéraux que l'on retrouve le plus dans le corps humain. En symbiose avec la vitamine D, il intervient principalement dans la formation et la solidité des os.

Au menu

En entrée : terrine de choux (calcium) au thon (vitamine D)
Plat : pavé de saumon (vitamine D) sur son lit de poireaux (calcium)
En cas : yaourt à la grecque au lait de brebis (calcium) saupoudré de chocolat noir (vitamine D)
Dessert : turrón au jaune d'œuf (vitamine D) et amandes grillées (calcium)

Magnésium + vitamine B

Les vitamines du groupe B redoublent d'efficacité lorsqu'elles sont assimilées avec du magnésium. Ce duo gagnant permet le bon fonctionnement de nos cellules et de notre système nerveux et corrige également certaines carences.

Au menu

En entrée : asperges (vitamine B9) et pousses d'épinards (magnésium)
Plat : riz sauvage et champignons (vitamine B2) dans sa cuillère d'artichauts (magnésium)
En cas : noix de cajou (vitamine B5) avec un carré de chocolat noir (magnésium)
Dessert : cake banane (vitamine B6) et noix (magnésium)

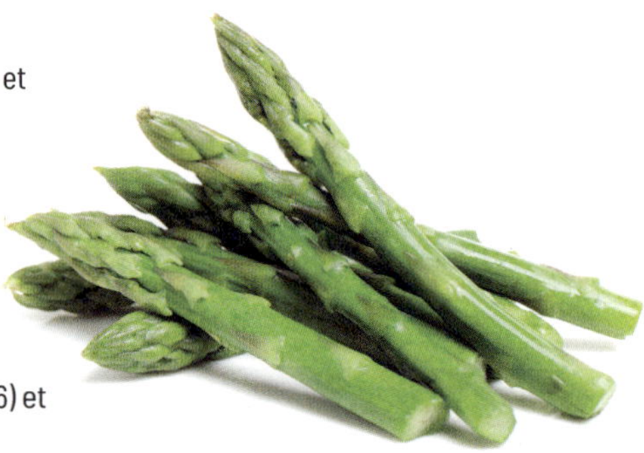

Le yoga des runneuses

Si vous faites du running, cette petite séance vous sera très bénéfique pour avoir un corps plus souple et donc gagner en efficacité. Mais aussi pour optimiser votre temps de récupération et prévenir vos blessures.

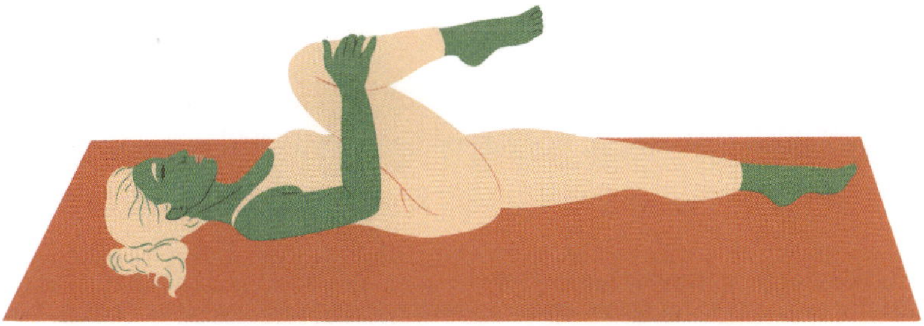

01 | Genou poitrine |
Allongée sur le dos, amenez votre genou droit contre votre poitrine. À chaque expiration, dirigez le genou un peu plus vers votre épaule droite. Ressentez l'étirement bénéfique.

02 | Jambe étirée |
Tendez la jambe vers le haut et attrapez l'arrière de votre mollet avec les mains. Vous pouvez aussi saisir votre cuisse ou votre genou selon vos capacités.

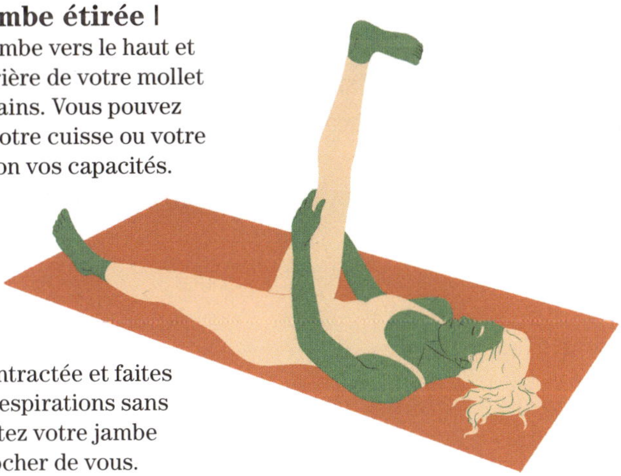

Restez décontractée et faites 10 longues respirations sans forcer. Sentez votre jambe se rapprocher de vous.

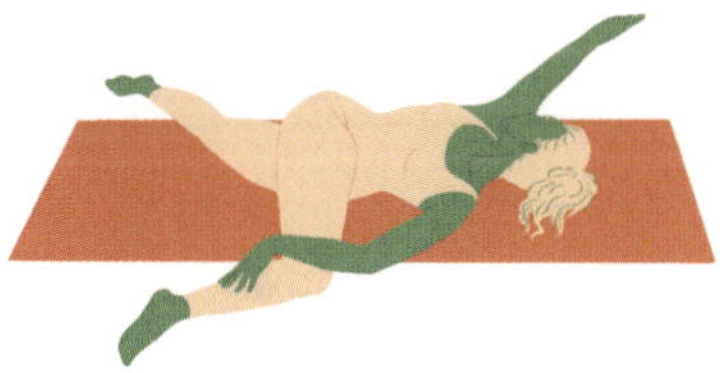

03 | Torsion allongée |
Réalisez une torsion de votre buste en faisant passer votre jambe de droite à gauche et en tournant le corps de l'autre côté. Tendez votre bras droit et regardez dans sa direction. Respirez calmement 10 foix.

« Le running yoga est une vraie discipline pour améliorer sa course. On apprend notamment à économiser de l'énergie à chaque foulée, optimiser sa posture de course et développer sa tonicité musculaire. »

Recommencez les 3 postures de l'autre côté après chaque running mais aussi après une journée fatigante pour vous délasser.

« En faisant scintiller notre lumière, nous offrons aux autres la possibilité d'en faire autant. »

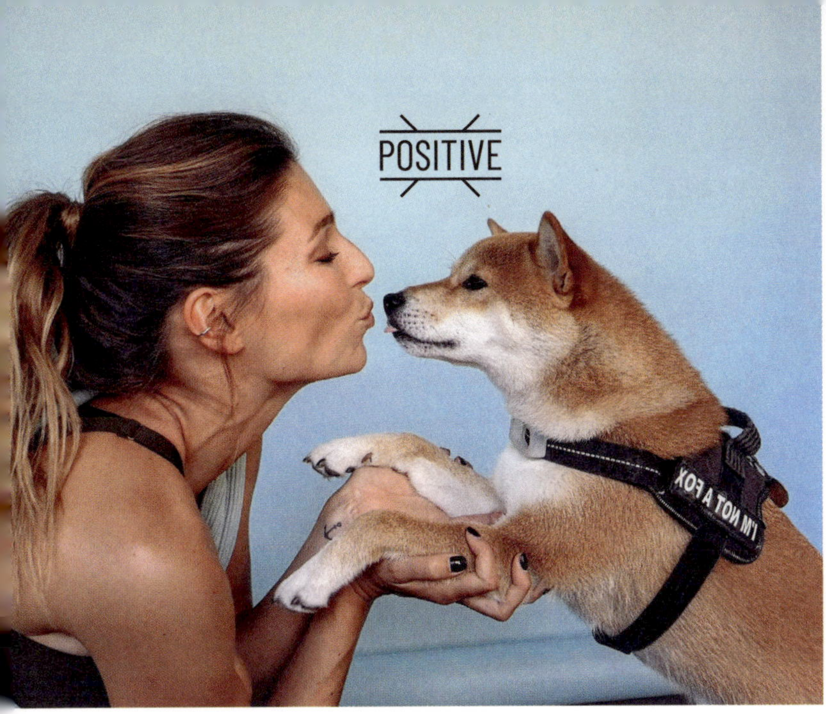

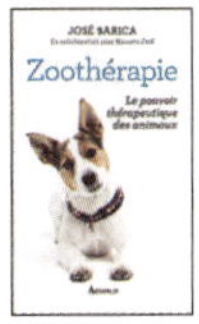

Zoothérapie, le pouvoir thérapeutique des animaux,
José Sarica,
éditions Arthaud

Vive la zoothérapie !

Connaissez-vous les bienfaits que nous procurent les animaux ? Ils peuvent apaiser nos souffrances, nous aider à déstresser et même nous permettre de mieux communiquer.

Les animaux et moi, c'est une grande histoire d'amour. J'ai récemment découvert la zoothérapie. La quoi ?!? Il s'agit d'une méthode qui place l'animal au cœur de la thérapie et propose une approche différente pour s'apaiser et se procurer du bien-être. Selon José Sarica, zoothérapeute et auteur du livre *Zoothérapie, le pouvoir thérapeutique des animaux*, cette thérapie est une relation d'aide spécifique se servant de l'animal pour traiter ou apaiser un mal-être, une souffrance... Le but est de susciter des réactions stimulant le potentiel cognitif, psychologique, physique ou ludique des personnes. ●

C'est prouvé !

La zoothérapie peut être utilisée dans de nombreux cas. En maisons de retraite, en milieux pénitenciers ou encore hospitaliers, afin de stimuler, favoriser la communication ou encore briser le sentiment de solitude. Elle aide également à traiter les personnes souffrant d'autisme, de retard de langage, d'anxiété ou encore d'agressivité ainsi que certaines pathologies comme les addictions. La visite de l'animal apporte alors un soutien moral, permet de se sentir valorisé, d'atténuer le mal-être et même de retrouver différentes émotions.

83%

des Français sont convaincus des bienfaits d'une présence animale dans l'accompagnement d'une thérapie.

« Les effets physiologiques sont prouvés. Les animaux réduisent notre stress, canalisent notre hyperactivité, procurent une baisse de la tension artérielle et du rythme cardiaque et une augmentation des taux de dopamine et d'ocytocine ! »

TONIC

Mon miracle morning

J'ai toujours pensé que je n'étais pas du matin… Pourtant depuis que je me lève à 6h30 tous les weekends, je ne me suis jamais sentie aussi en forme !

Vrai/Faux sur la méthode du « miracle morning »

Se lever plus tôt pour se sentir mieux est une idée développée par un coach en développement personnel américain du nom de Hal Elrod. Cela fait maintenant plus d'un an que j'applique cette méthode, voici toutes mes réponses aux questions que vous vous posez.

Le miracle morning est déconseillé aux « lève-tard » ?
Faux. Les neurones sont plus aptes à apprendre le matin, et c'est le cas pour tout le monde !

À 6h30 je n'aurais qu'une envie c'est d'éteindre mon réveil !
Vrai au début… puis faux ! Le premier mois a été peut-être un peu plus difficile, mais depuis je me réveille en forme et je me couche un peu plus tôt le soir.

Il ne faut pas perdre le rythme le week-end ?
Faux ! Vous pouvez parfaitement reculer votre réveil de quelques heures le week-end. Bien reposée, vous aurez d'autant plus de plaisir à reprendre le chemin du « miracle morning » dès le lundi matin !

| 6h30 : le réveil sonne |
Je me réveille doucement en prenant soin d'étirer tous mes membres.

| 6h40 : petite gym matinale |
Au saut du lit, je fais quelques exercices de gymnastique : abdominaux, haltères pour les bras et je termine par quelques squats.

| 7h : méditation et visualisation |
Assise en position lotus, les mains jointes et les yeux fermés, je me concentre sur ma respiration. Je me visualise alors sur mes projets de la journée en me concentrant sur le positif et les points que je souhaiterais améliorer.

| 7h30 : place à l'écriture |
Après ce temps de méditation, je me sens rassérénée et pleine d'énergie. Je me pose alors à mon bureau pour noter toutes les idées qui me viennent !

| 8h : un petit déjeuner bien mérité |
Céréales, fruits, laitages, protéïnes, je prends le temps de préparer et de déguster un petit déjeuner complet !

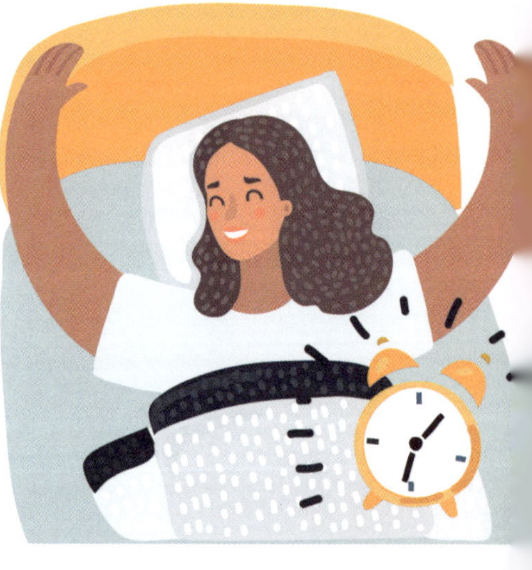

« Allez-y progressivement, comme moi, et pratiquez votre miracle morning uniquement les weekends pour commencer ! »

1, 2, 3... batch-cookez !

Je vous en ai déjà parlé, le batch-cooking est l'art de préparer à l'avance vos bases ou vos plats de vos menus de la semaine. Pratique, anti-gaspi et *healthy*, on ne jure que par ça à la maison !

Doigts de pied en éventail

Plus de vaisselle, de nettoyage et de rangement tous les soirs ! Vous faîtes le gros le weekend (comme tout est regroupé, c'est même plus rapide) et vous êtes libérée de vos soirées la semaine. Vous pouvez en profiter pour discuter, traîner un peu le soir...

No more charge mentale

Je l'évoque souvent, la charge mentale... Si vous avez déjà élaboré vos menus de la semaine, plus la peine de se prendre la tête chaque soir pour savoir ce qu'on va bien pouvoir manger. Vous avez de l'espace pour penser à autre chose !

Mangez varié

Si vous consacrez 2 heures à batch-cooker le weekend, vous pouvez choisir des plats originaux, faire participer vos enfants, tester de nouvelles recettes. Fini les coquillettes deux jours de suite par manque d'idées !

Gardez vos sous en poche

En préparant vos menus à l'avance, vous n'achetez pas pour rien, à la va-vite, dans une supérette hors de prix. Vous avez tout le temps de penser aux plats moins chers et de gérer votre porte-monnaie.

Devenez super green

Sain et de saison. Voilà ce qui définit un vrai bon batch-cooking réussi. Éplucher des légumes est parfois un peu speed la semaine, alors on zappe et on mange des choses plus rapides. Ici, pas de malbouffe et une attitude éco-responsable !

Plus de gaspi

Avec cette petite organisation, vous évitez d'oublier des légumes dans votre bac à frigo ou des aliments en train de périmer. Avec la pratique, vous gérez les quantités et vous recyclez adroitement les restes au repas suivant !

Mes méthodes de conservation préférées

- Des Tupperware en verre •
- Des bocaux en verre •
- Des plateaux en inox •

Vous voulez essayer ? Commencez par tester sur 3 jours, histoire de ne pas vous paniquer ! Faites d'abord cuire des bases comme du riz complet, du quinoa, des légumes vapeur et ajustez chaque jour avec des compléments.

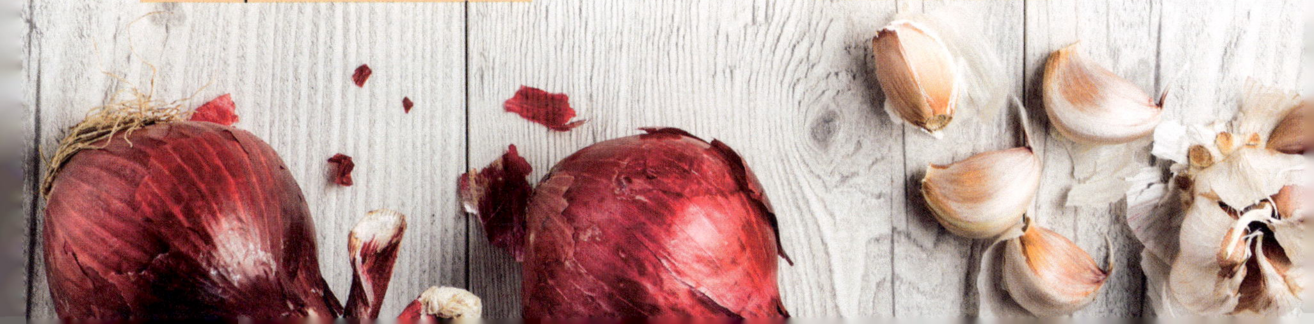

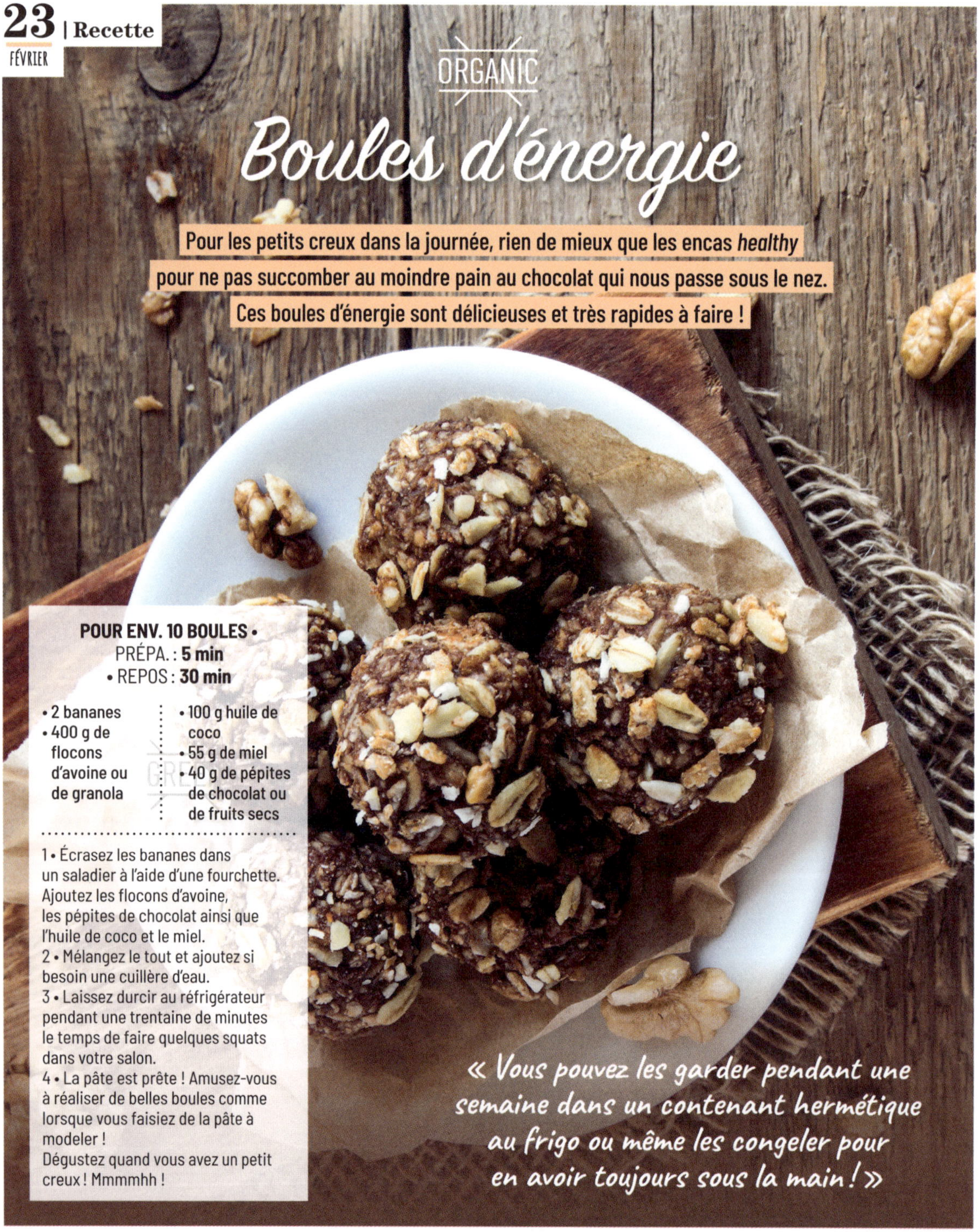

ORGANIC

Boules d'énergie

Pour les petits creux dans la journée, rien de mieux que les encas *healthy* pour ne pas succomber au moindre pain au chocolat qui nous passe sous le nez. Ces boules d'énergie sont délicieuses et très rapides à faire !

POUR ENV. 10 BOULES • PRÉPA. : **5 min** • REPOS : **30 min**

- 2 bananes
- 400 g de flocons d'avoine ou de granola
- 100 g huile de coco
- 55 g de miel
- 40 g de pépites de chocolat ou de fruits secs

1 • Écrasez les bananes dans un saladier à l'aide d'une fourchette. Ajoutez les flocons d'avoine, les pépites de chocolat ainsi que l'huile de coco et le miel.

2 • Mélangez le tout et ajoutez si besoin une cuillère d'eau.

3 • Laissez durcir au réfrigérateur pendant une trentaine de minutes le temps de faire quelques squats dans votre salon.

4 • La pâte est prête ! Amusez-vous à réaliser de belles boules comme lorsque vous faisiez de la pâte à modeler !

Dégustez quand vous avez un petit creux ! Mmmmhh !

« Vous pouvez les garder pendant une semaine dans un contenant hermétique au frigo ou même les congeler pour en avoir toujours sous la main ! »

Ma salle de bain écolo

Quelques règles d'hygiène que j'applique chez moi pour sentir bon tout en n'abusant pas de la planète !

01 • Je choisis une brosse à dents en bambou, en liège ou en coquille Saint-Jacques à tête interchangeable (très joli !) et très agréable à utiliser. Je prends un dentifrice naturel qui n'agresse pas les gencives.

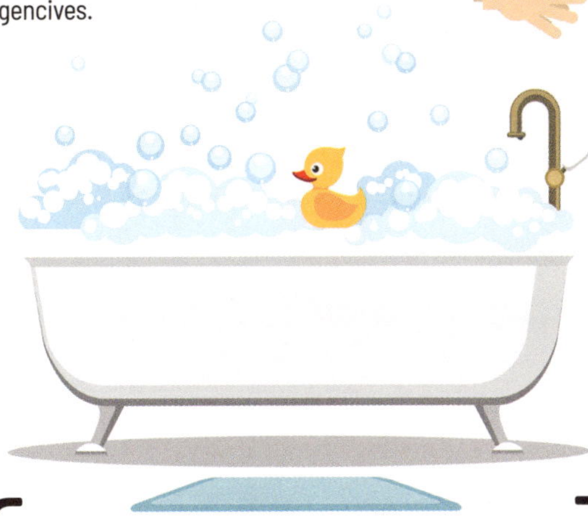

02 • J'opte pour des formules concentrées pour mes gels douche afin de ne pas gaspiller pour rien du produit.

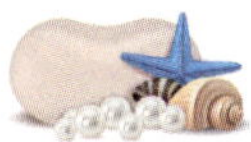

03 • Je préfère des cosmétiques sous forme solide : nettoyants visage, shampoing, déodorant, savon plutôt que gel douche...

04 • Je mise sur des packagings plus économiques en me renseignant sur des marques qui n'abusent pas de suremballage (comme Origins mon coup de cœur).

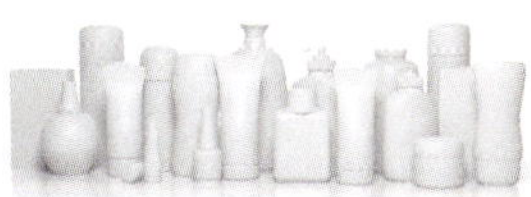

05 • Je recycle mes produits ! Tous les flacons en plastique recyclable notés PET ou PE, les bouchons et les pompes plastique se recyclent sans besoin de les passer sous l'eau. Les emballages en carton et les notices, les sprays et aérosols ainsi que les flacons et pots en verre (sans couvercle) en font aussi partie.

06 • Je change mes habitudes d'achat en optant par exemple pour la plate-forme d'e-commerce Loop qui vend des produits de beauté dans des contenants en verre consignés, lavables et réutilisables. Maboutiqueloop.com

07 • Je mise sur la simplicité et non sur la quantité. Une huile hydratante, une crème, un fond de teint, un mascara, un eye-liner. Je ne multiplie pas les produits comme une Youtubeuse beauté.

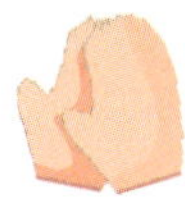

08 • Je choisis un gant démaquillant en fibre ou des carrés lavables pour éviter d'acheter du lait démaquillant ! Résultat parfait.

09 • Je bannis les cotons-tiges et j'opte pour mon petit doigt dans un mouchoir humide. Si je suis maniaque, j'achète un nettoyeur d'oreilles écolo venu tout droit du Japon, à shopper partout !

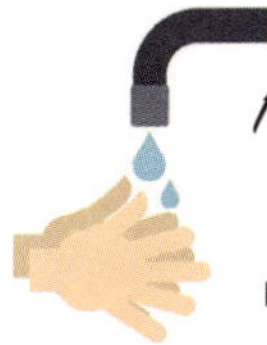

10 • J'installe un réducteur d'eau dans mon pommeau de douche, cela réduit jusqu'à 50 % ma consommation. On en trouve dans les magasins de bricolage.

« Pour ne pas faire d'erreur dans le recyclage, je regarde sur l'application Guide du Tri conçue par Citeo en cas de doute ! »

Ma séance de shiatsu

Cela fait plusieurs années que je m'intéresse au shiatsu, ces massages japonais très efficaces pour réduire le stress et les tensions. Prête pour une séance d'auto-shiatsu ? C'est parti !

Le shiastu, *made in Japan*

C'est une technique de massage venue du Japon. Basée sur le toucher, elle utilise les doigts et les paumes des mains pour exercer des pressions sur des points précis. En japonais, *shi* veut dire « doigts » et *atsu* signifie « pression ».

Des massages à faire soi-même

Reconnue aujourd'hui officiellement par le gouvernement japonais comme une thérapie efficace, cette pratique millénaire se fait généralement avec un praticien. Mais il est possible de le faire soi-même ! On appelle cela l'auto-shiatsu.

Efficacité prouvée !

L'un des grands fondements du shiatsu est de faire circuler l'énergie dans tout le corps. D'un point de vue physiologique, les pressions effectuées permettent d'évacuer les toxines, de détendre les muscles et les articulations.

3 exos faciles à faire pour bien commencer

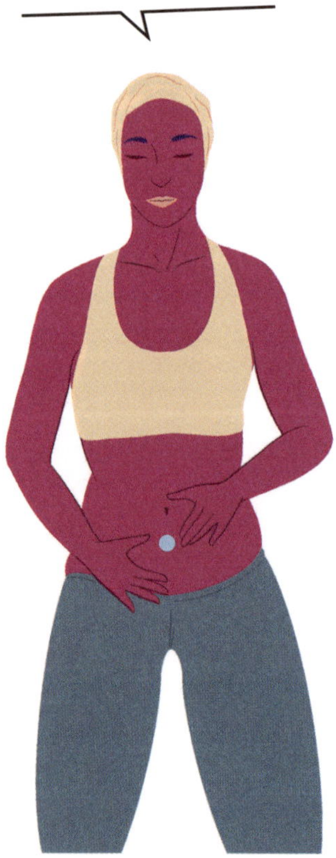

01 | Trouver son « hara » |

Les paumes des deux mains sont posées sur le bas-ventre où se situe le *hara*, le centre de l'énergie. Masser cette zone avec les deux mains en tournant dans le sens des aiguilles d'une montre. À refaire 10 fois.

02 | C'est le pied ! |

Assise, prenez votre pied entre vos mains puis massez le coup du pied en effectuant des pressions avec les pouces, en redescendant jusqu'à la cheville. Les pressions doivent être légères et rapides.

03 | Étirer tout le corps |

Allongez-vous sur le dos, les bras et les jambes écartés, en extension, vos pieds sont flex et les paumes de vos mains ouvertes vers le ciel. Étirez doucement les jambes, les bras et la nuque en prenant conscience de votre corps.

« La meilleure façon de franchir les obstacles est de s'en servir comme trampoline ! »

La Fit Poussette

Jeune maman ? Hors de question d'abandonner votre pratique sportive par manque de temps ! À chaque balade en poussette, essayez ce petit parcours ludique pour vous remettre en jambe. Je le conseille à toutes mes copines !

Commencez par 10 min de petites foulées en poussant votre poussette pour échauffer votre corps. Vous pouvez aussi faire des petites foulées sur place.

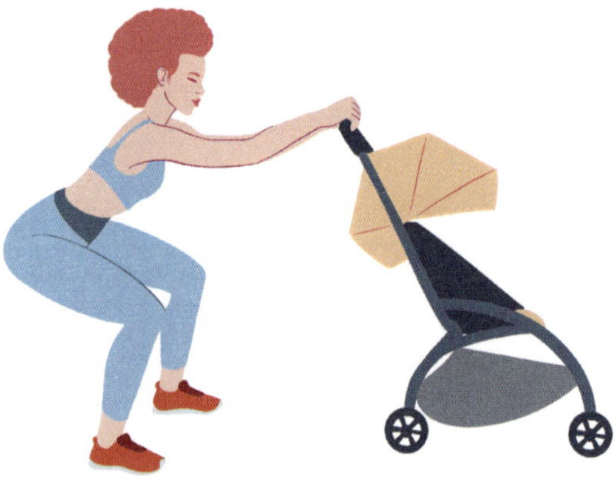

01 | Squat poussette x 15 |

Tout en tenant votre poussette, asseyez-vous en arrière comme pour un squat, les pieds parallèles, le dos bien droit. Vos bras sont tendus et poussent la poussette vers l'avant. Revenez à la verticale, en ramenant la poussette vers vous. Parfait pour muscler ses fesses et ses bras.
Attention de ne pas trop vous appuyer sur votre poussette pour ne pas la déséquilibrer.

« Augmentez vos temps d'exercices à chaque sortie si vous vous sentez en forme. Warrior mummy ! »

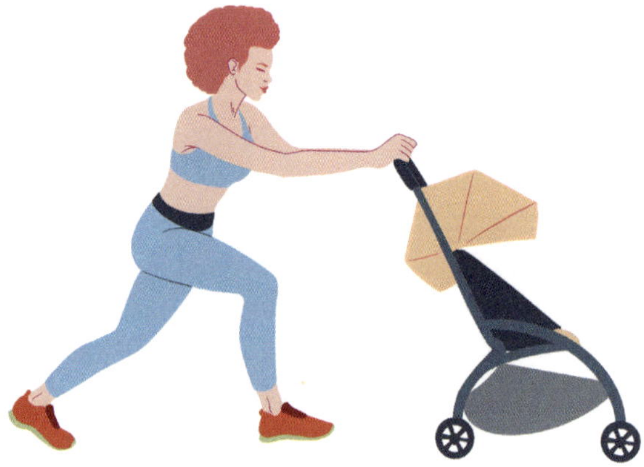

02 | Fente mummy x 15 |

À l'arrêt, réalisez des fentes en vous appuyant sur votre poussette ! Ne descendez pas trop bas pour ne pas vous faire mal et tendez votre jambe arrière lorsque vous remontez. Expirez toujours en remontant.

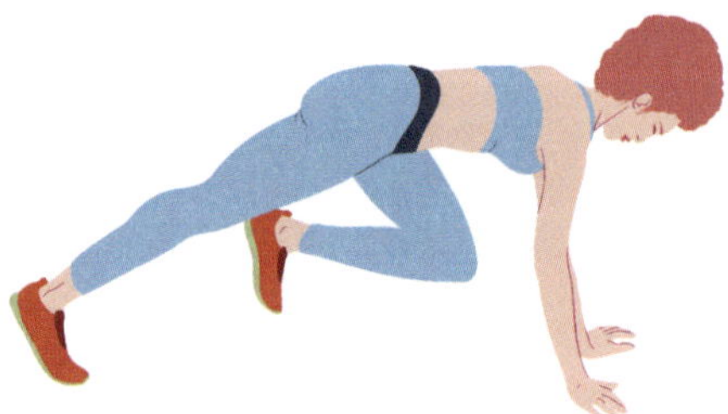

03 | Mountain climber baby |

Une fois arrivée au parc, faites profiter votre bébé de votre énergie de battante ! Tournez la poussette vers vous et positionnez-vous en planche. Ramenez alternativement les genoux sous la poitrine pendant 20 à 30 s. Contractez bien votre périnée et n'oubliez pas de souffler !

Ce mois-ci, je ne remets plus à demain :

Mes challenges du mois

Pour sortir de ma zone de confort, je me liste quelques petits challenges régulièrement qui me forcent à me remettre en question et à sortir de mes habitudes ! Vous me suivez ?

J'invite une connaissance à déjeuner pour mieux la connaître

Je passe une journée sans téléphone et note ce que cela m'a apporté :

1 •

2 •

3 •

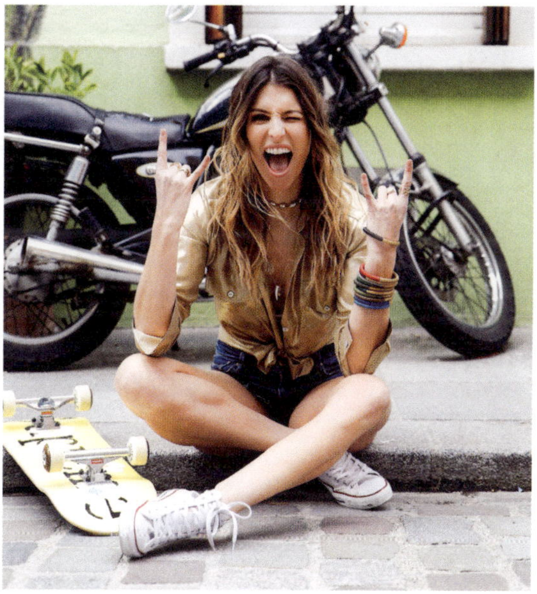

Je contacte un de mes proches pour lui dire combien je l'aime !

3 petits trucs pour surprendre mon quotidien :

1 • Adresser la parole à un inconnu
2 • Changer de trajet pour se rendre à un endroit habituel
3 • Lire un livre au hasard dans une bibliothèque

Je teste une nouvelle activité et note ses bienfaits :

« Osez aussi jouer avec l'image que vous avez de vous. Par exemple, un matin, mettez cette tenue que vous pensez ne pas être faite pour vous car trop show off, ou trop ceci, et regardez comme c'est libérateur ! »

J'organise une rencontre entre deux amis à moi qui ne se connaissent pas

01 | **Conseil écolo**
MARS

GREEN

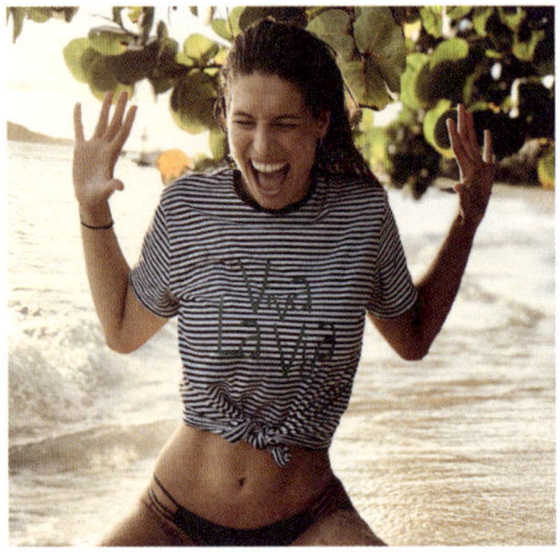

DIY

Mon remède miracle contre les migraines

CIBLE	• maux de tête
BIENFAITS	• prévenir ou soulager les migraines
MATÉRIEL	• un roll-on
CONSERVATION	• 6 mois

| INGRÉDIENTS & DOSAGE |

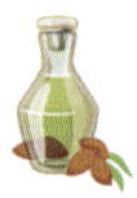

• 3 ml d'huile végétale d'amande douce

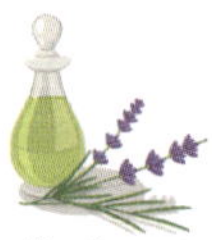

• 15 gouttes d'huile essentielle de lavande fine

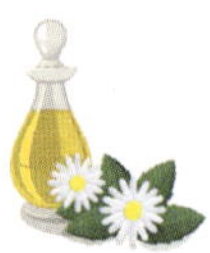

• 15 gouttes d'huile essentielle de camomille romaine

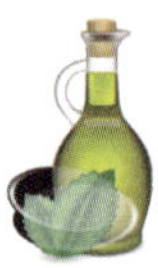

• 30 gouttes d'huile essentielle de menthe poivrée

Pour en finir avec les maux de tête qui nous gâchent la vie, ce roll-on aux huiles essentielles est la solution idéale. Très économique et facile à transporter.

| Recette |

• Versez 3 ml d'huile végétale d'amande douce dans le roll-on. Cette huile a une action **apaisante et adoucissante**.
• Ajoutez-y 15 gouttes d'huile essentielle de lavande fine qui a **des vertus calmantes**. Elle agit sur le système nerveux et élimine les tensions. C'est un antalgique naturel.
• Mettez ensuite 15 gouttes d'huile essentielle de camomille romaine qui a de puissantes vertus **calmantes et antistress**.
• Versez enfin 30 gouttes d'huile essentielle de menthe poivrée qui est **décongestionnante et anesthésiante**. Elle neutralise les maux de tête.
• Secouez pour bien mélanger avant chaque utilisation. Appliquez sur les tempes et le front.

| Attention |

Ne pas utiliser sur les femmes enceintes ou allaitantes et les enfants de moins de 3 ans.

« Profitez-en pour masser vos tempes en fermant vos yeux, cela soulagera les pressions et vous apportera un vrai moment bien-être. »

ORGANIC

Buddha bowl au quinoa et pois chiches épicés

Voici un repas vegan, complet et nutritif, qui tient dans un bol !

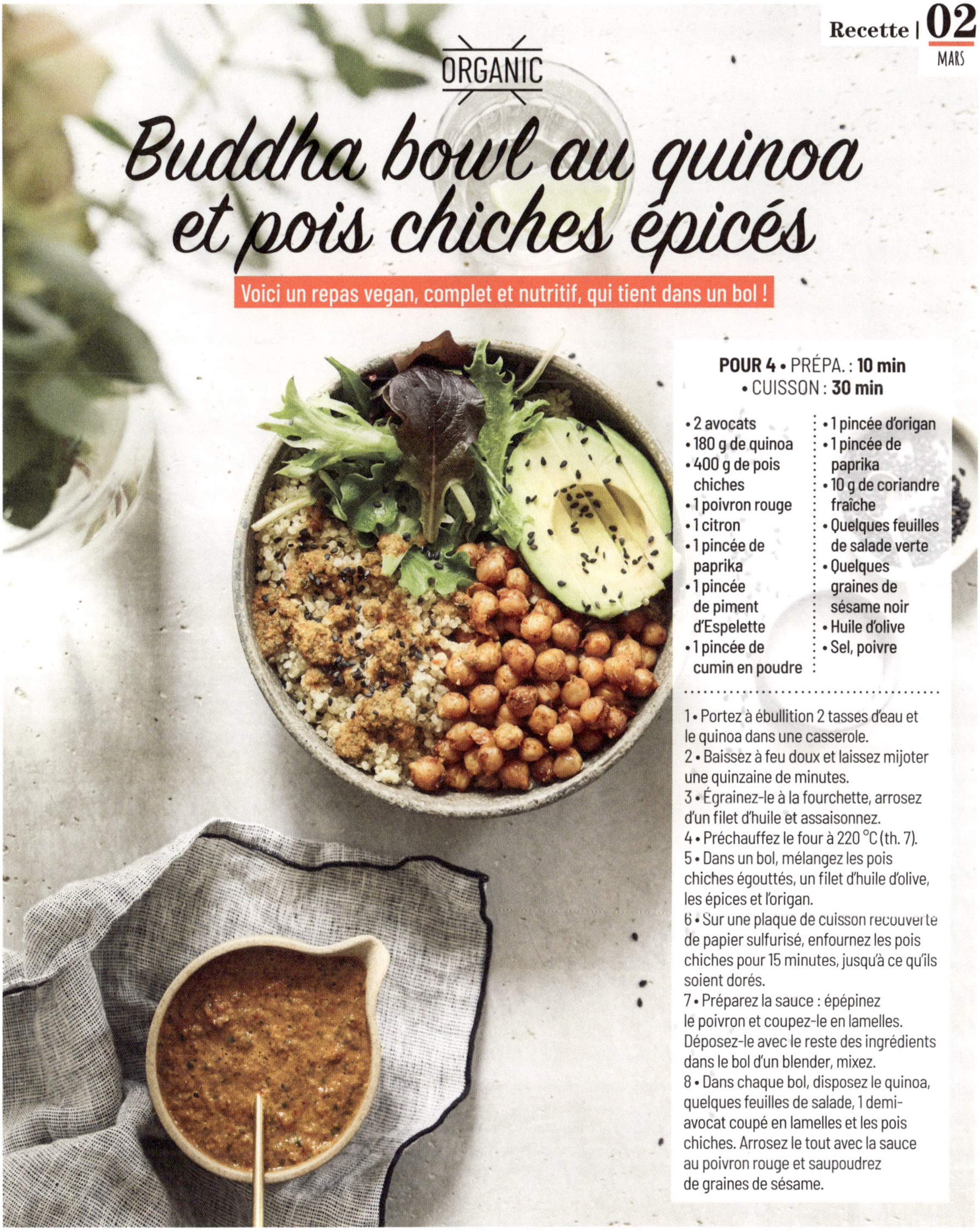

POUR 4 • PRÉPA. : **10 min** • CUISSON : **30 min**

- 2 avocats
- 180 g de quinoa
- 400 g de pois chiches
- 1 poivron rouge
- 1 citron
- 1 pincée de paprika
- 1 pincée de piment d'Espelette
- 1 pincée de cumin en poudre
- 1 pincée d'origan
- 1 pincée de paprika
- 10 g de coriandre fraîche
- Quelques feuilles de salade verte
- Quelques graines de sésame noir
- Huile d'olive
- Sel, poivre

1 • Portez à ébullition 2 tasses d'eau et le quinoa dans une casserole.
2 • Baissez à feu doux et laissez mijoter une quinzaine de minutes.
3 • Égrainez-le à la fourchette, arrosez d'un filet d'huile et assaisonnez.
4 • Préchauffez le four à 220 °C (th. 7).
5 • Dans un bol, mélangez les pois chiches égouttés, un filet d'huile d'olive, les épices et l'origan.
6 • Sur une plaque de cuisson recouverte de papier sulfurisé, enfournez les pois chiches pour 15 minutes, jusqu'à ce qu'ils soient dorés.
7 • Préparez la sauce : épépinez le poivron et coupez-le en lamelles. Déposez-le avec le reste des ingrédients dans le bol d'un blender, mixez.
8 • Dans chaque bol, disposez le quinoa, quelques feuilles de salade, 1 demi-avocat coupé en lamelles et les pois chiches. Arrosez le tout avec la sauce au poivron rouge et saupoudrez de graines de sésame.

“Créez de bonnes habitudes alimentaires. Pas des restrictions !”

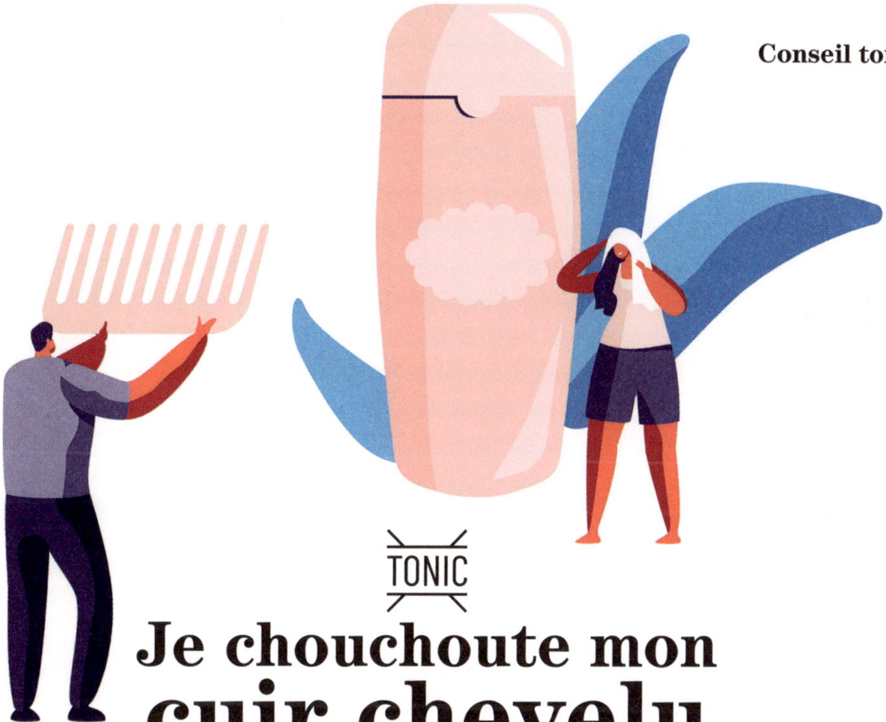

TONIC

Je chouchoute mon cuir chevelu

Comme pour la peau de notre visage et de notre corps, il est important de prendre soin de cette partie de l'épiderme, pour éviter les désagréments comme les tiraillements ou les démangeaisons…

Ma petite routine

01 | Libérez votre crinière |

En raison des nombreux vaisseaux sanguins logés sous la peau du crâne, le cuir chevelu est une zone particulièrement sensible. Ainsi, une coiffure trop stricte, avec des accessoires rigides, aura tendance à irriter cet épiderme innervé. N'hésitez donc pas laisser vos cheveux virevolter, ou à les nouer avec un élastique souple. Libérer sa chevelure permet de détendre les follicules capillaires et de reposer son cuir chevelu.

02 | Hydratez votre crâne |

Tout comme notre visage et notre corps, la peau de notre crâne a besoin d'être hydratée. S'il existe des masques hydratants spécifiques dans le commerce, vous pouvez en confectionner un vous-même en mélangeant un yaourt nature avec 2 cuillères à soupe de miel. La légère acidité du yaourt alliée aux vertus nourrissantes du miel permettra à votre cuir chevelu d'être parfaitement hydraté et vivifié. Recouvrez l'ensemble de votre crâne de ce mélange, puis laissez reposer environ 10 minutes avant de rincer à l'eau tiède. À renouveler 1 fois par semaine.

02 | Brossez et massez |

Prenez le temps de masser votre crâne à chaque shampoing, avec la pulpe des doigt en faisant de petits mouvements circulaires et en chantant *a cappella* (si si !). Enfin pour rendre votre cuir chevelu plus souple, vous pouvez opter pour le massage dit « de la ventouse » à réaliser sur cheveux secs. En plaçant vos mains l'une sur l'autre, vous marquez une pression sur votre tête, puis vous rapprochez vos phalanges de votre paume en essayant de pincer la peau de votre crâne. Refaites cette même action sur l'ensemble de votre tête pendant 1 à 2 minutes.

ORGANIC

Mettre KO la fatigue matinale

À peine réveillée, vous vous sentez déjà éreintée, de mauvaise humeur et peu encline à vous lever ? Le problème peut venir de votre petit déjeuner !

Je fais le plein de vitamines

Rien de tel pour revigorer l'organisme que de commencer sa journée avec une bonne dose de vitamine C. Fruits frais (papaye, kiwi, cassis…), jus de fruits pressés (orange, goyave, ananas, pamplemousse…) ou encore compote (fraise, mangue…), je mise tout sur la fraîcheur pour un petit déj 100 % vitaminé. J'y ajoute un peu de vitamine B, qui favorise l'activité intellectuelle et l'attention, avec une poignée d'amandes, de noix, ou encore un bol de flocons d'avoine.

Je choisis les bons glucides

Ils sont notre carburant pour la journée ! Je sélectionne des aliments à faible indice glycémique tels que le pain complet ou de seigle, des flocons de sarrasin ou de quinoa. Je sélectionne également des céréales biologiques sans sucre ajouté.

J'introduis des protéines

Même si ce n'est pas un réflexe pour nous, consommer des protéines dès le matin permet de sécréter de la dopamine (l'hormone qui booste notre bonne humeur) et d'éviter la fringale de 11 h. J'essaye donc d'introduire à mon petit déjeuner un œuf, une tranche de jambon, du quinoa ou encore du saumon fumé.

Il est le premier apport énergétique de la journée

Sans lui l'organisme fonctionne à vide et utilise mal ses réserves. Zapper son petit déjeuner = coup de mou, fringale, aigreurs d'estomac ou problèmes de concentration assurés !

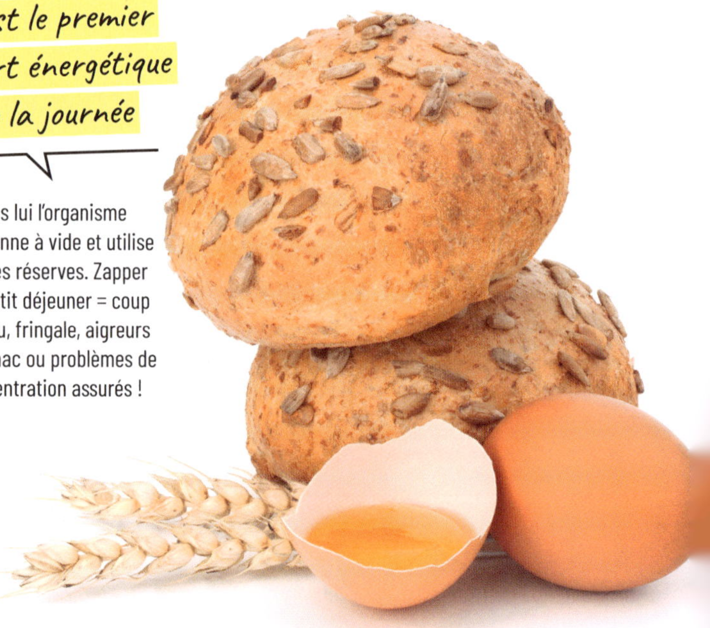

Mon petit déjeuner de championne

caviar de brocolis
❄
1 thé vert
❄
1 œuf à la coque
❄
1 tranche de pain de seigle
❄
1 poignée de noix
❄
1 salade de fruits, abricot, pomme, goyave

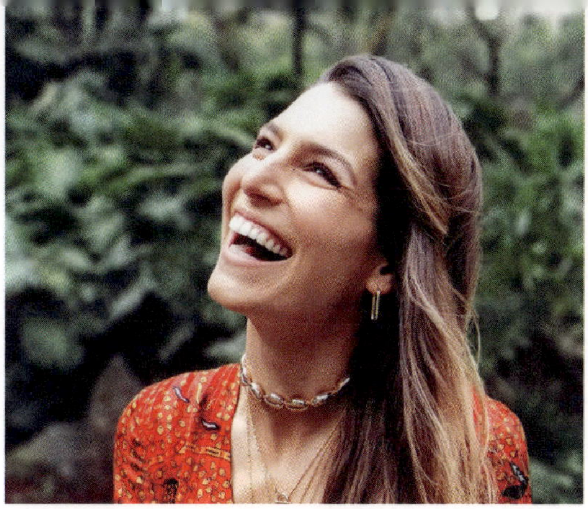

POSITIVE

Respirez pour rester zen !

Prendre le temps de respirer en pleine conscience est facile et ultra-bon pour la santé. Retrouvez mes 3 pratiques favorites pour apaiser mon corps et mon esprit.

De la vitalité avec la respiration alternée

Yeux fermés, assise confortablement, faites une première longue inspiration par les deux narines.
Bouchez votre narine droite avec votre pouce et expirez lentement par la narine gauche en comptant jusqu'à 4.
Inspirez à gauche, retenez brièvement votre souffle, bouchez votre narine gauche avec l'annulaire et expirez par la droite durant 8 temps. Inspirez à nouveau avec la narine droite sur 4 temps. Bloquez votre respiration durant 3 temps et changez de narine. Expirez par la narine gauche en comptant jusqu'à 8. Recommencez le cycle durant 5 minutes.

De la détox avec la respiration complète

Allongez-vous sur le dos et commencez par relâcher tout votre corps.
Faites une grande inspiration et expirez longuement par la bouche afin de vider tout l'air de vos poumons.
Inspirez le plus lentement possible par le nez en gonflant d'abord le ventre, puis le bas de la cage thoracique et finissez par la partie haute du thorax. Vous devez sentir l'air passer dans chaque compartiment de votre organisme.
Expirez en relâchant doucement l'air de vos poumons : videz la partie haute, puis basse du thorax et terminez par l'abdomen, qui doit se creuser.
Répétez le cycle 10 fois.

Plus d'idées noires avec la respiration 4-4-6-2

Asseyez-vous, le dos droit, et inspirez par le nez sur 4 temps.
Retenez votre respiration durant 4 temps en détendant tous les muscles de votre corps.
Expirez par le nez en comptant jusqu'à 6.
Restez en apnée les poumons vidés sur 2 temps.
Recommencez l'exercice durant 5 minutes si vous débutez puis augmentez progressivement la durée pour passer à 10 puis 20 minutes.

« Énergie, concentration, nettoyage de votre organisme et meilleur sommeil seront au rendez-vous ! »

TONIC

« Partagez votre challenge sur les réseaux sociaux avec le hashtag #365JOURSAUTOP ! »

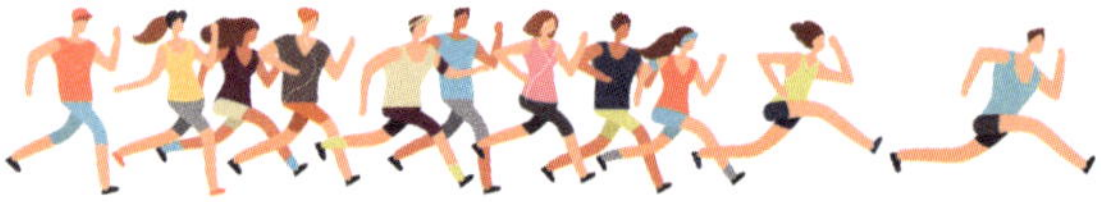

#30dayschallenge running

Ce mois-ci, je propose aux plus motivés un challenge running ! Idéal pour les débutants, il permet de monter en puissance chaque jour sans se casser les chevilles ni utiliser des poupées vaudou à mon effigie ! *Come on !*

Jour 1 : x3
2 min
10
1 min
10
1 min

Jour 2 : x3
2 min
10
1 min
10
1 min

Jour 3 : x2
1 min
1 min
10
2 min

Jour 4
2 min
2 min
1 min
3 min
1 min
4 min
2 min

Jour 5 : x5
2 min
10 s

Jour 6 : x3
2 min
20
2 min
20
10
2 min

Jour 7 : x3
2 min
1 min

Jour 8
2 min
3 min
1 min
3 min
1 min
5 min
2 min

Jour 9 : x3
2 min
2 min

Jour 10 : x5
2 min
10
ou 10

Jour 11 : x4
2 min
3 min
2 min

Jour 12
2 min
4 min
1 min
4 min
1 min
4 min
2 min

Jour 13 : x3
2 min
3 min

Jour 14 : x4
2 min
4 min

Jour 15 : x5
2 min
10
20
20
1 min

Jour 16
2 min
4 min
1 min
5 min
1 min
4 min
2 min

Jour 17 : x4
3 min
3 min

Jour 18 : x4
2 min
3 min

Jour 19 : x4
3 min
3 min

Jour 20
2 min
5 min
1 min
4 min
1 min
5 min
1 min

Jour 21
2 min
1 min
20 s
20 s
20 s
20 s
20 s
20 s
20 s
20 s

Jour 22 : x3
3 min
4 min

Jour 23 : x4
2 min
4 min

Jour 24
2 min
5 min
1 min
5 min
1 min
5 min
2 min

Jour 25 : x8
2 min
10
ou 10

Jour 26
2 min
1 min
30 s
30 s
30 s
30 s
30 s
30 s
30 s
30 s

Jour 27 : x3
2 min
4 min

Jour 28
2 min
5 min
30 s
6 min
30 s
5 min
2 min

Jour 29 : x3
2 min
4 min

Jour 30
2 min
3 min
1 min
4 min
1 min
5 min
1 min
3 min
1 min
2 min

Marche :
Marche rapide :
Marche rapide avec mouvements de bras :
Marche progressive vers footing :

Footing :
Footing très lent :
Sprint :
Pas chassés :

Lever de genoux :
Demi-squat :
Montée d'escalier :
Jumping jack :
Gainage sur coude :
Mountain climb :

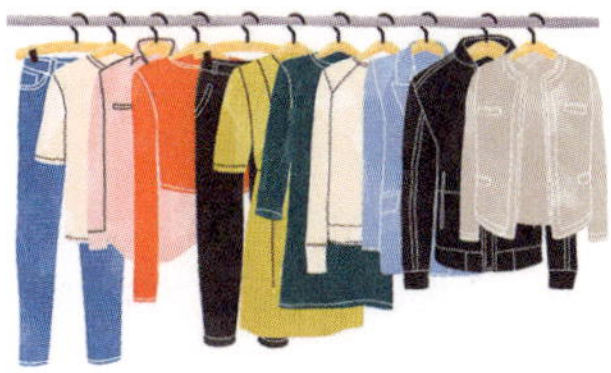

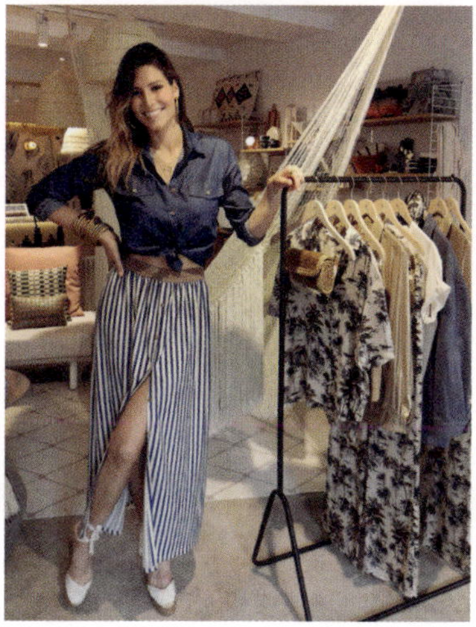

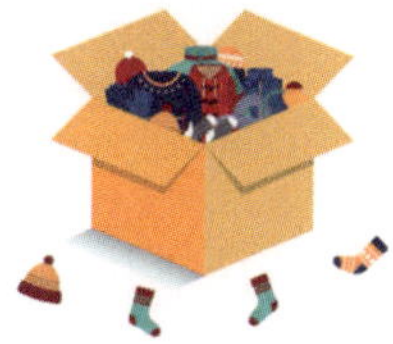

Un dressing responsable

La mode produit 1,2 milliard de tonnes de gaz à effet de serre chaque année dans le monde. Soit plus que les vols internationaux et le trafic maritime réunis. La *fast fashion* est un véritable fléau pour la planète. Vite, optez pour un dressing code écolo !

01 • Je boycotte les grandes enseignes et je privilégie les friperies et boutiques solidaires.

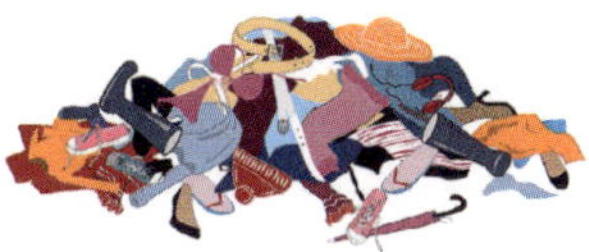

02 • Je résiste aux soldes et ventes privées pour ne pas faire craquer mon armoire pour rien.

03 • Je fais du troc avec mes amies, sur des évènements ou en ligne. (Vinted, Troc Vestiaire, les Free Troc Party…)

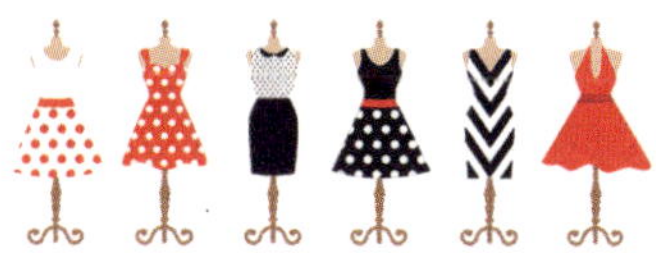

04 • Je loue mes vêtements si j'adore en changer souvent. (Le Closet, Les Cachotières, Panoply…)

05 • J'achète des marques éco-responsables et *made in France* qui fleurissent de partout, comme SKFK, Nannosphère… et bien sûr ma marque de vêtements Parisienne et alors ! ☺

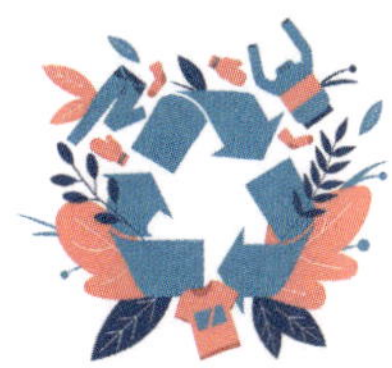

06 • Je répare, reprise et recycle mes vêtements abîmés. Je crée de nouvelles pièces avec des vêtements usés comme un foulard dans un vieux chemisier, des mitaines dans un pull usé…

07 • Je donne mes vêtements à des associations afin de leur offrir une seconde vie : Emmaüs, Le Relais, la Croix-Rouge, la Cravate solidaire.

« Il faut agir ! 93 % de nos vêtements ne sont pas portés depuis un an, moins d'un quart de nos vêtements sont recyclés, fabriquer un jean demande l'équivalent en eau de 285 douches. »

ORGANIC

Légumes en pastella

La pastella remplace avec légereté les panures classiques. Sans œuf, elle conviendra aux vegans comme à ceux qui y seraient allergiqes.

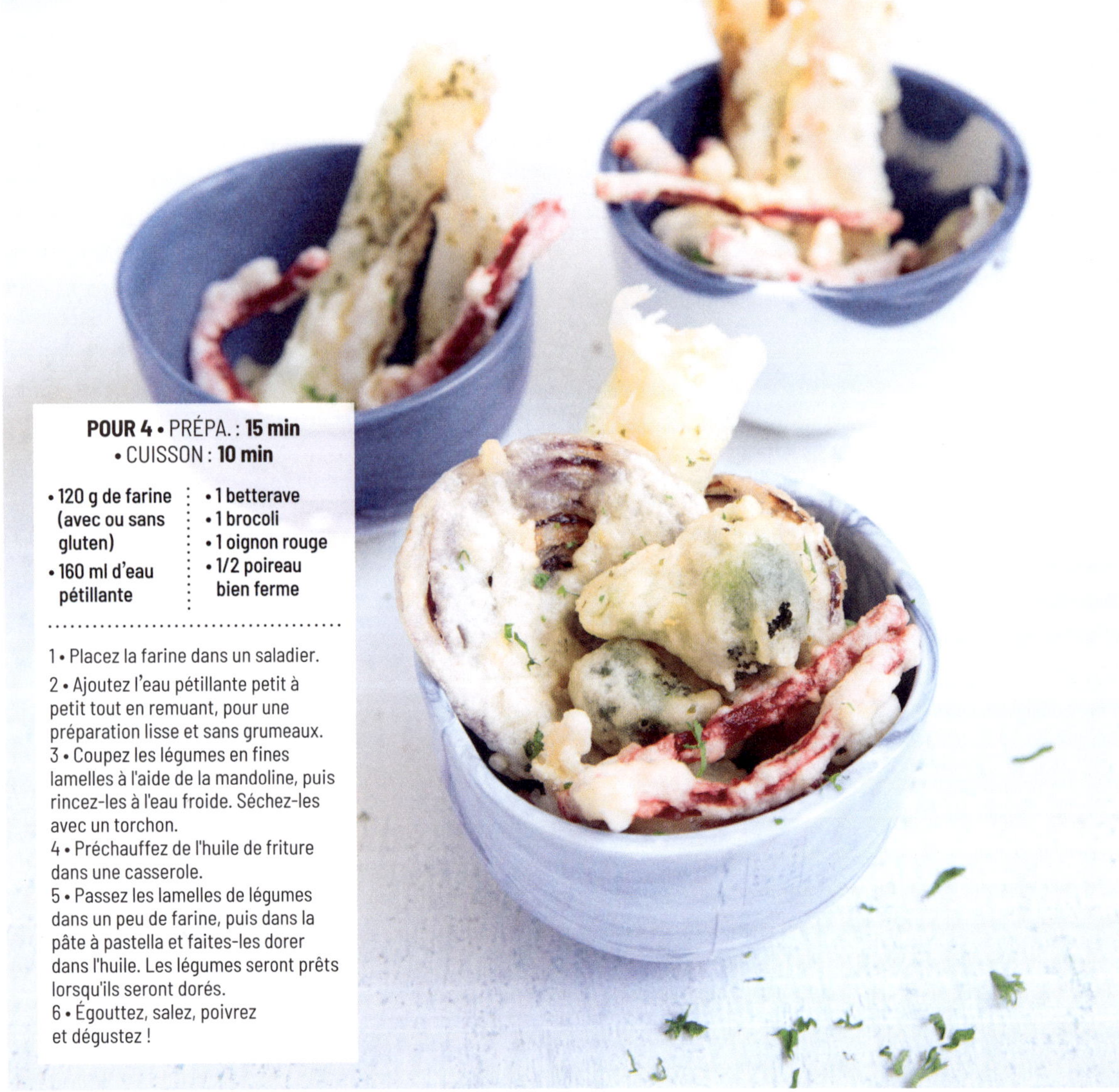

POUR 4 • PRÉPA. : **15 min** • CUISSON : **10 min**

- **120 g de farine (avec ou sans gluten)**
- **160 ml d'eau pétillante**
- **1 betterave**
- **1 brocoli**
- **1 oignon rouge**
- **1/2 poireau bien ferme**

1 • Placez la farine dans un saladier.

2 • Ajoutez l'eau pétillante petit à petit tout en remuant, pour une préparation lisse et sans grumeaux.

3 • Coupez les légumes en fines lamelles à l'aide de la mandoline, puis rincez-les à l'eau froide. Séchez-les avec un torchon.

4 • Préchauffez de l'huile de friture dans une casserole.

5 • Passez les lamelles de légumes dans un peu de farine, puis dans la pâte à pastella et faites-les dorer dans l'huile. Les légumes seront prêts lorsqu'ils seront dorés.

6 • Égouttez, salez, poivrez et dégustez !

3 automassages pour se détendre

Il est possible de pratiquer soi-même certains mouvements et pressions manuelles pour dénouer les tensions musculaires en cas de stress.

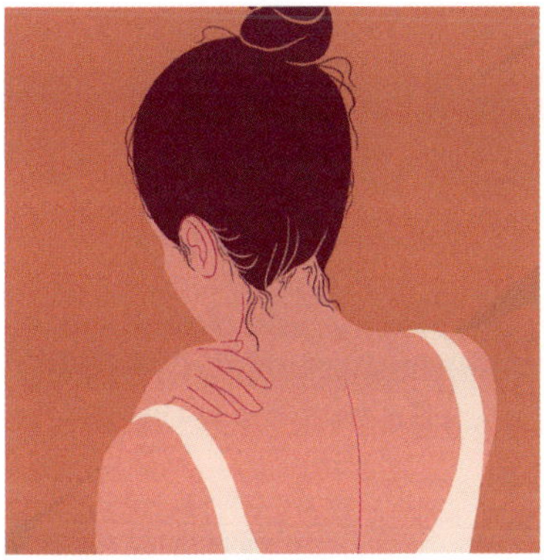

01 | La nuque et les épaules |
Dès que je me sens trop tendue, je m'occupe de ma nuque et mes épaules.
1 • Assise, le dos droit, je commence à me masser le cou en effectuant un mouvement circulaire avec les deux mains, comme si je faisais un shampooing. Je prends le temps d'effectuer chaque cercle lentement, une quarantaine de fois.
2 • Je positionne ensuite ma main droite sur mon épaule gauche, puis je masse également cette zone doucement, toujours avec des mouvements circulaires, pendant 1 à 2 minutes. Je change ensuite de main pour masser l'épaule droite de la même façon.

02 | Du diaphragme à la zone abdominale |
1 • Je pose tout d'abord une main sur mon diaphragme, ce muscle situé sous les poumons et au-dessus de l'abdomen. J'enfonce alors très progressivement ma main dans cette partie du ventre, tout en prenant le temps de bien respirer en gonflant le ventre pendant l'inspiration puis en le creusant pendant l'expiration.
2 • Je pose ensuite mes deux mains l'une sur l'autre juste en dessous du nombril. En appliquant une très légère tension, j'effectue une trentaine de cercles. Les mouvements circulaires doivent s'effectuer dans le sens des aiguilles d'une montre, pour respecter la digestion.

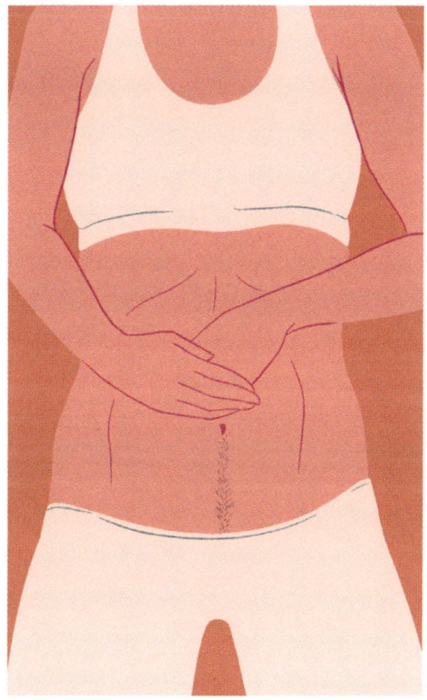

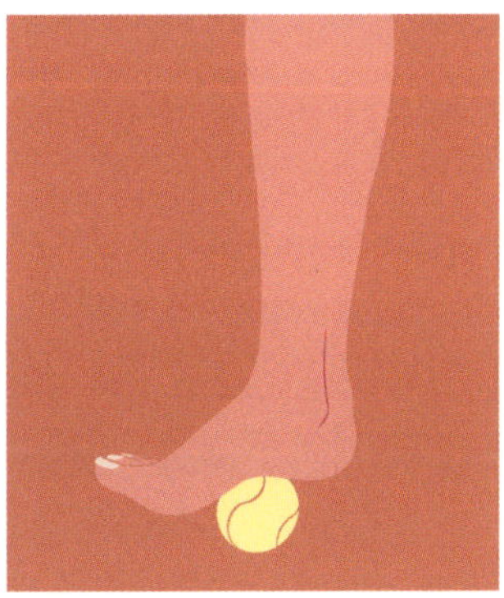

03 | C'est le pied ! |
Je m'assieds confortablement en prenant un pied dans mes mains. Je roule un à un chacun de mes orteils entre mes deux pouces. Je pince ensuite tous les orteils puis je tire légèrement dessus. Je passe ensuite une petite balle sur la totalité de ma voûte plantaire en appuyant légèrement. Je fais le même exercice pour l'autre pied, en prenant soin d'effectuer les mêmes mouvements sur chaque pied.

POSITIVE

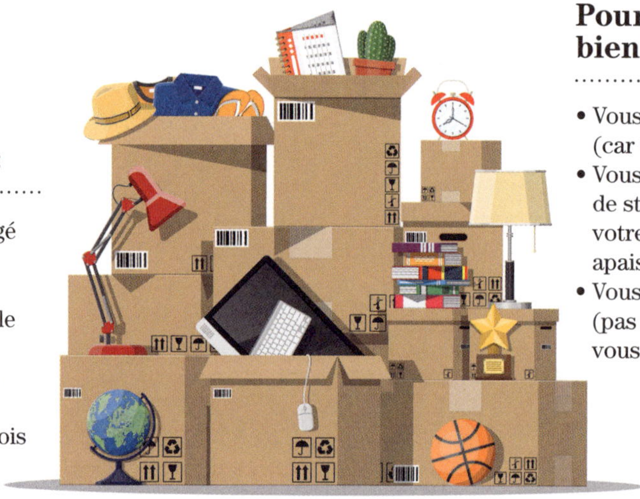

Commencez par un état des lieux :

- L'endroit le plus mal rangé
- La pièce qu'il faut désencombrer
- Un placard qui m'horripile
- Un tiroir à organiser
- Un recoin obscur auquel je dois m'attaquer
- Des rangements que je dois installer

Pourquoi ça fait du bien ?

- Vous gagnez du temps (car vous retrouvez tout !)
- Vous avez moins de stress (visuellement, votre environnement est apaisant et rassurant)
- Vous faites des économies (pas d'achat inutile car vous ne perdez plus rien)

Si on faisait le tri ?

Ranger son intérieur porte bien son nom. Notre maison étant notre deuxième « enveloppe », il est bénéfique d'en prendre soin et de la désencombrer régulièrement. Suivez le guide !

Le programme :

- Commencez soft en rangeant des tiroirs
- Demandez-vous si chaque objet vous est bien utile
- Rassemblez ceux que vous désirez donner
- Jetez les trucs irréparables (en triant bien sûr !)
- Dressez la liste des rangements qu'il vous faut (boîtes, organisateur à tiroir, dossier en carton, cintres, boîte à pharmacie, trousse à makeup…)
- Ne vous mettez pas la pression

Triez dans la durée

Maintenant que le gros est fait, il vous faut instaurer de nouvelles habitudes. Bah oui, vous n'allez tout de même pas gâcher votre bel effort !

Voici quelques règles que j'essaie de suivre :

- Je fais un grand tri à chaque début de saison (je donne, je recycle, je fais du troc)
- Je range chaque objet à sa place (manteau dans le placard quand j'arrive, etc.)
- Je réfléchis avant d'acheter un nouvel objet (est-ce vraiment utile ?)
- Chaque semaine, je consacre 1 heure à remettre en ordre ma maison (au lieu de passer du temps sur mon smartphone par exemple)

« Listez les objets que vous avez l'habitude de perdre et faites en sorte de leur trouver un endroit adéquat. Vous gagnerez un temps fou pour vos clés ou vos lunettes par exemple ! »

« Arrêtez de vous comparer à des étrangers sur les réseaux sociaux ! »

TONIC

Mon working flow

Rien de pire que de rester assise toute la journée devant son ordi. Comme ce n’est vraiment pas mon truc, j'ai créé un petit rituel pour me délasser toutes les heures.

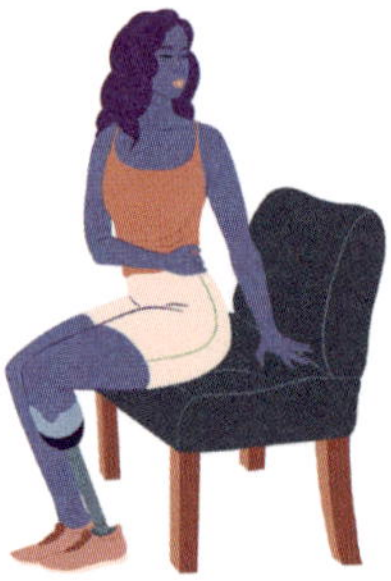

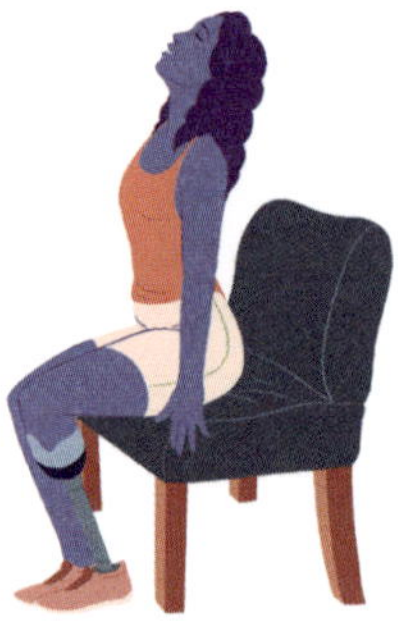

03 | Le dos creux et rond |

Pour soulager votre dos et vos cervicales. Inspirez en ouvrant le thorax, en faisant le dos creux et en relevant le menton au ciel, les bras le long du corps. Expirez en baissant le menton et en arrondissant le dos, les bras tendus en avant. Recommencez 5 à 10 fois.

01 | Les torsions assises |

Pour « essorer » la colonne vertébrale. Assise, le dos droit, tournez-vous et posez la main derrière votre dos ou sur votre dossier. Regardez loin derrière vous et prenez 5 grandes respirations. Recommencez de l’autre côté.

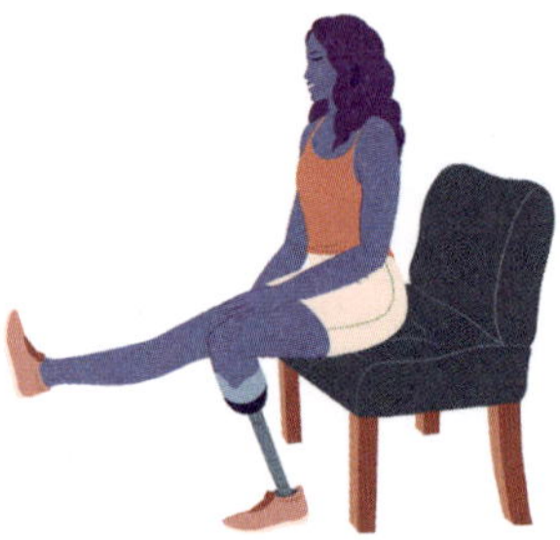

02 | Les jambes droites |

Pour activer le retour veineux. Posez vos deux pieds au sol bien parallèles et gardez le dos bien droit. Tendez la jambe en inspirant et réalisez quelques flexions du pied d’avant en arrière. Expirez en reposant la jambe. Recommencez 5 à 10 fois et changez de jambe.

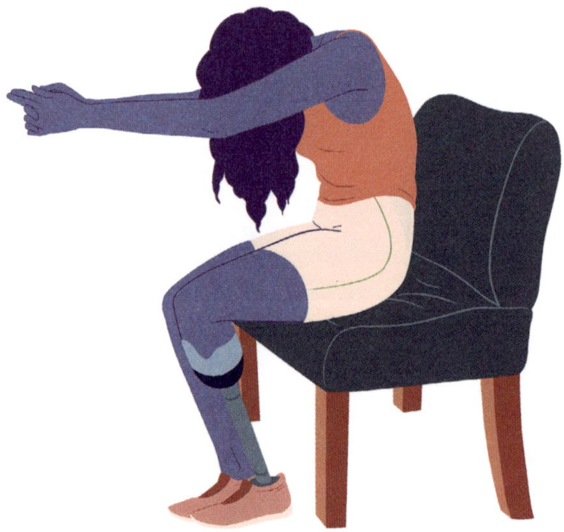

« Vous sentez l’énergie qui circule à nouveau ? Ne négligez pas ces exos simples à intégrer dans votre quotidien ! »

ORGANIC

Révisons les labels bio

Les labels bio sont de plus en plus nombreux sur le marché. Si tous certifient l'absence de produit chimique et presque pas d'OGM, il existe de grandes disparités entre eux. Je vous aide à mieux les comprendre pour consommer malin et sain !

Pourquoi choisir bio ?

Il s'agit d'un acte citoyen et écoresponsable. Sélectionner des aliments bio, c'est participer à une agriculture sans produit chimique, respectueuse de l'environnement et qui soutient les efforts des producteurs engagés. Outre les bienfaits pour sa santé, consommer bio est aussi une façon de se soucier de la planète et du bien-être animal.

AB, le précurseur

Le sigle AB, Agriculture Biologique, est l'un des plus connus en France. Créé en 1985, il certifie l'interdiction totale de pesticide et d'engrais chimique, mais tolère des produits d'origine naturelle sous certaines conditions. Il exclut également les OGM. Toutefois, les produits transformés AB peuvent contenir 5% d'ingrédients non bio.

Bio partenaire, le régional

Il reprend tous les critères du label Bio Europe en intégrant des notions de proximité. Ce dernier œuvre pour le commerce équitable et assure un revenu juste aux producteurs. Il se base sur la pérennité des acteurs bio, le respect de l'environnement et soutient la production locale.

Bio Cohérence, le 100% français

Né en 2010, il reprend tous les critères du label bio AB mais de manière plus stricte. Le cahier des charges exige que les produits bio soient cultivés, fabriqués et transformés uniquement en France. Le bien-être animal est particulièrement contrôlé et la traçabilité de chaque ingrédient doit être d'une transparence totale. La certification Bio Cohérence stipule également que toutes les entreprises et les structures agricoles bio sont françaises et reçoivent un revenu équitable.

Bio Europe, à grande échelle

Bio Europe a été mis en place à partir de 2010 afin de remplacer le sigle AB et possède les mêmes garanties que son semblable français. L'Eurofeuille étant moins connue dans l'Hexagone, il est très fréquent de voir un produit posséder encore les deux labels.

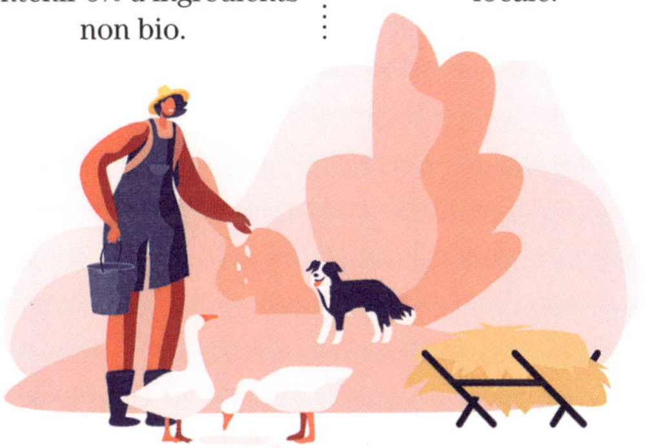

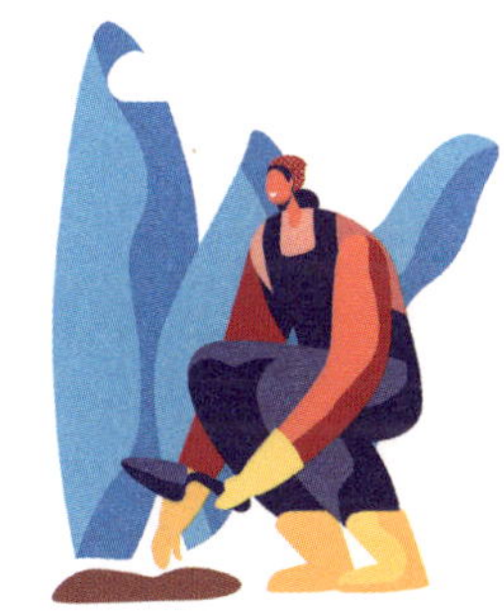

GREEN

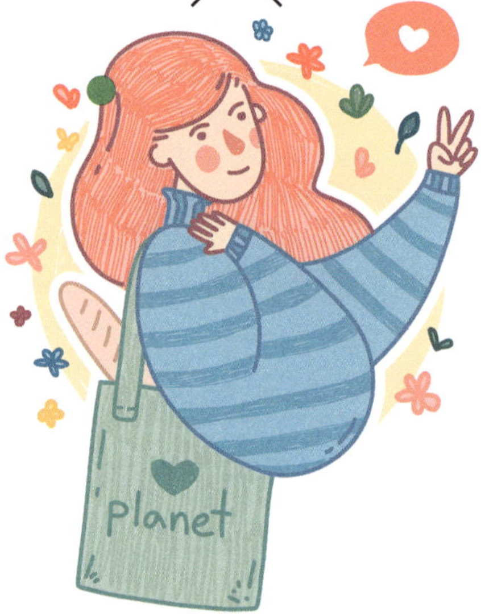

Mes courses sans plastique !

La production mondiale de plastique a connu une croissance folle, passant de 2,3 millions de tonnes en 1950 à 162 millions en 1993 puis 359 millions de tonnes en 2018. Chacun de vos gestes compte.

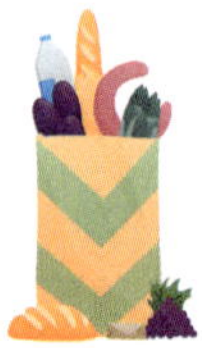

01 • Lorsque je fais mes courses, je bannis le suremballage et les paquets remplis de sachets individuels. 45% de la production plastique en Europe est consacrée aux emballages.

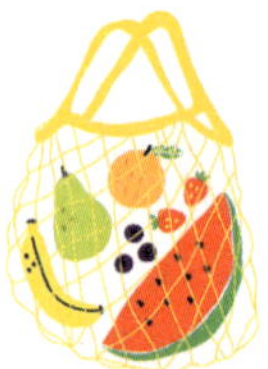

02 • Bien sûr, je pars toujours avec un tote bag et j'utilise mes cabas jusqu'à l'os ! Un sac plastique a une durée d'utilisation de 10 à 12 minutes en moyenne. Imaginez !

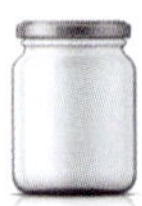

03 • Chez les commerçants, je viens avec mes boîtes en verre pour éviter tout emballage inutile.

04 • Je ne ramène aucune bouteille d'eau en plastique chez moi, j'achète une gourde en inox et je bois de l'eau filtrée. 1 million de bouteilles en plastique est consommé chaque minute sur terre.

05 • J'opte pour les boutiques en vrac qui commencent à être de plus en plus nombreuses (épicerie, supermarchés, mais aussi magasins de cosmétiques !).

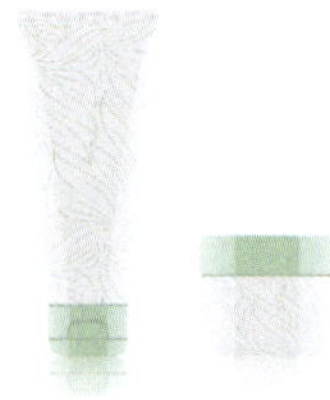

06 • Je dis stop aux produits d'hygiène intime remplis de produits chimiques et véritables nids à plastique. Je ne prends que du bio estampillé 0 plastique. J'achète aussi des préservatifs en latex naturel en magasin bio.

« Agissez vite ! Les estimations sur la durée de vie du plastique vont de 450 ans à l'infini. »

Stop à la catastrophe !

- **5000 milliards de morceaux de plastique** flottent déjà dans nos océans
- **Des phtalates** sont présents chez 99,6% des femmes enceintes
- **D'ici 2050**, toutes les espèces d'oiseaux marins mangeront du plastique

Le hula hoop

Dénichez un cerceau à 5 € dans une boutique de sport et éclatez-vous tout en vous sculptant des abdos de feu, une taille fine et un ventre plat. C'est LA nouvelle tendance à tester ! Je l'adore !

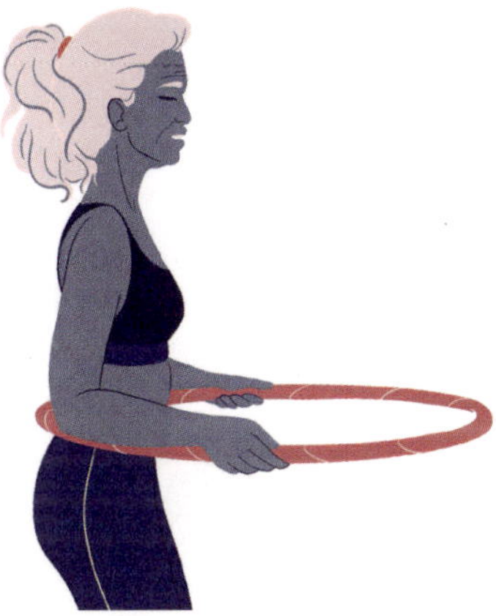

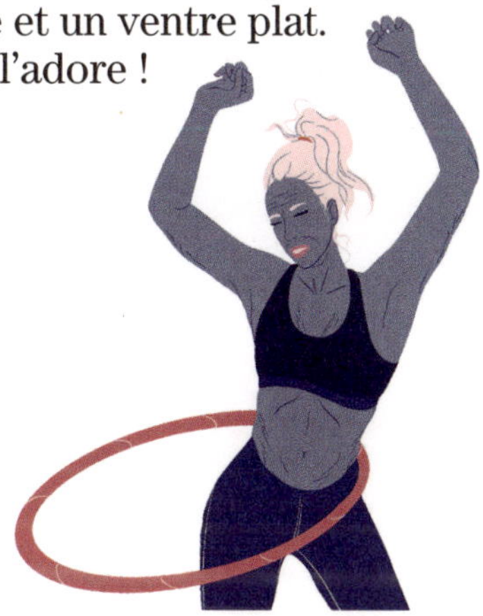

| Le hoop-dance | 02

Une fois que vous maîtrisez le mouvement, levez les pieds du sol pour éviter de rester trop statique. Puis essayez de marcher vers l'avant et vers l'arrière, en ajoutant des pas, une petite choré avec les bras, dès que vous vous sentez plus en confiance.

01 | Le basic hooping |

Écartez les jambes de façon à ce qu'elles soient parallèles aux épaules et fléchissez vos genoux. Votre dos est bien droit. Placez le cerceau sur le dos au niveau de la ceinture et tournez le haut du corps et le cerceau de droite à gauche. Vous avez le rythme ? Tentez de ralentir ou d'accélérer selon votre expertise !

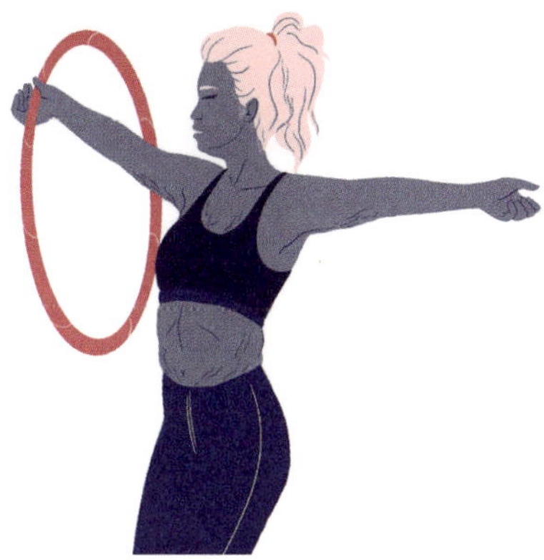

03 | Le arm hooping |

Placez le cerceau entre votre pouce et votre index. C'est à cet endroit que vous devez faire tourner le cerceau. Lancez le mouvement avec un bras et gardez la rotation avec un mouvement de bas en haut. Pour changer de sens, fermez la main sur votre cerceau et finissez d'accompagner le mouvement avec votre main.

« Le hula hoop va vous faire gagner en endurance, en équilibre et en souplesse. Vous allez brûler près de 600 calories par heure. Suivez des pros sur Insta pour vous motiver, comme la danseuse Gogobellaxhoopz ! »

ORGANIC

Crème de yaourt à la rose et aux fruits rouges

Une crème de yaourt qui protège la peau : les pétales de rose et les fruits rouges sont riches en vitamine C et en antioxydants qui boostent la synthèse de collagène et permettent ainsi d'estomper les rides.

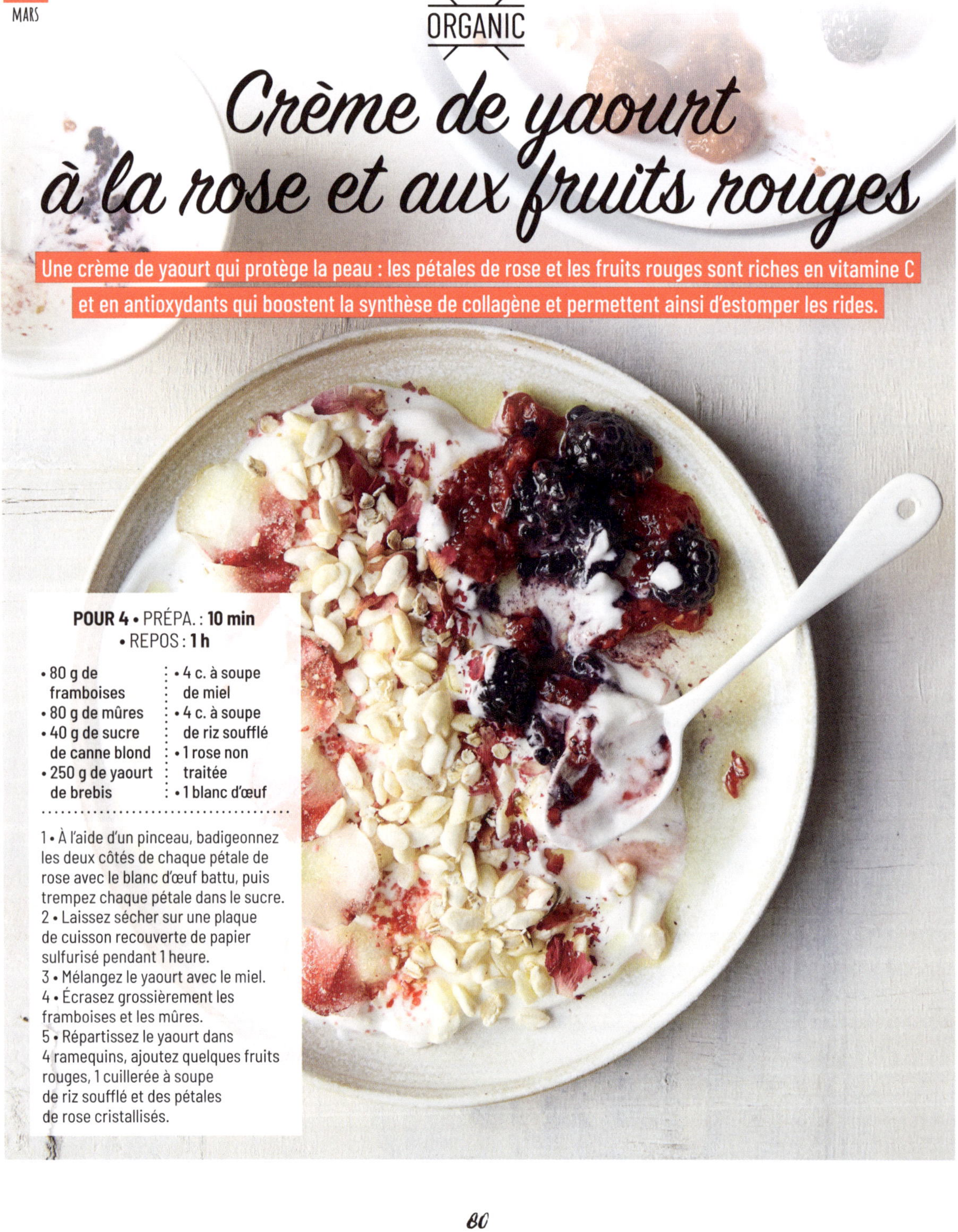

POUR 4 • PRÉPA. : **10 min** • REPOS : **1 h**

- **80 g de framboises**
- **80 g de mûres**
- **40 g de sucre de canne blond**
- **250 g de yaourt de brebis**
- 4 c. à soupe de miel
- 4 c. à soupe de riz soufflé
- 1 rose non traitée
- 1 blanc d'œuf

1 • À l'aide d'un pinceau, badigeonnez les deux côtés de chaque pétale de rose avec le blanc d'œuf battu, puis trempez chaque pétale dans le sucre.
2 • Laissez sécher sur une plaque de cuisson recouverte de papier sulfurisé pendant 1 heure.
3 • Mélangez le yaourt avec le miel.
4 • Écrasez grossièrement les framboises et les mûres.
5 • Répartissez le yaourt dans 4 ramequins, ajoutez quelques fruits rouges, 1 cuillerée à soupe de riz soufflé et des pétales de rose cristallisés.

Le mouvement slow

80% des Français trouvent leur rythme beaucoup trop speed ! Vous en faites partie ? Parce que la vie est précieuse, je vous invite à travers ce livre à ralentir à tous les niveaux. Suivez-moi dans la slow life, vous en sortirez changée !

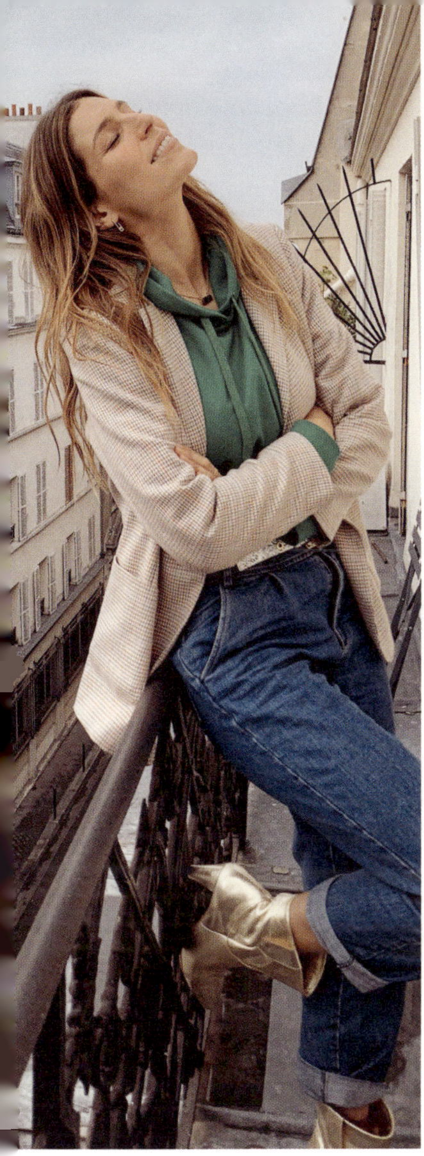

« Baby steps ! Ceci n'est qu'un début (et c'est déjà pas simple d'y arriver tous les jours !), mais même lorsque j'échoue, je ne me culpabilise pas et continue de m'encourager. I can do it ! »

La slow life, c'est quoi le principe ?

- Ralentir la vitesse de notre vie
- Renouer avec les choses simples
- Prendre soin de soi
- Offrir du temps à son entourage
- Se connecter avec la nature
- Réveiller ses 5 sens
- Vivre l'instant présent
- Dire bonjour à sa créativité
- Apprendre à lâcher prise

Mes règles pour des journées plus cool

- Je ne me programme pas de journées infaisables qui vont me frustrer
- Je réduis mes temps de trajet avec le vélo ou des rendez-vous dans les mêmes quartiers
- Je réduis mon temps au téléphone (un temps précieux de gagné !)
- Je m'attribue un moment pour moi par jour (déjeuner tranquille, petit cocooning le soir, lecture…)
- J'évite les distractions du type Instagram ou notifs en tout genre (ça soulage !)
- Je reste focus sur ce que je fais et évite de me disperser en fragmentant ma journée
- Je fais des pauses dans la journée : je sors dehors respirer l'air frais, je savoure un thé entre deux rendez-vous…
- Je suis présente à ce que je fais pour éviter d'avoir l'esprit ailleurs et d'ajouter du stress. Chaque chose en son temps !
- J'éteins mon smartphone à 20h (héhé)
- Je me fais des petits cadeaux (pour ne jamais oublier de me respecter)

Engagez-vous sur 3 résolutions slow :

1. ....

....

2. ....

....

3. ....

....

« Soyez une personne qui encourage les autres, le monde est déjà plein de critiques. »

Ma shopping liste

- Petits pois
- Lentilles du Puy
- Lentilles corail
- Trio de lentilles
- Haricots coco roses
- Pois cassés
- Pois chiches
- Haricots mungo

La bonne association

Boostez l'effet des légumineuses en les mixant avec des céréales. Amusez-vous à les déguster avec du boulgour, du riz ou encore du sarrasin. C'est le duo parfait des protéines végétales !

« Riches en protéines et en glucides, les légumineuses me procurent rapidement un sentiment de satiété et revigorent tout mon organisme en quelques bouchées. »

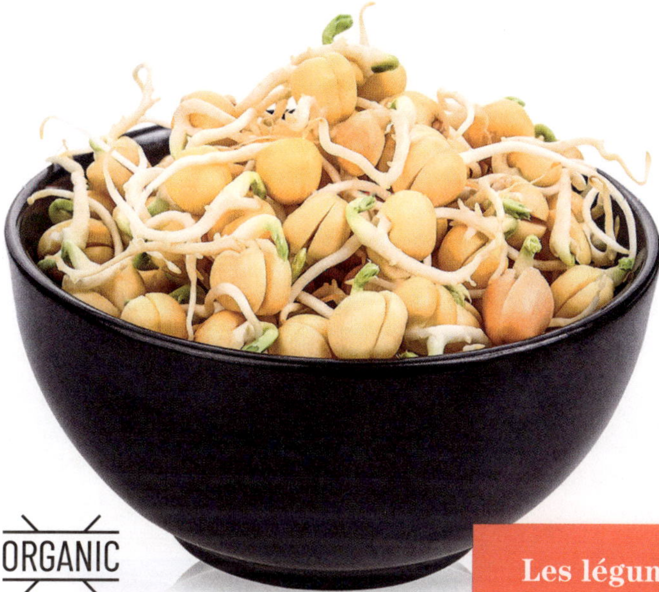

ORGANIC

Super aliment

Les légumineuses

J'adore diversifier mon alimentation avec des légumineuses. Elles sont une grande source d'énergie, de vitamine B, de magnésium, de fer, de calcium et de sélénium.

Elles boostent

- Le système immunitaire
- La perte de poids
- Le développement osseux
- La circulation sanguine
- Le sommeil réparateur

Elles luttent contre

- Le vieillissement de la peau
- Le ballonnement
- La carence en potassium
- La constipation
- L'hyperglycémie

Les légumineuses au menu

(recommandées par la Haute Autorité de santé !)

• À l'apéro :
pois chiches grillés au curry et paprika

• En entrée :
salade de petits pois, fèves, tomates cerises et feta

• En plat :
risotto de trio de lentilles à l'échalote

• En dessert :
fondant chocolat aux haricots rouges et noix de coco

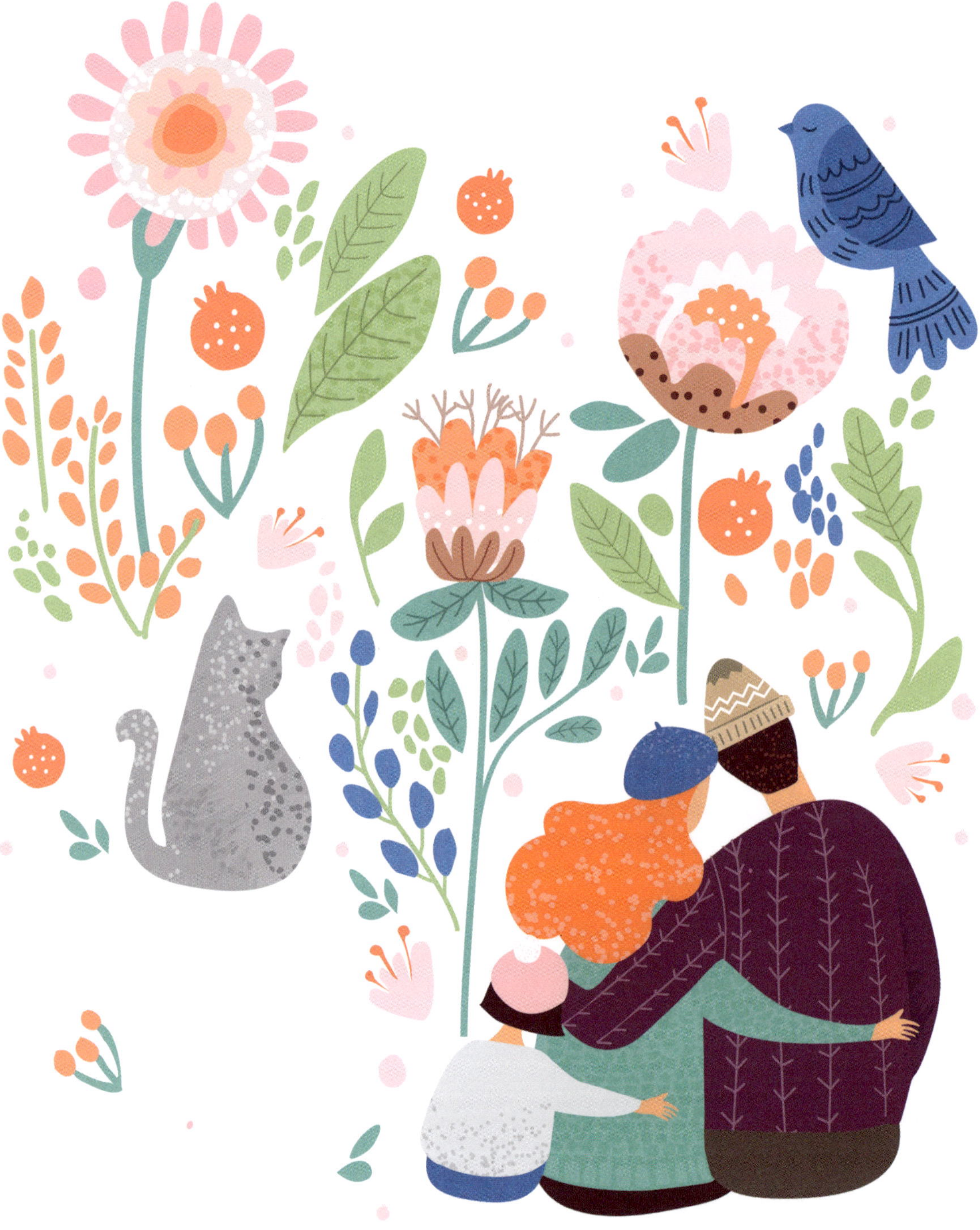

PRINTEMPS

21 | Conseil tonic
MARS

3 bonnes applis pour méditer

Petit bambou

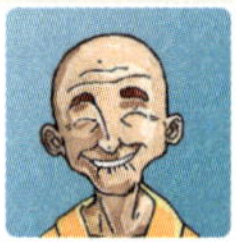

Application vraiment complète qui s'adresse aux débutants comme aux plus aguerris. Un programme gratuit de 10 leçons permet de s'initier à la méditation. L'abonnement mensuel (7 €/mois) ou annuel (5 €/mois) propose des sessions de tous niveaux et sur tous les sujets : le sommeil, le stress, l'alimentation, la pleine conscience…

Mindful Attitude

Une appli gratuite adaptée au monde du travail. Les séances abordent toutes les situations stressantes que l'on peut rencontrer dans le cadre de notre activité professionnelle : une prise de parole en public, une réunion importante, un conflit avec un collègue, comment bien articuler sa vie pro et perso…

Meditation Namatata

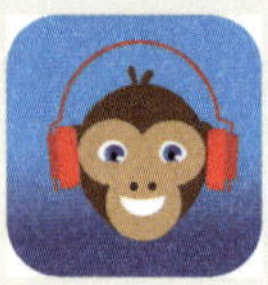

Facile d'utilisation, cette application didactique permet de s'initier à la méditation. Des séances pour tous les jours, mais aussi adaptées à certaines situations (comme les transports), et même un programme dédié aux enfants. L'abonnement mensuel est de 11 €, 5 €/mois pour un abonnement d'un an, et 4 €/mois pour un abonnement de 2 ans.

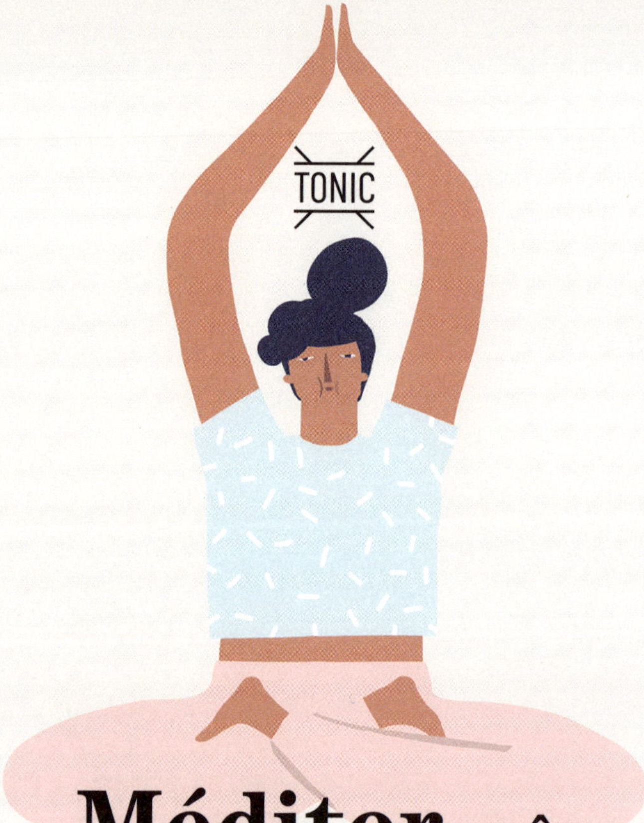

Méditer grâce à mon smartphone

Se débarrasser du stress, vivre l'instant présent, se recentrer sur soi-même… les bienfaits de la méditation sont multiples ! Comme je suis aussi ultra-connectée, j'ai voulu tester les applis de méditation.

01 | Un entraînement régulier à la méditation |

Un peu comme pour un sport, plus on va pratiquer la méditation, plus il sera facile d'atteindre cet état de décontraction propice à la concentration. Il est donc fortement recommandé de faire travailler votre attention en méditant régulièrement.

02 | Le smartphone comme entraîneur |

Plutôt que de disperser mon attention, mon smartphone m'aide à me reconcentrer. Dans les transports, pendant les moments d'attente ou chez moi, je lance une séance sur mon téléphone et je médite ainsi de manière régulière.

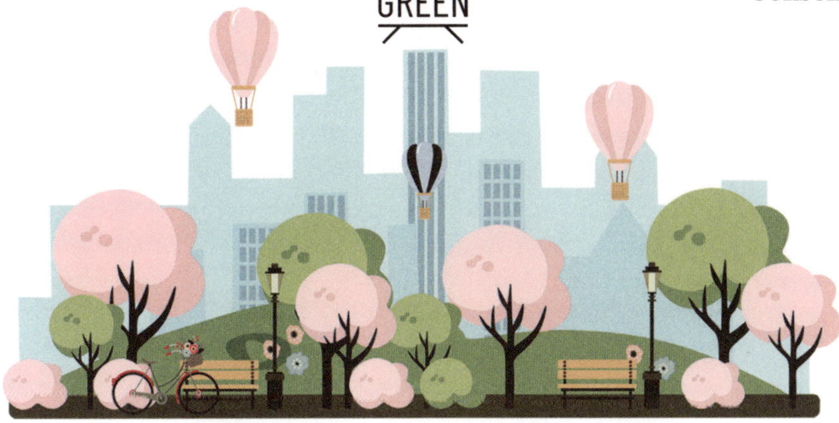

Je végétalise ma ville

Fleurir un petit coin de son quartier est un acte militant ! Pour lutter contre la chaleur urbaine, améliorer la qualité de l'air et développer la biodiversité, engagez-vous et surtout prenez du plaisir à créer votre îlot de verdure.

Demandez votre permis de végétaliser

Réfléchissez d'abord à votre projet. Avez-vous envie de planter des fleurs au pied d'un arbre ? De verdir une façade ? De faire pousser des tomates dans un recoin à l'abandon ? Puis rendez-vous sur le site internet de votre ville ou à votre mairie pour remplir un formulaire d'inscription et exposer votre mission végétalisation !

Vos engagements

- Vous devez vous engager à ne pas utiliser de pesticides et ne pas gêner la libre circulation des riverains. Eh oui, n'espérez pas planter un baobab en plein cœur de votre impasse !
- Vous devez aussi privilégier les plantes locales (adieu les cactus du Chili et leur empreinte carbone !).
- Vous devez entretenir votre petit jardin. Ne laissez pas votre verdure partir en friche, sinon vous allez passer un sale quart d'heure.
- Et pour finir, n'espérez pas faire un marché noir avec vos tomates anciennes ! C'est interdit.

Qu'avez-vous le droit de faire ?

- Installer un carré de verdure au pied d'un arbre
- S'occuper d'une jardinière mise à disposition par la ville
- Végétaliser une façade
- Participer à des chantiers de plantation…

« En créant des espaces de fraîcheur, les plantes jouent ainsi un rôle central dans l'adaptation des villes au changement climatique. N'hésitez plus une seule seconde ! »

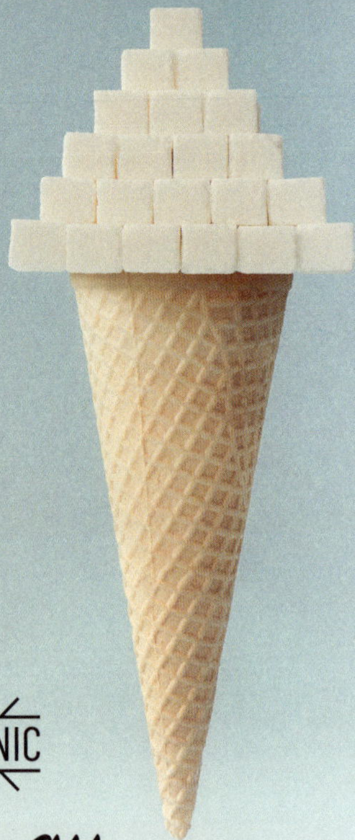

Sucres cachés : les aliments à éviter
• Riz des sushis
• Galettes de riz soufflé
• Fruits en conserve
• Sauces toutes prêtes
• Coleslaw
• Surimi
• Barres de céréales
• Soupes en brique
• Pain de mie
• Chips

ORGANIC

Stop au sucre raffiné !

Nous consommons en moyenne 100 g de sucre par jour, soit 18 morceaux contre les 5 recommandés par l'OMS*. Source d'obésité, de diabète, d'hypertension et de maladies cardio-vasculaires, le sucre raffiné est l'ennemi numéro 1 dans nos assiettes.

Mes conseils pour limiter le sucre

- Je boude les sodas
- Je remplace le café par un thé vert décaféiné
- Je lis bien les étiquettes et choisis les aliments pauvres en glucides
- Je change le sucre raffiné en poudre par des fruits frais

3 indices qui peuvent indiquer que vous mangez trop de sucre

- Vous avez de l'acné
- Vous ressentez des pics de fatigue
- Votre bouche est sèche et vous souffrez d'une soif excessive

* OMS : l'Organisation mondiale de la santé

Mes 6 alternatives naturelles

1 • *Le sucre intégral.*
Deux options s'offrent à vous : le rapadura (jus de canne séché à l'air libre et tamisé) ou le muscovado (sucre de canne complet, ni raffiné ni cristallisé).

2 • *Le sucre de coco biologique.*
Naturellement caramélisé, il garde un indice glycémique faible et s'accommode parfaitement à la cuisson. En prime, il est riche en minéraux !

3 • *Le sirop d'érable.*
Prisé pour son goût très prononcé, si son indice glycémique reste élevé, il contient peu de fructose. À consommer donc en petite quantité.

4 • *Les épices et les herbes.*
Telles que la cannelle, l'anis étoilé, la vanille bourbon, la badiane, la cardamome, la menthe ou encore le basilic. Des solutions faciles pour parfumer naturellement vos préparations.

5 • *Le xylitol ou sucre de bouleau.*
Deux fois moins calorique que le sucre raffiné, il prévient des caries et est le meilleur allié des régimes hypocaloriques.

6 • *Le sirop d'agave.*
Son goût neutre est parfait pour cuisiner et il est riche en manganèse, en zinc et en vitamine B.

ORGANIC

Gâteau aux herbes aromatiques

Voici une recette de gâteau salé qui sera parfait pour l'apéro accompagné de fromages ou de charcuteries.

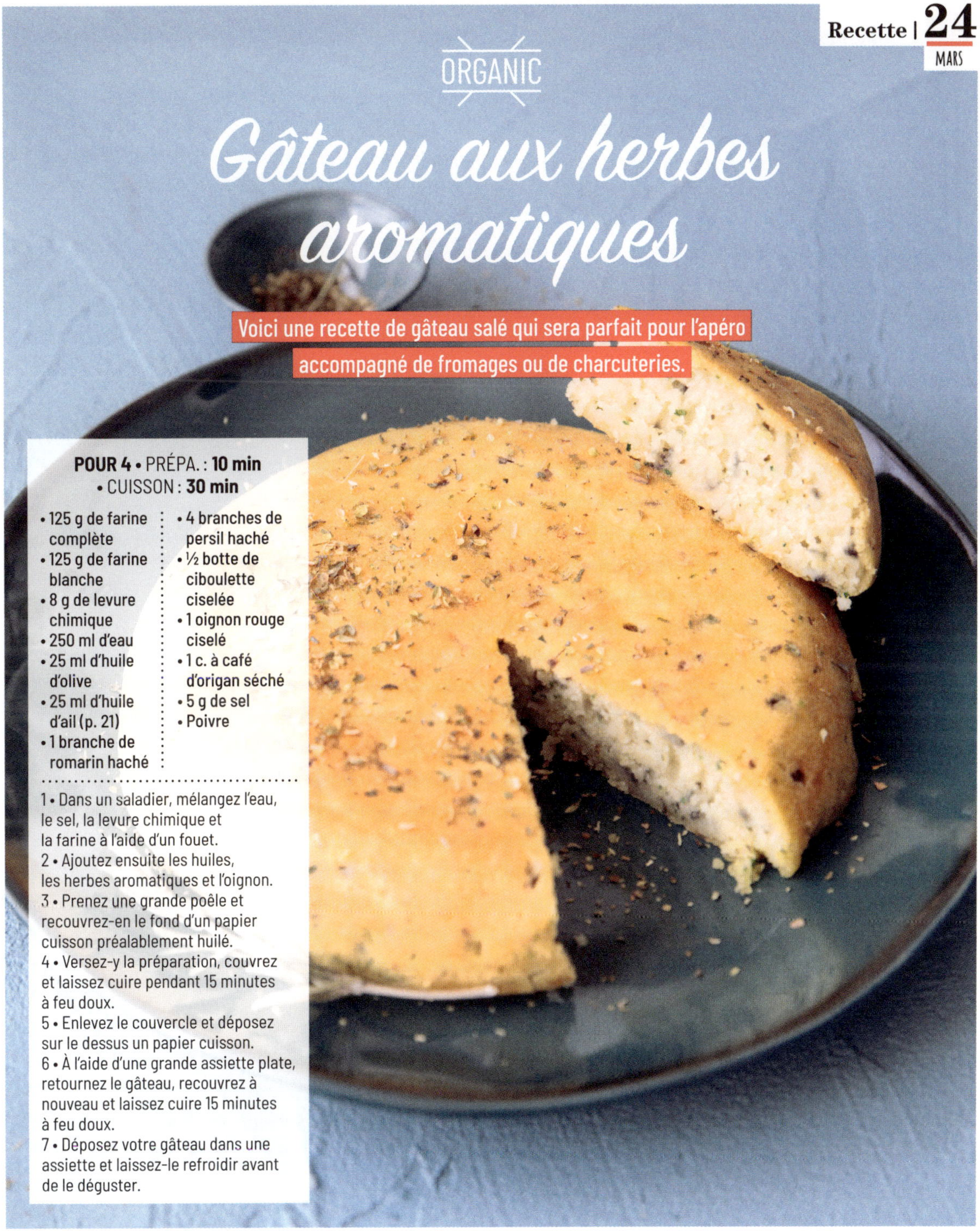

POUR 4 • PRÉPA. : **10 min** • CUISSON : **30 min**

- 125 g de farine complète
- 125 g de farine blanche
- 8 g de levure chimique
- 250 ml d'eau
- 25 ml d'huile d'olive
- 25 ml d'huile d'ail (p. 21)
- 1 branche de romarin haché
- 4 branches de persil haché
- ½ botte de ciboulette ciselée
- 1 oignon rouge ciselé
- 1 c. à café d'origan séché
- 5 g de sel
- Poivre

1 • Dans un saladier, mélangez l'eau, le sel, la levure chimique et la farine à l'aide d'un fouet.
2 • Ajoutez ensuite les huiles, les herbes aromatiques et l'oignon.
3 • Prenez une grande poêle et recouvrez-en le fond d'un papier cuisson préalablement huilé.
4 • Versez-y la préparation, couvrez et laissez cuire pendant 15 minutes à feu doux.
5 • Enlevez le couvercle et déposez sur le dessus un papier cuisson.
6 • À l'aide d'une grande assiette plate, retournez le gâteau, recouvrez à nouveau et laissez cuire 15 minutes à feu doux.
7 • Déposez votre gâteau dans une assiette et laissez-le refroidir avant de le déguster.

« Vous êtes toujours à une décision d'une vie complètement différente. »

Musclez votre cou

Pour éviter les douleurs au cou, la nuque raide ou les trapèzes en feu, on essaie ces exercices simples et faciles dès que l'on sent la gêne arriver, ou encore mieux, en actions préventives plusieurs fois par semaine.

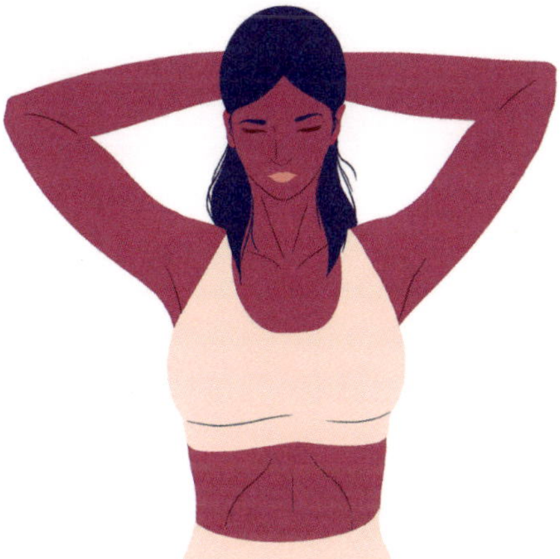

01 | Mains derrière le cou |
Le dos bien droit, croisez vos mains derrière la tête et écartez les coudes sur les côtés. Votre menton est rentré. Exercez une pression avec vos mains en poussant la tête vers le bas en même temps que vous résistez en poussant vers l'arrière. Tenez 8 s. Soyez douce, vous ne devez ressentir aucune douleur. Répétez l'action 10 fois.

« Avant et après chaque mini-séance, réalisez des rotations de la tête sans bouger le corps selon votre rythme pour délasser la zone. Faites-le dans les deux sens. Relaxation garantie. »

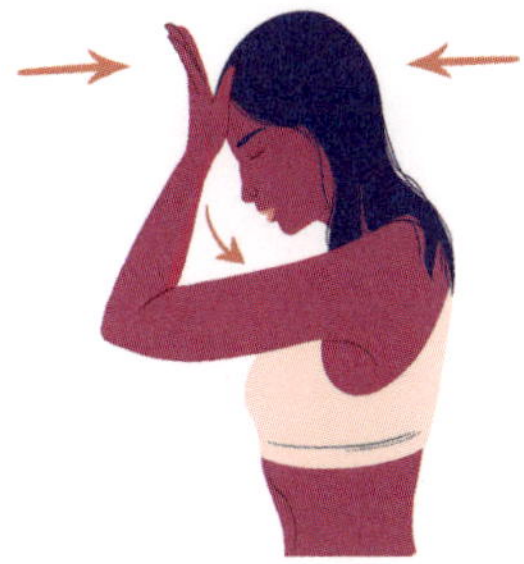

02 | Main sur le front |
Posez une main sur votre front tout en rentrant le menton. Même principe que l'exo 01 : poussez votre tête vers l'arrière tout en résistant. Sentez une légère contraction au niveau du cou, mais ne forcez pas. Tenez 8 s. Répétez l'action 10 fois.

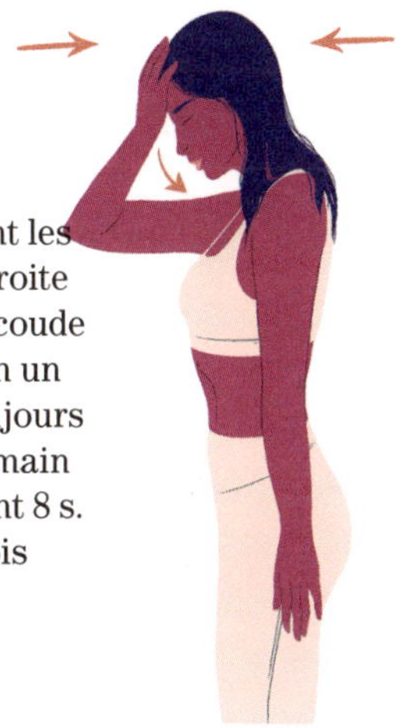

03 | Main sur la tempe |
On travaille maintenant les côtés. Posez la main droite sur la tempe droite. Le coude est écarté et le menton un peu baissé. Exercez toujours une pression de votre main tout en résistant pendant 8 s. Répétez l'action 5 fois de chaque côté.

GREEN

CIBLE	• cheveux entre 2 shampooings
BIENFAITS	• absorbe le sébum et neutralise les impuretés des cheveux
MATÉRIEL	• une cuillère à soupe et un petit contenant
CONSERVATION	• produit à usage unique

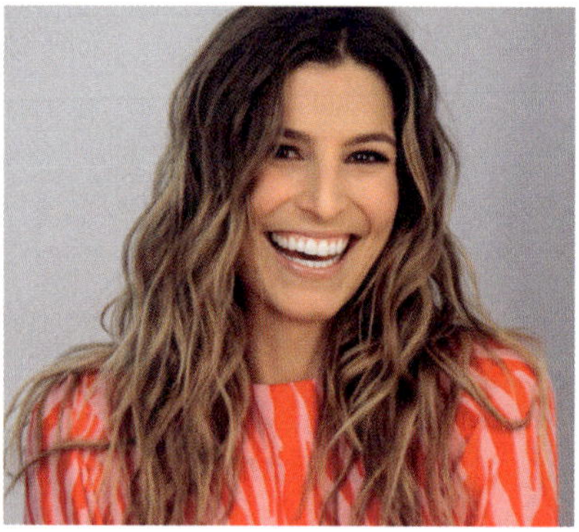

DIY

Mon shampoing sec

Très utile pour apporter un coup de frais aux cheveux tout en espaçant leur lavage, le shampooing sec peut aussi servir de structurant pour un coiffage et apporter du volume aux cheveux.

| INGRÉDIENTS & DOSAGE |

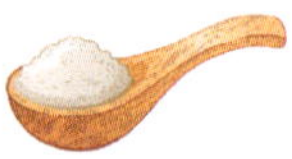

• 2 cuillères à soupe de fécule de maïs

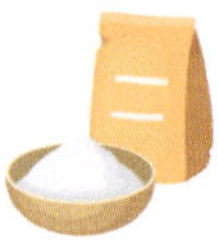

• 2 cuillères à soupe de bicarbonate de soude

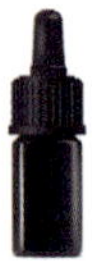

• En option, 2 gouttes d'huile essentielle

| Recette |

• Dans un petit contenant, versez 2 cuillères à soupe de fécule de maïs. Extraite de l'amidon de maïs, elle ne fait pas qu'aérer les gâteaux ! Elle est aussi parfaite pour **absorber l'excès de sébum** et dire bye bye aux cheveux gras.

• Ajoutez 2 cuillères à soupe de bicarbonate de soude. Grâce à ses vertus purifiantes, le bicarbonate va nettoyer votre crinière en éliminant les impuretés, notamment **les particules de pollution**.

• En option, vous pouvez rajouter 1 à 2 gouttes d'huile essentielle comme **l'ylang-ylang, le tea tree ou la menthe poivrée** pour rajouter une douce odeur à votre shampooing et donc à votre chevelure.

• Mélangez le tout et appliquez ce soin sur vos racines. **Laissez agir 2 minutes** et brossez bien pour enlever l'excédent.

| Astuce |

Pour les cheveux châtains et plus foncés, vous pouvez rajouter 1 cuillère à soupe de **poudre de cacao cru non sucré** ou 1 cuillère à soupe de **poudre de brahmi,** qui vont teinter le mélange et éviter les marques blanches sur les cheveux. La poudre de brahmi est antipelliculaire en prime !

« Idéal pour gagner jusqu'à 48 heures avant un nouveau shampoing ! »

Ralentir avec le rock balancing

Et si empiler des pierres en équilibre était une façon ludique de retrouver notre calme ? Connue sous le nom de rock balancing, cette pratique ancestrale que j'ai découverte permet de canaliser ses émotions, recentrer son esprit et même se détendre.

C'est quoi au juste ?

Il faut utiliser des pierres trouvées au hasard et les superposer afin de créer une sculpture éphémère. Sans s'aider de quoi que ce soit, votre œuvre doit tenir seule et rester immobile le plus longtemps possible. Plus facile à dire qu'à faire, cette méthode requiert une concentration optimale !

Ça fait vraiment du bien ?

Selon Michael Grab, auteur du site *gravityglue.com* et grand adepte de la discipline, le rock balancing apporte la sensation que tout est possible en ne faisant qu'un avec les éléments naturels. Il permet aussi, comme l'art, d'exprimer ses émotions.

La pratique engendre un sentiment de magie et de zénitude en attirant la conscience hors de l'esprit et en favorisant une relaxation méditative. Eh oui il faut beaucoup de patience, de douceur, de sérénité, mais aussi d'inventivité pour réussir à réaliser votre sculpture !

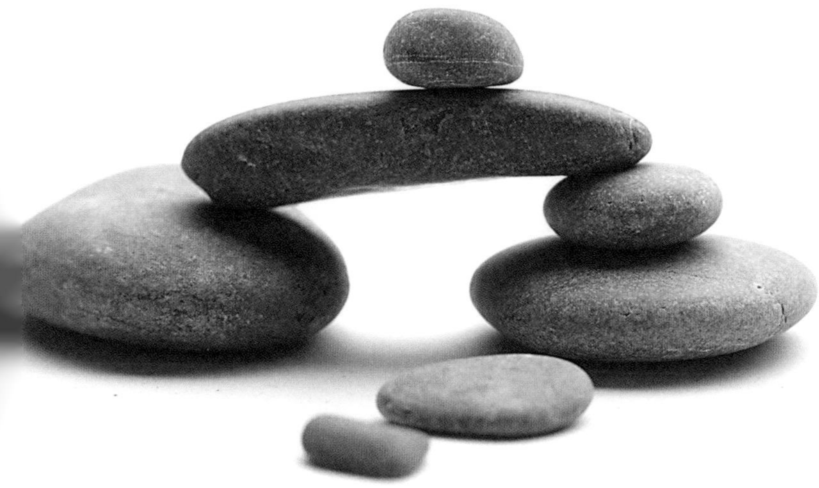

Où essayer ?

Partout où vous le pouvez ! Si en agglomération la discipline reste compliquée, dès que vous vous trouvez en forêt ou sur une plage, vous pouvez vous amuser à l'art d'empiler les pierres. Il existe d'ailleurs des stages pour s'initier et ressentir plus vite ses bienfaits.

Qui peut pratiquer ?

Le rock balancing est à la portée de tous. Il ne nécessite aucune capacité particulière, si ce n'est de savoir déjouer les lois de la gravité ! Alors prête ? *Rock baby !*

Luminothérapie, ma cure de lumière !

Si on sait à quel point le beau temps peut nous booster, à l'inverse le manque de lumière entraîne une véritable baisse d'énergie… Voilà pourquoi je pratique la luminothérapie, une médecine douce qui permet de retrouver les bienfaits de la lumière naturelle grâce à des lampes spéciales.

Vrai/Faux : la pratique de ces soins lumineux

Les séances peuvent avoir lieu à domicile ?
Vrai. Si la luminothérapie peut se pratiquer dans un cadre médical, par des médecins, des naturopathes, il est également possible d'acheter ces appareils dans le commerce et de la pratiquer à domicile. Ces lampes ou panneaux peuvent coûter entre 70 et 300 € environ et le temps d'exposition varie selon leur intensité.

La luminothérapie est sans danger ?
Vrai. Les lampes sont spécialement conçues pour filtrer les infrarouges et les ultraviolets qui peuvent être nocifs.

Cette pratique peut toutefois être déconseillée à certaines personnes ?
Vrai. La luminothérapie peut être contre-indiquée aux personnes souffrant de certaines pathologies oculaires ou psychiatriques. N'hésitez pas à en parler à votre médecin qui pourra d'ailleurs vous faire des recommandations.

| Quel est le principe ? |

Des lampes spécifiquement conçues pour diffuser une lumière très proche de celle du soleil : voici le principe de la luminothérapie qui se pratique généralement en hiver et dans les périodes de faible luminosité naturelle.

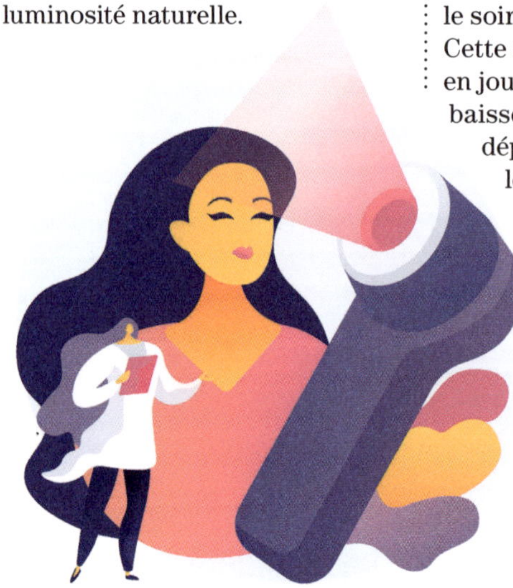

| Le manque de lumière joue sur notre forme |

Lorsque les jours raccourcissent, la luminosité se met à baisser. Notre organisme produit alors plus de mélatonine : cette hormone sécrétée normalement le soir avant de s'endormir. Cette augmentation, notamment en journée, peut entraîner une baisse d'énergie et même une dépression saisonnière chez les personnes les plus sensibles. En pratiquant la luminothérapie, on freine notre production de mélatonine, ce qui nous permet de retrouver plus de vitalité !

« Les femmes seraient 3 à 4 fois plus touchées par la dépression saisonnière. Une bonne raison pour tester la luminothérapie qui s'avère être un remède efficace ! »

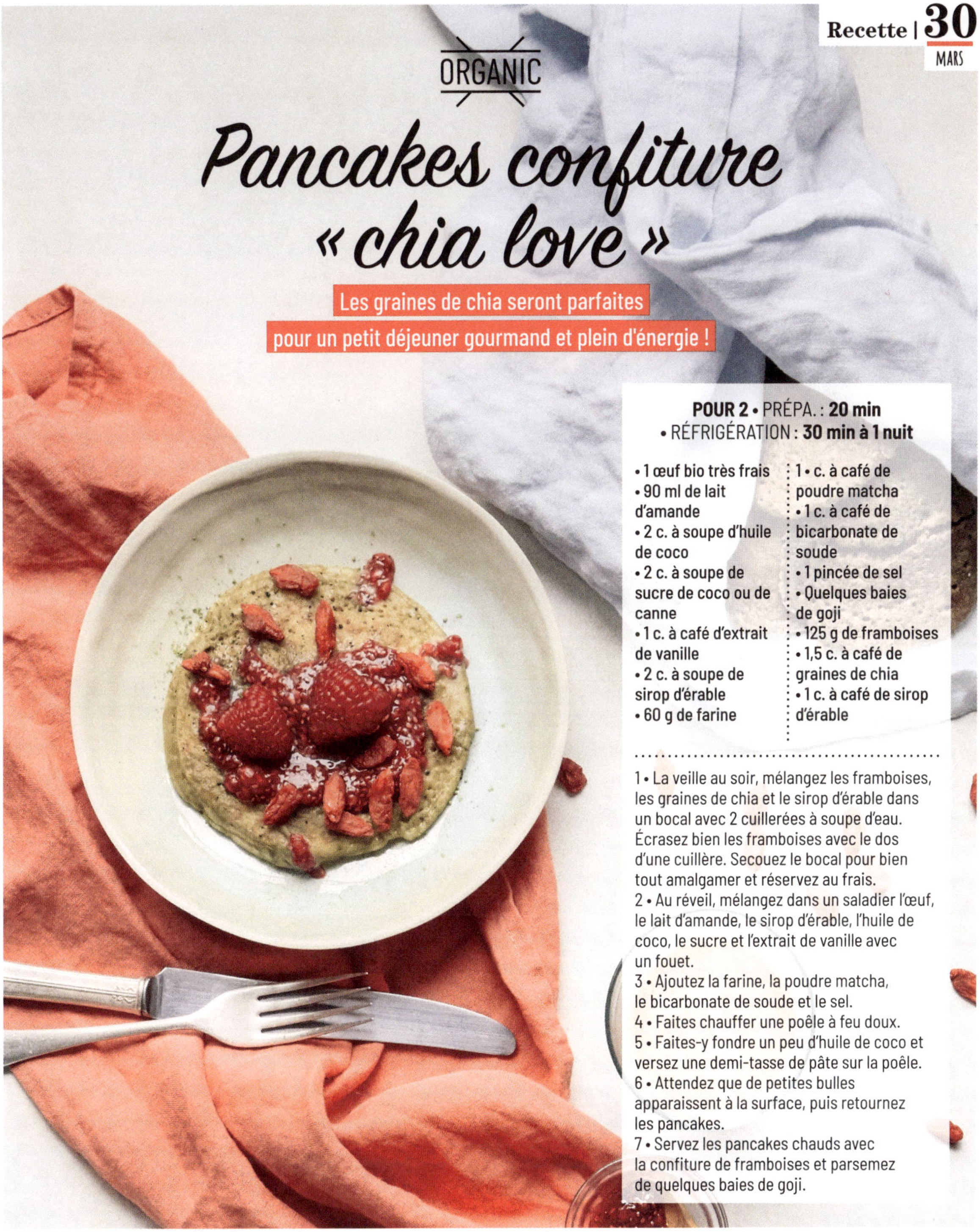

ORGANIC

Pancakes confiture « chia love »

Les graines de chia seront parfaites pour un petit déjeuner gourmand et plein d'énergie !

POUR 2 • PRÉPA. : **20 min** • RÉFRIGÉRATION : **30 min à 1 nuit**

- 1 œuf bio très frais
- 90 ml de lait d'amande
- 2 c. à soupe d'huile de coco
- 2 c. à soupe de sucre de coco ou de canne
- 1 c. à café d'extrait de vanille
- 2 c. à soupe de sirop d'érable
- 60 g de farine
- 1 c. à café de poudre matcha
- 1 c. à café de bicarbonate de soude
- 1 pincée de sel
- Quelques baies de goji
- 125 g de framboises
- 1,5 c. à café de graines de chia
- 1 c. à café de sirop d'érable

1 • La veille au soir, mélangez les framboises, les graines de chia et le sirop d'érable dans un bocal avec 2 cuillerées à soupe d'eau. Écrasez bien les framboises avec le dos d'une cuillère. Secouez le bocal pour bien tout amalgamer et réservez au frais.
2 • Au réveil, mélangez dans un saladier l'œuf, le lait d'amande, le sirop d'érable, l'huile de coco, le sucre et l'extrait de vanille avec un fouet.
3 • Ajoutez la farine, la poudre matcha, le bicarbonate de soude et le sel.
4 • Faites chauffer une poêle à feu doux.
5 • Faites-y fondre un peu d'huile de coco et versez une demi-tasse de pâte sur la poêle.
6 • Attendez que de petites bulles apparaissent à la surface, puis retournez les pancakes.
7 • Servez les pancakes chauds avec la confiture de framboises et parsemez de quelques baies de goji.

Mes actions féministes du mois

Parce qu'il y a encore beaucoup de choses à faire pour arriver à l'égalité homme-femme, je décide d'agir à ma petite échelle chaque jour.

Je pratique le 50/50 chez moi :

50/50 sur le partage des tâches ménagères

50/50 sur l'autorité parentale

50/50 pour prendre les grandes décisions

Je m'efforce de repérer et de faire remarquer aux autres :

1 • Le sexisme ordinaire ....

2 • Les vieux stéréotypes ......

3 • Les blagues machistes ....

Je lis un livre sur l'origine du féminisme :

....

....

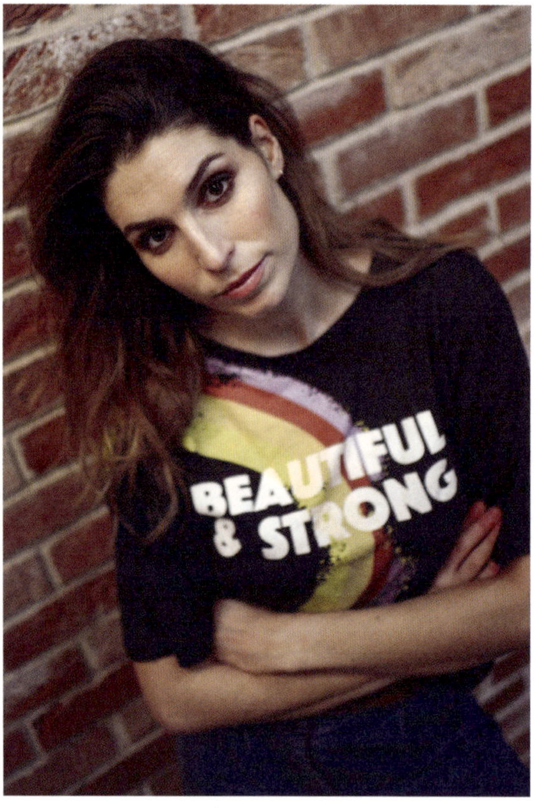

« Je m'abonne à des comptes Instagram de femmes inspirantes féministes pour continuer le fight ! »

Ce mois-ci, je ne jugerai aucune femme sur son apparence

3 actions #GirlPower dans mon quotidien :

1 • Je m'informe chaque jour sur l'actu féministe

2 • Je suis une porte-parole à chaque instant

3 • Je ne dénigre pas les hommes non plus !

Je participe à une action féministe dans ma ville :

....

....

Je fais un don à une association qui soutient les femmes. Go !

... €

« La seule personne à qui vous avez quelque chose à prouver, c'est vous-même. »

TONIC

Je m'autohypnose !

Après avoir pratiqué l'hypnose avec un spécialiste, j'ai appris à atteindre moi-même cet état de grande décontraction, proche de l'endormissement. Je m'en sers dans des moments de tension ou de pression professionnelle par exemple.

Suivez le guide !

01 | La préparation |

Toute séance d'autohypnose commence par une bonne préparation. Choisissez un endroit calme, éteignez votre téléphone et prenez une position confortable : allongée sur votre lit, assise sur un fauteuil…

02 | Le vide |

Fermez ensuite les yeux et respirez calmement et profondément. Pour faire le vide autour de vous, concentrez-vous sur chaque partie de votre corps, depuis le cuir chevelu jusqu'aux orteils, en détaillant au maximum votre anatomie. Pendant que vous faites cet exercice, vous pouvez garder les yeux fermés, ou fixer un point précis jusqu'à ce que vos paupières se ferment toutes seules.

Qu'est-ce que l'autohypnose ?

Reconnue pour son efficacité contre le stress, l'anxiété, les insomnies et même les phobies ou certaines douleurs, l'hypnose peut se pratiquer sur soi-même, sans aide extérieure. Cet état de conscience modifié nous permet de faire abstraction de notre environnement direct, et de nous concentrer sur nous-même.

Une question de pratique

Plus on le pratique, plus il est facile et évident d'accéder rapidement à cet état. N'hésitez pas à faire des exercices chaque jour - en vous concentrant sur votre respiration, en faisant le calme autour de vous, en visualisant des situations idéales : un endroit dans lequel on se sent bien, un dénouement positif…

03 | La visualisation |

Une fois que vous avez atteint un état de grande décontraction, proche de l'endormissement, vous pouvez alors prendre le temps de dénouer la situation qui vous inquiète ou de relativiser une montée de stress. Pour une prise de parole en public par exemple, prenez le temps de visualiser la salle, les gens devant vous, et d'imaginer le bon déroulement de votre présentation dans son intégralité ! Pour des remarques désobligeantes, une dispute, une angoisse, concentrez-vous sur vos ressources intérieures et renforcez votre confiance en vous en invoquant tout le positif que vous portez en vous.

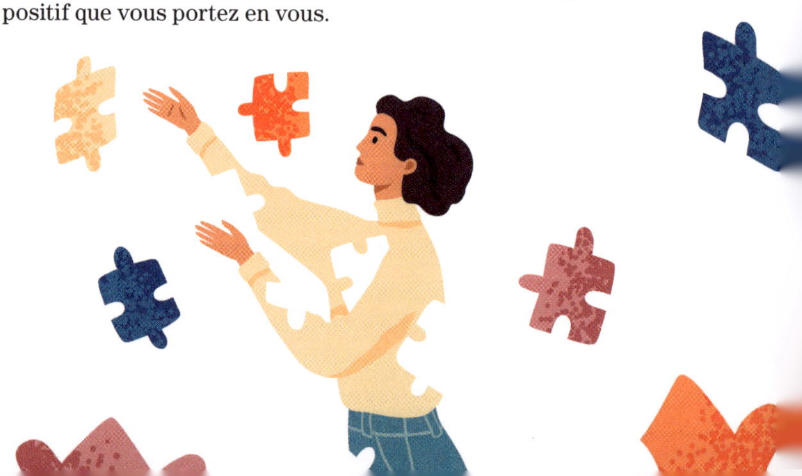

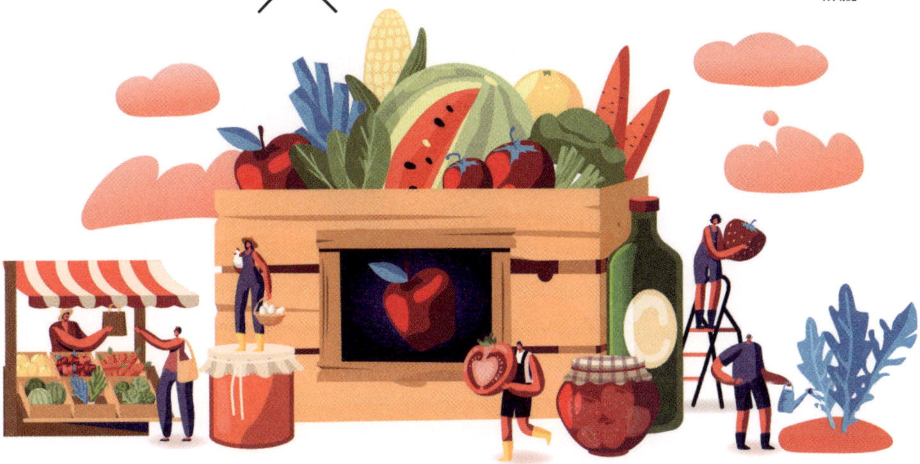

Une assiette sans Fodmaps

Les Fod quoi ? Les Fodmaps. Ce petit acronyme désigne un ensemble de petits sucres indigestes responsables des syndromes de l'intestin irritable. Comme moi, apprenez à les repérer !

Aliments à privilégier
• Fruits : citron, ananas, pamplemousse, banane mûre, framboise, orange, clémentine, melon, fraise, myrtille, fruit de la passion, orange.
• Légumes : poivron rouge, carotte, courgette, endive, haricot vert, concombre, cœur de palmier, radis, céleri, panais, mâche, laitue, potiron, courge, pousses d'épinard.
• Produits laitiers : tous les fromages affinés (comté, bleu, emmental, camembert…), et les laitages appauvris en lactose.
• Féculents/céréales : quinoa, polenta, riz blanc, riz basmati, pâtes au sarrasin ou encore sans gluten, pommes de terre.

En quoi consiste le régime Fodmaps ?

Limiter sa consommation des aliments qui contiennent des Fodmaps pour permettre à notre système digestif de fonctionner le plus facilement possible. Choisir des aliments de qualité et revoir sa façon de cuisiner.

D'où ça vient ?

Le principe des Fodmaps* a été inventé par les docteurs australiens Sue Shepherd et Peter Gibson pour traiter les problèmes liés au syndrome de l'intestin irritable. Apparemment la cause de ballonnements, d'aigreurs d'estomac, de constipation ou encore de flatulences viendrait directement de la consommation de certains types de glucides (les fermentes cibles à chaîne courte), autrement dit les Fodmaps.

** Fermentable by colonic bacteria Oligosaccharides, Disaccharides, Monosaccharides And Polyols.*

Pourquoi faut-il les éviter ?

Les Fodmaps sont certains sucres que notre organisme ne peut digérer puisqu'il ne possède pas naturellement l'enzyme nécessaire à leur absorption. Selon le docteur Pierre Nys et auteur du livre *Plus jamais mal au ventre avec le régime Fodmaps*, cette mauvaise digestion entraîne une distension de l'intestin (ventre gonflé) et de nombreux troubles digestifs qui ne touchent pas moins de 12 millions de Français.

GREEN

Mon bébé écolo

Les bébés, c'est mignon, mais gare à tous les achats qui vont avec ! Je suis entourée de copines mamans qui font plein d'efforts pour limiter les polluants et l'excès de consommation. Des idées que je note pour plus tard !

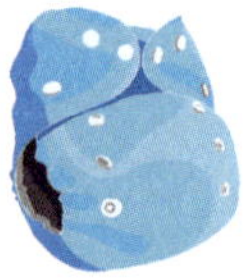

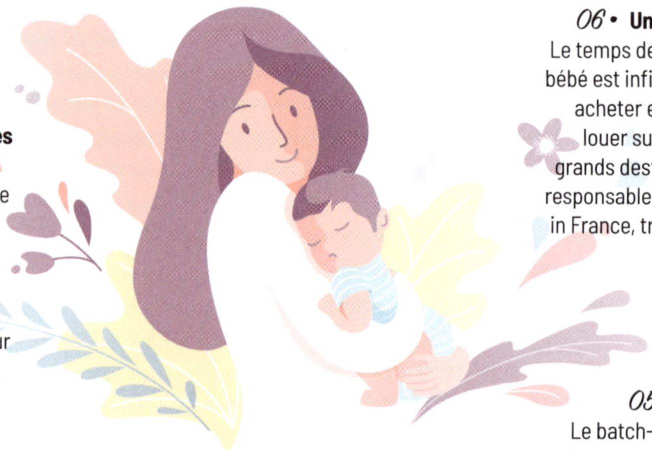

01 • Vive les couches jetables

3 milliards de couches sont jetées chaque année en France générant, 750 000 tonnes de déchets non-recyclables. Face à ce désastre odorant, les couches lavables à 60 °C réduiraient de 24% l'impact sur le réchauffement climatique.

02 • Une petite tétée ?

Imaginez ce lait en poudre non acheté, cette bouilloire non utilisée, ce plastique non consommé... Sans oublier que pendant l'allaitement on évite d'acheter des serviettes hygiéniques... Pensez-y !

03 • Une lingette bébé ? Ha ça non !

Vous connaissez certainement le fléau des lingettes qui mettent des centaines d'années à se décomposer et qui sont remplies de produits toxiques. Durant les premiers mois de bébé, ce sont près de 5000 lingettes qui seraient utilisées... Optez pour un gant humide, un tissu en coton ou des lingettes lavables écolo !

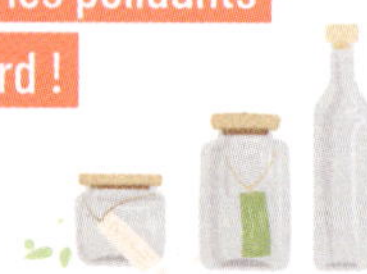

04 • Des soins *homemade*

Eau nettoyante pour bébé, liniment maison, crème lavante, shampoing, huile de massage... Il existe de nombreux tutos sur Internet pour réaliser les soins de votre bébé en mode 100% naturel. Un vrai geste pour la planète et pour votre porte-monnaie.

05 • Batch-cookez

Le batch-cooking, c'est aussi pour les tout-petits ! Encore plus simple et plus rapide (les compositions sont basiques et les volumes moindres), cette méthode de cuisine vous fera gagner du temps tout en vous sécurisant sur la qualité des produits que vous choisirez en magasin bio.

06 • Un dressing intelligent

Le temps de vie d'un vêtement pour bébé est infime. Plusieurs solutions : acheter en boutique solidaire, louer sur Internet, flairer les grands destockages de vêtements responsables, choisir du bio et made in France, troquer avec ses copines mamans...

« Lorsque je fais des cadeaux de naissance, je choisis toujours des modèles vintage dégotés sur le web. Non seulement cela a plus de charme, mais, en plus, c'est une pièce unique ! »

ORGANIC

Biscuits sans beurre au citron

Des biscuits légers, légers, légers...
qui se marient parfaitement avec un bon thé !

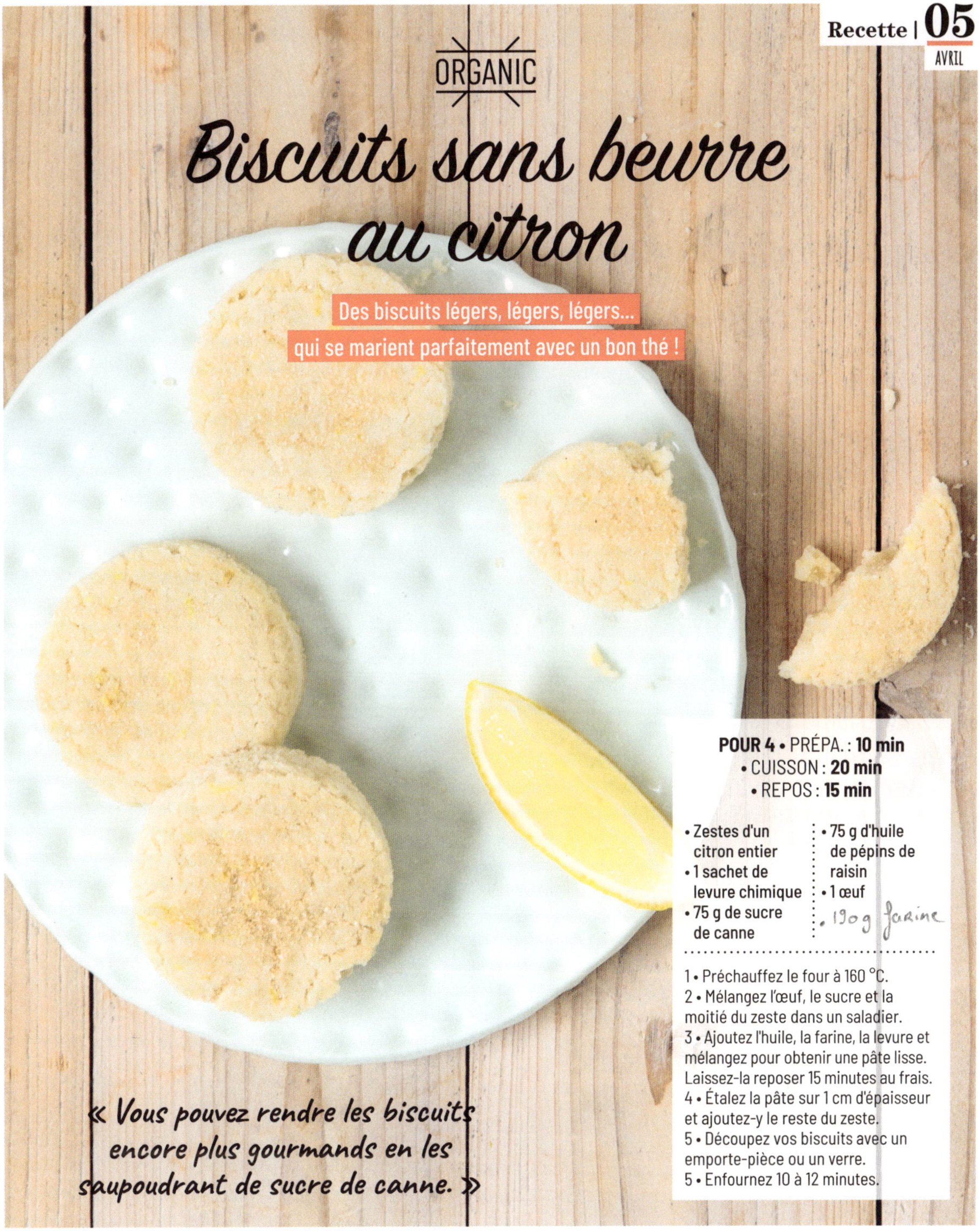

POUR 4 • PRÉPA. : **10 min**
• CUISSON : **20 min**
• REPOS : **15 min**

- Zestes d'un citron entier
- 1 sachet de levure chimique
- 75 g de sucre de canne
- 75 g d'huile de pépins de raisin
- 1 œuf
- 190 g farine

1 • Préchauffez le four à 160 °C.
2 • Mélangez l'œuf, le sucre et la moitié du zeste dans un saladier.
3 • Ajoutez l'huile, la farine, la levure et mélangez pour obtenir une pâte lisse. Laissez-la reposer 15 minutes au frais.
4 • Étalez la pâte sur 1 cm d'épaisseur et ajoutez-y le reste du zeste.
5 • Découpez vos biscuits avec un emporte-pièce ou un verre.
5 • Enfournez 10 à 12 minutes.

« Vous pouvez rendre les biscuits encore plus gourmands en les saupoudrant de sucre de canne. »

« Percevez votre corps comme un cadeau que l'univers vous a fait ! »

Tonique **au volant !**

Au feu rouge, dans les bouchons, ou même sur un parking, on peut en profiter pour se gainer dans sa voiture ! J'ai quelques exos fétiches que j'adore faire… la musique à fond !

01

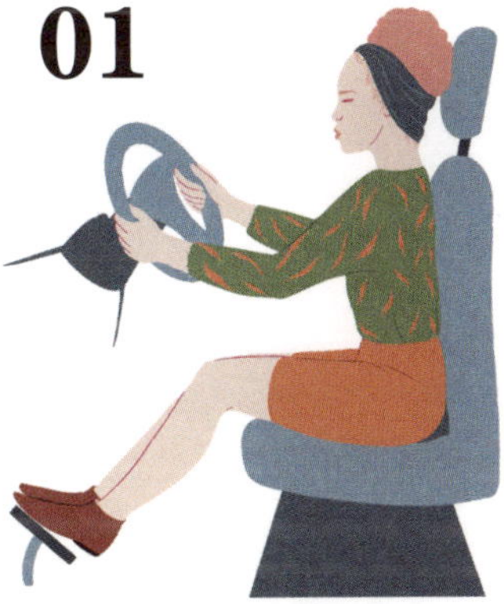

| Plus haut les seins |

Les mains sur le volant, les bras tendus, le dos droit, contractez les biceps pour faire remonter votre poitrine. Recommencez 10 fois tout en contractant aussi les fessiers. Un bon gainage pour éviter les gants de toilette et la fesse molle.

02

| Abdos boulot dodo |

Contractez vos abdos pendant 5 s en retenant votre souffle puis relâchez sur une expiration. Recommencez 20 fois en ayant l'air très décontractée face aux autres automobilistes !

03

| Périnée orgasmique |

Il n'y a pas d'heure pour muscler son périnée. Pour avoir un vagin tonic qui vous garantit de longues heures de plaisir, contractez-le pendant 7 s puis desserrez-le. Recommencez une dizaine de fois. Idéal aussi pour les femmes enceintes avant l'accouchement.

04

| Un peu de détente |

Étirez votre dos en plaçant vos mains sur l'arrière de votre appui-tête. Ouvrez votre cage thoracique en inspirant par le ventre et en le gonflant. Expirez longuement jusqu'à vider tout votre air. Prête pour redémarrer ?

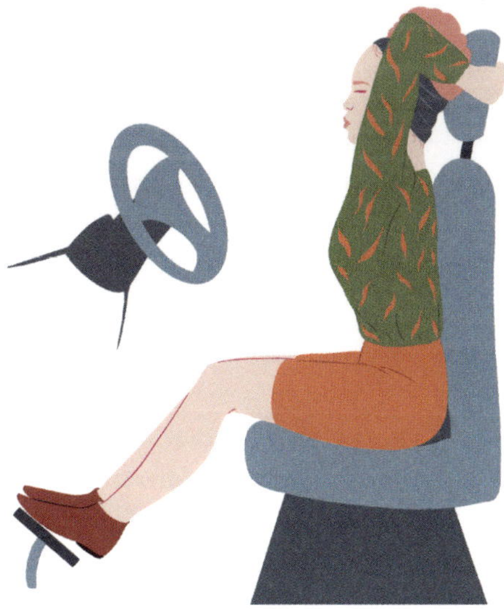

« Bien sûr ces exercices sont à réaliser à l'arrêt ! Ce serait dommage d'emboutir votre voiture pour une histoire d'orgasme… »

Mon exo libérateur

Lister ses contrariétés

Avec la plus grande clairvoyance, faites le point sur ce qui vous dérange aujourd'hui et vous enquiquine quotidiennement. Ça vous permettra de mettre de la distance avec vos problèmes et de canaliser votre énergie négative.

1 • Listez sans filtre vos contrariétés sur une feuille ou dans un mémo vocal de votre iPhone. Lâchez-vous !

2 • Analysez votre liste et interrogez-vous : puis-je demander de l'aide ? Ai-je bien envisagé toutes les solutions à ce problème ?

3 • Dédramatisez
Que se passera-t-il si vous ne parvenez pas à résoudre cette situation ? Est-ce si grave ?

4 • Trouvez des solutions !
Vos problèmes vous paraissent plus clairs ? Maintenant, à vous de garder une certaine distance avec eux pour trouver comment les dénouer.

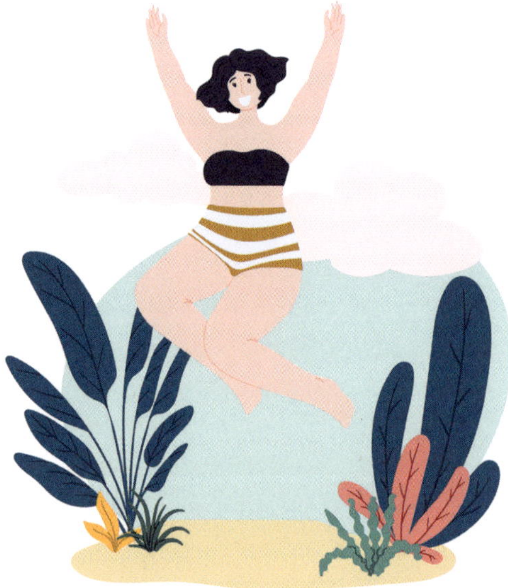

POSITIVE

J'apprends à lâcher prise !

Savoir libérer la pression pour s'épanouir est un premier pas vers une vie moins stressante et harmonieuse. Je vous livre mon petit exercice pour me détachers de mes soucis du quotidien.

Lâcher prise, ça veut dire quoi ?
C'est l'idée d'accepter de ne pas tout contrôler et de se détacher de tout ce qui nous empêche d'aller bien. On se libère ainsi des mauvaises pensées, de ce qui nous fait souffrir et nous emprisonne. On lâche prise certes, mais on n'abandonne pas pour autant la bataille. Il s'agit d'un acte libérateur où l'on prend conscience de ses limites, où l'on accepte de changer de point de vue et où l'on prend confiance en soi pour atteindre une sérénité intérieure.

Comment y arriver ?
La première étape est de comprendre que notre bonheur dépend vraiment de nous et non des autres. Prendre conscience que le monde qui nous entoure nous influence seulement à hauteur de 10% permet de mettre de la distance avec nos émotions difficiles (colère, peur, stress, culpabilité…). Cela aide aussi à mieux analyser ses problèmes et à réaliser que chacun possède les clés de son épanouissement personnel.

ORGANIC

Mes applis pour manger mieux

Voici 4 applis coup de cœur pour manger sain, de saison, éthique et végétal !

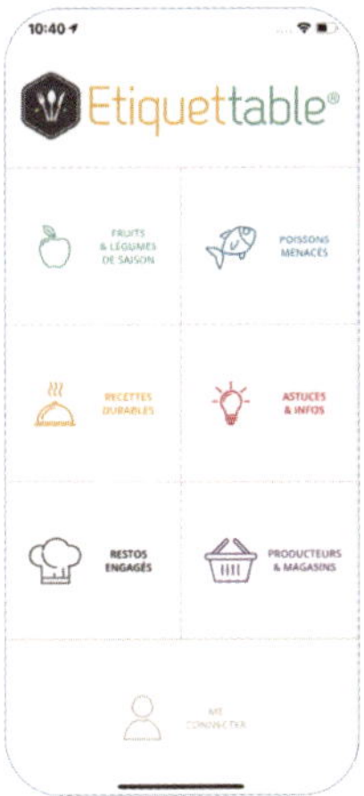

Étiquettable

La cuisine durable
Une mine d'informations réside dans cette appli que je trouve géniale : fruits et légumes de saison, espèces de poissons menacées, restaurants engagés autour de nous, recettes bas carbone, astuces pour cuisiner durable et anti-gaspi… Idéal pour trouver un resto éthique dans des villes que l'on connaît peu.

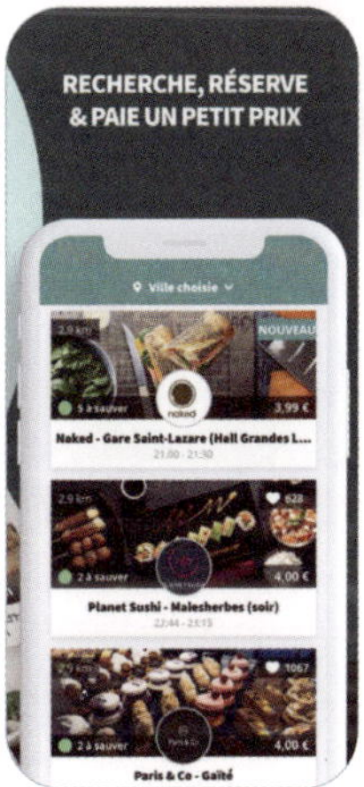

Too Good Too Go

L'anti-gaspi
Depuis sa sortie, je l'adore ! Il suffit de se localiser et l'appli nous propose les invendus des restaurants et commerçants autour de chez nous à des prix réduits. Petit plat thaïlandais, panier de viennoiseries de la boulangerie en bas de chez moi… de bonnes affaires pour réduire le gaspillage alimentaire.

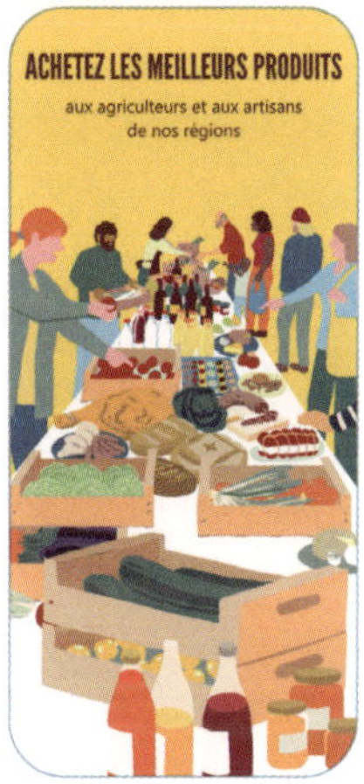

La Ruche qui dit oui !

Achat direct producteurs
Plus d'intermédiaire avec cette appli ! Commandez vos courses en ligne : légumes, pain, fromages locaux, frais fermiers… Allez récupérer vos produits dans votre quartier et rencontrez même les producteurs. Une belle initiative solidaire pour faire vivre les agriculteurs locaux et découvrir les produits de nos régions.

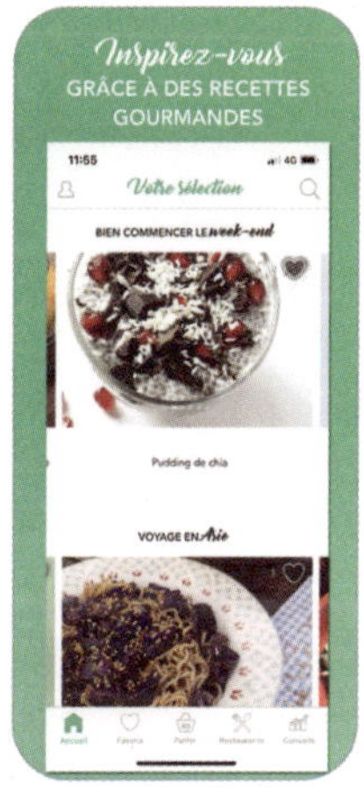

Vegg'up

Des recettes végétales
Cette appli va vous aider à changer vos habitudes alimentaires si vous souhaitez par exemple réduire la viande ou devenir végétarienne. Un tas d'astuces pour cuisiner autrement ! Je m'en sers pour m'inspirer et me donner des idées quand je suis à court ! Une pépite veggie qui vous servira pour toutes les occasions.

ORGANIC

Milkshake cassis - châtaigne

La teneur très élevée du cassis en antioxydants couplée à la richesse en manganèse des châtaignes permet de lutter contre le vieillissement du cerveau.

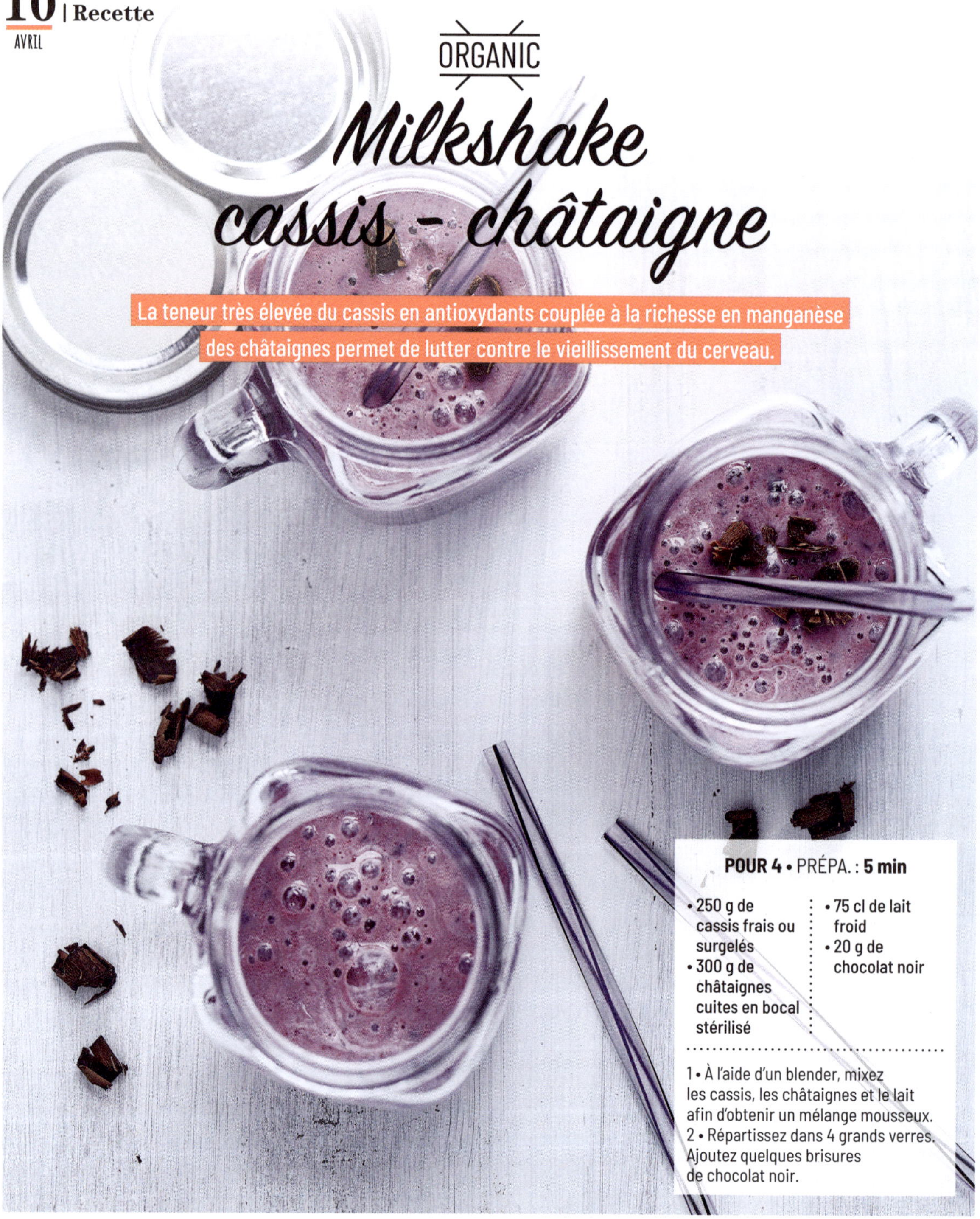

POUR 4 • PRÉPA. : **5 min**

- 250 g de cassis frais ou surgelés
- 300 g de châtaignes cuites en bocal stérilisé
- 75 cl de lait froid
- 20 g de chocolat noir

1 • À l'aide d'un blender, mixez les cassis, les châtaignes et le lait afin d'obtenir un mélange mousseux.
2 • Répartissez dans 4 grands verres. Ajoutez quelques brisures de chocolat noir.

Ma petite gym antirides !

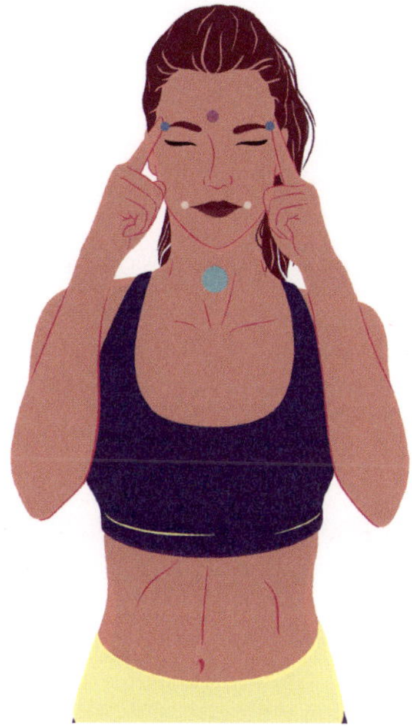

Le face fitness est une gymnastique faciale qui vous permettra, en 5 minutes par jour, d'éviter le Botox ! J'adore !

01 | Allongez et tonifiez le cou |
Étirez votre cou en levant le menton le plus haut possible vers le ciel et contractez les muscles du cou pendant 5 s, puis relâchez. Répétez ce mouvement 10 fois de suite. Cet exercice aide à raffermir la peau du cou, particulièrement fine et délicate.

02 | Chassez la ride du lion |
Il est possible d'atténuer, voire d'éliminer, cette ride d'expression située sur le front, entre les deux sourcils. C'est simple : haussez les sourcils de manière très exagéré, comme si vous étiez incroyablement surpris ! Tenez ainsi cet air de surprise accentué pendant 5 s avant de relâcher, puis recommencez 10 fois.

03 | Un kick aux pattes d'oie |
Pour lisser les pattes d'oie, placez vos deux index près de vos tempes, à l'extrémité de vos yeux, là où se nichent ces petits sillons. Avec la pulpe du doigt, vous faites de petits mouvements circulaires de l'intérieur vers l'extérieur, pendant 1 min. Ce massage vous permettra d'irriguer les petits muscles en profondeur et d'oxygéner les tissus oculaires, pour un contour de l'œil revitalisé !

04 | Déridez la bouche triste |
Il arrive que les coins de la bouche s'affaissent, ce qui peut donner un air triste. Pour égayer votre visage, faites l'exercice du « sourire forcé ». Il suffit de faire un grand sourire, particulièrement prononcé, en remontant les coins bien haut. Relâchez, puis refaites ce mouvement 10 fois de suite. Vous stimulerez ainsi la microcirculation des vaisseaux sanguins, ce qui boostera la production de collagène et d'élastine, pour une bouche plus tonique !

« Si vous préférez être prise en main, les modelages de Delphine Langlois sont juste parfaits ! Pour les non Parisiennes, elle guide en vidéo sur Insta @delphinelanglois.facilaistefacialiste. »

Saison
• Toute l'année, mais se récolte de septembre à octobre
Valeurs nutritionnelles
• Protides 13,25 g • Glucides 71,5 g • Lipides 3,40 g • Calories 343 kcal/100 g
Conservation
• Les grains de sarrasin entiers se conservent dans un contenant hermétique, à l'abri de la lumière et de l'humidité. En farine, il se garde deux mois max au réfrigérateur.
Cuisson
• À adapter selon la forme (grains, farines) et la recette réalisée.

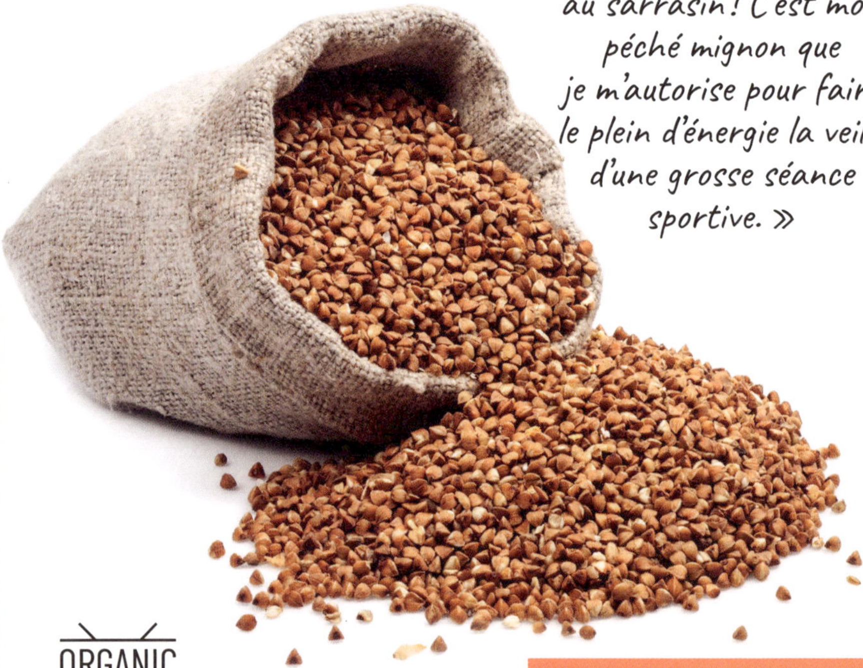

« En bonne Bretonne je suis accro aux crêpes au sarrasin ! C'est mon péché mignon que je m'autorise pour faire le plein d'énergie la veille d'une grosse séance sportive. »

ORGANIC

Super aliment

Le sarrasin

Gluten free et avec un faible indice glycémique, le sarrasin fait partie de mon alimentation de base. J'en consomme régulièrement sous toutes ses formes : entier, en grains rôtis, concassés ou en farines. Il a en plus un fort pouvoir antioxydant.

Il booste

- La circulation sanguine
- Le transit intestinal
- Le système immunitaire
- Les os
- Les dents

Il lutte contre

- Les maladies cardio-vasculaires
- Le stress
- Le cholestérol
- La prise de poids
- Les carences en protéines

Le sarrasin au menu
(vous ne pourrez plus vous en passer !)

- **Au petit déjeuner :** muesli de sarrasin et flocons d'avoine avec des fruits frais
- **En entrée :** blinis au saumon fumé et sarrasin
- **En plat :** crêpe au sarrasin complète : œuf, jambon et gruyère
- **En dessert :** crumble mangues, fraises, noix de pécan et sarrasin

Boostez-vous avec le HIIT !

L'entraînement à haute intensité est une bonne option pour les agendas ...kés comme le mien ! Voici des exos à répéter en boucle selon ...ue vous disposez pour un travail complet ... minutes seulement.

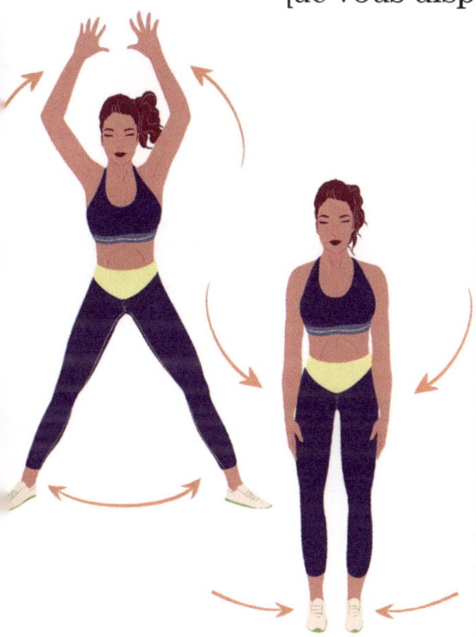

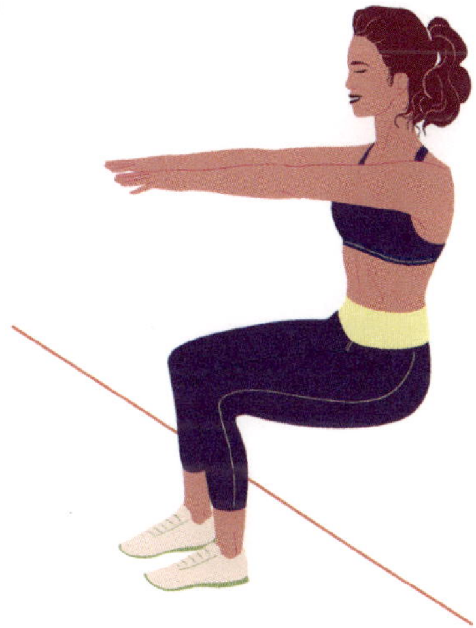

02 | Air chaise |
Vous connaissez peut-être déjà cet exercice que j'adore ! Contre un mur, asseyez-vous sur une chaise invisible, prenez un bouquin et tenez le plus longtemps possible, l'air de rien ! L'idéal : 30 s et ça va piquer. Reposez-vous 10 s.

01 | Jumping jack |
Sautez en écartant les jambes et en ramenant vos bras au-dessus de votre tête. Inspirez les bras en haut, expirez les bras en bas. Tenez pendant 30 s sans grimacer, soit environ 20 répétitions de l'exercice. Soufflez 10 s avant d'enchaîner la suite.

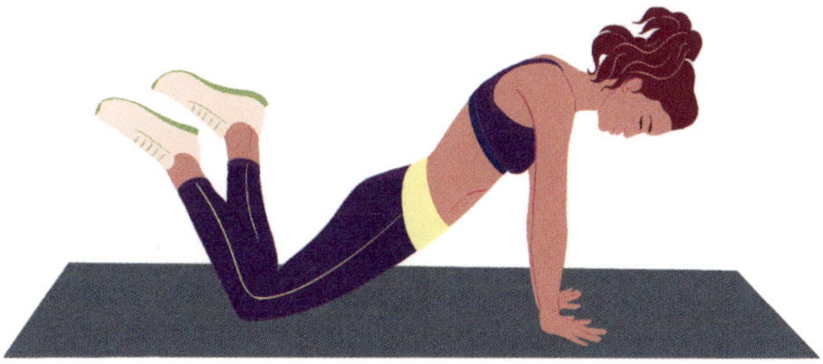

03 | Push-up genoux |
Pour finir, réalisez une série de pompes sur les genoux pendant 30 s. Oui, on a dit HIIT ! N'oubliez pas de respirer et gardez le dos toujours droit.

« Cet enchaînement permet d'alterner les groupes musculaires sollicités. Gardez une intensité maximum à chaque exercice ! »

14 | **Conseil écolo**
AVRIL

GREEN

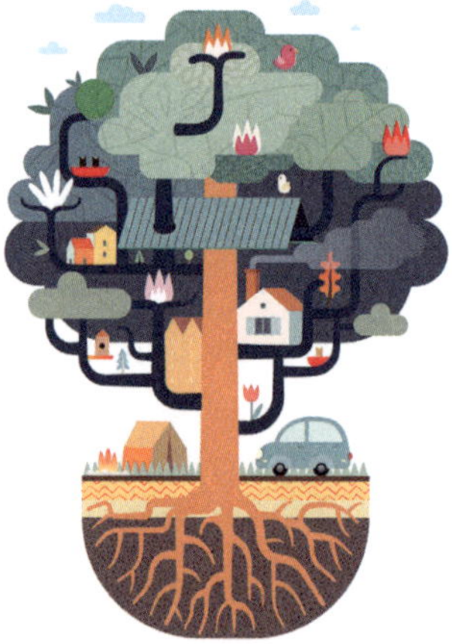

De la biodiversité dans mon jardin

Même à votre échelle, il est possible d'agir pour la biodiversité. Quelques gestes simples sont à mettre en place dans votre carré de verdure.

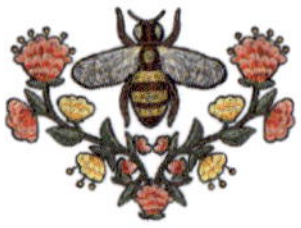

01 • Je privilégie des plantes indigènes

Parce que les espèces locales sont adaptées au climat de notre région, elles sont plus résistantes et vivent en harmonie avec la faune. Je pense à en accueillir dans mon jardin, je mixe les familles et les espèces pour avoir une belle richesse. Les plantes mellifères sont excellentes pour donner de la nourriture aux butineuses.

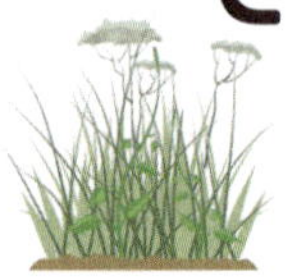

02 • Je laisse la nature s'exprimer

Je décide de consacrer une parcelle de mon jardin à la nature sauvage. Herbes folles, indomptables, rebelles… On laisse pousser ce qui vient sans ajout de produits ni d'engrais. Ortie, pissenlit, fougères… Je n'oublie pas que ces plantes ont aussi un rôle protecteur pour les autres.

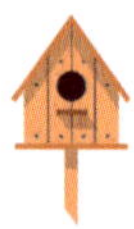

03 • J'invite la faune chez moi

En créant des abris comme des hôtels à insectes, un nichoir, une bûche percée… j'attire toutes sortes de petites bêtes qui pourront se reposer et même se reproduire. Si j'ai de la place, je construis même une mare naturelle en veillant bien à son ensoleillement et en y installant des plantes adéquates (tutos sur YouTube !).

04 • Je repousse les invasives

Certaines plantes, d'aspect plutôt très tendance, nuisent à la biodiversité. Renouée du Japon, berce du Caucase, arbre à papillons… ces espèces venues d'autres pays (en vente dans des jardineries) sont arrivées à faire leur place dans de nombreux milieux naturels. Mais voilà, n'étant pas adaptées à notre écosystème, elles le perturbent énormément. Il faut donc s'en débarrasser rapidement. Des guides pour les reconnaître sont dispos sur le Net.

05 • Je ne pollue plus

Mis à part les pesticides que je n'utilise plus (merci la biodiversité !), je pense au bruit et à l'éclairage nocturne de mon jardin qui perturbent la biodiversité. J'éteins donc les lumières de mon jardin la nuit pour respecter les cycles des animaux et je n'organise pas une rave party d'une semaine au printemps pendant les périodes de reproduction.

« 26% des espèces évaluées en France sont aujourd'hui menacées. Le risque se porte particulièrement sur les amphibiens, les oiseaux nicheurs, les mammifères et les reptiles. Agissons vite ! »

“Ne laissez jamais l'échec vous atteindre, servez-vous-en pour vous améliorer ! ”

TONIC

To do list pour un good dodo !

Pour un sommeil de qualité, essentiel au bon fonctionnement de notre organisme, il est important de respecter un rythme et d'éviter soigneusement tout ce qui pourrait nous empêcher de dormir.

16h

| Fini la caféine et la théine |

J'évite soigneusement toutes les boissons qui pourraient rallonger le temps de mon endormissement.

19h

| Mollo le sport |

À partir de 19h, notre organisme commence à se préparer au repos. L'accélération du rythme cardiaque risquerait de le réveiller et de perturber notre rythme biologique.

20h

| Un dîner plutôt léger |

Le soir, j'évite les repas lourds. Les digestions difficiles perturbent en effet le sommeil…

21h

| Extinction des écrans |

Plus de mail ni de texto après 20 h 30, j'éteins tous mes appareils pour éviter d'être sous l'influence de leur lumière bleue qui attise les mécanismes de l'éveil.

22h

| Une activité détente |

Je termine la journée par une activité qui me plaît et qui me détend. Une petite heure de méditation ou de lecture permettra d'être parfaitement relaxée avant de se coucher.

23h

| time to bed ! |

Dès que je sens les premiers signaux de fatigue, je file me coucher. J'évite ainsi de rater ce cycle de sommeil et d'attendre trop longtemps le prochain « train ».

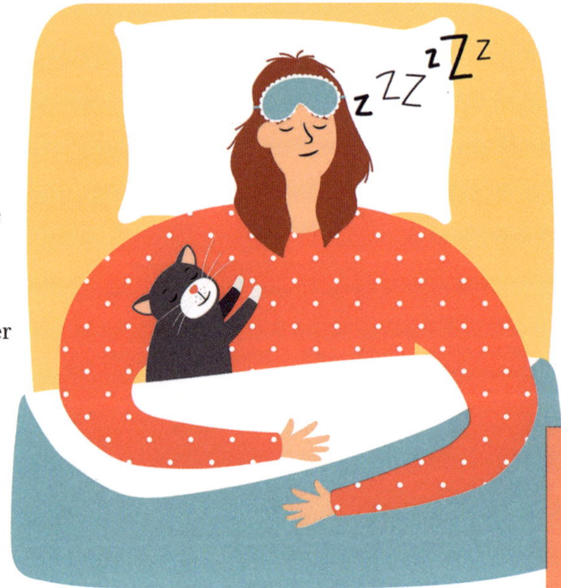

Good bedroom

- La température idéale se situe autour de 19 °C
- La pièce doit pouvoir être plongée dans le silence et le noir complets
- La chambre est consacrée au sommeil : évitez d'y manger ou d'y travailler
- Une bonne literie et une déco chaleureuse garantiront l'effet cocon !

POSITIVE

Bien réagir face à la critique

Subir les jugements extérieurs est inévitable. Au lieu de vous laisser dépasser par ces messages négatifs, apprenez à mieux les gérer et en tirer quelque chose de constructif.

Que ce soit au travail, en famille ou encore sur les réseaux sociaux, les critiques existent et peuvent être très mal vécues. À chaud, elles sont perçues comme des attaques personnelles qui souvent nous font culpabiliser ou pire encore douter de nous. Alors comment se comporter face à une critique ?

Accepter l'imperfection

Qui n'a jamais commis d'erreur ? Personne ! Alors pas besoin de se mettre une pression inutile à tout vouloir réussir parfaitement. Soyez plus cool.

Domptez vos émotions

Cœur qui s'emballe, sensation de vertige, vive colère... Ces réactions corporelles sont tout à fait normales quel que soit le motif. Notre cerveau enregistre toujours une critique comme une agression. Ne vous laissez pas envahir ! Lorsque vous sentez votre corps bouillonner, prenez quelques minutes pour le calmer. Restez à l'écoute, sans essayer de donner une réponse immédiate.

Analyser la situation

Au lieu de vous braquer et d'aller pester dans votre coin, (oui, oui, tout le monde le fait!), prenez le temps de revenir sur vos réactions et de mettre en ordre vos pensées. Pourquoi cela vous agace autant? La remarque est-elle justifiée? Quelles sont les intentions de votre interlocuteur ? Remettez-vous en question sans pour autant vous excuser. Essayez plutôt de trouver des solutions. Et pour que l'échange soit productif, remerciez non pas la remarque, mais les conseils! Nuance ! ●

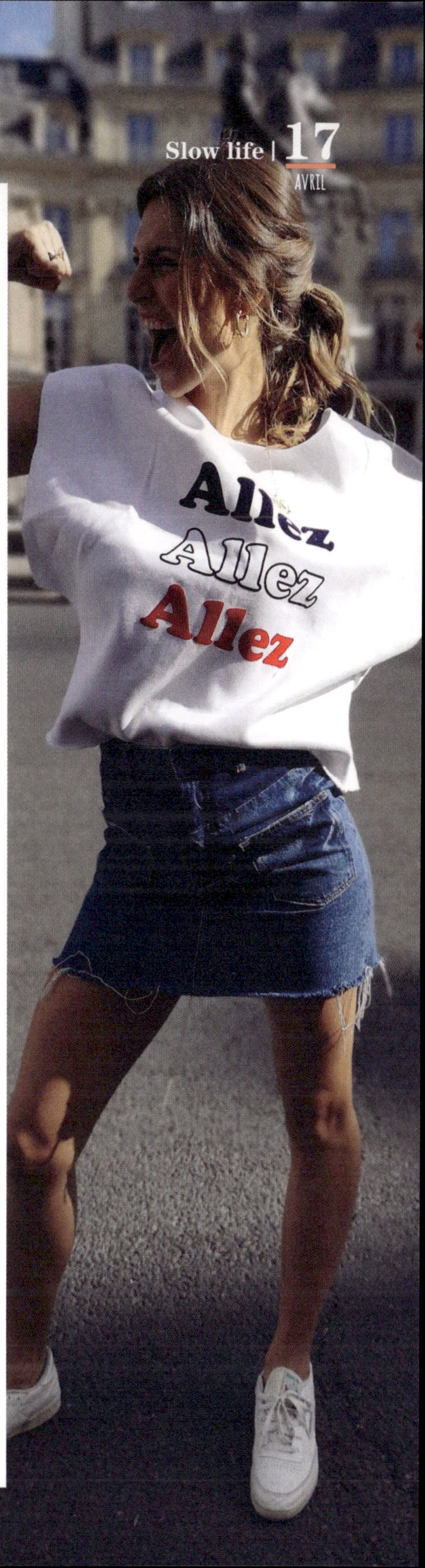

Faites la différence

La plupart des critiques nous font avancer. Elles titillent notre ego certes, mais au final nous poussent à nous améliorer. Cependant, certains jugements ne sont faits que pour nous nuire. Si c'est le cas, ignorez-les et passez votre chemin.

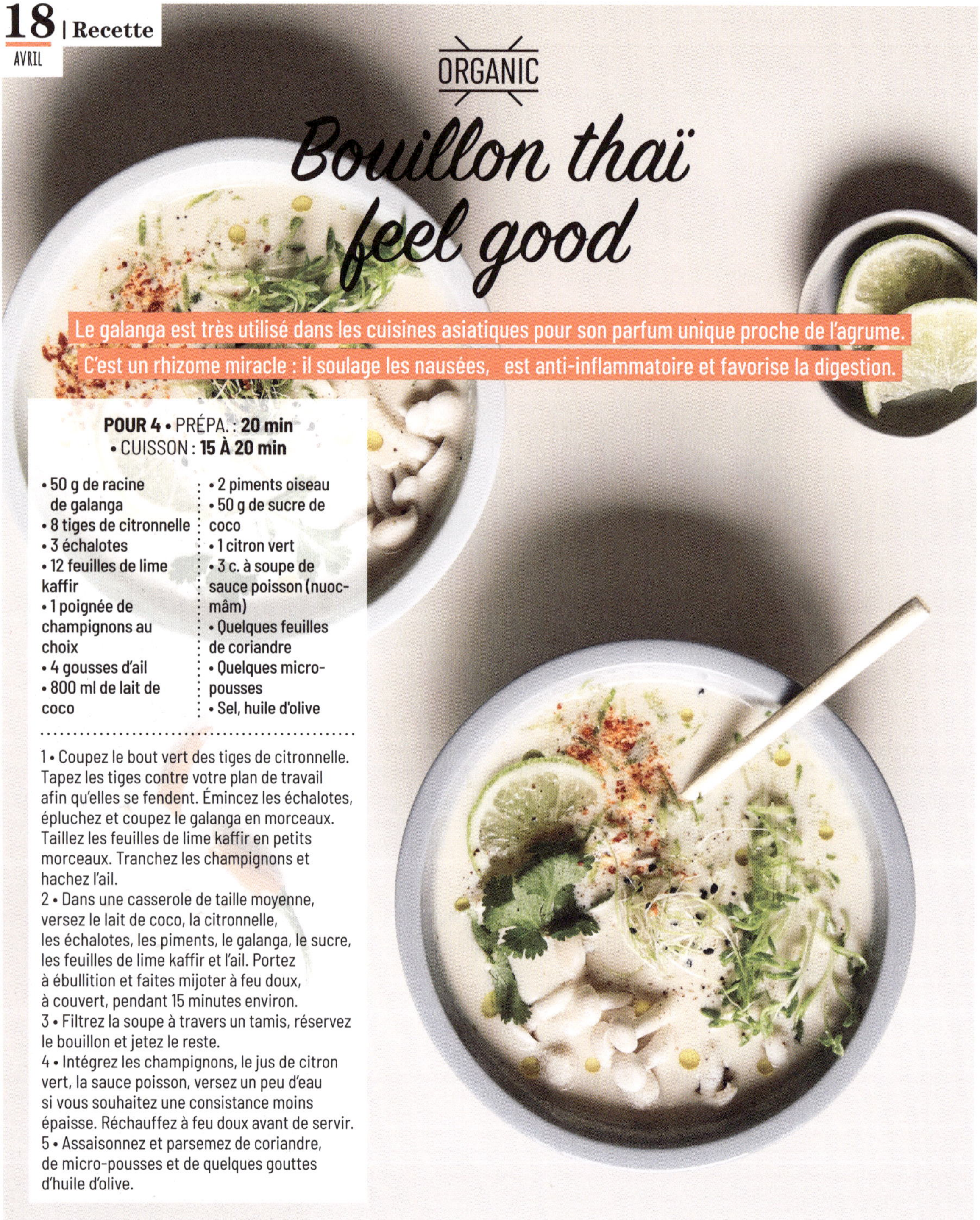

ORGANIC

Bouillon thaï feel good

Le galanga est très utilisé dans les cuisines asiatiques pour son parfum unique proche de l'agrume. C'est un rhizome miracle : il soulage les nausées, est anti-inflammatoire et favorise la digestion.

POUR 4 • PRÉPA. : **20 min** • CUISSON : **15 À 20 min**

- 50 g de racine de galanga
- 8 tiges de citronnelle
- 3 échalotes
- 12 feuilles de lime kaffir
- 1 poignée de champignons au choix
- 4 gousses d'ail
- 800 ml de lait de coco
- 2 piments oiseau
- 50 g de sucre de coco
- 1 citron vert
- 3 c. à soupe de sauce poisson (nuoc-mâm)
- Quelques feuilles de coriandre
- Quelques micro-pousses
- Sel, huile d'olive

1 • Coupez le bout vert des tiges de citronnelle. Tapez les tiges contre votre plan de travail afin qu'elles se fendent. Émincez les échalotes, épluchez et coupez le galanga en morceaux. Taillez les feuilles de lime kaffir en petits morceaux. Tranchez les champignons et hachez l'ail.
2 • Dans une casserole de taille moyenne, versez le lait de coco, la citronnelle, les échalotes, les piments, le galanga, le sucre, les feuilles de lime kaffir et l'ail. Portez à ébullition et faites mijoter à feu doux, à couvert, pendant 15 minutes environ.
3 • Filtrez la soupe à travers un tamis, réservez le bouillon et jetez le reste.
4 • Intégrez les champignons, le jus de citron vert, la sauce poisson, versez un peu d'eau si vous souhaitez une consistance moins épaisse. Réchauffez à feu doux avant de servir.
5 • Assaisonnez et parsemez de coriandre, de micro-pousses et de quelques gouttes d'huile d'olive.

La marche nordique

Plus douce que le running mais plus dynamique que la marche, cette pratique venue de Finlande remporte un beau succès chez les amoureux de la nature comme moi !

| Le concept ? |

On marche en utilisant des bâtons pour propulser son corps et donc allonger la foulée. Un dérivé du ski de fond mais sans les skis car l'on doit tendre les bras loin devant soi sans plier le coude et ramener les bâtons en arrière. La vitesse est de 1 à 2 km/h de plus que la radonnée à pied ! Et on peut brûler jusqu'à 400 calories, contre 280 en marche classique.

| Le bon équipement |

- Chaussures de course à pied à semelles souples, cramponnées
- Tenue près du corps, respirante
- Coupe-vent
- Gourde

| Le bon échauffement |

Ne partez pas tout schuss avec vos bâtons ! Marchez d'abord tranquillement pendant 10 à 15 minutes pour échauffer vos muscles.

| Le bon mental |

Comme toute activité sportive, la marche nordique demande de la motivation. Pratiquez-la entre amis et focalisez-vous sur le paysage pour ne pas penser à vos douleurs dues à l'effort.

Mon petit plus

Je mixe marche nordique et ramassage des déchets ! Pour une nature plus belle après la balade !

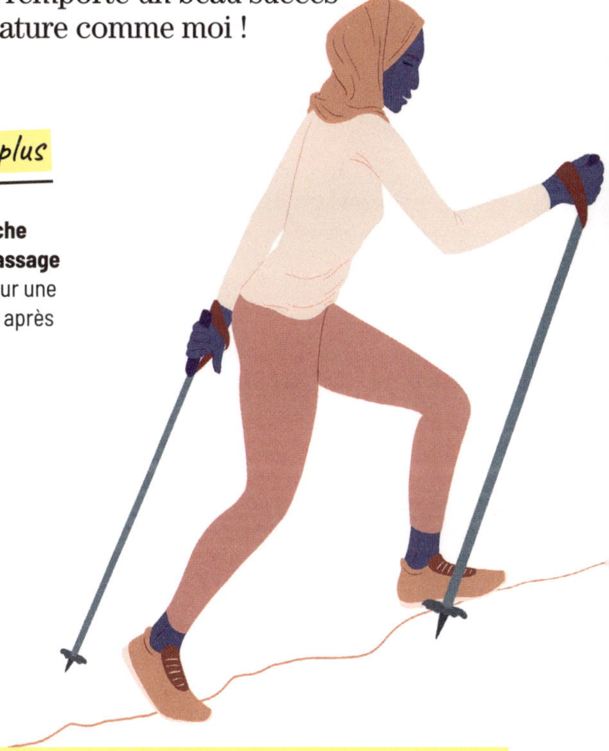

Idéal pour les débutantes, celles qui n'ont jamais fait de sport ou celles qui ne peuvent pas courir (à cause de problèmes d'articulation par exemple). Initiez-vous avec un instructeur pour avoir la bonne technique !
marchenordique.net

« L'usage des bâtons sollicite la quasi-totalité des muscles : biceps, pectoraux, dos, abdos, fessiers… Parfait pour tonifier sa silhouette et travailler aussi le haut du corps. »

GREEN

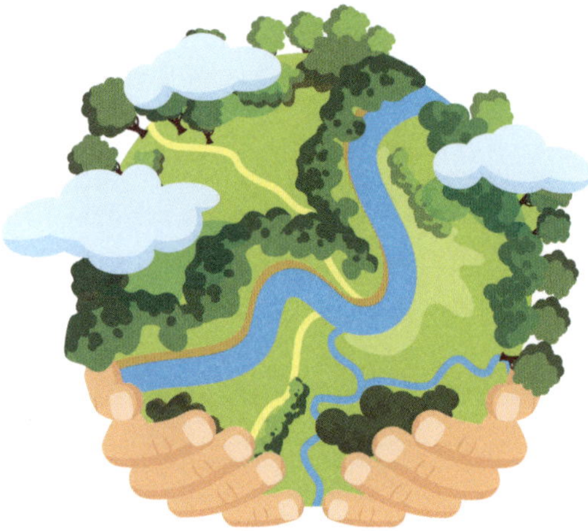

4 associations pour sauver la planète

« Engagez-vous » qu'ils disaient ! Il est temps de passer à l'action face aux conséquences désastreuses du réchauffement climatique. Choisissez une asso qui vous plaît et suivez-moi dans les actions militantes ! *Yes we can!*

Agir pour l'environnement

Association citoyenne nationale dont le but est de faire pression sur les responsables politiques et décideurs économiques en menant des campagnes de mobilisation citoyenne réunissant un réseau d'associations et de citoyens le plus large possible. Pesticides, plastique, biodiversité... les causes sont multiples, vous n'avez plus qu'à choisir pour participer.

agirpourlenvironnement.org

L'ASPAS

Si vous désirez protéger les animaux sauvages, rejoignez cette asso indépendante. Faites un don, devenez porte-parole lors de consultations publiques, signez les nombreuses pétitions en ligne, abonnez-vous à leur magazine Goupil, communiquez autour de vous... Des offres d'emploi sont même dispos sur leur site.

aspas-nature.org

Zéro Waste France

L'asso s'attaque à la production des déchets et au gaspillage des ressources naturelles. Elle est financée par les dons des citoyens, ce qui lui permet de rester indépendante. Devenez adhérent et rejoignez le groupe local le plus proche de chez vous pour participer à des missions de sensibilisation.

zerowastefrance.org

Planète mer

Préserver la vie marine et les activités humaines qui en dépendent, voilà la mission de cette association d'intérêt général. Si vous avez une entreprise, celle-ci peut devenir partenaire pour participer à des actions concrètes et mobilisatrices. En tant que citoyen, vous pouvez vous greffer au programme BioLit pour aider à préserver la santé du littoral.

planetemer.org

« 6ᵉ au rang des causes jugées prioritaires par les Français, l'écologie progresse chaque année sur l'échelle des dons et du bénévolat. Embarquez avec nous et parlez-en sur les réseaux sociaux ! »

« Prenez conscience chaque jour de l'échange essentiel entre la Terre et vous. »

TONIC

Des jambes plus légères

Entre les chaussures à talons, les journées à piétiner, les heures assise dans le train ou l'avion… mes jambes sont constamment mises à l'épreuve. Pour éviter les poteaux de plomb, mémorisez ces étirements faciles et abusez-en !

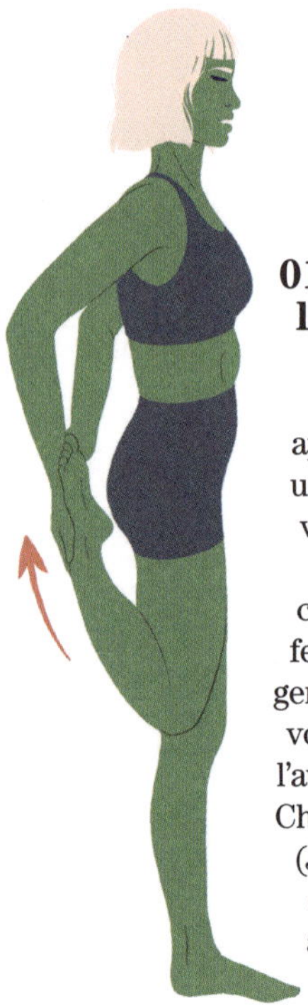

01 | Détendre les cuisses |

Tout en vous appuyant contre un mur, attrapez votre pied avec les mains et collez-le à votre fesse. Serrez vos genoux, et poussez vos hanches vers l'avant. Tenez 20 s. Changez de jambe. (Je le fais même dans le métro, accrochée à la barre !)

02 | Étirer les adducteurs |

Assise par terre, le dos bien droit, joignez vos plantes de pieds tout en descendant vos genoux vers le sol. Respirez profondément. Trop fastoche ? Penchez-vous vers l'avant pour corser le jeu. Tenez 20 s. (À tester devant un bon film pour une détente maximale !)

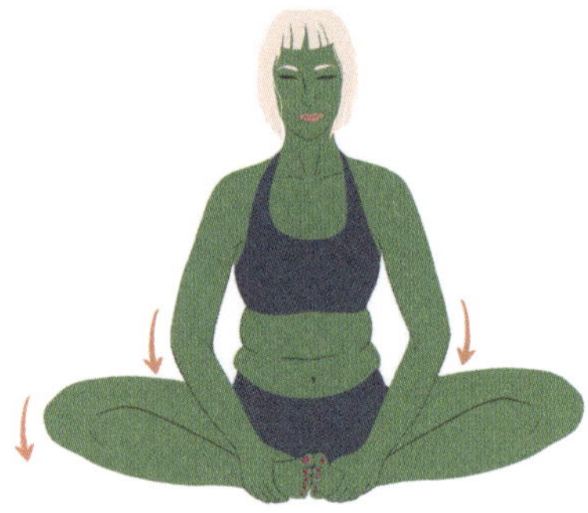

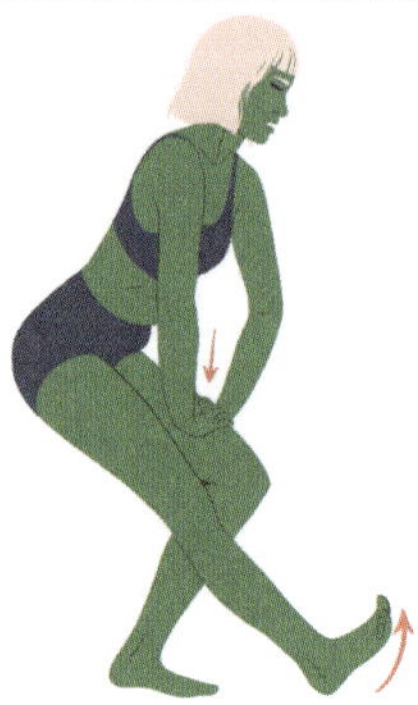

03 | Reposer les mollets |

Debout, dans une file d'attente par exemple, fléchissez les genoux, les pieds parallèles, et tendez une jambe devant vous. Votre pied doit être flex. Prenez appui sur votre genou plié avec vos mains en inclinant le buste. Tenez 20 s et changez de côté.

« N'étirez pas vos muscles comme une forcenée ! Vous devez sentir que cela tire mais pas au point de vous faire mal. Respirez toujours profondément et profitez-en pour faire le vide dans votre tête. »

Vous pouvez répéter tous ces étirements 3 fois pour une relaxation jouissive !

6 astuces pour se détoxifier !

Après tous ces chocolats engloutis à Pâques, l'organisme a besoin d'éliminer les excès accumulés. Testez mes astuces pour nettoyer votre corps et repartir clean et purifiée !

1 • Nettoyez votre système digestif

Au réveil, buvez 2 grands verres d'eau. Pressez ensuite un demi-citron dans de l'eau chaude et optez pour un petit déjeuner light à base de fruits frais.

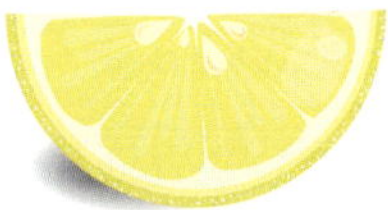

2 • Ménagez votre digestion

Durant 2-3 jours, veillez particulièrement à ce que vous mangez. Évitez les protéines animales (surtout le soir), privilégiez les légumes (radis noir, brocolis, épinards, poireaux) et les légumineuses comme les pois chiches, les lentilles, ou encore les pois cassés.

3 • Transpirez !

Eh oui, l'élimination des toxines passe aussi par la transpiration. Planifiez-vous une séance de running, ou de hot yoga. Si l'option sport c'est trop d'effort, offrez-vous un hammam ou encore un sauna. Rien de tel que de suer pour laver les toxines !

4 • Hydratez-vous

Buvez de l'eau ! Au moins 1,5 l par jour. Si vous trouvez cela difficile, aidez-vous d'infusions ou encore de jus frais dilués. Et surtout pas d'alcool ni de boissons sucrées, ok ?

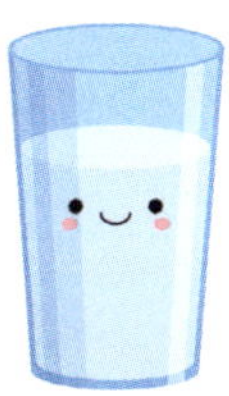

5 • Chouchoutez votre foie

Il est le premier organe du corps humain à éliminer les toxines. Pour l'aider à bien faire son travail, dînez tôt (avant 19h30). Boostez son travail de nettoyage avec une bouillote que vous placez en dessous des côtes. Enfin, le soir avant de vous coucher, buvez une tisane à base de romarin, de thym, de citron, de marjolaine, de pissenlit, d'artichaut et de réglisse (si si… ça existe en supermarché bio !).

6 • Faites une monodiète

Il s'agit de ne consommer qu'un seul ingrédient sous toutes ses formes (cru, cuit, en compote, en jus…) durant 3-4 jours. Optez pour cette solution, si vous sentez que vous en avez vraiment besoin. Préférez des ingrédients faciles à digérer comme la pomme, le céleri ou encore la carotte.

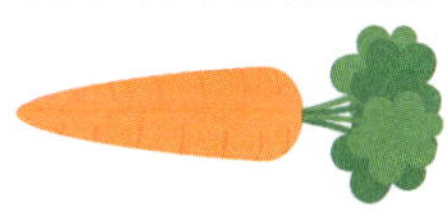

« Il m'arrive de faire la grève de la mastication et de ne boire que des tisanes ou des jus frais afin de laisser mon système digestif en pause. »

TONIC

Mon aromathérapie anti-fatigue

En cas de coup de fatigue ou de baisse de forme chronique, les huiles essentielles s'avèrent particulièrement efficaces pour retrouver du peps. Certaines sont précisément recommandées pour booster notre vitalité.

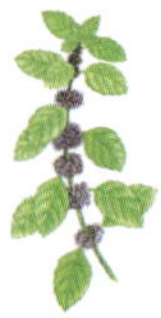

| La menthe poivrée |

Nom botanique
Mentha piperita

Bienfaits
Riche en menthol, elle offre un effet tonifiant et rafraîchissant qui permet de lutter contre la fatigue.

Utilisation
Inhalez sur un mouchoir en tissu. Versez 2 à 3 gouttes à chaque inhalation. À renouveler 5 à 6 fois par jour.

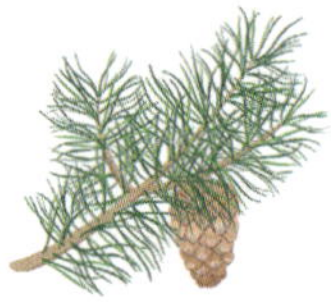

| Le pin sylvestre |

Nom botanique
Pinus sylvestris

Bienfaits
Agit sur le tonus et stimule l'organisme.

Utilisation
Diluez quelques gouttes d'huile essentielle dans un récipient d'eau chaude puis inhalez les vapeurs ou appliquez 2 à 3 gouttes sur un mouchoir ou un galet pour le respirer 4 ou 5 fois dans la journée.

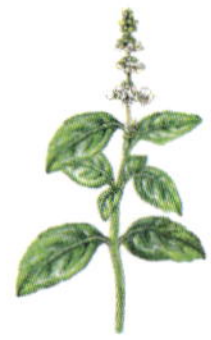

| Le basilic |

Nom botanique
Ocimum basilicum

Bienfaits
Ses vertus rééquilibrantes permettront d'apaiser la fatigue nerveuse et de retrouver la forme.

Utilisation
Par voie orale, 1 goutte d'huile essentielle de basilic pure sous la langue après chaque repas.

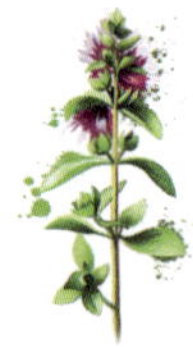

| La marjolaine à coquille |

Nom botanique
Origanum majorana

Bienfaits
Apaisante, elle réduit les effets du stress et aide à lutter contre la fatigue nerveuse.

Utilisation
Appliquez 2 gouttes pures sur chaque poignet et respirez-les en cas de montée de stress.

« Les principes actifs des huiles essentielles sont très puissants, il est donc indispensable de les utiliser avec prudence en respectant scrupuleusement les conseils d'usage. Redoublez d'attention pour les femmes enceintes, les enfants de moins de 7 ans et les personnes sujettes aux allergies cutanées... »

ORGANIC

Croquettes de riz cœur Munster

Une recette ludique où la saveur orientale des épices vient jouer avec celle, plus rustique, du munster. Le tout saupoudré d'un soupçon de Sardaigne... United Colors of Food !

POUR 10 PIÈCES • PRÉPA. : **15 min** • CUISSON : **25 min**

- 400 g de riz basmati
- 1 pâte de pastella (p. 72)
- 60 ml de yaourt grec
- 60 g de crème fraîche épaisse
- 1 c. à soupe de coriandre en poudre
- 1 c. à café de cumin
- 1 c. à café de paprika fumé
- ½ c. à café de piment de Cayenne
- 1 c. à café de gingembre frais râpé
- 1 oignon haché
- 300 g de purée de tomates
- 100 g d'eau
- 1 botte de coriandre fraîche ciselée
- ½ c. à café de curry Mandala
- 200 g de munster coupé en cubes de 1 x 1 cm
- Chapelure

1 • Faites suer l'oignon doucement avec toutes les épices.
2 • Ajoutez le riz et remuez pendant 1 minute.
3 • Ajoutez la purée de tomates et complétez avec de l'eau pour recouvrir le tout.
4 • Ajoutez un couvercle et faites cuire la préparation pendant 10 min à feu moyen-doux.
5 • Ajoutez le yaourt et la crème fraîche et la coriandre hachée. Remuez et laissez refroidir.
7 • Formez dans votre main une boulette de riz et placez au cœur un cube de munster.
8 • Trempez-la dans la farine puis dans la pastella, puis roulez-la dans la chapelure.
9 • Faites frire pendant 4 min.

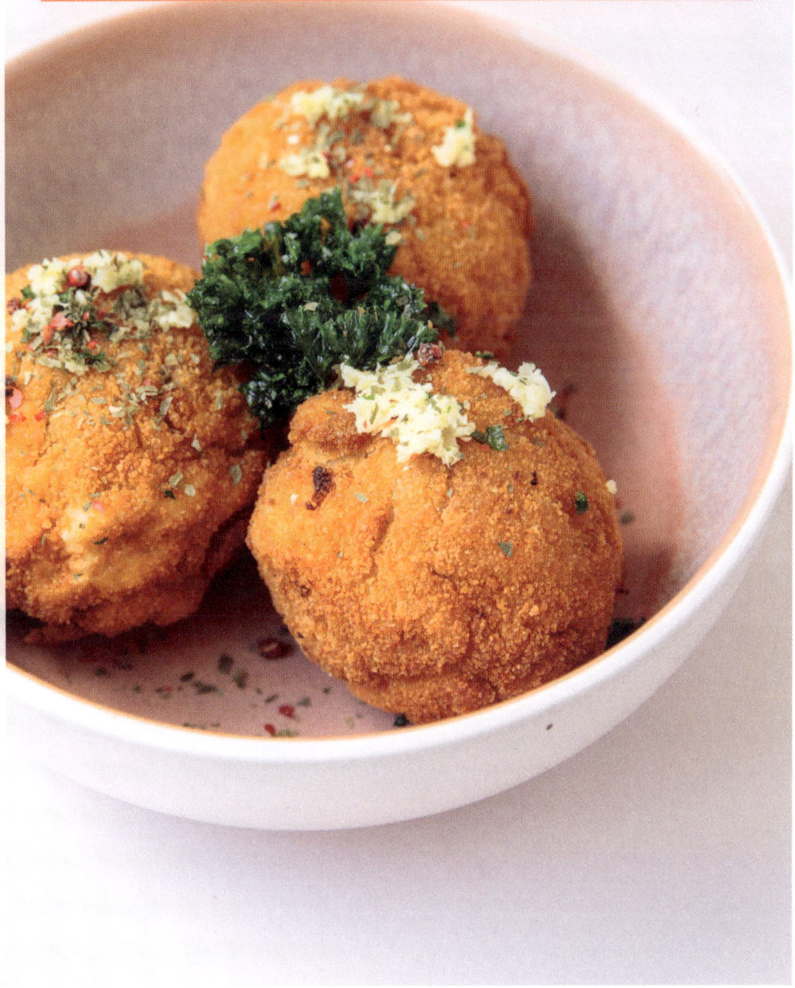

26 | **Conseil écolo**
AVRIL

GREEN

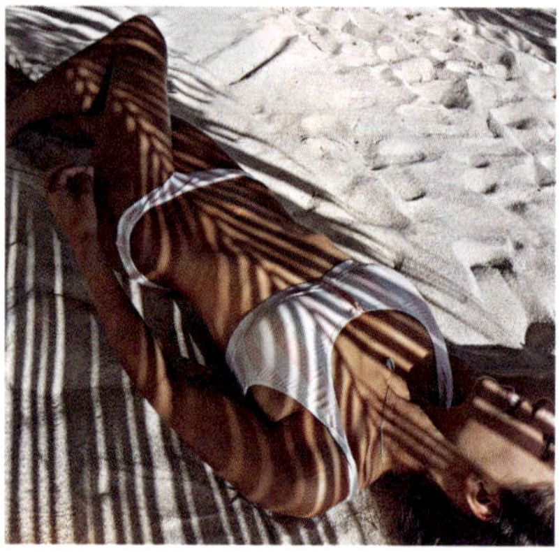

DIY

CIBLE	• tous les types de peaux sauf celles très fragiles
BIENFAITS	• exfoliant, nourrissant, régénérant et même anti-tâche
MATÉRIEL	• un cuillère à soupe • un récipient
CONSERVATION	• soin à usage unique

Mon gommage sucré

Avec seulement 4 ingrédients, fabriquez ce soin corporel très économique et 100% naturel pour une peau douce et éclatante !

| INGRÉDIENTS & DOSAGE |

• 2 cuillères à soupe de sucre de canne

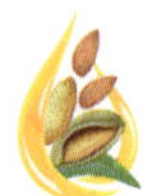

• 2 cuillères à soupe d'huile d'amande douce (ou toute autre huile végétale)

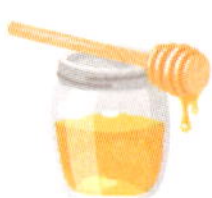

• 1 cuillère à soupe de miel liquide

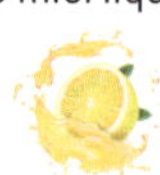

• ½ jus de citron

| Recette |

• Dans un récipient, versez 2 cuillères à soupe de sucre de canne. **Exfoliant naturel,** il élimine les cellules mortes et renouvelle ainsi l'épiderme.

• Ajoutez 2 cuillères à soupe d'huile d'amande douce pour nourrir votre peau en profondeur.

• Puis versez 1 cuillère à soupe de miel liquide. Il bénéficie d'un **haut pouvoir régénérant** pour une peau plus douce, plus souple et incontestablement plus belle !

• Enfin incorporez le jus d'un demi-citron. C'est le petit plus qui va **atténuer les taches pigmentaires et favoriser la cicatrisation** pour une peau saine et lumineuse.

• Mélangez bien ce soin avant de l'appliquer. Massez en douceur chaque zone, attendez quelques minutes puis rincez.

| Astuces |

• Remplacez le sucre par du sel, idéalement du **sel de mer.** Il va permettre de détendre les muscles tout en apportant des minéraux et oligoéléments à l'épiderme. Parfait après le sport !

« Je fais ce soin 1 fois par semaine pour régénérer ma peau afin de la garder en pleine santé et d'une douceur incroyable ! »

Je me renforce à vélo !

Les beaux jours arrivent et votre vélo rouille… Remettez-vous en selle progressivement avec ces 4 programmes au choix, à répéter selon vos capacités. La règle d'or ? Ne passez pas au training suivant avant de maîtriser le précédent.

01

| On se déverrouille ! |

Pédalez pendant 45 min à allure lente 2 fois dans votre semaine. Veillez à espacer ces 2 journées et à bien vous étirer après votre balade de remise en forme. Ne forcez pas à en cracher vos poumons, et prenez le temps de dire bonjour aux oiseaux.

02

| On s'améliore ! |

Pédalez pendant 30 min à allure normale 3 fois dans votre semaine. Ayez un rythme régulier et respirez toujours profondément.

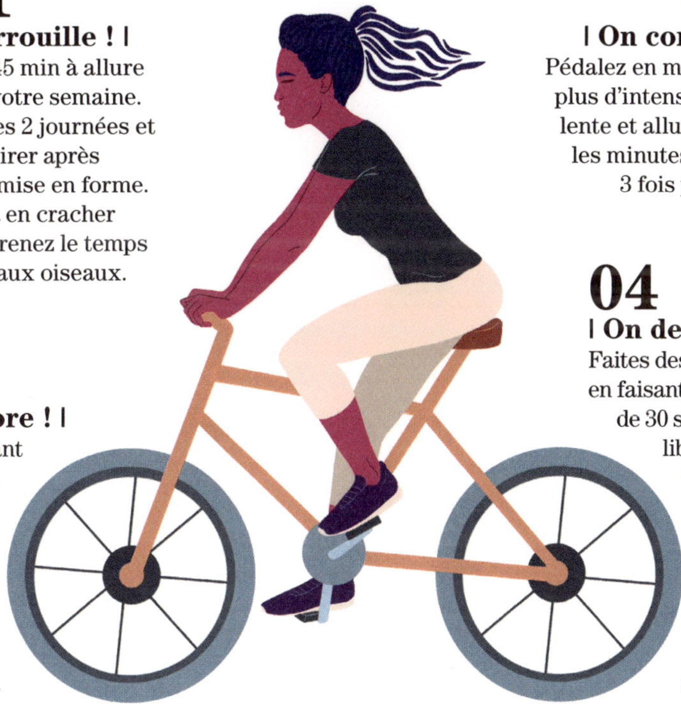

03

| On corse le tout ! |

Pédalez en mode fractionné pour plus d'intensité. Alternez allure lente et allure soutenue toutes les minutes pendant 40 min, 3 fois par semaine.

04

| On devient experte ! |

Faites des sorties de 1 heure en faisant de vives accélérations de 30 s et en récupérant en roue libre les 30 s suivantes. Le tout pendant une demi-heure. Avant cela, vous vous serez échauffée 15 min en allure normale, et pour finir le training, pour ferez 15 min de récup en pédalage cool.

« Savez-vous que le vélo est un sport porté ? Cela veut dire que le poids de votre corps est bien réparti entre le guidon, la selle et les pédales. Soit moins de traumatismes et plus de plaisir ! »

« Chacune de vos pensées, de vos paroles et de vos actions a une influence sur vous. »

Les huiles de cuisson

Ces huiles sont toutes une excellente source en acides gras et en graisses polyinsaturées. Toutefois, elles n'ont pas les mêmes valeurs nutritionnelles, ou propriétés de cuisson. Mon quatuor favori est composé de…

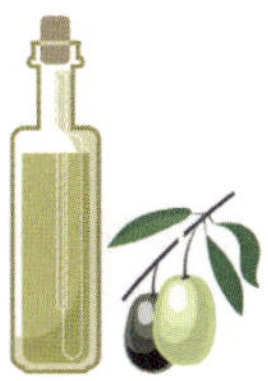

L'huile d'olive vierge extra, la polyvalente

Obtenue directement du fruit de l'olivier, elle est réputée pour ses atouts santé. Riche en oméga (9, 6, 3), en vitamines (A, B) et en minéraux, elle combat le vieillissement cellulaire, lutte contre les troubles cardio-vasculaires et les thromboses artérielles. L'huile d'olive vierge extra s'utilise aussi bien en assaisonnement que pour la cuisson, à condition de ne pas la chauffer au-delà de 160 °C.

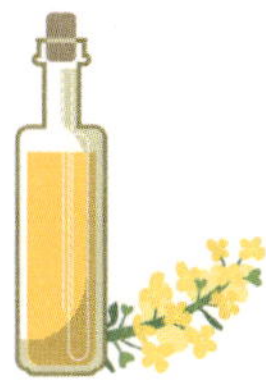

L'huile de colza, la neutre

Extraite des graines de colza (ou canola), elle aide à réduire le mauvais cholestérol et possède de puissants antioxydants qui luttent contre les maladies cardio-vasculaires et Alzheimer. Avec sa saveur très discrète, elle est à privilégier pure comme base d'assaisonnement ou pour des cuissons très douces, pas plus de 150 °C si elle est vierge.

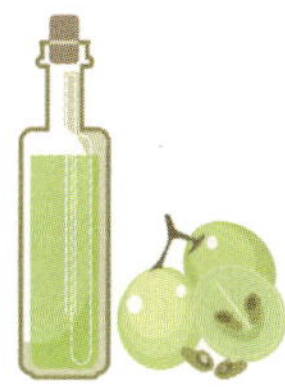

L'huile de pépins de raisin, la raffinée

Peu connue, c'est pourtant une super huile, certes un peu chère... Il faut en effet 7 kilos de pépins de raisin pour produire 1 litre d'huile. Elle prévient les maladies cardio-vasculaires et combat l'artériosclérose. Elle est surtout très appréciée en assaisonnement pour sa finesse, mais est parfaite pour les cuissons à la poêle car résistante à la chaleur, jusqu'à 220 °C ! Vous pouvez aussi l'utliser pour la pâtisserie.

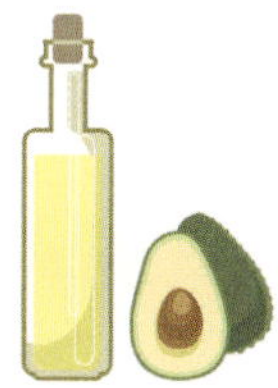

L'huile d'avocat, la plus healthy

Obtenue directement de la pulpe d'avocat, elle regorge d'oméga-6 et 3, de vitamines (A, B, C, D, E, H, K et PP) et constitue un puissant antioxydant. Ses bienfaits sur notre santé sont innombrables ! L'huile d'avocat prévient des maladies cardio-vasculaires, lutte contre le vieillissement cutané, protège notre vue ou encore favorise un bon transit intestinal. Elle s'utilise jusqu'à un point de fumée de 270 °C.

« Chaque huile possède son point de fumée. Il s'agit du degré à partir duquel une huile brûle et produit des composés toxiques et nocifs pour la santé. Plus ce point est bas, plus la cuisson doit être douce. »

Mon organisation du mois

Avouons-le, j'ai parfois du mal à gérer mon emploi du temps ! Sur-sollicitée, je n'arrive pas toujours à prioriser les projets et à organiser les journées comme je l'entendais au départ. Pour ne plus paniquer, j'ai listé ces quelques règles à suivre. Et ça m'aide !

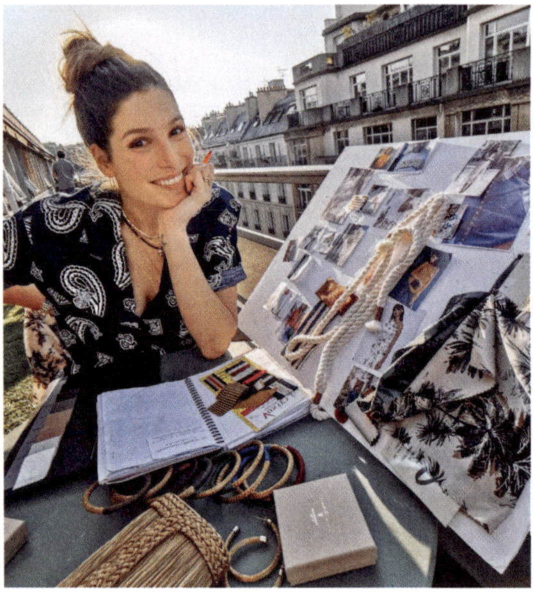

« Lorsque je n'ai pas eu le temps de faire quelque chose dans ma journée, j'enregistre sur mon smartphone une note vocale que je réécoute tranquillement le soir pour la noter dans mon agenda. »

Ce mois-ci, je note les 5 choses à faire les plus urgentes :

....

....

....

....

....

....

Je décide de déléguer ces 3 tâches

1• ....

2• ....

3• ....

Je prévois des plages libres pour les imprévus (et pour moi !) :

....

....

....

....

....

....

Je n'oublie pas de payer :

....

....

....

....

....

Je dois contacter ces trois personnes aujourd'hui :

1 ....

2 ....

3 ....

Sur mon smartphone, je remplis le calendrier de mes engagements avec des notifications pour rappel.

Un courrier que je dois rédiger avant le 15 du mois

....

....

....

GREEN

DIY

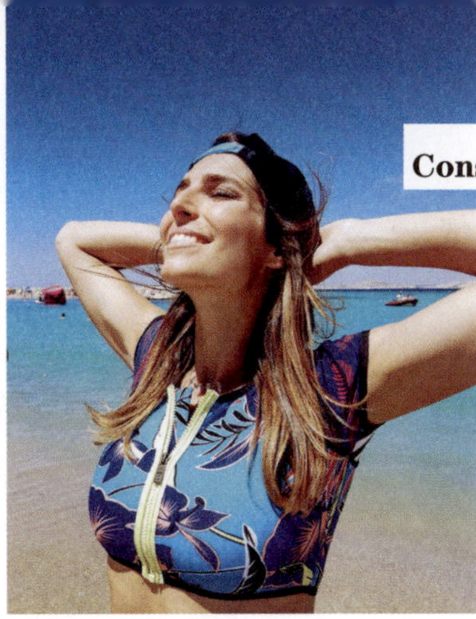

Conseil écolo | 01
MAI

Mon déo écolo

CIBLE	• transpiration
BIENFAITS	• déodorant • absorbant qui neutralise les odeurs
MATÉRIEL	• un bain-marie • une cuillère • un fouet • un petit contenant
CONSERVATION	• 6 mois à 1 an

| INGRÉDIENTS & DOSAGE |

• 5 g de cire d'abeille

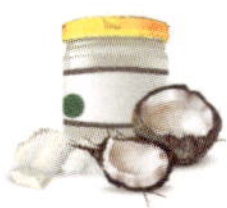

• 20 g d'huile de coco

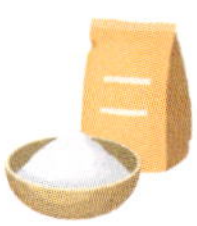

• 15 g de bicarbonate de soude

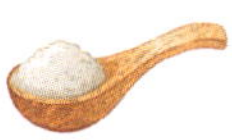

• 10 g de fécule de pomme de terre ou de maïs

Décriés pour leur teneur en sels d'aluminium cancérigènes, les déodorants n'ont plus la cote ! Voici une recette maison avec que du bon, du sain, et seulement 5 ingrédients !

| Recette |

• Faites fondre au bain-marie la cire d'abeille. Utilisée ici comme liant, elle va aussi apporter un côté onctueux et permettre d'obtenir une **pâte de déodorant**.

• On ajoute 20 grammes d'huile de coco qui est **antibactérienne.** On fait fondre le tout quelques minutes.

• Le but du déodorant c'est d'abord de neutraliser les odeurs corporelles. Pour cela, hors du feu, rajoutez 15 grammes de bicarbonate de soude et 10 grammes de fécule de pomme de terre ou de maïs pour leurs **vertus absorbantes**. Mélangez bien pour éviter les grumeaux. Utilisez un fouet si besoin.

• En option, vous pouvez rajouter des **huiles essentielles** pour leurs parfums et leurs vertus, comme le palmarosa et la menthe poivrée qui renforcent l'action neutralisante des odeurs en cas de transpiration excessive pour le sport par exemple.

• Mélangez le tout et versez la préparation dans le petit contenant. Laissez le déodorant se raffermir au réfrigérateur. Il suffira d'en prélever un petit morceau avec les doigts et de l'appliquer sur la peau.

« Quel satisfaction de faire son déo soi-même et de le personnaliser avec ses parfums préférés, tout en restant 100% naturel et sain ! »

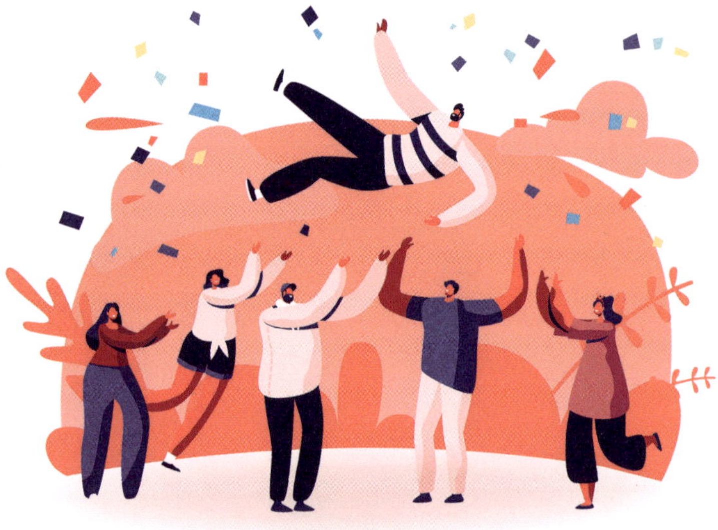

POSITIVE

Le slow management

Vous êtes à la tête d'une équipe ? Testez comme moi le slow management pour rendre vos collaborateurs plus heureux et plus créatifs !

Le slow management (le management lent) est une façon de diriger sans se presser. Apparu pour en 2004 dans l'ouvrage *A Bias for Action*, de Heike Bruch et de Sumantra Ghoshal (malheureusement non traduit), il consiste à redonner une autre dimension au temps.

La lenteur n'est plus alors perçue comme un handicap, mais comme une opportunité positive pour atteindre ses objectifs. Il est question de mettre en place des nouvelles techniques de management, plus respectueuses, sans pression, et de redonner de la liberté à ses équipes pour les voir s'épanouir. ●

« 52% des Français s'estiment heureux au travail grâce à la confiance qu'on leur accorde. Un élément à ne jamais oublier ! »

Les grands principes?

1 • Plutôt que de viser une productivité intensive, le slow management favorise un ralentissement et une optimisation de ses journées. Ce n'est pas rien faire mais mieux faire, sans stress.
2 • Être à l'écoute. D'abord de ses ressentis mais aussi de ceux de ses collaborateurs. En gros, on prend le temps de mieux communiquer.
3 • Créer des liens bienveillants. Agir seul c'est bien, agir à plusieurs c'est beaucoup mieux. On apprend à être solidaire et à faire confiance.

Comment je mets ça en place ?

1 • Je multiplie les rencontres avec mon équipe : pauses déjeuner ou café, participation à des ateliers, accompagner un membre de l'équipe à un rendez-vous…
2 • J'améliore ma communication : je fais en sorte que mon discours soit positif, rassurant et encourageant. Attention : je ne cache pas la vérité pour autant. Si je dois transmettre une information négative, je m'y prends en douceur et termine sur une note positive ou propose une voie d'amélioration.
3 • Je suis à l'écoute : je prends le temps d'écouter mon équipe et de lui permettre de s'exprimer sur les problèmes du quotidien. Cela me permet de trouver des solutions pérennes et efficaces adaptées à chacun, ou de concerter l'équipe pour développer un dialogue plus horizontal.
4 • Je valorise le travail : en premier lieu, je m'assure régulièrement que les missions de chacun soient bien comprises. Ensuite, j'encourage au maximum les prises d'initiative en rappelant à chacun qu'il a le droit à l'erreur.

Votre shopping list
• Spiruline
• Wakamé
• Chlorella
• Nori
• Agar-agar

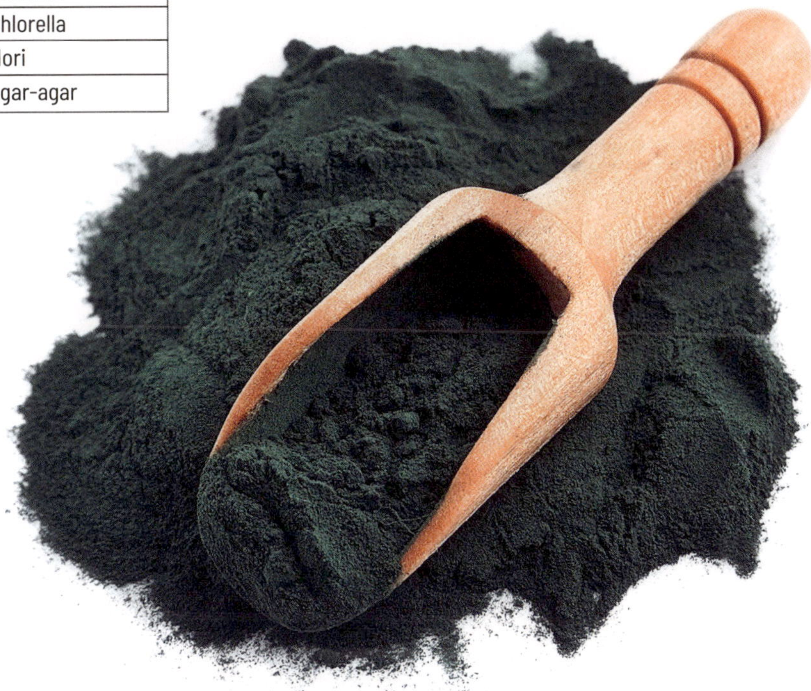

« Les algues représentent un beau panel de nutriments, idéales pour colorer les assiettes et faire le plein de fibres douces, de protéines, de vitamines et de minéraux. »

ORGANIC

Super aliment

Les algues

Depuis des millénaires, les algues sont réputées pour leurs pouvoirs nutritionnels. Gorgées de vitamines et de minéraux (magnésium, fer, calcium), elles contiennent des protéines et sont très peu caloriques.

Elles boostent

- L'absorption des nutriments
- La coagulation du sang
- La détox du système digestif
- Le système immunitaire
- Les os

Elles luttent contre

- La constipation
- La glycémie
- L'excès de cholestérol
- Le vieillissement cellulaire
- La déminéralisation du corps

Les algues au menu
(les essayer, c'est les adopter !)

• Pour l'apéro :
tzatziki au yaourt grec et spiruline

*

• En entrée :
salade d'algues wakamé au sésame

*

• En plat :
roulés de saumon fumé aux algues de nori

*

• En dessert :
mousse de bananes à l'agar-agar

Wake up
en 3 minutes chrono

Le secret pour me motiver dès le réveil ? Un training ultra rapide que je fais systématiquement. Trois petites minutes qui font toute la différence.

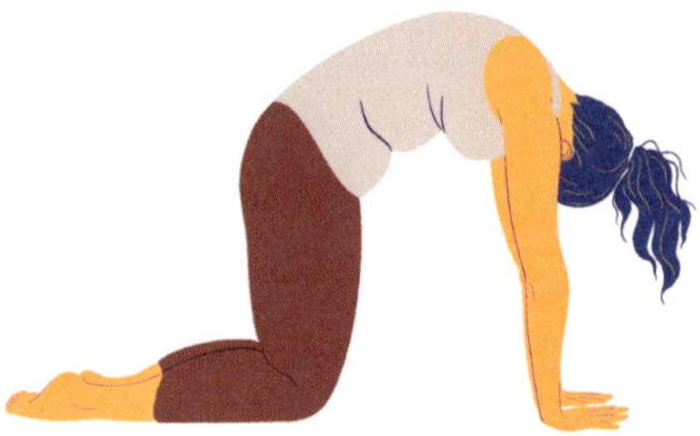

Sur mon lit

01 | Posture du chat 1 min |

Pour commencer en douceur, je fais la posture du chat et j'étire mon dos. J'alterne dos rond sur une inspiration et dos creux sur une expiration. J'en profite pour faire quelques cercles avec mon bassin pour mettre mon corps en marche.

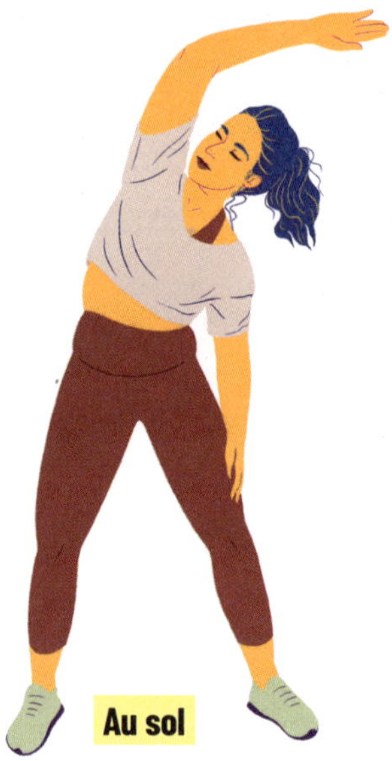

Au sol

02 | Aérobic 1 min |

Debout les jambes écartées, en micro-squats, je me mets en mode *eighties* ! Je bascule le haut de mon corps sur un côté tout en levant le bras opposé au-dessus de ma tête et j'alterne. Puis j'enchaîne des petits sauts sur place comme si je faisais un mini-sprint. Je commence à émerger !

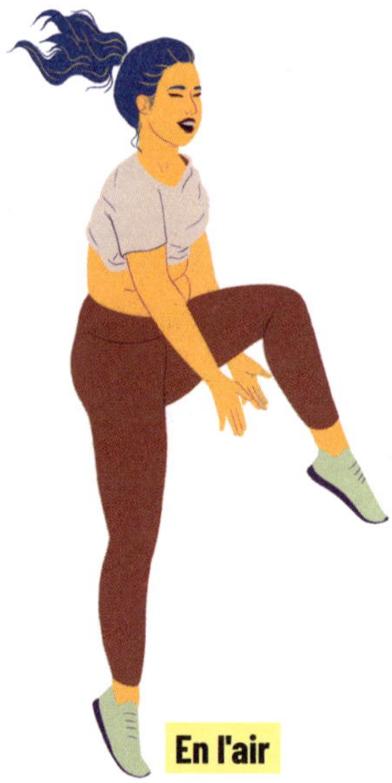

En l'air

03 | Jumping genoux 30 s |

C'est parti pour 20 sauts que je fais en levant un genou (puis l'autre) et en claquant des mains sous la cuisse levée.

« Awake !? Prenez les 30 dernières secondes pour respirer bien profondément et dénouer un peu vos cervicales. Votre journée va partir du bon pied ! »

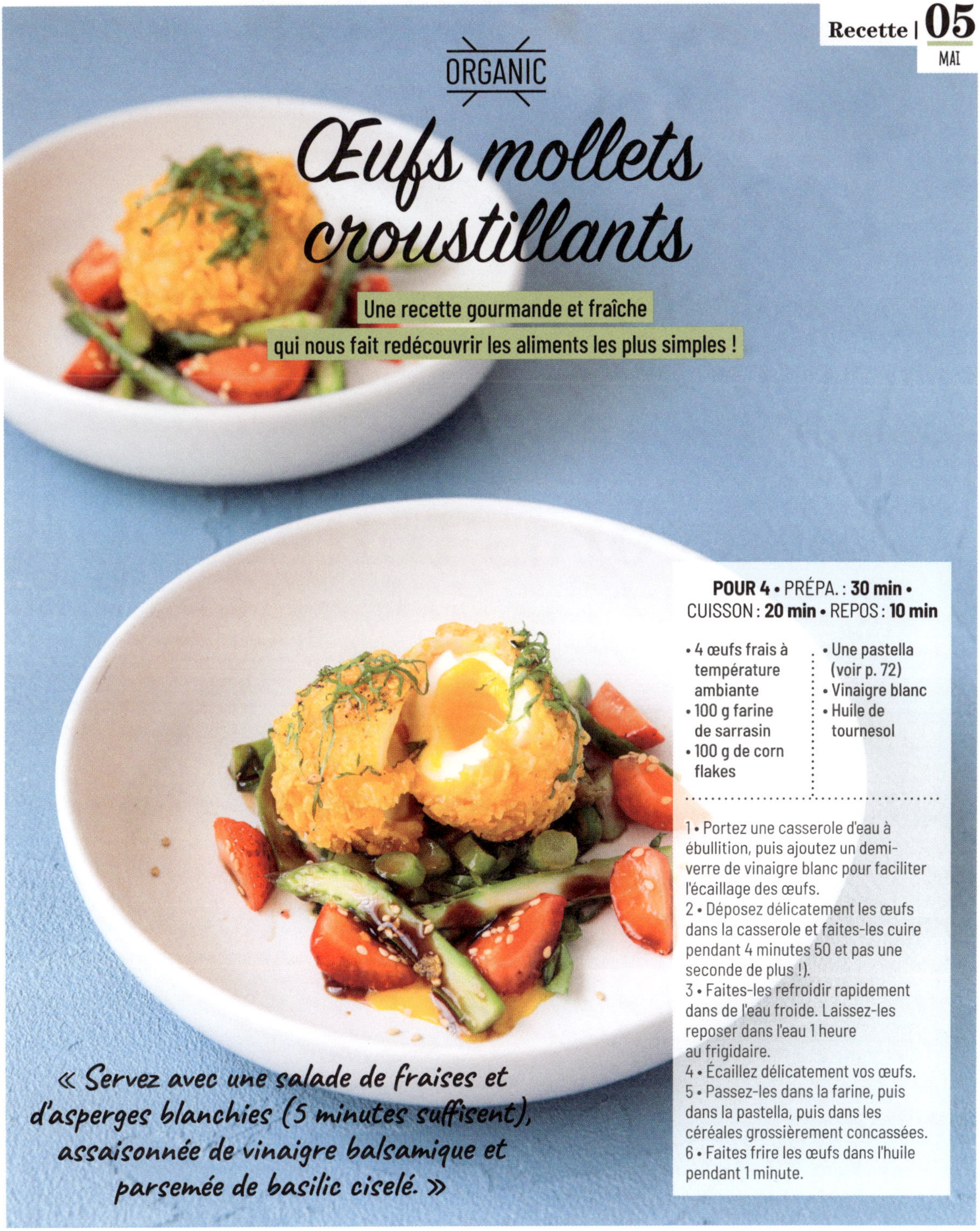

ORGANIC

Œufs mollets croustillants

Une recette gourmande et fraîche qui nous fait redécouvrir les aliments les plus simples !

POUR 4 • PRÉPA. : **30 min** • CUISSON : **20 min** • REPOS : **10 min**

- 4 œufs frais à température ambiante
- 100 g farine de sarrasin
- 100 g de corn flakes
- Une pastella (voir p. 72)
- Vinaigre blanc
- Huile de tournesol

1 • Portez une casserole d'eau à ébullition, puis ajoutez un demi-verre de vinaigre blanc pour faciliter l'écaillage des œufs.
2 • Déposez délicatement les œufs dans la casserole et faites-les cuire pendant 4 minutes 50 et pas une seconde de plus !).
3 • Faites-les refroidir rapidement dans de l'eau froide. Laissez-les reposer dans l'eau 1 heure au frigidaire.
4 • Écaillez délicatement vos œufs.
5 • Passez-les dans la farine, puis dans la pastella, puis dans les céréales grossièrement concassées.
6 • Faites frire les œufs dans l'huile pendant 1 minute.

« Servez avec une salade de fraises et d'asperges blanchies (5 minutes suffisent), assaisonnée de vinaigre balsamique et parsemée de basilic ciselé. »

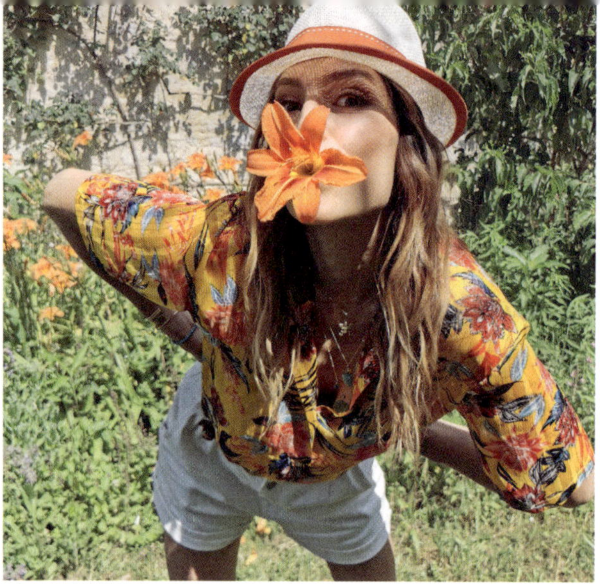

POSITIVE

Les accords toltèques

Ils font partie de mes essentiels, à suivre comme une philosophie au quotidien. Si vous ne les connaissez pas encore, mémorisez-les et tentez de les appliquer au jour le jour.

De quoi s'agit-il ?

Les Quatre Accords toltèques puis *Le Cinquième Accord Toltèque* sont des best-sellers écrits par le chaman mexicain Don Miguel Ruiz, prônant des règles de vie qui apporteraient « liberté, bonheur et amour ».

Les 5 accords

Que votre parole soit impeccable

Soyez honnête, parlez avec intégrité. N'utilisez pas la parole contre vous-même, ni pour critiquer les autres ou les juger. **#nomorebashing**

N'en faites jamais une affaire personnelle

Immunisez-vous contre les opinions ou les actes des autres. Il ne s'agit que d'une projection de leur propre réalité, de leur rêve. Évitez donc de prendre cela pour vous et ne soyez pas victime de souffrances inutiles. **#freetodecide**

Ne faites aucune supposition

Ayez le courage de poser des questions et d'exprimer ce que vous voulez vraiment. N'attendez pas que cela vienne tout seul. Communiquez clairement avec les autres pour éviter disputes, malentendus et drames. **#claireaveclesautres**

Faites toujours de votre mieux

Votre « mieux » change d'instant en instant, quelles que soient les circonstances, faites simplement de votre mieux et vous éviterez de vous juger, de vous culpabiliser et d'avoir des regrets. **#domybest**

Soyez sceptique, mais apprenez à écouter

Ne croyez pas n'importe qui, n'importe quand, même pas vous-même ! Utilisez la force du doute pour remettre en question tout ce que vous entendez. Écoutez avec votre cœur et comprenez le véritable message. **#findthetruth**

Mon {éco-vanity}

Consommer différemment nos indispensables beauté pour réduire notre impact écologique n'est qu'une question d'habitude. Voilà mes 6 alternatives à nos produits du quotidien.

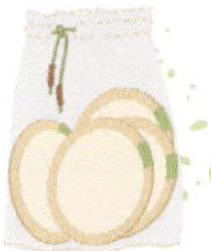

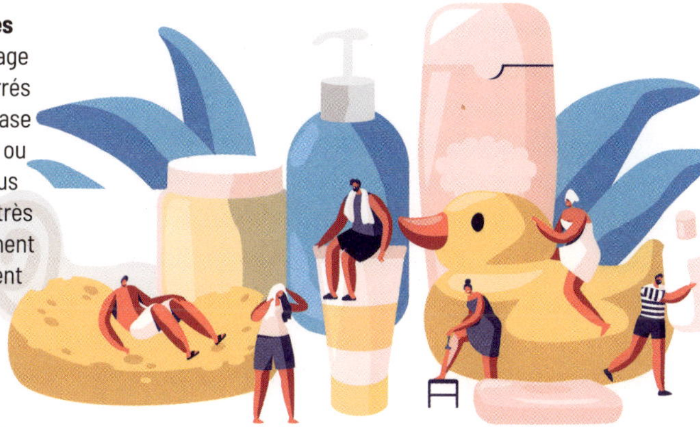

01 • **Les cotons jetables**
Au lieu d'utiliser ceux à usage unique, optez pour des carrés démaquillants lavables à base d'eucalyptus, de coton bio ou encore de bambou. En plus d'être hyper-doux, ils sont très efficaces, se lavent facilement en machine et ils vieillissent très bien.

02 • **Les dissolvettes**
Hein ? Mais si, ces petites lingettes rigolotes aux couleurs vives qui nous aident à enlever notre vernis écaillé. Déjà très répandues chez les adeptes de la manucure maison, elles sont réutilisables à volonté et permettent de continuer à chouchouter nos ongles sans faire de déchet !

03 • **La serviette en fibres de bambou**
Non seulement, elle absorbe 4 fois plus vite qu'une serviette classique, mais en plus elle protège votre crinière et évite même d'utiliser un sèche-cheveux. Un gain de temps fabuleux !

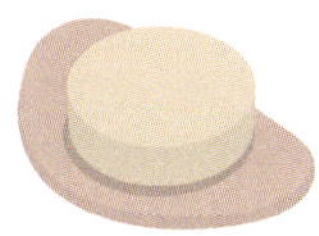

04 • **Le shampoing solide**
Lorsqu'on apprend que 5 shampoings sont vendus chaque seconde dans le monde (environ 476 000 bouteilles par jour), passer à la version solide paraît vite une évidence écologique. Ne vous fiez pas à leur petite taille, ces shampoings permettent en moyenne 80 lavages (soit 3 bouteilles classiques, quand même !). Ils seraient même plus efficaces pour fortifier et faire briller nos cheveux.

05 • **Le dentifrice rechargeable**
Il est l'un des produits de notre salle de bains qui fait le plus de déchets avec son double emballage (carton + plastique). Troquez-le pour les dentifrices rechargeables stockés dans des pots en métal ou encore sur des bâtonnets en bois compostables.

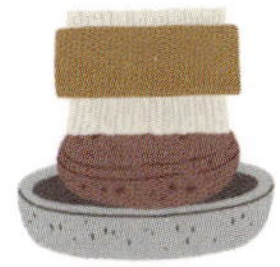

06 • **Le pain de rasage**
Oust la mousse à raser et bienvenue à ce produit écolo et rigolo ! Le pain de rasage agit comme un soin et laisse une peau douce et hydratée. De quoi se faire une épilation au poil !

« Il se vend chaque seconde pour 3 500 € de produits de beauté et de cosmétique dans le monde... Une catastrophe pour l'environnement ! »

“Le bonheur ne réside pas dans les apparences.”

Cataplasmes naturels

Voici tous les secrets de ces remèdes faciles à préparer et très efficaces pour soulager les bobos du quotidien et les petits virus…

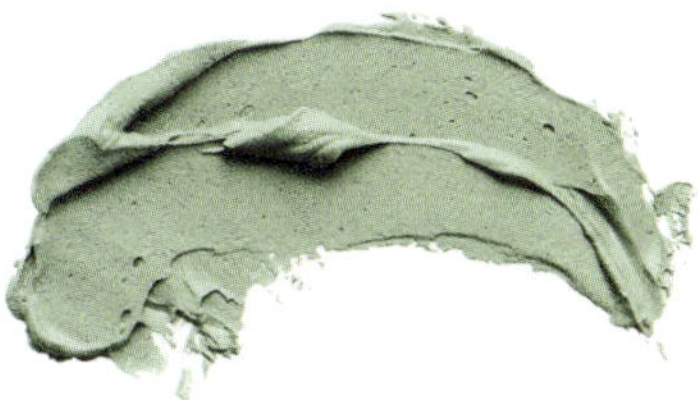

| À l'argile verte |

Très efficace pour soulager une entorse ou calmer des douleurs articulaires, l'argile verte a des vertus anti-inflammatoires et permet de décongestionner.

- Mettez 3 cuillères à soupe d'argile verte dans un saladier puis recouvrez la poudre d'eau. Laissez agir quelques minutes puis remuez jusqu'à obtention d'une pâte homogène, pas trop épaisse pour pouvoir la pétrir facilement.
- Laissez reposer 1 heure à température ambiante.
- Étalez le mélange sur la zone du corps à traiter, puis recouvrez d'un bandage ou de gaz.
- Laissez agir sur la peau entre 20 minutes et 2 heures selon la douleur, puis enlevez le cataplasme en rinçant à l'eau claire l'argile restante.

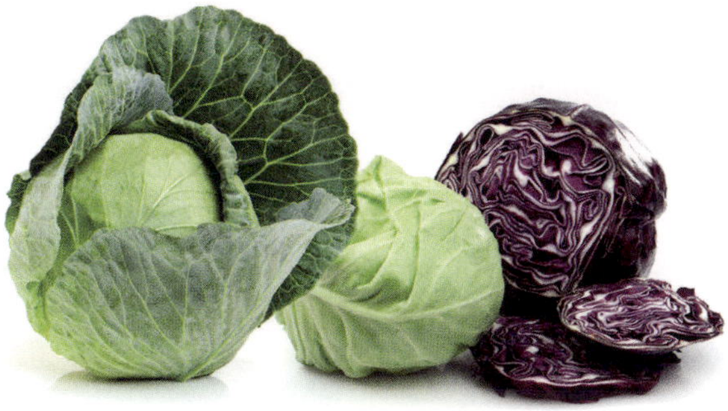

| Au chou |

Le cataplasme au chou permet de soigner les infections des voies respiratoires, comme les angines ou les sinusites. Le souffre contenu dans le chou permet d'agir comme un anti-inflammatoire sur la zone ORL et les muqueuses.

- Choisissez un chou frais et coloré (qu'il soit rouge ou vert) et lavez les grosses feuilles à l'eau tiède.
- Séchez les feuilles puis aplatissez-les avec un rouleau à pâtisserie.
- Enveloppez le mélange dans de la gaze et appliquez ce cataplasme sur la gorge ou les sinus pendant quelques heures.

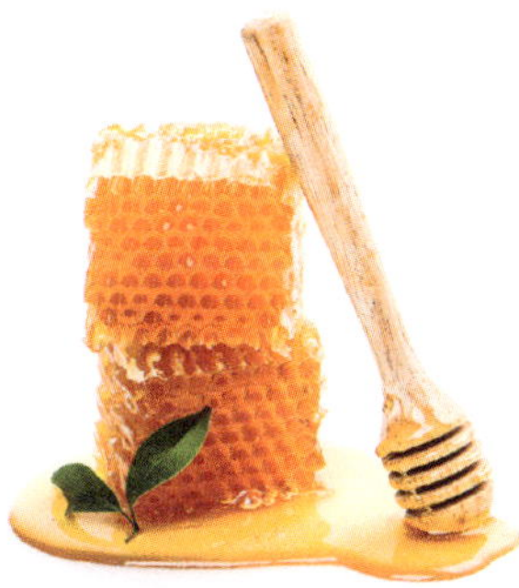

| Au miel |

Les vertus antiseptiques et antimicrobiennes du miel permettent de soulager et de favoriser la cicatrisation des petites blessures, des brûlures superficielles ainsi que des piqûres d'insectes.

- Faites tiédir le miel dans une casserole à feu doux
- Enduisez la zone à traiter du miel tiédi.
- Recouvrez le cataplasme de gaze et laissez agir minimum 30 minutes puis rincez à l'eau tiède.

ORGANIC

Chouchouter son microbiote

Nos intestins et plus particulièrement notre flore intestinale influencent notre santé physique et psychique et seraient même responsables de certaines pathologies. Retrouvez 4 astuces pour prendre soin de votre microbiote intestinal, le plus important de notre corps.

C'est quoi au juste ?

Le microbiote représente les bactéries, virus, parasites, champignons non pathogènes qui vivent dans notre corps. Ces milliards de micro-organismes participent à la digestion et dégradent certains déchets toxiques. Ils stimulent aussi le renouvellement de la paroi intestinale, synthétisent certaines vitamines et renforcent notre système immunitaire.

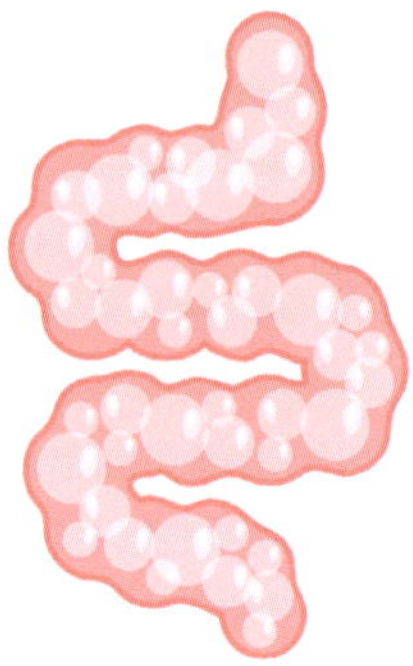

Je boude les additifs

Rien de pire pour perturber notre microbiote que les produits industriels (chips, plats préparés…) et les aliments très transformés, comme ceux composés de plus de 5 ingrédients. Les additifs qu'ils contiennent fragilisent grandement notre digestion et nos parois intestinales.

Je fais le plein de probiotiques

Ces bactéries et levures boostent naturellement notre flore intestinale. Misez donc sur les légumes fermentés (choucroute, carottes, haricots verts, navets…), les produits à base de soja (sauce soja, soupe miso…), les légumineuses (pois chiches, haricots rouges…), les céréales comme le blé entier ou encore les condiments tels que les cornichons, les olives et les câpres. Pour un effet optimal, il faut les consommer vivants (le moins cuits possible) et en grande quantité.

Je limite la viande

En consommant trop de viande rouge, on entretient au sein de la flore intestinale des bactéries. Limitez-vous à 2 portions de viande rouge par semaine, en favorisant les morceaux maigres (steak haché à 5 %…). Pour maintenir un apport suffisant en protéines, optez pour de la volaille, des œufs et du poisson.

Je mets en place une bonne routine

Notre flore intestinale n'aime pas être perturbée. Essayez alors de manger à heures fixes et de laisser votre estomac se reposer suffisamment longtemps entre deux repas.

« De mon côté, je craque pour les yaourts au kéfir. Cet aliment fermenté permet la prolifération de bactéries protectrices. Et c'est un délice. »

ORGANIC

Granola noix et cranberries

Un granola parfait pour débuter la journée en douceur et faire le plein d'énergie !

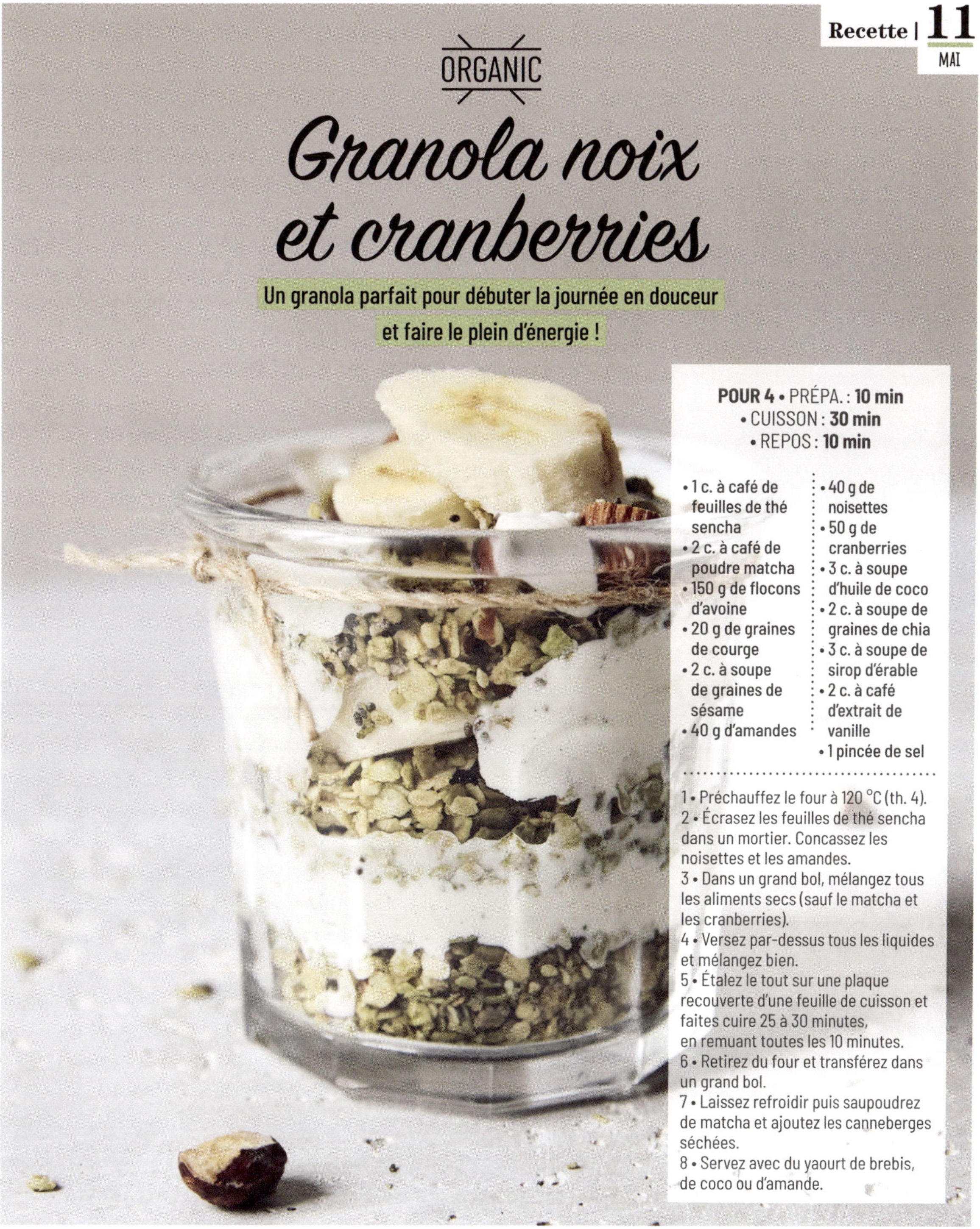

POUR 4 • PRÉPA. : **10 min** • CUISSON : **30 min** • REPOS : **10 min**

- 1 c. à café de feuilles de thé sencha
- 2 c. à café de poudre matcha
- 150 g de flocons d'avoine
- 20 g de graines de courge
- 2 c. à soupe de graines de sésame
- 40 g d'amandes
- 40 g de noisettes
- 50 g de cranberries
- 3 c. à soupe d'huile de coco
- 2 c. à soupe de graines de chia
- 3 c. à soupe de sirop d'érable
- 2 c. à café d'extrait de vanille
- 1 pincée de sel

1 • Préchauffez le four à 120 °C (th. 4).
2 • Écrasez les feuilles de thé sencha dans un mortier. Concassez les noisettes et les amandes.
3 • Dans un grand bol, mélangez tous les aliments secs (sauf le matcha et les cranberries).
4 • Versez par-dessus tous les liquides et mélangez bien.
5 • Étalez le tout sur une plaque recouverte d'une feuille de cuisson et faites cuire 25 à 30 minutes, en remuant toutes les 10 minutes.
6 • Retirez du four et transférez dans un grand bol.
7 • Laissez refroidir puis saupoudrez de matcha et ajoutez les canneberges séchées.
8 • Servez avec du yaourt de brebis, de coco ou d'amande.

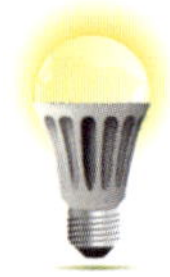

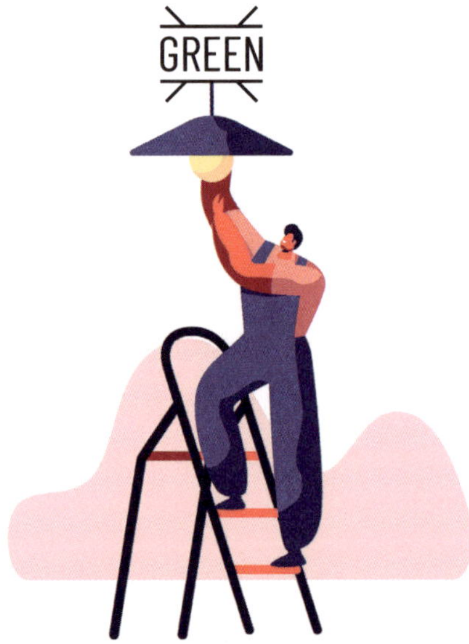

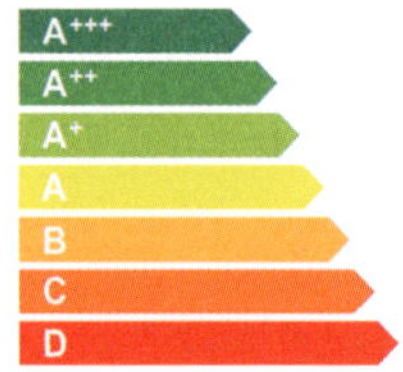

Je réduis ma facture d'électricité

Quelques réflexes très simples à mettre en place et des chiffres décroissants sur votre facture. Avouez-le, c'est tentant non ?

01 • **Installez des ampoules LED**
Une LED consomme 10 fois moins d'énergie qu'une ampoule à incandescence et 6 à 8 fois moins qu'une ampoule halogène. Elles sont donc en moyenne 80% plus économes ! Un peu plus chères que les autres, elles deviennent très rentables sur le long terme !

02 • **Arrêtez la veille**
Branchez vos appareils sur des multiprises afin de les éteindre complètement et d'éviter qu'ils se mettent en veille.

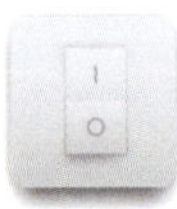

03 • **Éteignez derrière vous**
Pensez toujours à éteindre la lumière lorsque vous quittez une pièce. Et profitez au maximum de la lumière du jour, surtout aux beaux jours.

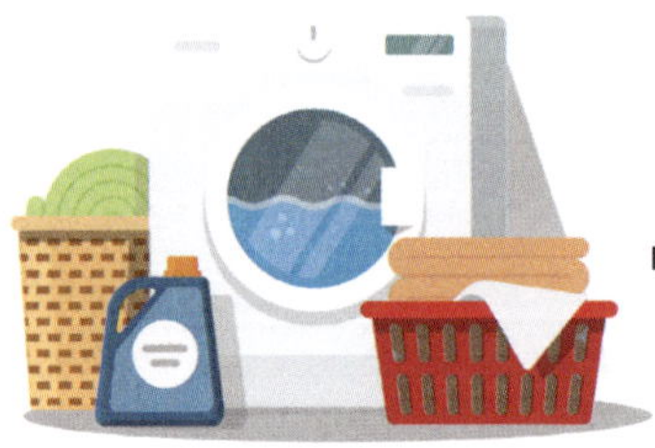

04 • **Pensez heures creuses**
Que ce soit pour vos machines de linge ou votre lave-vaisselle, notez sur un Post-it les heures les moins chères pour les faire tourner. Pensez aussi aux départs différés. Le pli est vite pris !

05 • **Lavez à froid**
Le lave-linge consomme énormément dans votre maison. Lorsque vous faites une machine dont les vêtements n'ont pas servi à votre dernier bootcamp dans la boue, pensez à laver à froid.

06 • **Lisez les étiquettes énergétiques**
Lorsque vous partez en mode shopping de votre électroménager, comparez les étiquettes avec soin. A+, A++ et A+++ sont les bons élèves en matière de consommation.

« Si vous avez des doutes quant à la consommation de votre logement, faites établir un diagnostic de performance énergétique pour en avoir le cœur net ! Vous prendrez ainsi les bonnes décisions pour réduire son empreinte carbone. »

Pilates
du soir

Pour rééquilibrer mon corps après une journée prenante, quelques exercices de Pilates pour me délasser et apaise mes pensées en effervescence.

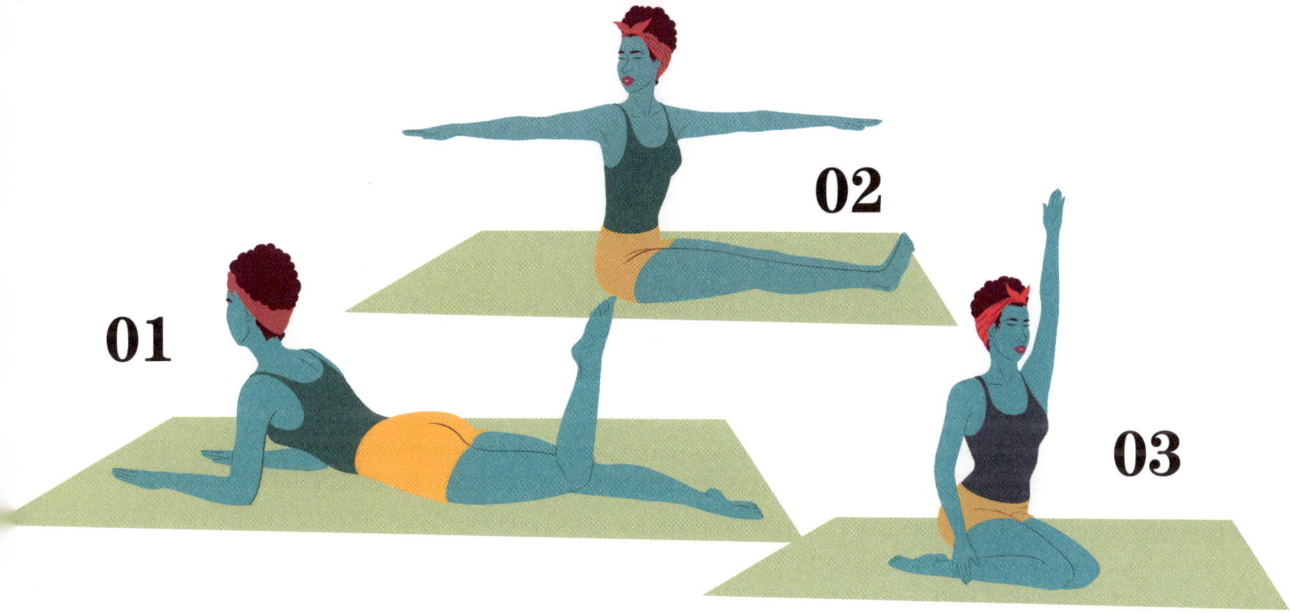

01 | Single leg kick |

Allongée sur le ventre, appuyée sur les coudes à angle droit, les jambes serrées, levez alternativement les jambes en expirant lorsque vous pliez le genou. Les hanches doivent rester au sol, les épaules ne s'affaissent pas et on regarde droit devant !

02 | Spine twist |

Assise sur le sol, le dos droit, les jambes tendues et serrées, tendez les deux bras de chaque côté tout en pivotant le buste et les épaules de gauche à droite. Attention, seul le buste bouge et pas votre *booty* !

03 | Mermaid |

Jouez la sirène en vous asseyant les jambes pliées sur le côté. Tout en tenant votre cheville avec le bras du côté de vos jambes, levez l'autre bras et tirez en l'air ! Un étirement qui va vous faire vraiment du bien.

« Même si vous n'avez pas beaucoup de temps, prenez quelques minutes pour faire ces exercices, la régularité paye beaucoup ! »

“Ne faites pas de compromis avec vous-même.”

POSITIVE

Le yoga du rire

Ce concept tout simple nous incite à libérer nos tensions, nos mauvaises émotions ou encore nos peurs en... nous esclaffant ! On y va pour une bonne barre de rire ?

Un peu d'histoire

Ce type de yoga a été inventé en Inde en 1995 par le médecin généraliste Madan Kataria, qui a constaté que ses patients joyeux guérissaient plus vite et mieux. Convaincu des bienfaits du rire sur la santé, il décide de fermer son cabinet médical pour créer son premier Club de Rire. Sa pratique devient très vite populaire et mondialement reconnue. Il existe désormais plusieurs milliers de clubs de rire et même une Journée mondiale du rire célébrée chaque année le premier dimanche de mai.

Et en pratique ?

Le yoga du rire propose plusieurs techniques pour s'entraîner à bien s'esclaffer sur commande en utilisant des respirations profondes. Il se pratique en groupe afin de tirer parti des énergies positives de chacun et est rythmé par la célèbre ritournelle « Ho-Ho-Ha-Ha-Ha ». Au final, il s'agit d'un ensemble d'exercices qui vont libérer notre corps et notre esprit de toutes les tensions accumulées. L'hilarité devient alors un outil de bien-être et de relaxation. Respirez, soufflez, riez !

Quels sont les bienfaits ?

Ils sont vastes ! Le premier est qu'il met de bonne humeur immédiatement grâce aux endorphines que nous libérons (les fameuses hormones du bonheur). Le yoga du rire combat également les effets négatifs liés au stress : troubles du sommeil, maux de ventre, prise de poids... Il booste aussi notre système immunitaire, apaise nos douleurs et maladies chroniques. Enfin, il nous aide à nous connecter aux autres.

Ça marche vraiment ?

Scientifiquement il est prouvé que le rire augmente la longévité et combat même certaines maladies. Selon diverses recherches cliniques menées en Autriche, en Inde ou encore aux États-Unis, le rire fait baisser le niveau d'hormones de stress dans le sang, lutte contre le surmenage et favorise une attitude positive. Autant de bons points qui nous donnent envie d'essayer de rire aux éclats là tout de suite sans raison !

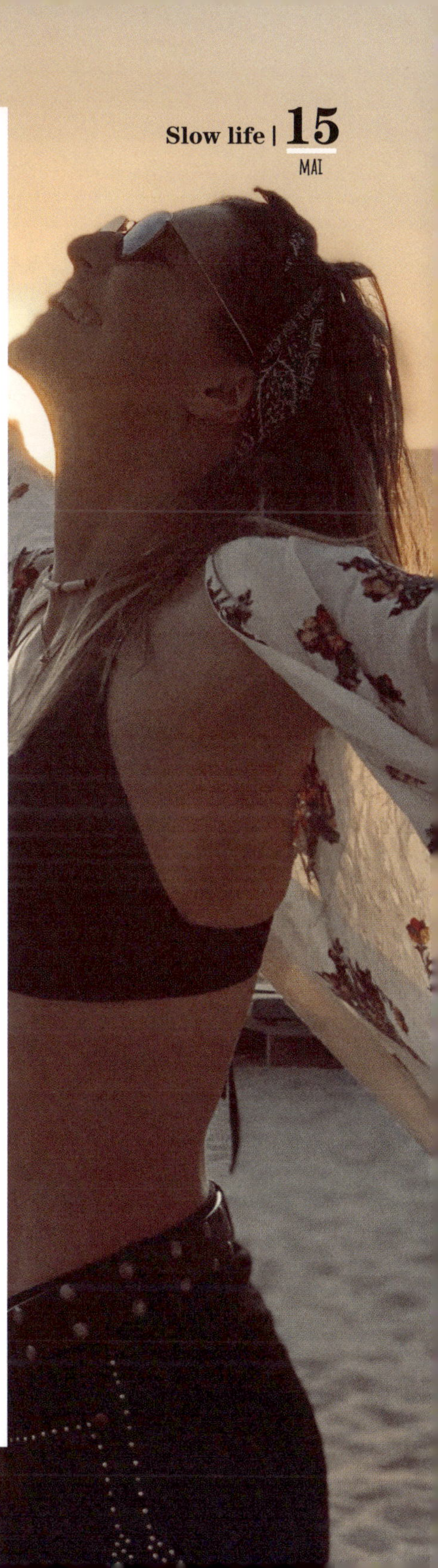

TONIC

Mon hammam maison

De la vapeur d'eau chaude au gommage en passant par le massage à l'huile d'argan, pour vivre ce moment de détente à domicile, suivez-moi !

| Mettez-vous dans l'ambiance |

Pour faire le vide et relâcher les tensions, fermez la porte de votre salle de bains. Tamisez la lumière et allumez des bougies parfumées, ou un diffuseur d'huiles essentielles (à l'eucalyptus de préférence pour ses vertus purifiantes). Vous pouvez également mettre un fond sonore de musique relaxante.

| De la vapeur d'eau chaude |

Certes vous ne pourrez pas atteindre la température des hammams, qui avoisine facilement les 50 °C… Mais en faisant couler un bain très chaud ou une douche, vous créerez de la vapeur d'eau chaude et humide proche de celle de ces bains de vapeur.

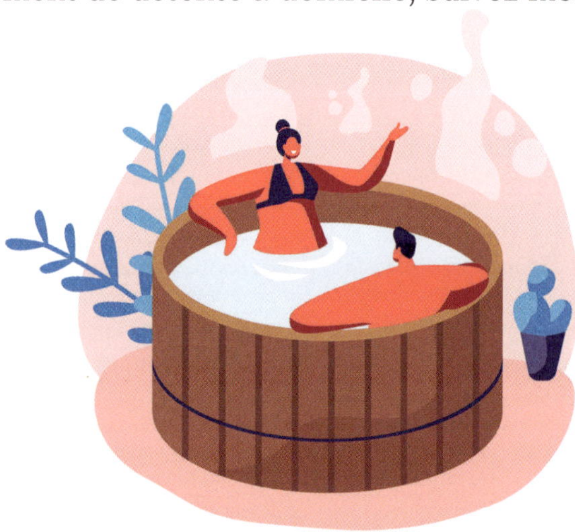

| Ne gommez pas le gommage ! |

Moment clé d'une séance au hammam, le gommage permet d'enlever les cellules mortes de la peau et de booster la circulation sanguine. Après le bain, recouvrez tout votre corps (sauf le visage) de savon noir. Ce produit naturel fabriqué à partir d'olives noires et parfumé à l'eucalyptus permet d'exfolier et d'hydrater la peau. Laissez agir quelques minutes puis gommez avec un gant en effectuant des mouvements circulaires avant de rincer à l'eau tiède.

Les bienfaits de ce rituel ancestral

Héritée des thermes romains, la vapeur du hammam (appelé aussi bain maure ou bain turc) procure de nombreux bienfaits à l'organisme :

- dilate les pores de la peau et élimine les toxines
- dégage les sinus
- apaise les douleurs musculaires
- facilite la respiration
- relaxe et facilite le sommeil

| Se masser avec de l'huile d'argan |

Pour finir, massez-vous à huile d'argan. Riche en vitamine E et en antioxydants, elle hydratera, nourrira et régénérera votre peau. Un massage tout en douceur vous permettra de relâcher les dernières tensions et d'accéder à un état de détente absolu.

Faites la paix avec votre assiette !

Non je ne vous dis pas de manger de la *junk food* tous les jours, mais plutôt de lâcher du lest sur votre menu quotidien de temps en temps. Car à vouloir tenir un frigo parfaitement *healthy*, on peut vite craquer…

J'arrête les régimes

À l'heure où les nouveaux régimes fleurissent chaque jour, je décide de n'en suivre aucun. Mon seul régime ? Celui que je me fabrique sur mesure, en écoutant mon corps, ma faim, mes maux, mon plaisir et aussi ma raison !

Je cherche le plaisir

Oui c'est top de boire un smoothie brocoli mais ça ne sert à rien d'en siroter si l'on n'aime pas ça. L'alimentation doit avant tout être une source de découverte et de joie. Réfléchissez-y quand vous mangez votre bento *mega light* qui vous emm… ! Ajoutez-y une touche de fun !

Je prends mon temps

Engloutir un sandwich industriel devant son ordi, parfois on n'a pas le choix. Mais ne répétez pas trop cette mauvaise habitude et prenez 15 min pour regarder et ressentir ce que vous mangez. La digestion ne sera que meilleure, c'est prouvé !

Je m'autorise des écarts

Je le répète souvent, se frustrer n'a rien de bon ! Un jour, à force d'interdiction, vous vous vengerez sur une tablette de chocolat jusqu'à l'écœurement ! Oui pour le croissant au beurre, la bonne grosse pizza, la tarte au citron… Mais prenez de bons produits et équilibrez les jours suivants sans vous prendre la tête.

Je ne traque pas les calories

Ha ça non ! Interdit de vous prendre la tête à compter les calories mangées ! Plus vous perdrez du temps à le faire, plus votre culpabilité grandira et plus vous risquerez de développer des troubles alimentaires.

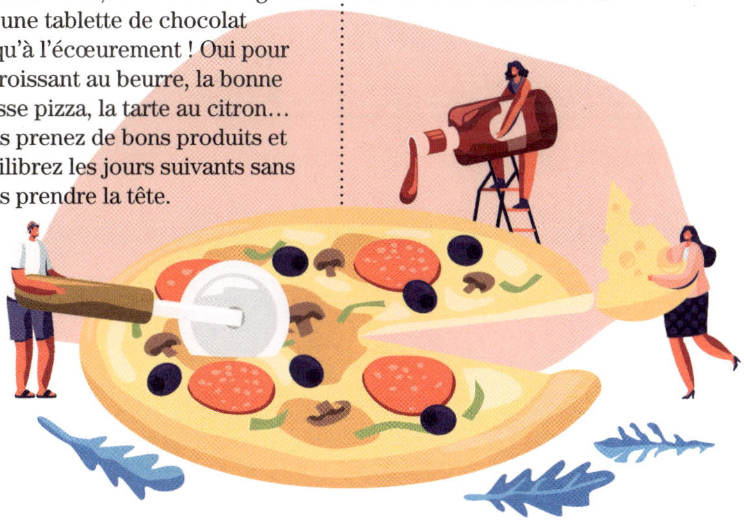

« 61% des femmes éprouvent un sentiment de culpabilité après avoir succombé à de la junk food. Si je ne plaide pas pour ce type d'alimentation, en revanche, je vous invite à en manger en toute conscience tout en vous disant que c'est votre petit plaisir occasionnel. Et puis zut ! »

ORGANIC

Soupe de petits pois glacée

N'hésitez pas à placer vos petits pois frais au congélateur pour y fixer la chlorophylle, aussi appelée « sang vert » pour ses bienfaits sur le système endocrinien, le métabolisme cellulaire et la dépuration de l'organisme.

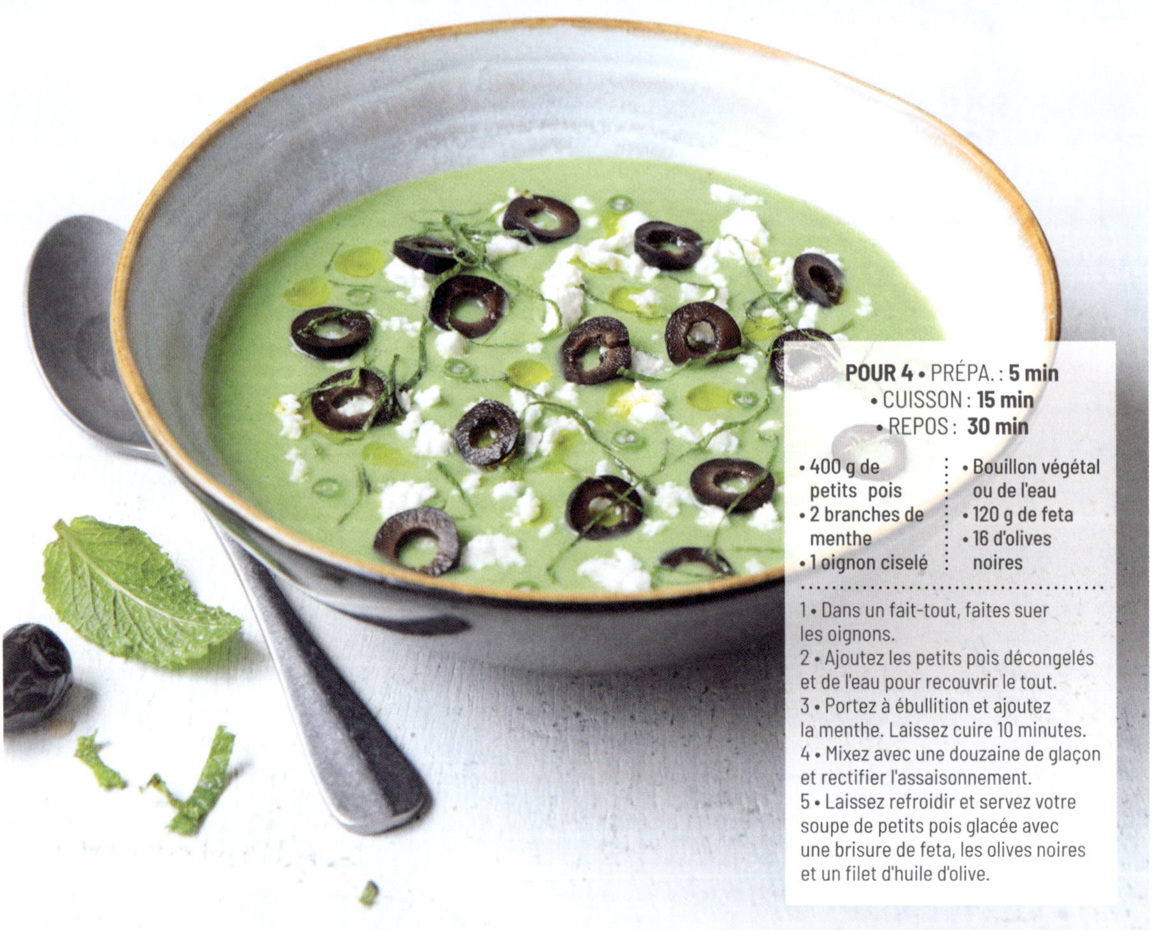

POUR 4 • PRÉPA. : **5 min**
• CUISSON : **15 min**
• REPOS : **30 min**

- 400 g de petits pois
- 2 branches de menthe
- 1 oignon ciselé
- Bouillon végétal ou de l'eau
- 120 g de feta
- 16 d'olives noires

1 • Dans un fait-tout, faites suer les oignons.
2 • Ajoutez les petits pois décongelés et de l'eau pour recouvrir le tout.
3 • Portez à ébullition et ajoutez la menthe. Laissez cuire 10 minutes.
4 • Mixez avec une douzaine de glaçon et rectifier l'assaisonnement.
5 • Laissez refroidir et servez votre soupe de petits pois glacée avec une brisure de feta, les olives noires et un filet d'huile d'olive.

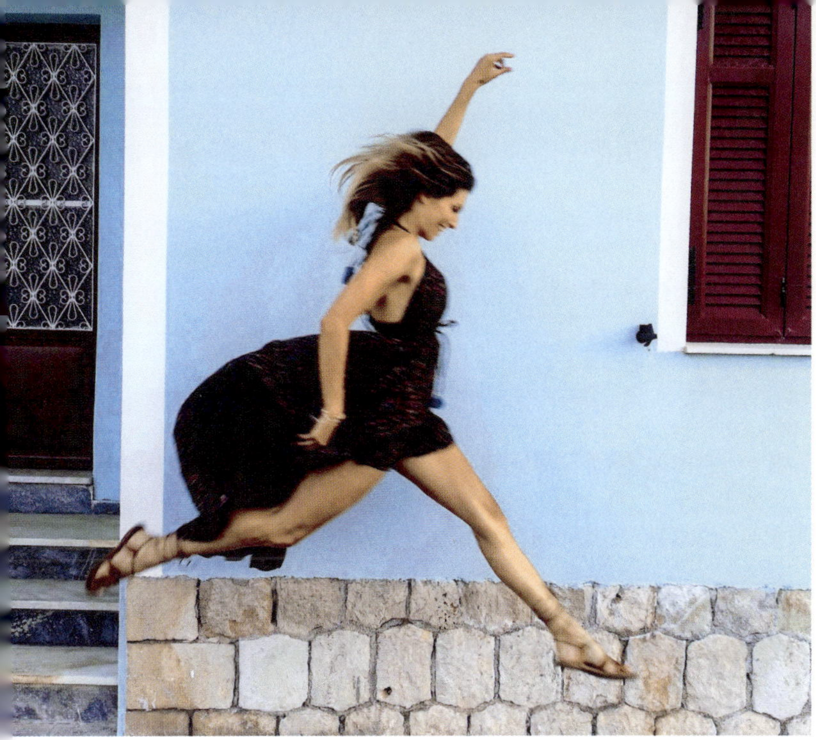

POSITIVE

La méthode Kaizen pour avancer chaque jour

Non, non il ne s'agit pas d'une méthode farfelue, mais bien d'un concept positif qui prône l'amélioration en continu. Chaque petit pas compte et nous rapproche de notre objectif.

En quoi ça consiste ?
Le mot *kaizen* vient du Japon. *Kai* signifie « changement » et *zen* signifie « meilleur ». Autrement dit : l'amélioration progressive.

Le principe est simple : être personnellement en évolution constante. Chaque étape a son importance et nous permet d'atteindre notre goal !

Comment ça fonctionne ?
Dans un premier temps, il faut se fixer un objectif concret : obtenir quelque chose, éviter un comportement… Il est primordial de bien identifier ce qu'on désire. Ensuite, il convient d'établir un calendrier positif où chaque jour nous changeons nos habitudes pour nous rapprocher de notre but. L'idée est de mettre en place des automatismes qui petit à petit porteront leurs fruits.

Et concrètement ?
Tout réside dans la prise de conscience et dans l'action. Quotidiennement, on se fixe un petit but à atteindre. Non seulement ce « petit pas » booste notre confiance en soi, mais il permet de mettre en place une nouvelle habitude plus saine et productive. Pour s'aider, il faut tenir un journal de bord où l'on suit ses victoires ainsi que ses avancées vers son objectif final.

Pourquoi ça marche ?
Mettre en place un petit changement demande peu d'énergie. Si au jour le jour l'effort semble facile, dans le temps les récompenses sont grandes. Cette amélioration constante est peu contraignante à mettre en place et permet d'éviter toute frustration en cours de route.

« La méthode Kaizen est très pratiquée dans le milieu professionnel. Utilisez-la avec vos équipes pour insuffler encore plus de motivation et optimiser votre team ! »

TONIC

La réflexologie
c'est le pied !

3 points de réflexologie

Pour les maux de tête : ciblez le haut du gros orteil, juste au-dessus des coussinets.

Pour soulager les sinus : stimulez le bout des orteils, sauf le pouce. Le massage ne doit pas dépasser 3 minutes par pied.

Pour mieux respirer : la zone réflexe des poumons se situe sous l'orteil du milieu, le majeur, au niveau des coussinets, ainsi que sous la première phalange de l'annulaire (en quatrième position).

Le bon geste

Après avoir localisé la zone que vous souhaitez cibler, effectuez à cet endroit un massage léger avec le pouce ou l'index, en pratiquant des mouvements rotatifs pendant 2 à 3 minutes. Vous pouvez vous concentrer sur un pied, puis l'autre. Les zones réflexes sont placées de manière symétrique sur les deux voûtes plantaires.

S'occuper de ses pieds pour soulager une migraine ? Curieux… Et pourtant cette approche énergétique, issue de la médecine traditionnelle chinoise, fait ses preuves depuis des millénaires.

Le saviez-vous ?

En chinois, l'idéogramme associé au « pied » signifie : « partie du corps qui sauvegarde la santé ».

足

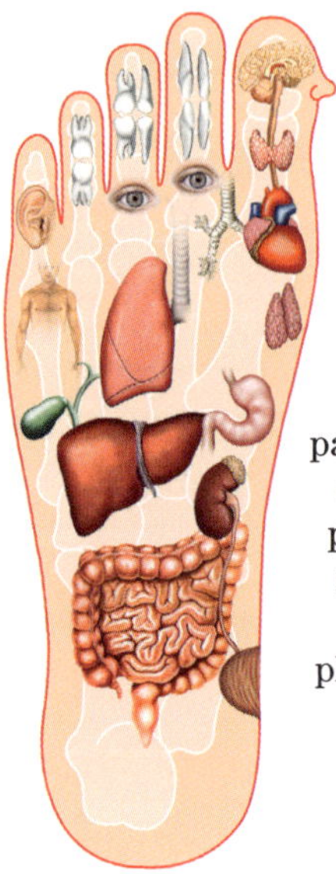

| Une cartologie du corps sous le pied |

La réflexologie se base sur le principe suivant : chaque partie ou organe de notre corps est « connecté » à un endroit précis du pied, appelé la zone réflexe. En massant ce point ou cette région de la voûte plantaire, l'organe associé sera ainsi détendu, relâché voire même corriger un dysfonctionnement !

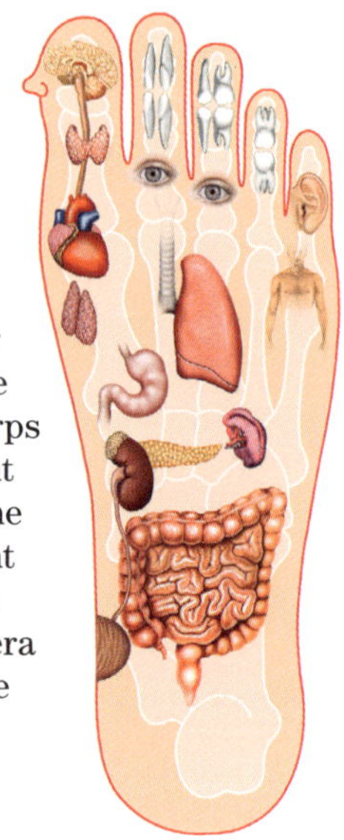

« Un thérapeute pourra détecter les dysfonctionnements de votre corps et les corriger en stimulant les organes correspondants, tout en douceur. »

Stop au gaspillage alimentaire !

Whaaaat ?!?

La nourriture produite non consommée engloutit chaque année 250 km^3 d'eau, soit le débit annuel de la Volga, en Russie.

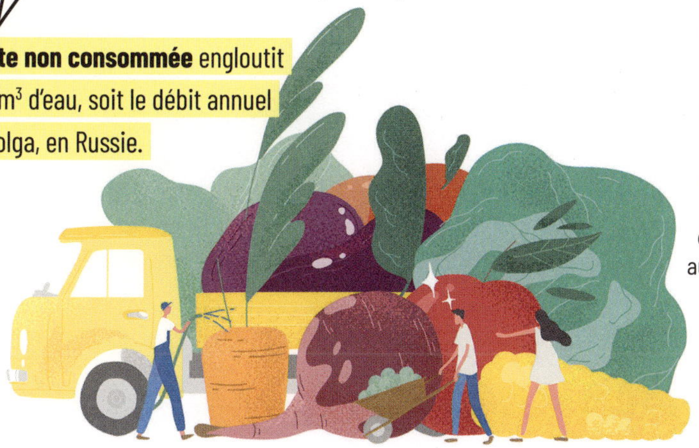

S'il était un pays, le gaspillage alimentaire serait le troisième plus gros producteur de gaz à effet de serre derrière la Chine et les États-Unis. Agissons-vite de chez nous.

01 • Gérez vos courses comme une cheffe
Tout commence là. Dans votre tote bag. Ne vrillez pas vers des achats compulsifs, essayez de mesurer correctement les quantités dont vous avez besoin pour vos menus et pensez aux jours où vous ne mangerez pas chez vous.

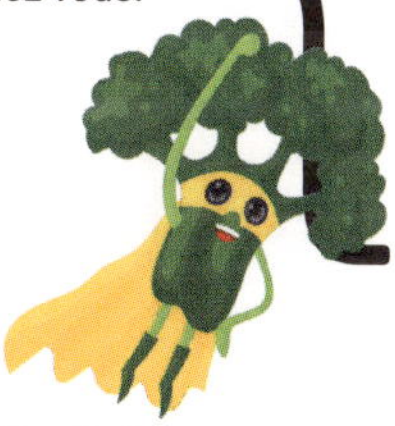

02 • Ne larguez pas vos légumes
31% de notre gaspillage provient des légumes oubliés. Vous la voyez la courgette qui pourrit au fond de votre bac à légumes parce que vous l'avez abandonnée telle une vieille chaussette ? Reprenez-vous et respectez vos légumes comme de vieux amis !

03 • Lisez les dates de péremption
La DLC (date limite de consommation) indique une limite impérative tandis que la DDM (date de durabilité minimale) mentionnée avec le fameux « à consommer de préférence » vous laisse encore quelques jours. Ne soyez pas psychorigide.

04 • Pensez aux autres
Sonnez chez votre voisin, trouvez un frigo solidaire dans votre quartier... Bref, ne jetez pas votre superbe reste de lasagnes parce que vous avez eu plus grands yeux que grand ventre ! À échelle mondiale, un tiers des aliments sont jetés, faites quelque chose !

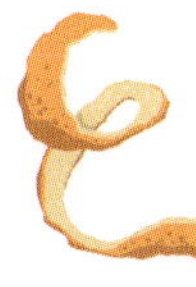

05 • Mangez les épluchures
Il suffit de bien laver la peau des légumes et hop dans l'assiette ! Carottes, courgettes, aubergines... Il existe même des recettes consacrées aux épluchures, alors heureuse ?

06 • N'ayez pas honte, ramenez vos restes
Au resto, vous calez sur votre dessert trop gourmand ? Demandez un doggy bag en carton et partez avec au lieu de laisser cette merveille au fond d'une poubelle XXL. Vous incarnez le turfu !

« Le gaspillage alimentaire représente 30 kg par personne et par an, dont 7 kg de produits qui n'ont même pas été déballés. Et gaspiller de la nourriture coûte un bras : environ 100 € par personne et par an ! »

« Soyez la femme qui vous inspire et non celle que vous devriez être. »

Air guitar

Vous avez la grosse patate et besoin de vous défouler en mode furie ? Un peu d'*air guitar* sur un gros tube d'AC/DC et votre journée va prendre un autre tournant. C'est mon péché mignon…

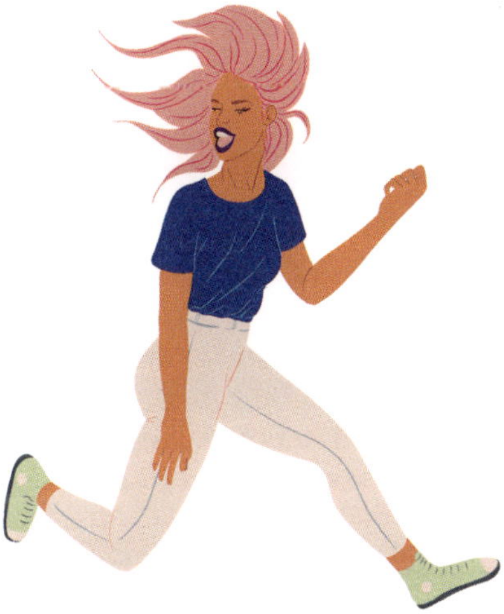

02 | Riffs en solo 30 s |

C'est votre minute de gloire ! Électrisez-vous de toutes vos forces en pliant vos jambes et en basculant votre torse en arrière. La nuque est redressée. Restez tonique avec des mouvements saccadés sur votre guitare, comme si vous étiez en transe !

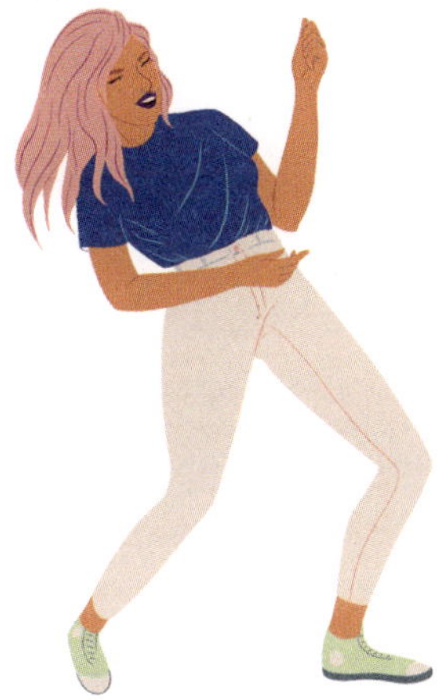

01 | Jumping rockeuse x 10 |

Pour muscler vos cuissots, rien de mieux que de vous entraîner à ce saut de dingo. Commencez sur votre lit pour prendre le pli (on ne sait jamais, vous pourriez vous retrouver sur les fesses) et passez au sol quand vous sentez aussi à l'aise qu'Angus Young ! Criez de toutes vos forces pendant le saut, et pour corser un peu les choses, tendez la jambe avant.

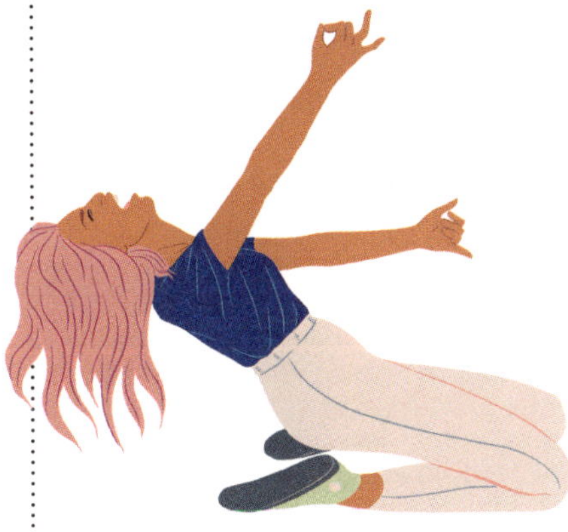

03 | Le final 30 s |

Vous êtes chaud-bouillant comme Joan Jett ? Travaillez vos abdos et assouplissez vos jambes en vous accroupissant et en basculant en arrière. Passez sur les genoux puis sur les fesses et restez en tension jusqu'à avoir vos tablettes de choc *on fire*. Secouez la tête et finissez votre solo !

« Pour éviter la crampe, échauffez-vous 10 min avant votre concert en courant sur place et en saluant vos fans comme si vous arriviez au Stade de France ! »

ORGANIC

La bonne eau pour mon corps !

Eaux de source ou eaux minérales naturelles, la sélection est vaste. Comment choisir la meilleure option en fonction de ses besoins ?

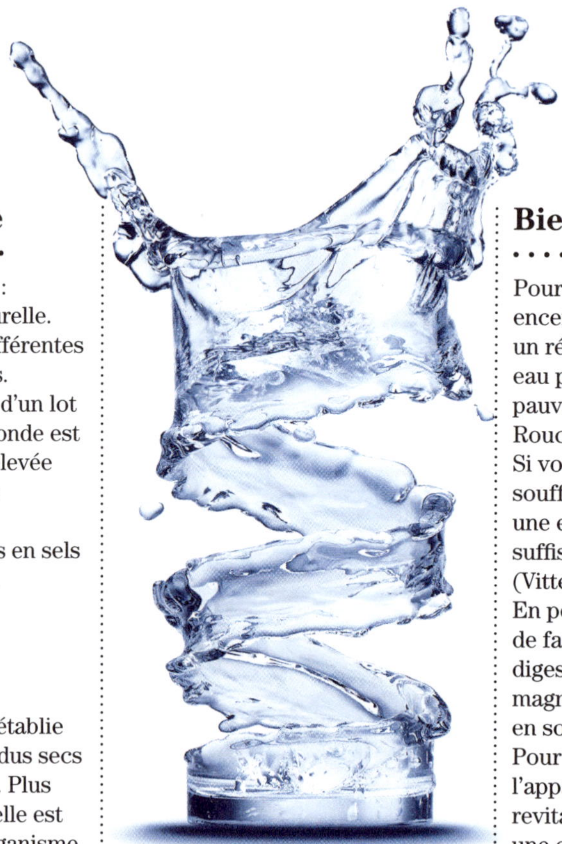

Faire la différence

Il existe deux types d'eaux : de source ou minérale naturelle. La première provient de différentes nappes d'eaux souterraines. Sa composition varie donc d'un lot à l'autre. À l'inverse, la seconde est pure et est directement prélevée à la source sans traitement biologique. Elle offre ainsi toujours les mêmes apports en sels minéraux et oligoéléments.

L'info importante

La teneur en minéraux est établie en fonction du taux de résidus secs contenus dans 1 litre d'eau. Plus l'eau est minéralisée, plus elle est difficile à assimiler par l'organisme et risque d'encrasser et de fatiguer nos reins. En règle générale, il faut privilégier les eaux minérales qui ne dépassent pas les 300 mg/l.

Bien sélectionner

Pour les nourrissons, les femmes enceintes et les personnes suivant un régime sans sel, optez pour une eau peu minéralisée (100 mg/l), pauvre en nitrate et sodium (Mont Roucous, Évian).
Si vous manquez de calcium et souffrez de constipation, favorisez une eau très minéralisée et suffisamment riche en sulfates (Vittel, Contrex).
En période de croissance, de fatigue, d'anxiété et de troubles digestifs, faites le plein de magnésium et limitez vos apports en sodium (Hépar, Courmayeur).
Pour les grands sportifs, prévenez l'apparition des crampes et revitalisez votre corps avec une eau pure sans nitrate et pauvre en sodium (Wattwiller).

« Et surtout, choisissez des bouteilles en verre pour la Planète ! »

J'améliore mon équilibre

Mais je n'ai pas 90 ans me diriez-vous ! Bien sûr ! Mais maîtriser son équilibre a beaucoup de vertus : augmenter votre réactivité et votre mobilité, éviter des entorses, renforcer vos articulations… Mais aussi vous sentir plus ancrée sur terre !

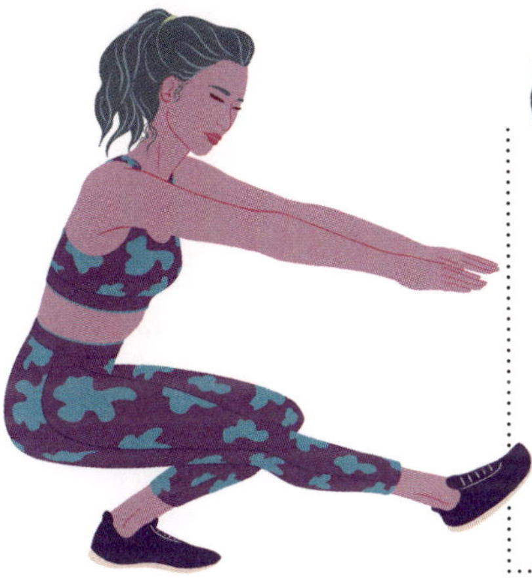

01 | Le squat sur une jambe |

Votre challenge ? Descendre en squat sur une jambe le plus bas possible. Pour cela, tendez vos bras en avant, le dos bien droit et le corps tonique. Fastoche ? Recommencez en fermant les yeux. Alternez les jambes et soufflez bien.

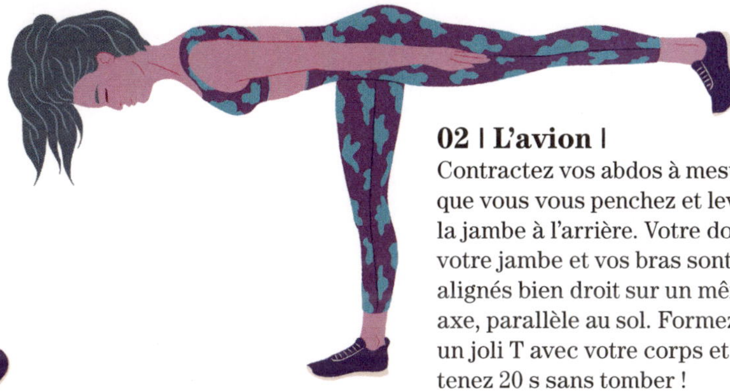

02 | L'avion |

Contractez vos abdos à mesure que vous vous penchez et levez la jambe à l'arrière. Votre dos, votre jambe et vos bras sont alignés bien droit sur un même axe, parallèle au sol. Formez un joli T avec votre corps et tenez 20 s sans tomber ! Changez de jambe.

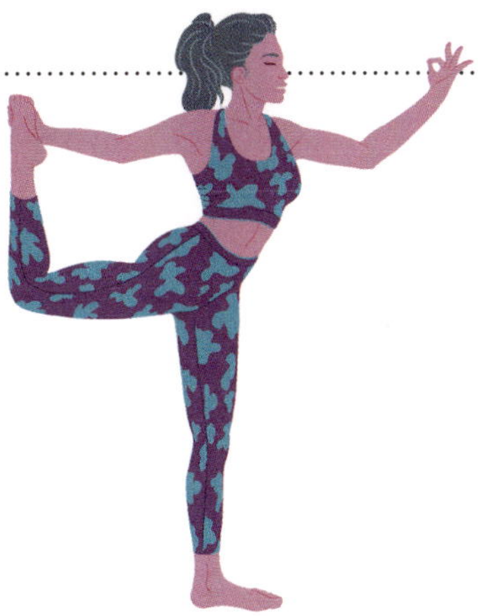

03 | L'arc |

L'une de mes postures préférées ! À partir de la posture de l'avion, redressez votre buste et attrapez votre pied. Votre jambe levée est à 90 ° et celle tendue doit rester bien tonique. Aidez-vous de l'autre bras pour vous stabiliser si vous peinez. Souriez, ça piquera moins !

« Faites le test : placez-vous debout sur un pied et tenez votre équilibre les yeux ouverts puis les yeux fermés. Si vous chutez avant 20 s, va falloir bosser ! »

TONIC

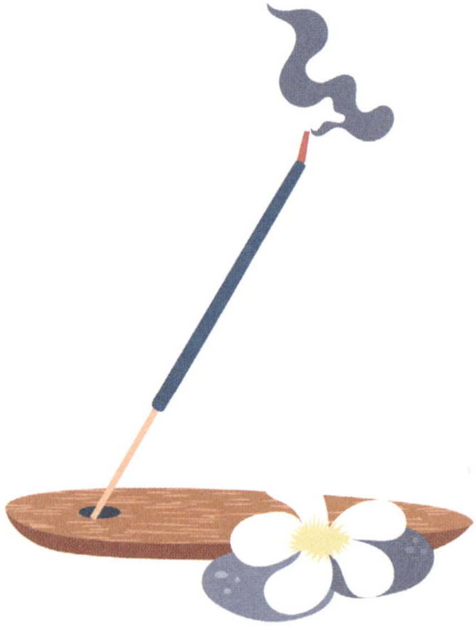

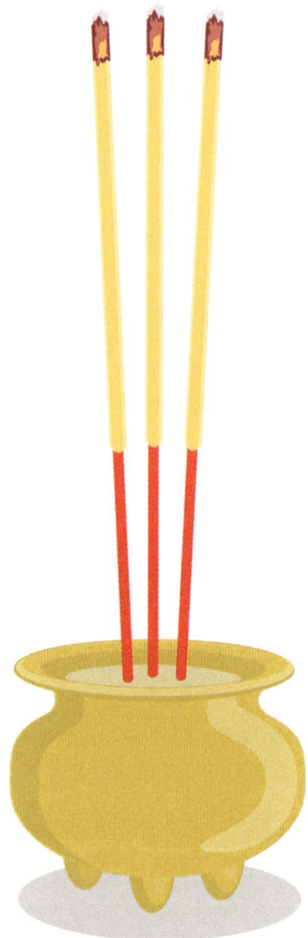

3 infos à retenir sur l'encens :

- Vérifier que l'inscription « 100 % naturel » figure bien sur l'emballage.

- Un encens de bonne qualité dégage une fumée claire, blanche ou grise et, à l'inverse, les mauvais produits provoqueront des fumées noires…

- Un bâton d'encens se consume en 20 à 30 minutes environ et il est recommandé d'en faire brûler deux maximum par jour dans le même espace fermé.

Koh-dho, le rituel olfactif

Vous connaissez le koh-dho ? Le rituel japonais de l'encens ! Un pur moment de détente et de sérénité où l'on se laisse enivrer par des senteurs exquises…

| Une tradition « encens-trale » |

Depuis le XVe siècle jusqu'à nos jours, les Japonais pratiquent le koh-dho en faisant brûler de l'encens pour purifier leur corps et leur esprit. On peut réaliser cette cérémonie seul ou à plusieurs. L'encens est un élément clé de la spiritualité, au Japon comme dans beaucoup d'autres contrées et religions…

| Mon koh-dho à moi |

Pour profiter des vertus olfactives et spirituelles de l'encens, j'ai mis au point mon propre rituel koh-dho. Je choisis une pièce qui ferme, dans laquelle je peux poser un tapis. Je m'assieds et je commence à faire brûler l'encens. Tout comme les Japonais, je choisis principalement des essences de bois pour l'encens, comme le santal, la cannelle ou le cèdre… Pendant que le bâtonnet se consume, je prends le temps de me concentrer sur ma respiration, puis de fermer les yeux en faisant le vide.

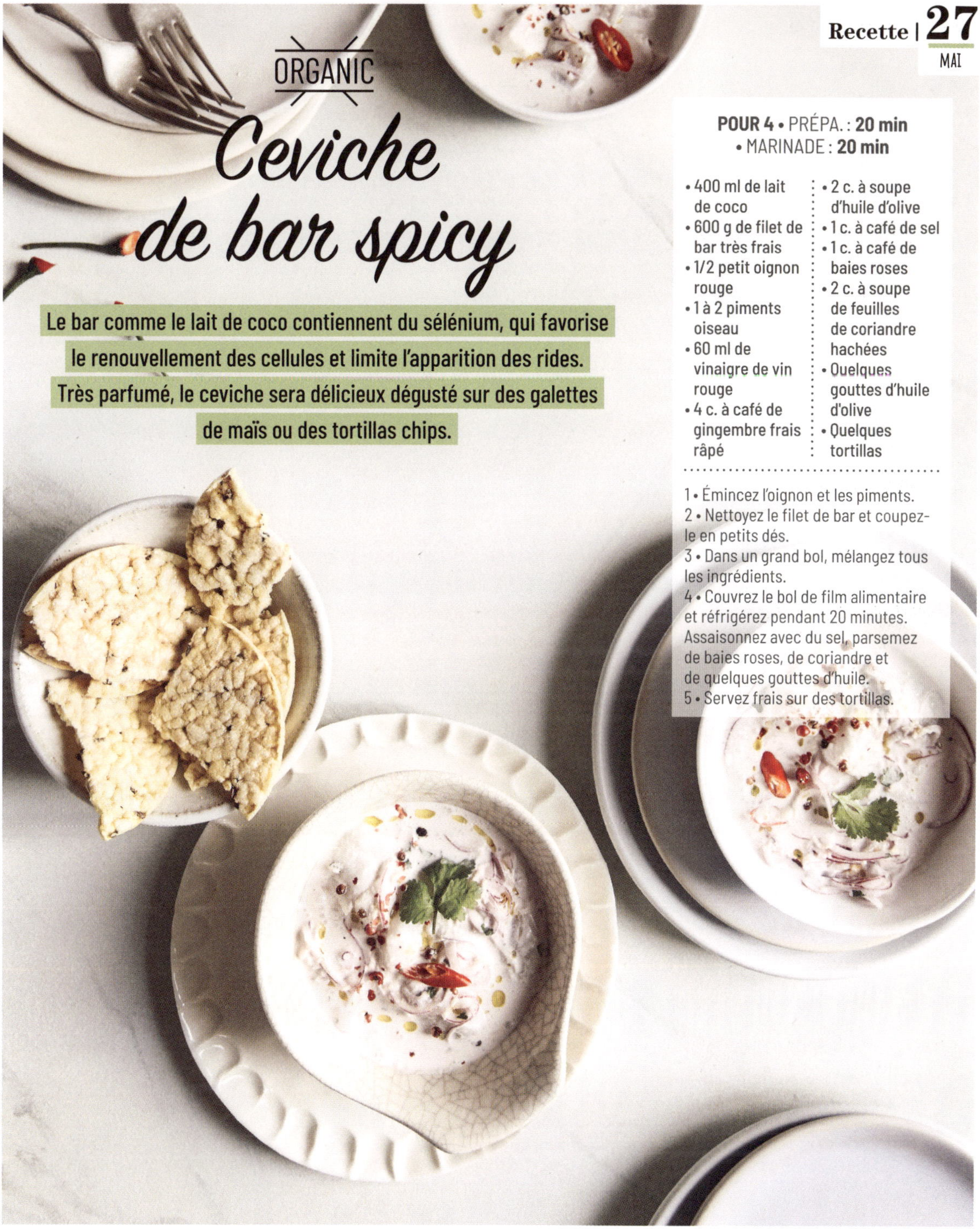

ORGANIC

Ceviche de bar spicy

Le bar comme le lait de coco contiennent du sélénium, qui favorise le renouvellement des cellules et limite l'apparition des rides. Très parfumé, le ceviche sera délicieux dégusté sur des galettes de maïs ou des tortillas chips.

POUR 4 • PRÉPA. : **20 min** • MARINADE : **20 min**

- 400 ml de lait de coco
- 600 g de filet de bar très frais
- 1/2 petit oignon rouge
- 1 à 2 piments oiseau
- 60 ml de vinaigre de vin rouge
- 4 c. à café de gingembre frais râpé
- 2 c. à soupe d'huile d'olive
- 1 c. à café de sel
- 1 c. à café de baies roses
- 2 c. à soupe de feuilles de coriandre hachées
- Quelques gouttes d'huile d'olive
- Quelques tortillas

1 • Émincez l'oignon et les piments.
2 • Nettoyez le filet de bar et coupez-le en petits dés.
3 • Dans un grand bol, mélangez tous les ingrédients.
4 • Couvrez le bol de film alimentaire et réfrigérez pendant 20 minutes. Assaisonnez avec du sel, parsemez de baies roses, de coriandre et de quelques gouttes d'huile.
5 • Servez frais sur des tortillas.

« Faites en sorte de vous donner toujours le choix ! »

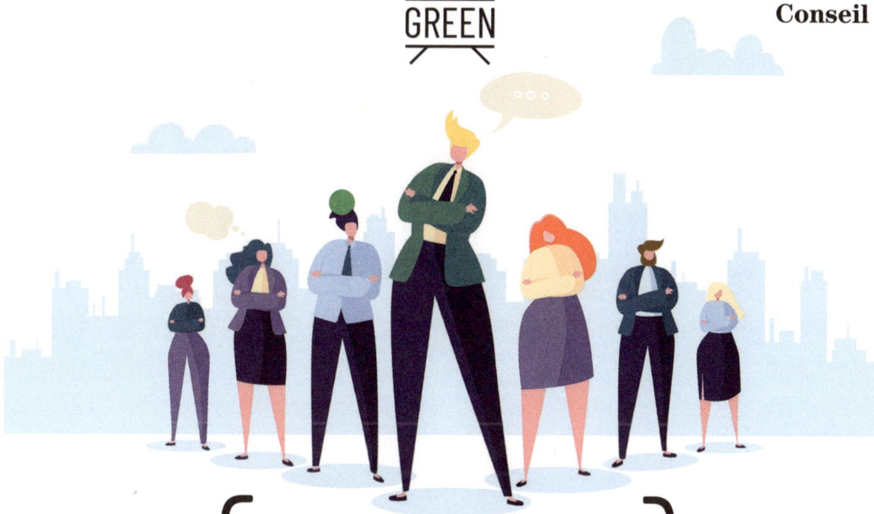

Résistez aux GAFAM !

Google, Amazon, Facebook, Apple et Microsoft... les fameux géant du Web sont en partie responsables de l'impact carbone du numérique. Pour lutter contre leur domination technologique et l'utilisation de nos données personnelles, il existe des solutions pirates !

Framasoft

01 • **Je nage à contre-courant**
J'utilise Framasoft, une asso française qui catalogue des logiciels libres remplaçant Google Docs, Skype etc... Stop à la dictature !

02 • **Je bloque les relous**
J'installe uBlock qui me permet d'autoriser la pub seulement sur les sites que je désire. Au contraire de AdBlock, uBlock n'a pas signé d'accords avec des publicitaires.

03 • **Je chatte en sous-marin**
Telegram est un logiciel de messagerie instantanée comme Messenger ou WhatsApp, entièrement cryptée, et qui ne revend pas nos données personnelles à tout-va.

04 • **J'adopte un blaireau**
Pour bloquer les publicités qui vous suivent sur Internet pour enregistrer vos préférences de navigation, installez l'extension Privacy Badger.

05 • **J'envoie des mails discrétos**
Avec Prontonmail, j'ai une messagerie ultra-*safe* dans laquelle personne ne vient fouiner pour découvrir qui se cache entre mes lignes.

« Parlez de toutes ces alternatives à votre entourage pour organiser la résistance ! »

TONIC

Le bootcamp, en mode commando !

Inspirés de l'armée américaine, ces entraînements musclés qui vous en font baver n'ont qu'un seul but : vous renforcer physiquement mais aussi moralement. Abusez-en. Mauviettes s'abstenir.

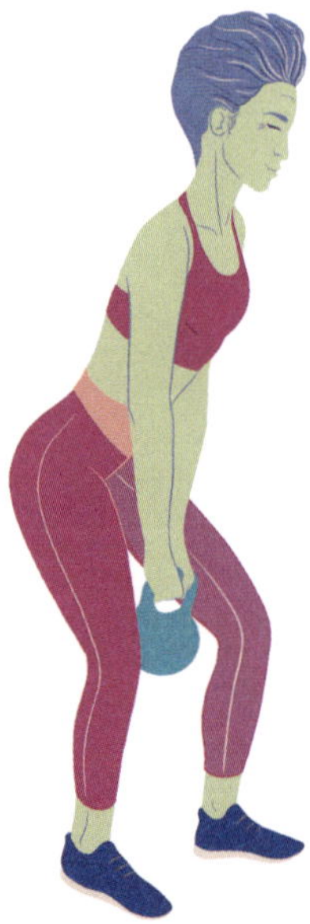

Commencez par prendre une kettlebell légère avant de passer à du lourd.

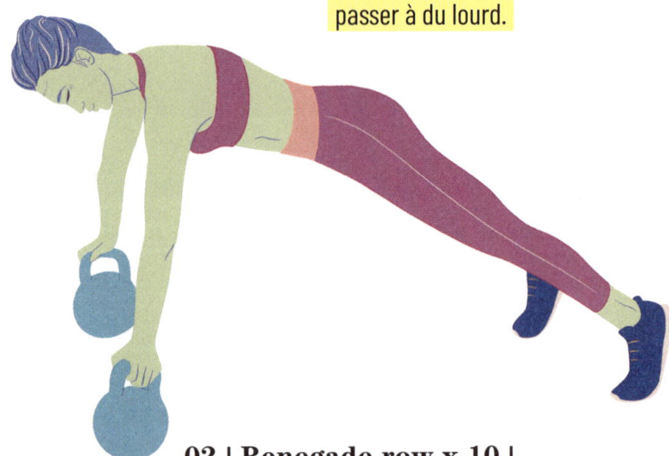

01 | Kettlebell swing x10 |

Pieds écartés, les jambes fléchies, basculez le bassin vers l'arrière, dos droit, pour aller chercher la kettlebell. Soulevez-la à hauteur des genoux, les bras tendus. Faites une extension de la hanche pour projeter le bolide vers l'avant. Puis basculez le bassin vers l'arrière pendant la phase descendante. Réalisez une deuxième extension de la hanche pour projeter la kettlebell à hauteur d'épaules. Répétez le mouvement le dos bien droit.

02 | Renegade row x 10 |

Position de départ : les bras sont perpendiculaires au sol et les mains tiennent les kettlebells. Votre tronc est figé, les jambes sont tendues à une largeur supérieure à celle entre les épaules.
Soulevez un kettlebell en le tirant vers le torse. Le coude reste le long du corps tout au long du mouvement. La deuxième main reste appuyée sur le sol. Le torse est ferme sans aucun mouvement latéral. Expirez en soulevant le kettlebell et inspirez en revenant à la position initiale. Répétez puis changez de main sans moufter.

« Avec ces mouvements, vous sollicitez tout votre corps ! Ne forcez pas trop avant de bien maîtriser les différentes positions. »

Je suis présent à tout ce que je fais et je garde mon calme.

....

....

....

....

....

....

Mon carnet de méditation

Pour ne jamais oublier l'essentiel, je me note des petits exercices de méditation dans mon agenda sur des Post-it. Comme ça, lorsque je note un rendez-vous, je lis ces rappels et en profite pour me relaxer en quelques secondes.

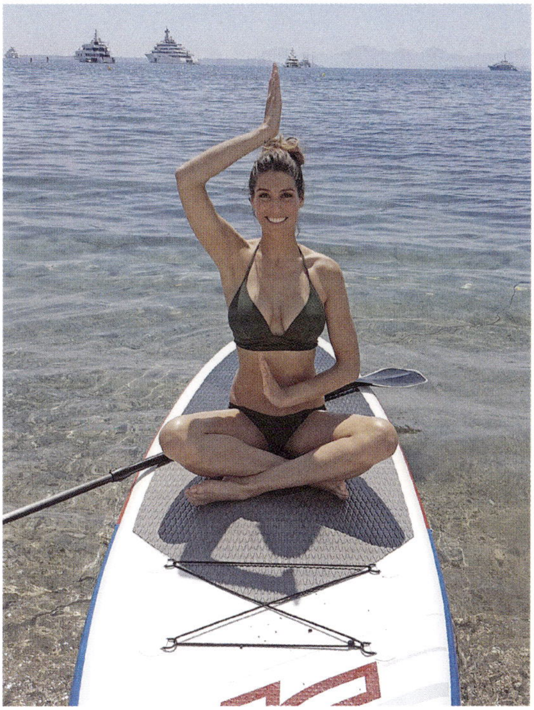

« Lorsque je médite, je n'oublie jamais d'ouvrir mon cœur. Je ne médite pas seulement pour moi mais pour les autres. Cela me donne de la force. »

Chaque jour, je m'accorde un moment de silence

3 phrases qui me font du bien et me ramènent à l'instant présent :

1• ....

2• ....

3• ....

3 rituels qui me relient à mon corps :

1 ....

2 ....

3 ....

Je pense toujours à ressentir ce qui se passe dans mon corps :

....

....

....

....

....

....

....

Ce mois-ci, je prends le temps d'écouter et je n'interromps pas les autres.

Moments où je peux méditer :

- Avant de m'endormir
- Au bureau, pendant une pause
- Dans un embouteillage

01 | **Conseil écolo**
JUIN

GREEN

CIBLE	• tout type de peau
BIENFAITS	• démaquillage apaisant et hydratant
MATÉRIEL	• une bouteille de 100 ml
CONSERVATION	• 1 mois au réfrigérateur

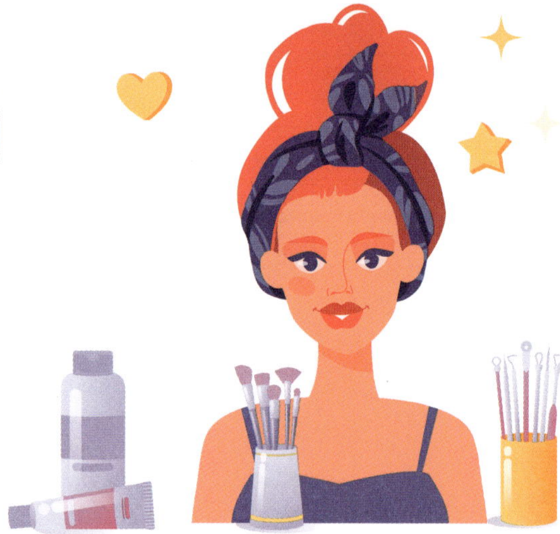

DIY

Mon gel frais démaquillant

Savez-vous que c'est en se démaquillant qu'on agresse le plus sa peau ? Pour un teint sain et éclatant, voici mon DIY !

| INGRÉDIENTS & DOSAGE |

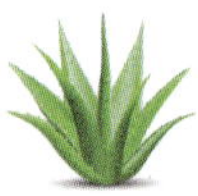

• 45 ml de gel d'aloe vera

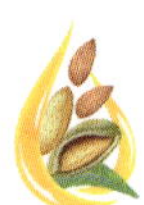

• 15 ml d'huile d'amande douce

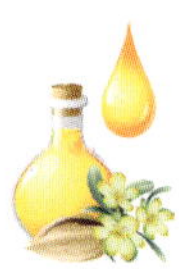

• 15 ml d'huile de jojoba

| Recette |

• Versez 45 ml de gel d'aloe vera dans un flacon de 100 ml. **Avec ses 99% d'eau,** l'aloe vera a des propriétés hydratantes inégalables. Il permet de lutter contre le vieillissement cutané, effet repulpant garanti.

• Ajoutez 15 ml d'huile d'amande douce. Rien de tel qu'**une huile végétale** pour se débarrasser du mascara souvent coriace !

• Versez ensuite 15 ml d'huile de jojoba. Sa composition se rapproche de celle du sébum et permet d'en réguler la production. **Adieu la peau grasse !**

• Pensez à bien mélanger en secouant avant chaque utilisation.

• Il ne vous reste plus qu'à rincer !

• Vous pouvez terminer par l'application d'une eau florale.

| Astuce |

Remplacez l'huile d'amande douce destinée aux peaux sèches ou irritées par **une huile végétale qui correspond à votre type de peau :** l'huile de noisette pour peau grasse, l'huile de chanvre pour peau mixte, l'huile de nigelle pour peau à problèmes, l'huile d'avocat pour peau très sèche.

« Utilisez aussi ce gel comme crème de jour, en dépannage. C'est une super base hydratante ! »

ORGANIC

Burrata et tomates anciennes

Difficile de ne pas tomber sous le charme de la burrata, ce fromage crémeux à souhait... Certes riche en lipides, mais aussi en calcium, elle composera un déjeuner parfaitement équilibré accompagnée de belles tomates.

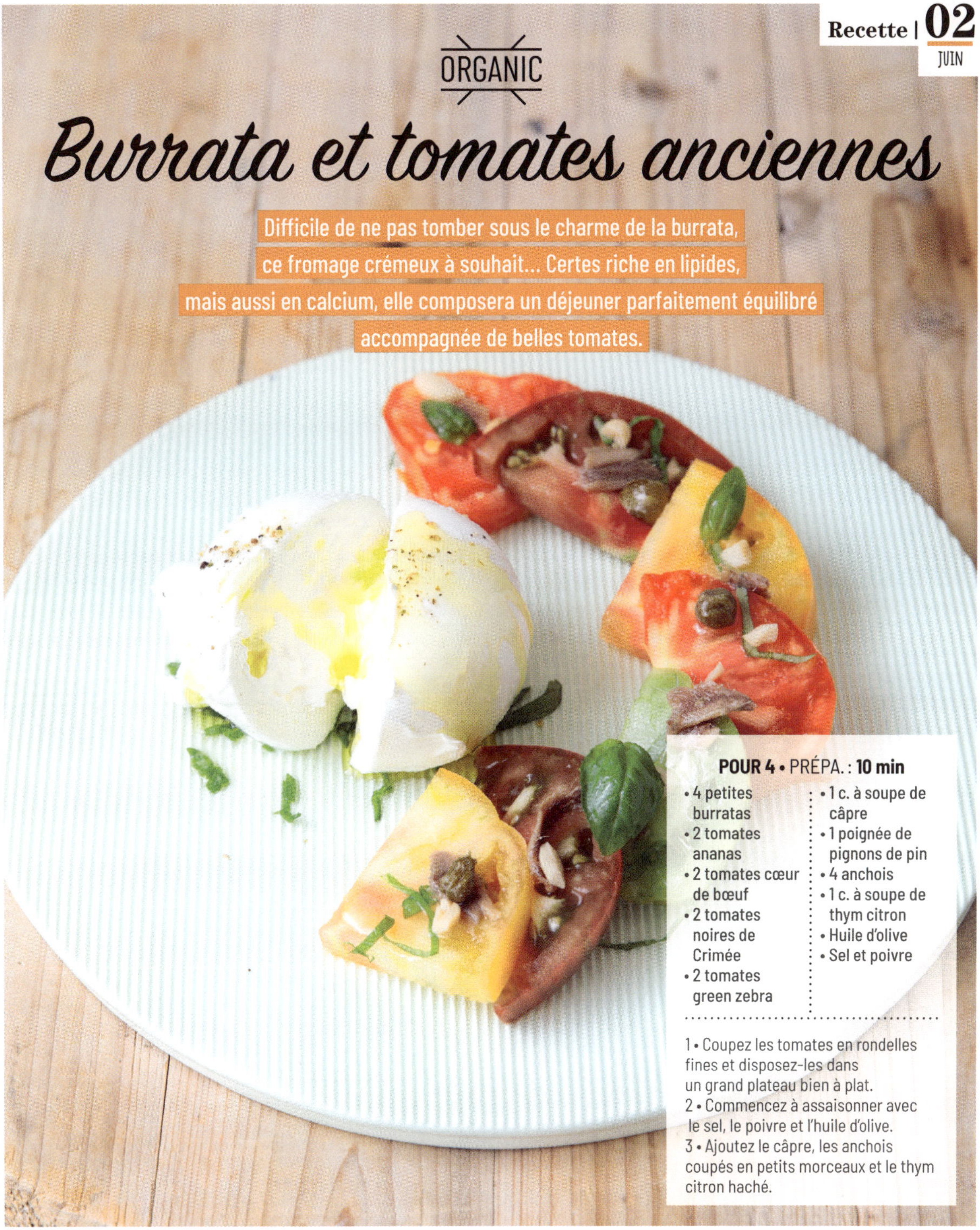

POUR 4 • PRÉPA. : **10 min**

- 4 petites burratas
- 2 tomates ananas
- 2 tomates cœur de bœuf
- 2 tomates noires de Crimée
- 2 tomates green zebra
- 1 c. à soupe de câpre
- 1 poignée de pignons de pin
- 4 anchois
- 1 c. à soupe de thym citron
- Huile d'olive
- Sel et poivre

1 • Coupez les tomates en rondelles fines et disposez-les dans un grand plateau bien à plat.
2 • Commencez à assaisonner avec le sel, le poivre et l'huile d'olive.
3 • Ajoutez le câpre, les anchois coupés en petits morceaux et le thym citron haché.

03 | **Conseil food**
JUIN

Saison
• D'avril à octobre
Valeurs nutritionnelles
• Protides 3 g • Glucides 22 g • Lipides 0,7 g • Calories 100 kcal/100 g
Conservation
• Frais si le fruit est à maturité, il peut être placé au réfrigérateur quelques jours. Veillez à bien séparer la coque de la chair ou alors à congeler le produit entier.
Bien le choisir
• Pour une consommation immédiate, sélectionnez un fruit dont la peau est la plus fripée et bosselée possible. Cela signifie que le fruit est bien mûr et qu'il sera savoureux et concentré en jus.
Cuisson
• Trop fragile pour supporter la cuisson, le fruit de la passion se consomme toujours cru.

« J'apprécie particulièrement la texture du fruit de la passion qui me donne l'énergie nécessaire avant un running ou un yoga intense. »

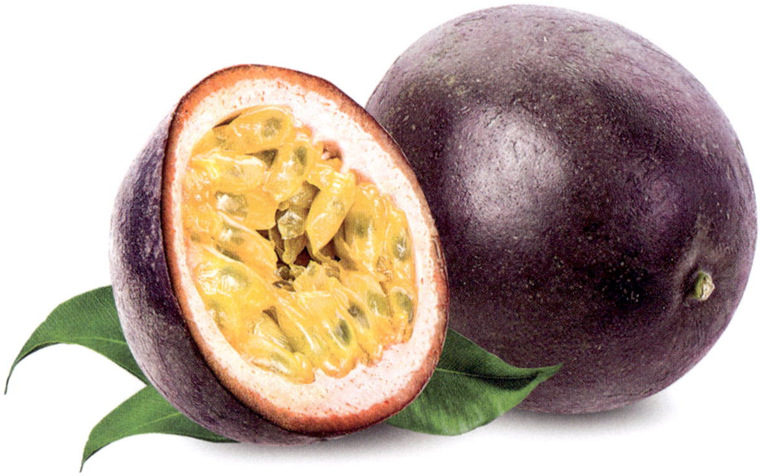

ORGANIC

Super aliment

Le fruit de la passion

Si doux et acidulé à la fois, le fruit de la passion est un formidable allié santé. Gorgé de minéraux (potassium, phosphore, magnésium), de vitamines (C, B3, B2) et de fibres, il est un puissant antioxydant.

Il booste

- La digestion
- Les défenses immunitaires
- Le système nerveux
- La vision
- Le renouvellement cellulaire

Il lutte contre

- L'asthme
- L'anémie
- L'hypertension
- Les maladies cardio-vasculaires
- La fatigue

Le fruit de la passion au menu
(J'en mets de partout !)

• En apéro :
dips apéritifs aux fruits de la passion et menthe fraîche

• En entrée :
carpaccio de coquilles Saint-Jacques à l'avocat et au fruit de la passion

• En plat :
filet de bar sauvage, sauce aux fruits de la passion

• En dessert :
crème brûlée aux fruits de la passion

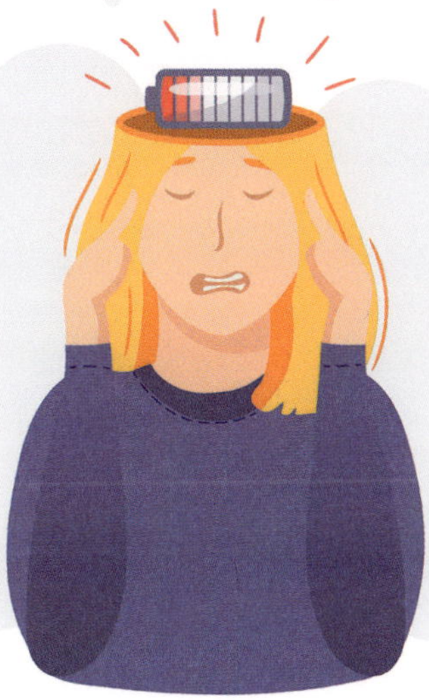

Révisez vos exigences

La pression dans nos vies vient bien souvent de nous et non des autres. Certains détails vous stressent dans votre quotidien car ils ne sont pas tels que vous les aviez imaginés (appart pas impeccable, frigo pas toujours super *healthy*…) ? Apprenez à être « moins » pour être plus heureuse. Ça marche sur moi ! Commencez par des petites choses.

Videz votre sac

Et pas que celui de l'aspirateur ! Si vous vous sentez débordée, il faut le verbaliser. Si vous venez de réaliser une grosse tâche pénible pour la maison, parlez-en à votre famille. Ils doivent en être conscients pour ne pas vous en rajouter, mais aussi pour vous féliciter et vous proposer de l'aide sur autre chose. En bref, n'agissez pas dans votre coin !

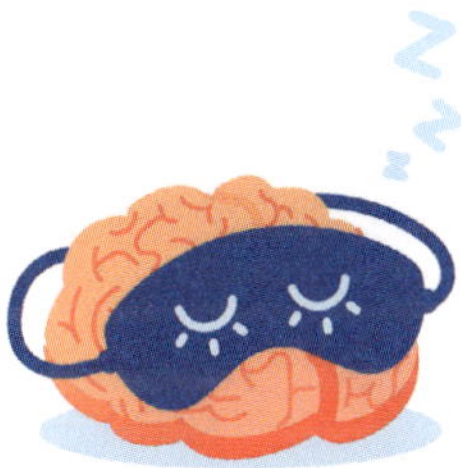

Allégez votre charge mentale

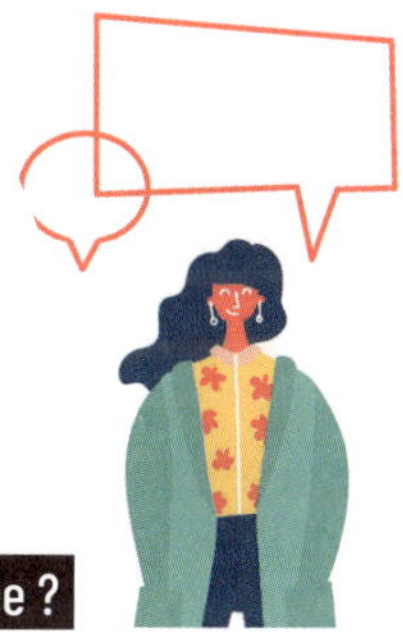

Votre esprit est tous les jours en mode heure de pointe ? Vous êtes saturée ? Je connais bien ça ! Voici quelques conseils qui vont vous soulager.

Faites-en moins, pour voir…

Lorsque vous vous sentez assaillie par une grosse charge mentale, écrivez votre to do list. Puis obligez-vous à rayer des choses à faire qui vous semblent plus accessoires. Notez-les pour plus tard et regardez si tout s'est bien déroulé.

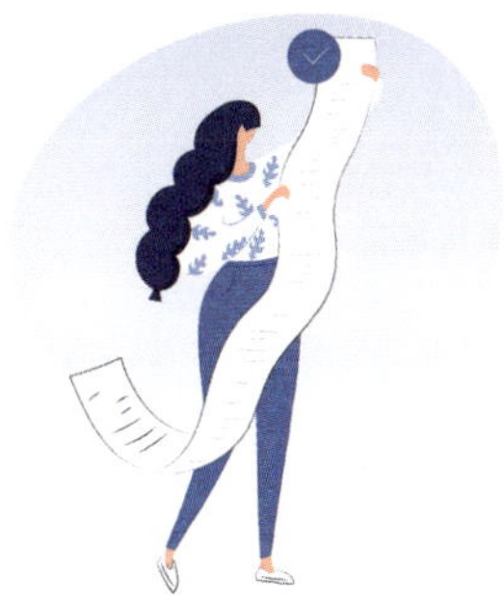

Déléguez à votre team

Certaines tâches ne vous reviennent pas forcément ! Nourrir le chat, arroser les plantes, vider le lave-vaisselle… Tous les membres de la famille (même les petits enfants !) peuvent vous soulager. Et surtout lâchez prise sur la façon dont ils feront les choses…

« 8 femmes sur 10 seraient concernées par une trop grande charge mentale. Résistez et posez des actes qui vont vous libérer ! »

« N'ayez jamais honte de vos émotions. »

Cryothérapie
la forme par le froid !

Restez pendant 2 minutes dans une cabine à - 150 °C : voici le pari de la cryothérapie, réputée pour améliorer la circulation sanguine et favoriser le sommeil. J'ai testé, et non seulement ça a marché, mais depuis j'y retourne le plus souvent possible !

| Un traitement reconnu pour les sportifs |

Après un match de foot, il n'est pas rare de voir les joueurs se faire appliquer le contenu d'un spray sur les jambes. Ce spray gazeux extrêmement froid aide à la récupération et à la régénérescence des muscles et bloque le processus inflammatoire. Depuis les années 2010, les sportifs de haut niveau sont de plus en plus nombreux à utiliser la cryothérapie pour tout le corps et ce soin est aujourd'hui employé en médecine pour différentes pathologies.

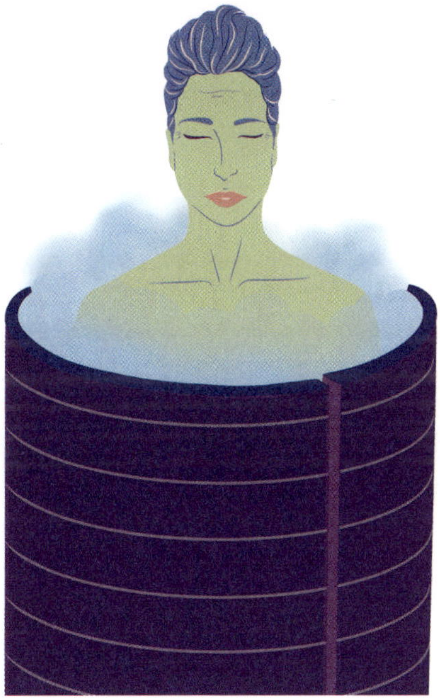

| C'est bien pour moi ? |

Après les sportifs et les médecins, la cryothérapie s'est aujourd'hui démocratisée au grand public dans des centres dédiés, des instituts de beauté ou de thalassothérapie. Le fait d'exposer son organisme à une température si basse, jusqu'à - 150 °C, permet d'améliorer la circulation sanguine, la qualité du sommeil, de mieux se remettre de douleurs musculaires et de lutter contre l'anxiété ! *What else ?*

J'y vais quand ?

Avant de tester ce soin pour la première fois, il est recommandé de consulter un professionnel de santé pour déterminer le nombre de séances et confirmer qu'il n'y ait pas de contre-indications. Les séances coûtent 45 € environ et ne sont pas remboursées par la Sécurité sociale.

Comment ça se déroule ?

La séance se fait en sous-vêtements, avec des chaussons spéciaux (big classe !) et des gants pour protéger les extrémités. On reste ensuite 2 à 3 minutes dans la cabine de cryothérapie dont la température baisse jusqu'à - 150 °C.

Et on se les gèle ?

Absolument pas ! Et moi qui avais peur d'avoir le souffle coupé comme après un plongeon dans de l'eau très froide, ce n'est pas du tout le cas...

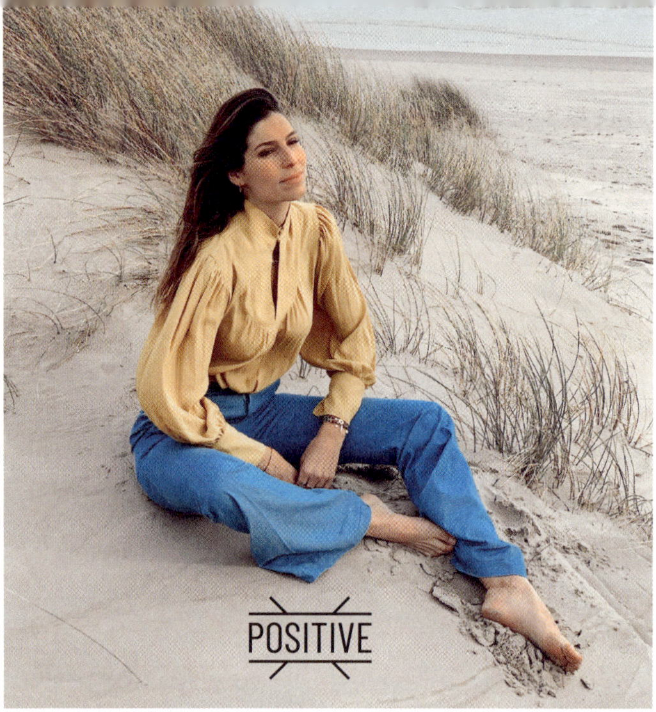

Sortez pieds nus

Connaissez-vous les étonnants bienfaits de la marche pieds nus ? Un geste simple qui nous reconnecte à la nature et réalignent nos énergies corporelles.

C'est du sérieux !

Il existe des parcours dédiés à cette pratique. Tentez l'expérience et partagez une randonnée aux pieds libérés. Voici quelques adresses où pratiquer :

- **Parc Loisirs Loire Valley de Chouzy-sur-Cisse :** un parcours sensoriel de 1 km au cœur d'un sentier Nature & liberté.
- **L'île de loisirs de Buthiers en Seine-et-Marne :** 1 heure 30 de balade à la rencontre de la faune et la flore de la région.
- **Prabouré situé en Auvergne-Rhône-Alpes :** un sentier pédagogique le long du ruisseau et entre les arbres sur un sol aménagé qui cache les essences des sous-bois.

Sentir l'herbe fraîche sous vos pieds ou encore les grains de sable entre vos orteils… Des sensations pures qui permettent de lutter contre l'anxiété, favorisent la circulation sanguine et aident à se recentrer sur son corps, son environnement et ses émotions. Rien que ça !

Un massage naturel

L'appui direct de vos plantes de pied sur le sol met en alerte vos capteurs sensoriels et permet de ressentir pleinement la verticalité de votre corps. Et c'est tout naturellement que votre organisme évacue les tensions.

Une marche sauvageonne

Marchez au début quelques minutes chez vous. Petit à petit augmentez la durée. Tentez l'expérience en extérieur en choisissant des lieux spécifiques : un jardin sans trop de cailloux, une plage de sable fin… Le principe est de retrouver des sensations oubliées. Attention tout de même où vous mettez les pieds ! ●

« Marcher pieds nus favorise la diminution du stress et améliore le sommeil grâce à l'activiation des zones réflexes de la plante des pieds. »

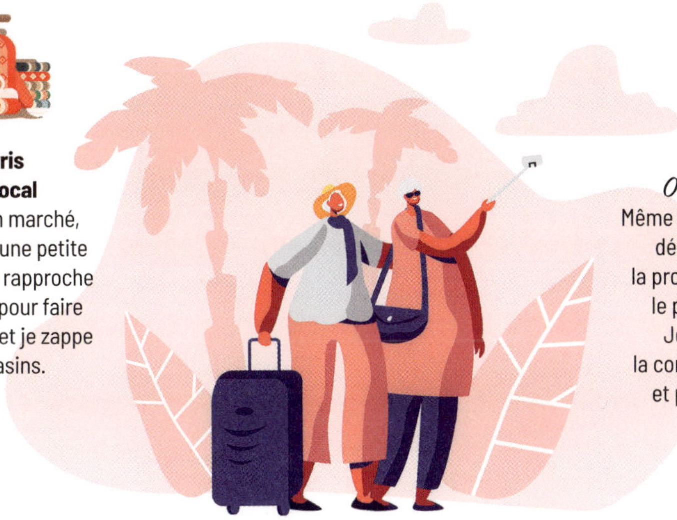

{Je voyage éthique}

Plus de 1,4 milliard de touristes se baladent chaque année sur la planète. Un chiffre toujours croissant qui n'est pas sans conséquence d'un point de vue écologique. Les règles du bon voyageur.

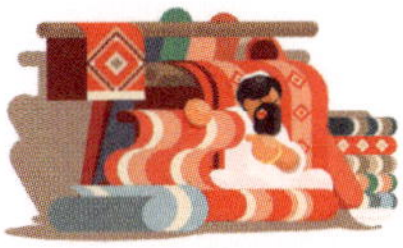

01 • Je nourris le commerce local

Un souvenir dans un marché, un panier de fruits à une petite mamie du coin, je me rapproche des artisans locaux pour faire vivre leur commerce et je zappe les grands magasins.

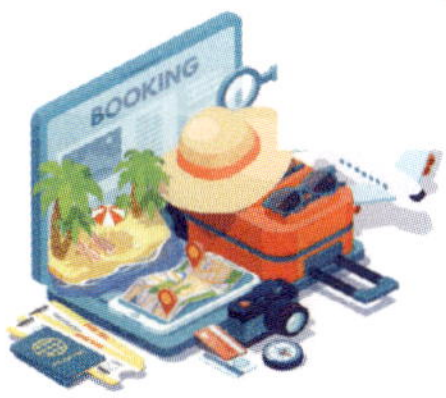

02 • Je suis autonome

Le big car de touristes ? Pas pour moi ! Je ne choisis pas de voyage en groupe organisé, j'opte pour les guides locaux et les petites agences. Je dis NON aux tour-opérateurs de masse.

03 • Je me fonds dans le décor

Rien de mieux que de discuter et même de loger chez l'habitant pour découvrir un pays en profondeur. Je goûte aux cantines locales, je loge dans des airbnb typiques, des chambres d'hôtes, auberges de jeunesse… plutôt que dans de grands hôtels.

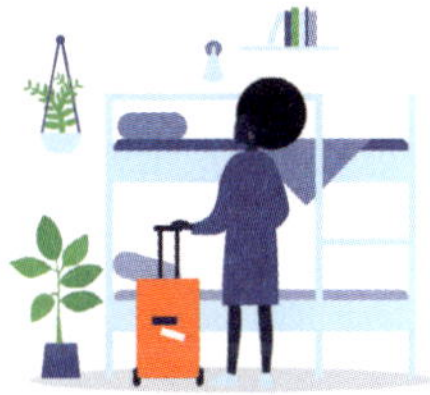

04 • Je me renseigne sur la politique

Dans les pays où le contexte politique est défavorable aux citoyens, je regarde les appartenances des grands groupes hôteliers et des réseaux de transport pour ne choisir que ceux qui me paraissent plus équitables.

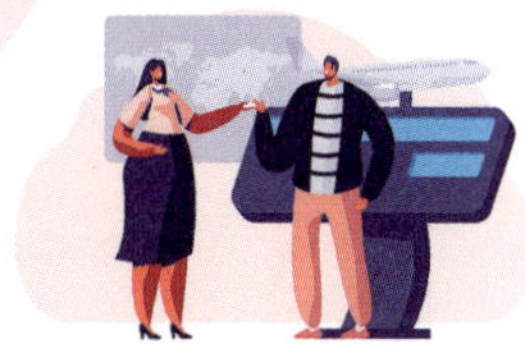

05 • Je choisis des vols directs

Si je m'y prends à l'avance, mon billet ne sera pas plus cher et je ferai un geste positif pour la planète en évitant d'inutiles décollages et atterrissages qui sont très énergivores.

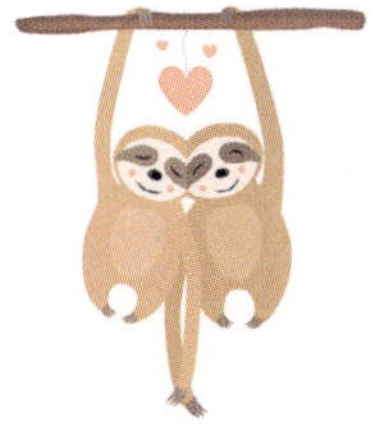

06 • Je respecte la faune

Même si mes enfants (ou mes potes débiles !) me harcèlent pour la promenade à dos d'éléphant ou le parc aquatique, je résiste ! Je continue de lutter pour la conservation de la vie sauvage et pour l'amour des animaux.

« Pensez au train ! Il ne représente que 2% dans les moyens de transport les plus utilisés par les touristes. »

ORGANIC

Ma to eat list

J'instaure des règles alimentaires pour chaque saison. L'été, pour éviter les excès, je suis quelques basiques pour me sentir bien.

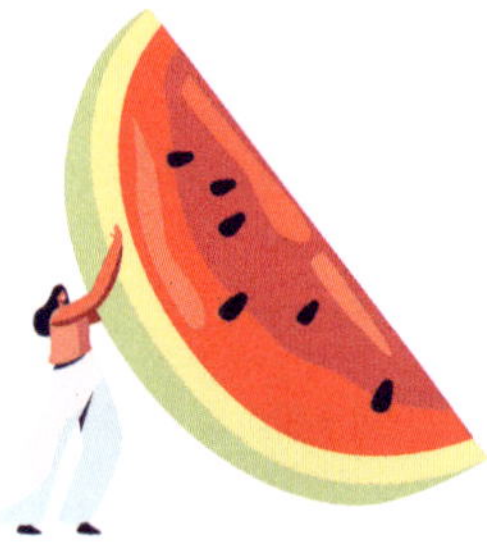

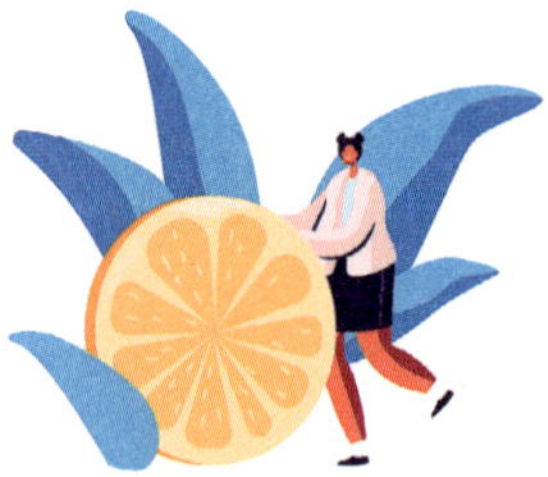

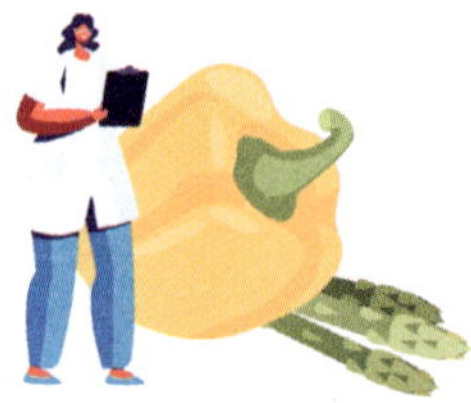

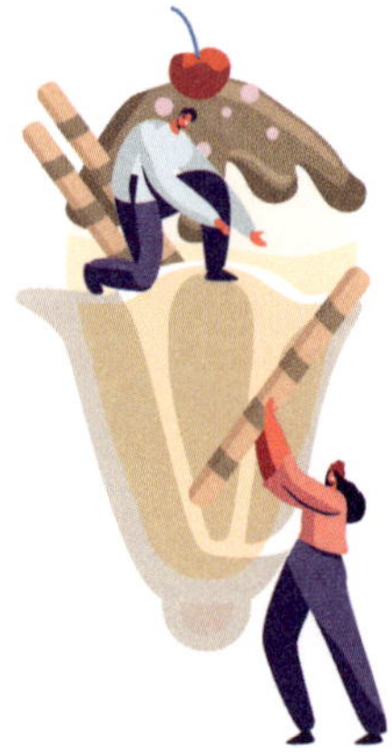

Je me désaltère autrement

Je privilégie les fruits riches en eau. Idéaux pour faire baisser votre thermomètre intérieur, ils vous permettront aussi de vous hydrater et agiront comme des coupe-faim naturels ! On craque sur le melon et la pastèque qu'on peut manger en salade ou en snack. Autre option : les jus de fruits frais à base de framboises, de bananes, de mûres, de groseilles ou encore d'abricots.

Je me purifie en douceur

Le citron sera votre meilleur pote ! Ce petit fruit jaune regorge de vitamines et agit comme un détoxifiant. Il aide à éliminer les toxines (surtout au lendemain d'une soirée un peu rock sur la plage !) et stimule la production de bile dans le foie. À consommer en assaisonnement ou en citronnade fraîche.

Je fais une orgie de légumes de saison

J'aime particulièrement les poivrons qui colorent les assiettes et préparent en prime ma peau au soleil. Je fais une cure de courgettes, d'aubergines ou encore de betteraves qui boostent le moral et favorisent le transit intestinal (#bye bye l'effet ventre gonflé en bikini héhé). C'est pas mieux qu'un kebab ça ?

Je craque avec panache

L'été rime aussi avec douceurs sucrées. Impossible de dire non à une glace italienne ! On n'a qu'une vie ! Dégustez-la et prévoyez une activité sportive pour compenser. Si l'idée de bouger votre *booty* ne vous motive pas, préférez les sorbets ou les glaces au yaourt en ajoutant uniquement des dips *healthy* (fruits frais, graines, oléagineux).

« Et bien sûr je n'oublie pas de boire 2 litres d'eau par jour pour drainer et hydrater mon corps qui va se dessécher au soleil ! »

« Être écolo, c'est revenir au bon sens de la vie. »

ORGANIC

Pâtes maison « a mano »

Comme tous les féculents, les pâtes ont un index glycémique bas. L'énergie apportée est lentement assimiléepar l'organisme, ce qui évite les petits creux entre les repas et donc... le grignotage !

POUR 2 • PRÉPA. : **30 min** • CUISSON : **10 min** • REPOS : **1 h 15**

- 250 g de farine
- 300 g de tomates cerises
- 1 c. à café de curcuma
- 140 ml d'eau
- Huile d'ail (p. 21)
- Basilic
- 6 g de sel

1 • Mélangez la farine, le curcuma et le sel dans un saladier.
2 • Ajoutez l'eau tiède petit à petit pour éviter les grumeaux.
3 • Pétrissez votre pâte jusqu'à former un pâton bien lisse et homogène.
4 • Couvrez-le avec un film alimentaire et réservez-le au frais pendant 15 minutes.
5 • Posez le pâton sur la table et laissez-le couvert à température ambiante pendant 2 minutes.
6 • Farinez légèrement vos mains et prélevez une boule de pâte de la taille d'une noisette. Positionnez-la au milieu de vos mains et faites-la rouler d'avant en arrière pour former un petit serpentin.
7 • Disposez vos serpentins dans un plateau recouvert de papier sulfurisé fariné puis laissez sécher 15 minutes à température ambiante.
8 • Portez une casserole d'eau à ébullition et plongez-y les pâtes 4 à 5 minutes.
9 • Pendant ce temps, faites chauffer une poêle avec 6 c. à soupe d'huile d'ail (p. 21) et 4 c. à soupe d'huile d'olive.
10 • Ajoutez les tomates cerises coupées en 2 et faites-les cuire pendant 3 minutes à feu vif.
11 • Salez, poivrez puis ajoutez dans la poêle les pâtes et le basilic ciselé.
12 • Mélangez, servez !

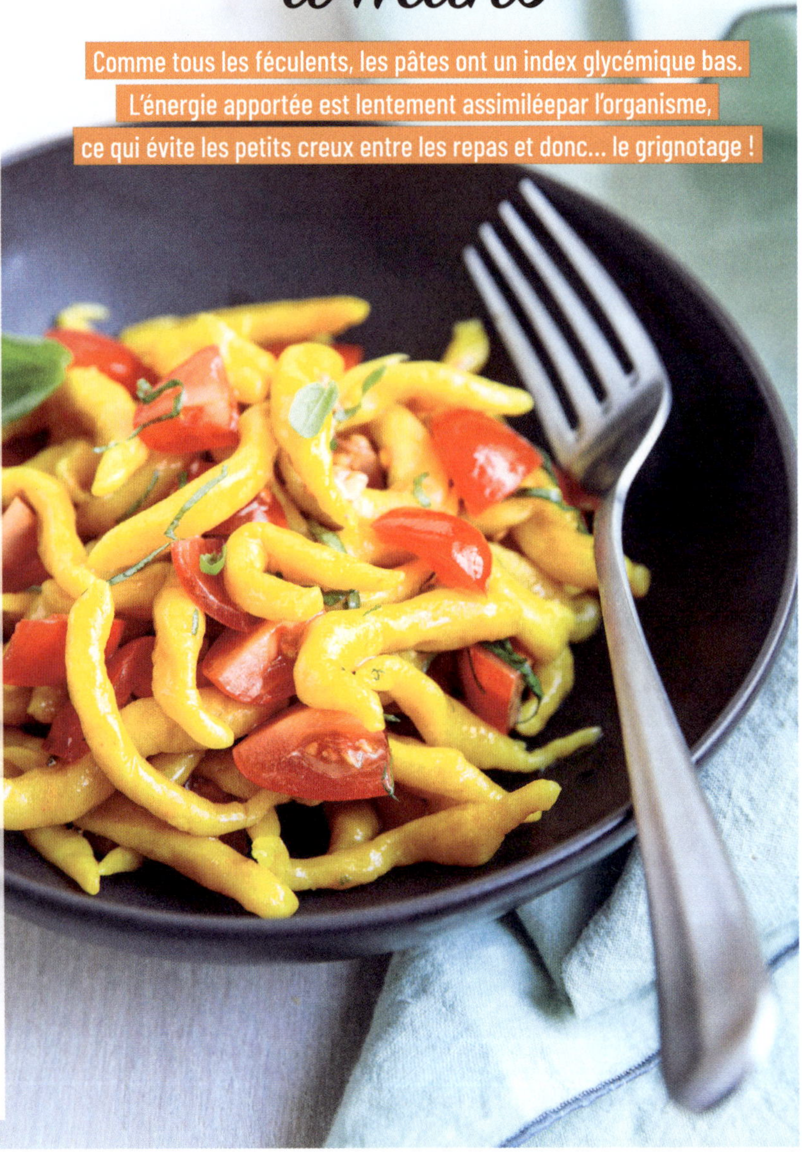

Ménage musclé !

Parce que passer l'aspiro n'est pas des plus excitants, j'en profite pour faire ma petite séance de sport, à fond les décibels ! Deux en un !

01 | Aspiro-gainage |

À chaque fois que vous avancez, faites une fente en pliant bien votre jambe à 90° et en gardant le dos bien droit. Changez régulièrement de jambes (en sautant si vous avez des voisins du dessous sympas !). Si vous voulez un training plus intensif, passez l'aspiro pendant 5 minutes les deux jambes fléchies. Classe et corps de rêve assurés !

02 | Vaisselle-gambettes |

Face à votre évier, contractez vos abdos et réalisez un talon-fesses en alternant les jambes. (Attention de ne pas faire un croche-pattes à quelqu'un qui passe !). Plus difficile : gardez la jambe de terre légèrement pliée. Continuez en faisant 10 extensions de la jambe sur le côté, toujours en alternant.

03 | Poussièro-mollets |

Sortez votre plumeau et passez en mode danseuse sur la pointe des pieds. Traquez vos moutons tout en restant bien gainée. Les plus à l'aise tenteront même des arabesques pour les meubles bas ! Soyez gracieuse !

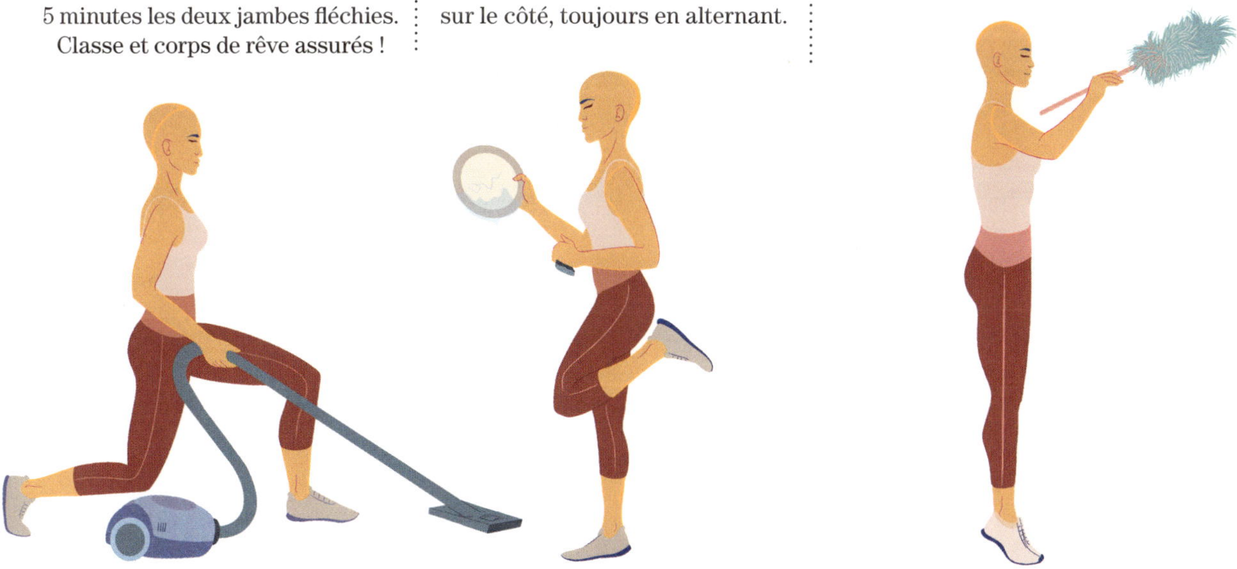

« Et surtout, n'oubliez pas de vous faire plaisir avec une playlist qui va bien pour ajouter quelques pas de danse à la Risky Business. »

TONIC

Je prends soin de ma flore buccale

Tout comme le microbiote de l'intestin, un ensemble de bactéries se loge dans notre bouche… Pas de panique ! Ces micro-organismes garantissent notre bonne santé buccale et il faut donc en prendre soin.

| 10 milliards de micro-organismes dans notre bouche ! |

Ces bactéries sont là pour protéger nos dents, nos gencives et les muqueuses de la bouche contre les inflammations ou les pathologies buccales. Maintenir l'équilibre de ces défenses naturelles, composées de 10 milliards de micro-organismes (bactéries, champignons…), permet de prévenir les risques d'infections et de maladies. Et le meilleur moyen de préserver cette flore est d'avoir une bonne santé bucco-dentaire.

| Les bons réflexes |

- Changer de brosse à dents au minimum 4 fois par an.
- Se brosser les dents pendant au moins 2 minutes.
- Pendant le brossage, penser à nettoyer aussi les gencives.
- Utiliser régulièrement une brossette interdentaire et un gratte-langue.
- Aller au moins 1 fois par an chez le dentiste.

| Oil pulling, pourquoi adopter ce bain de bouche 100 % naturel ? |

Hérité de la médecine indienne ayurvédique, le bain de bouche à l'huile de sésame ou de coco (toutes deux riches en acides gras) agit efficacement contre les « mauvaise » bactéries. Cette solution 100 % naturelle appelée « oil pulling » se pratique en mettant 1 cuillère à soupe d'huile de sésame ou de coco dans sa bouche, puis en la faisant circuler pendant 15 minutes minimum avant de la cracher. À refaire une fois par semaine.

Attention au sucre

Pour préserver le microbiote de notre bouche, il est également conseiller de varier notre alimentation et d'éviter de manger trop de sucre, car il favorise le développement des germes.

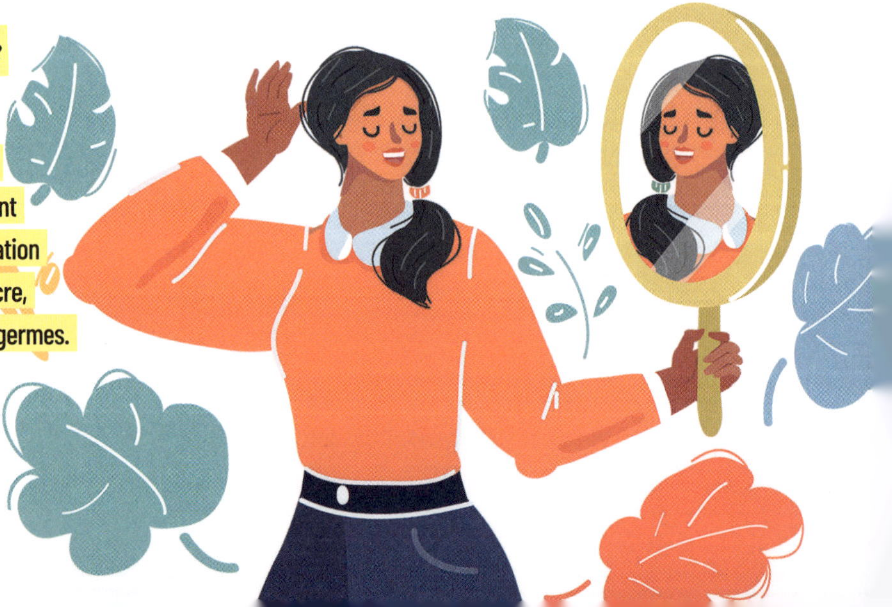

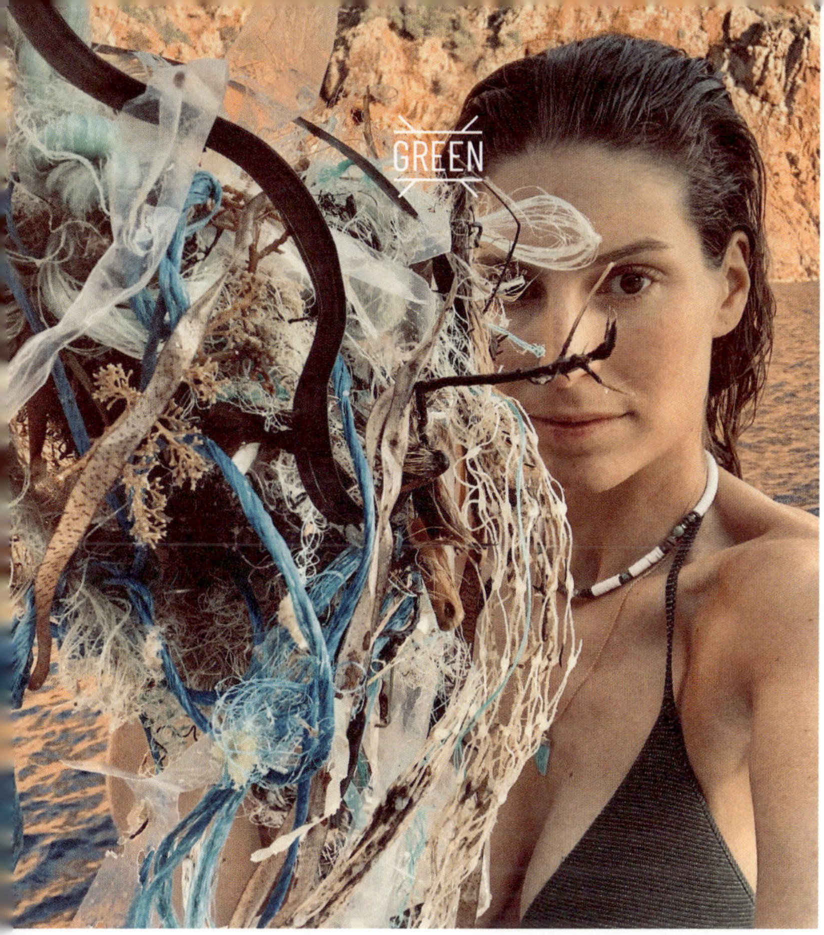

Nettoyons nos plages !

Consciente du désastre écologique qui touche nos océans, je lutte contre la pollution des plages. Comment ? À travers des solutions simples et applicables au quotidien.

Lorsque je vais surfer et que je tombe sur des bidons, des sacs en plastique ou encore des ailerons de planches, je n'ai qu'une envie : débarrasser nos plages de tous ces déchets. Dès que je le peux, je participe à des journées nettoyage ! Très engagée, je suis même devenue la marraine de l'association SurfRider Fondation qui lutte activement contre la pollution des océans.

Comment participer ?

Préserver nos plages est à la portée de tous ! Ceux qui habitent près des côtes peuvent régulièrement organiser des sessions pour ramasser les déchets accumulés. Une après-midi par-ci par-là permet de *cleaner* durablement nos océans. Ceux qui vivent en ville ont également un rôle à jouer ! Déjà en adoptant un comportement respectueux : ne pas jeter ses mégots par terre, trier ses déchets, limiter sa consommation en plastique… Autant de petits gestes qui au final feront la différence. De nombreuses associations prévoient également des opérations de collecte. Pour y participer, il suffit de s'inscrire sur le site **initiativesoceanes.org** et de sélectionner la plage que l'on souhaite nettoyer. Une escapade écolo qui permet à la fois de découvrir une région et de faire une bonne action.

Équipez-vous

Munissez-vous de gants de qualité et assez épais. Il n'est pas rare de ramasser des choses étranges et dégoutantes ! Une fois la collecte terminée, triez les déchets dans les bennes à recyclage où vous séparerez le plastique, le verre ou encore le papier.

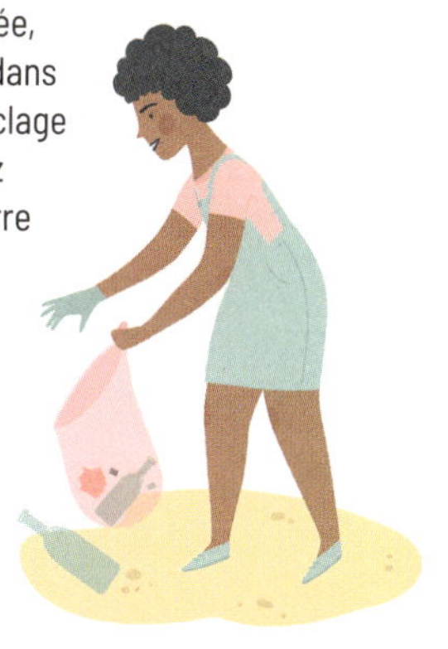

ORGANIC

Mon apéro healthy

L'été arrive... et la grande période d'apéros entre copains aussi ! Mes astuces pour se faire plaisir tout en mangeant sain.

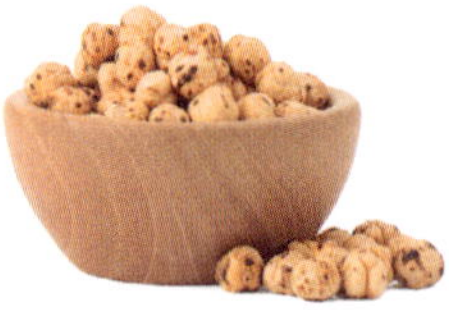

Bye bye les cacahouètes

Riches en graisses saturées, elles sont en plus extrêmement salées. On les *switche* alors par des pois chiches grillés. Rapide à préparer : il suffit de les cuire au four à 180 °C durant 5 minutes avec un peu d'huile d'olive et des herbes (paprika, curry, cumin…). Autre option: les graines de courge à faire dorer 20 min au four. Un régal !

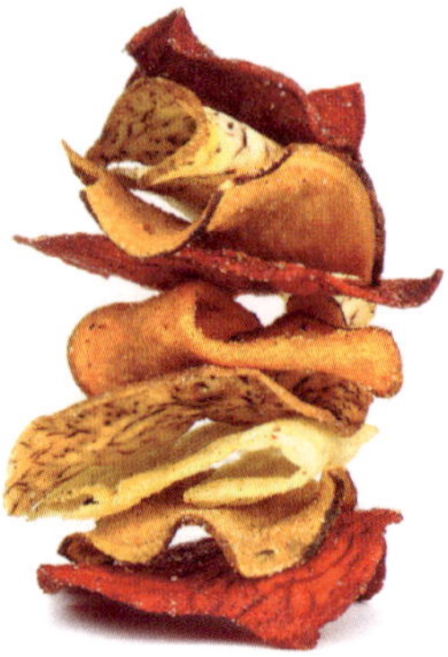

Adios les potatoes

Misez tout sur celles aux légumes ! Légères et croustillantes, elles sont pleines de vitamines, de minéraux, riches en fibres, en protéines et sont très peu caloriques. Choux frisés, betteraves, carottes, patates douces, topinambour… vous pouvez réaliser vos chips au four avec un filet d'huile d'olive ou à la friteuse à partir de toutes sortes de légumes.

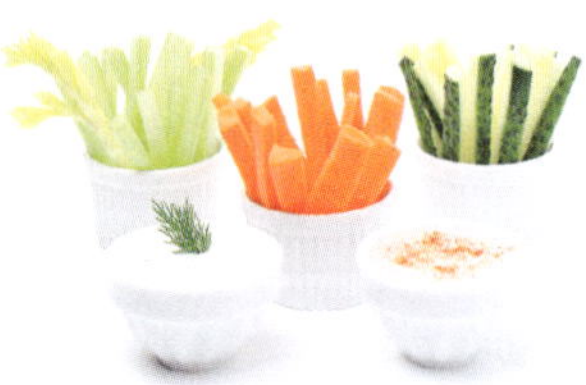

Bienvenudo les crudités

Remplacez tous vos crackers par des bâtonnets de légumes crus. Carottes, concombres, céleris, choux-fleurs, radis… Pour plus de plaisir, accompagnez-les d'une sauce tzatziki allégée : 200 g de fromage blanc 0% avec une gousse d'ail écrasée, 1 c. à soupe de jus de citron, quelques feuilles de menthe et du poivre et un demi-concombre haché.

Et côté boissons ?

Je remplace les sodas par des infusions de fruits et des smoothies de légumes frais. J'opte pour un mocktail (cocktail sans alcool) fait maison. Et si vraiment vous voulez vous détendre autour d'un bon verre de vin, choisissez le rouge ou rosé.

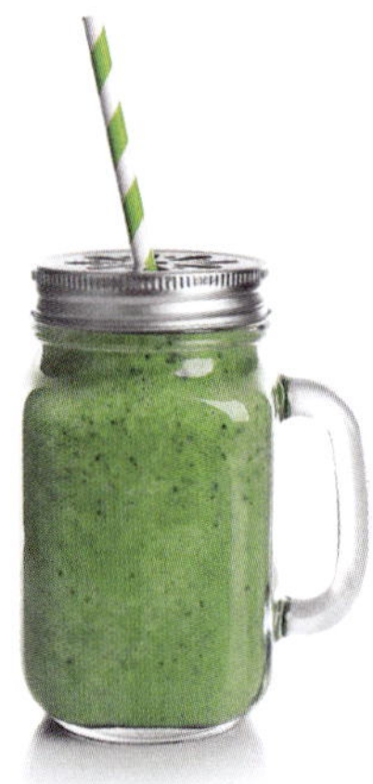

« Dès l'apéro, faites valser vos papilles avec des aliments sains et de saison ! »

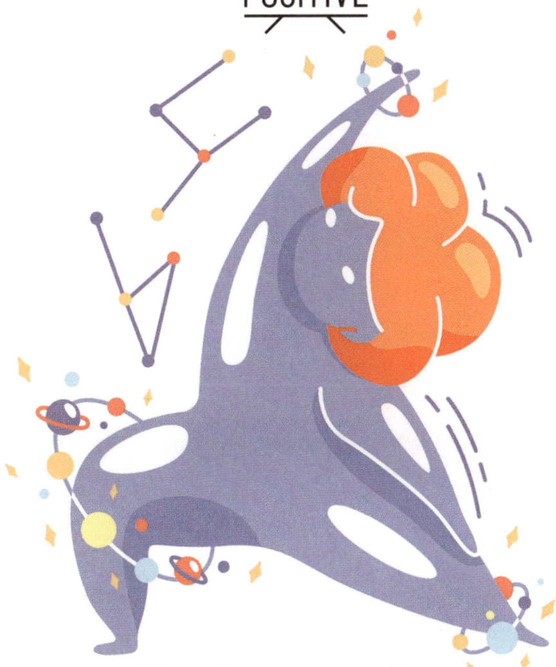

Balayez les pensées parasites

Premier obstacle à notre zénitude, les mauvaises pensées ! Voici deux exos qui marchent pour les mettre en dehors de chez soi.

Exo 1

Allongez-vous confortablement, les bras le long du corps, paumes vers le ciel. Prenez une longue respiration, puis fermez les yeux. Respirez profondément et le plus lentement possible sur 8 temps. Retenez votre souffle 4 temps, puis expirez sur 8 temps.
Restez là sans bouger en laissant filer les pensées comme des nuages et en vous concentrant sur votre respiration calme.
Après 5 longues respirations, continuez l'exercice en visualisant un objectif à atteindre et remplissez votre esprit du bonheur de le voir se concrétiser. Continuez autant de temps nécessaire pour apaiser votre esprit.

Exo 2

Allongez-vous confortablement les yeux fermés et relâchez tous vos muscles. Concentrez-vous sur la sensation de votre corps sur le sol. Sentez chaque zone d'appui, des talons sur le matelas jusqu'au bout de vos doigts et de vos cheveux. Passez en revue vos pieds, vos mains, votre dos, votre nuque ou encore votre tête en les imaginant se détendre complètement de l'intérieur. Restez là sans bouger en respirant doucement durant 10 minutes. ●

Profitez de votre état de grâce, votre corps l'enregistre et pourra ainsi se détendre plus facilement la prochaine fois. C'est prouvé !

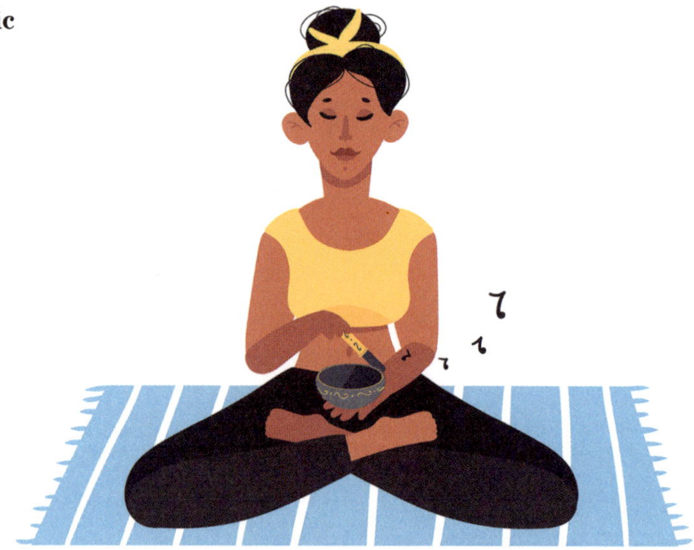

TONIC

Le bain sonore

Grâce à leurs sonorités envoûtantes et à leurs vibrations, les bols tibétains permettent d'accéder à une véritable sensation de détente et d'apaisement.

| Un rituel venu de l'Himalaya |

Les bols tibétains, qui viennent de l'Himalaya, sont employés pendant les chants rituels et lors des prières. Ces instruments particuliers en forme de pots de différentes tailles sont d'abord tapés, puis leur tintement est accompagné par un maillet qui vient frotter les parois du bol.

| Pendant combien de temps ? |

Les séances durent 1 à 2 heures en moyenne, la sensation de calme a vraiment le temps de s'installer. On se laisse totalement porter... Les voyages intérieurs sont tous riches en images, en sensations et en souvenirs invoqués…

| Good vibrations ! |

Les sons et les vibrations des bols tibétains vont résonner à travers tout le corps, ce qui va faciliter la sensation de détente et d'apaisement. Les bols produisent une musique envoûtante, des sonorités inédites, chaudes et réconfortantes. Un concert vraiment particulier !

| Où prendre un bain sonore ? |

Il existe de plus en plus de séances de *sound bathing* organisées partout en France : dans les centres de yoga ou sportifs et même dans les musées (comme le palais de Tokyo à Paris). Il est également possible de le faire à domicile, en écoutant un enregistrement sur Internet, mais en respectant les mêmes conditions qu'en séance : être allongé et dans le noir.

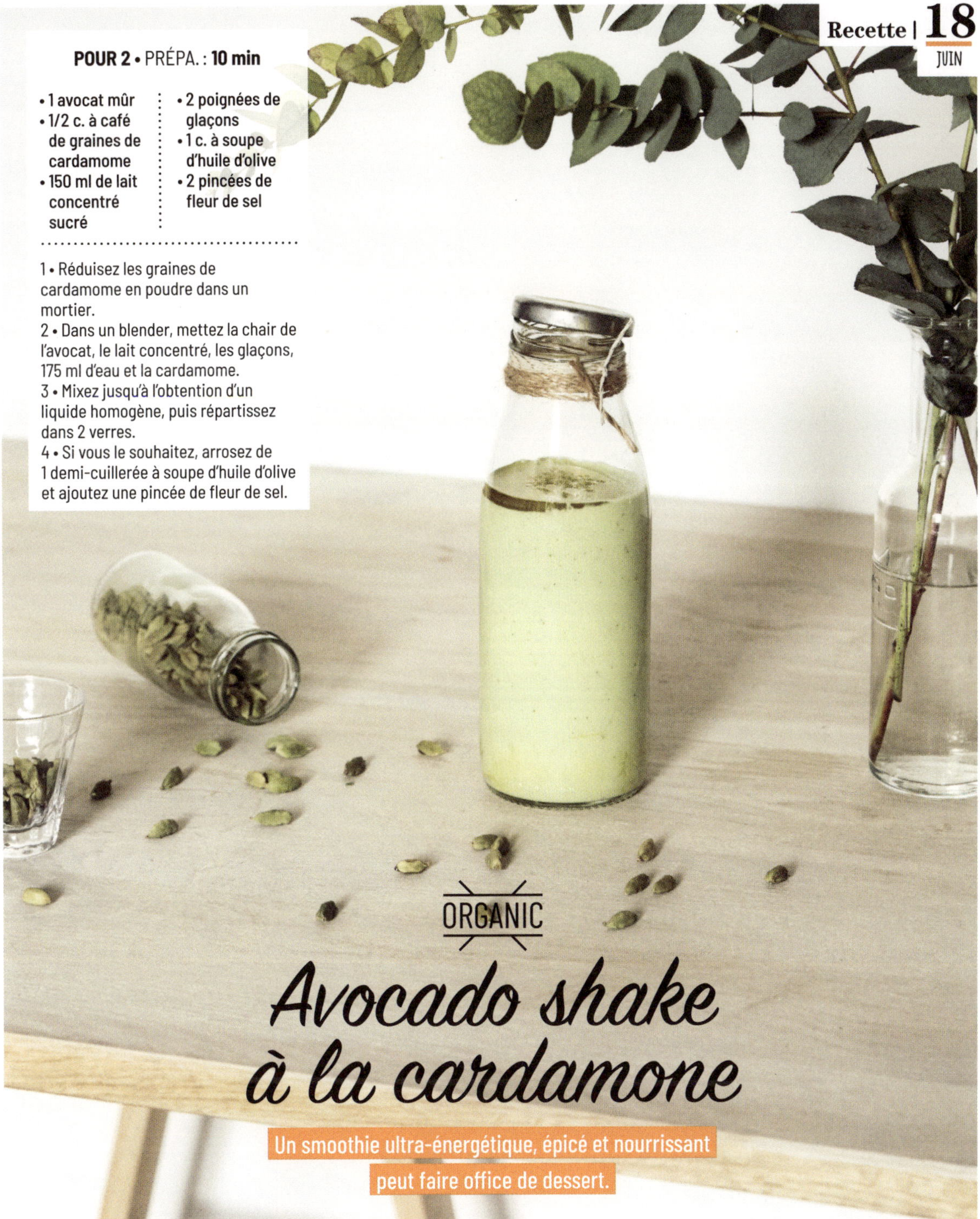

POUR 2 • PRÉPA. : **10 min**

- **1 avocat mûr**
- **1/2 c. à café de graines de cardamome**
- **150 ml de lait concentré sucré**
- **2 poignées de glaçons**
- **1 c. à soupe d'huile d'olive**
- **2 pincées de fleur de sel**

1 • Réduisez les graines de cardamome en poudre dans un mortier.
2 • Dans un blender, mettez la chair de l'avocat, le lait concentré, les glaçons, 175 ml d'eau et la cardamome.
3 • Mixez jusqu'à l'obtention d'un liquide homogène, puis répartissez dans 2 verres.
4 • Si vous le souhaitez, arrosez de 1 demi-cuillerée à soupe d'huile d'olive et ajoutez une pincée de fleur de sel.

ORGANIC

Avocado shake à la cardamone

Un smoothie ultra-énergétique, épicé et nourrissant peut faire office de dessert.

« Résistez aux regards des autres. »

Mermaid workout

Votre rêve de petite fille se réalise sous vos yeux ? Vous êtes une sirène échouée sur la plage… pas de prince charmant à l'horizon mais… de la transpi oui !

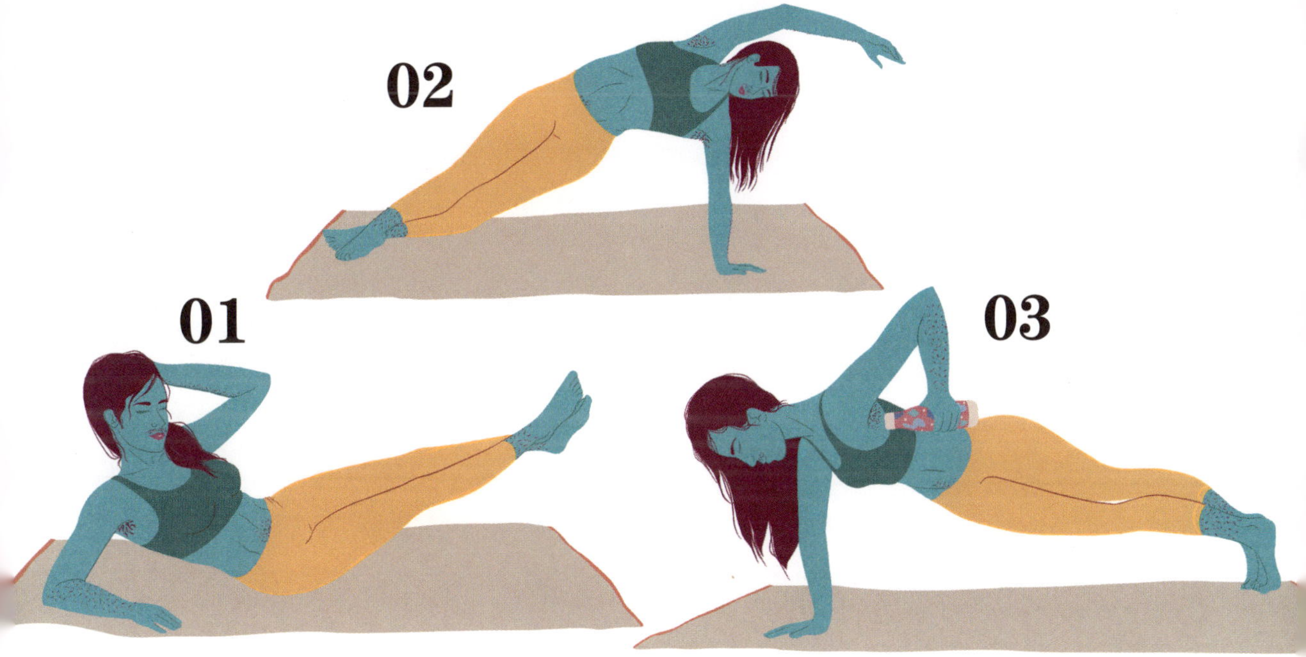

01 | Ariel pose |
Allongée sur le côté, en appui sur une fesse, levez votre queue bien haut et restez souriante comme si vous posiez pour *Mermaid magazine*. Plus c'est haut, plus c'est dur ! Contractez bien vos abdos et ne frétillez pas trop pendant 15 s. Respirez.

02 | Rainbow |
Partez de la position de l'exercice 1, les jambes encore au sol. Tendez votre bras tout en gainant tout votre corps. Inspirez dans cette posture, expirez en levant votre bras opposé au-dessus de votre tête. Vous formez un bel arc avec votre corps. Tenez 15 s.

03 | On the rocks |
Munissez-vous de votre gourde d'eau bien remplie. Mettez-vous en planche sur votre serviette de bain, les bras tendus, les jambes toujours collées dans votre queue de sirène imaginaire. Attrapez votre gourde d'une main et remontez votre coude au niveau de la hanche. Recommencez 10 fois et changez de bras. Votre dos est droit.

Recommencez la série 3 fois,
jusqu'à ce que vos écailles réclament un peu d'eau iodée !

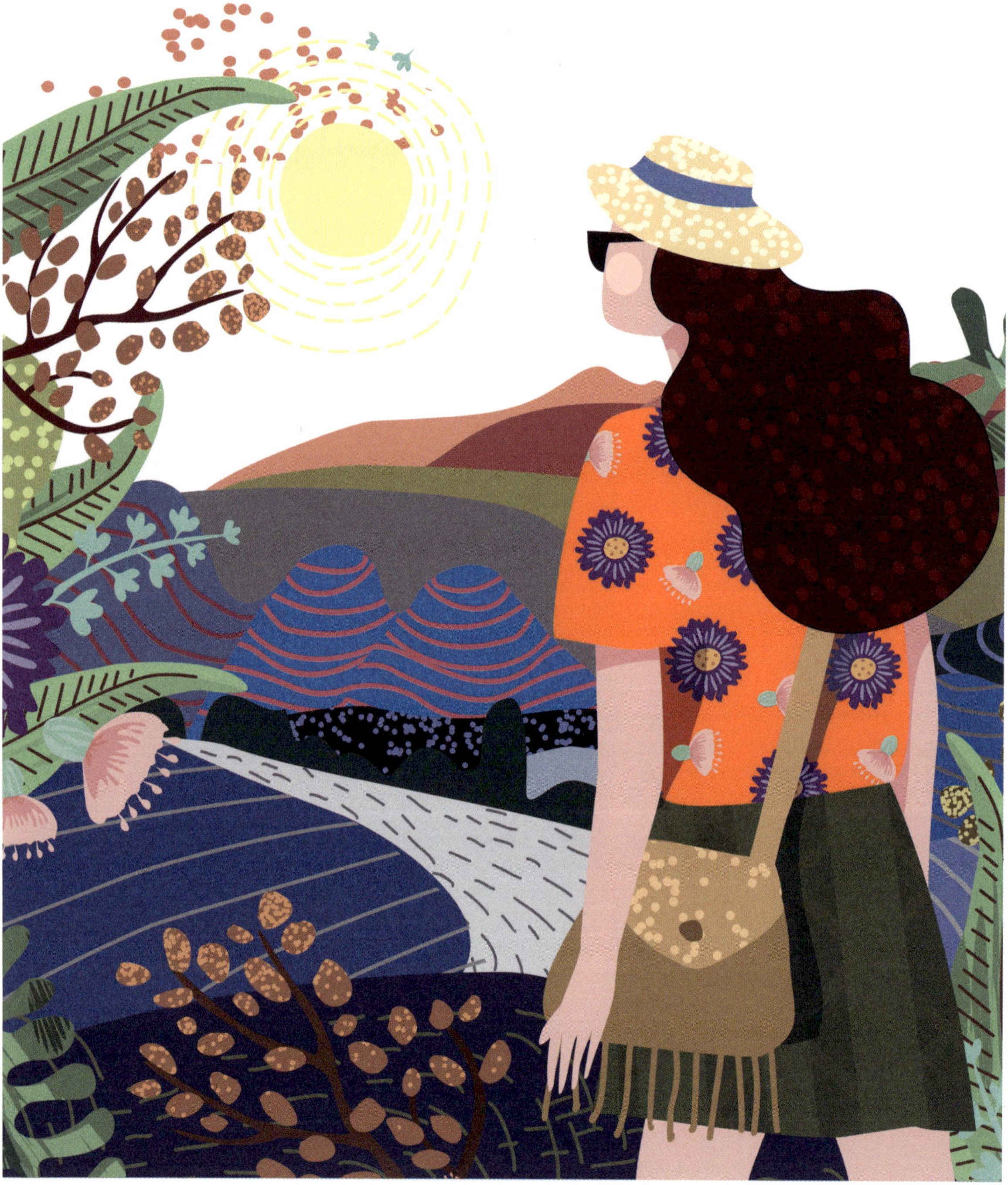

ÉTÉ

TONIC

Mes tisanes santé

La tisane, c'est tendance ! Jusqu'aux cartes des restaurants étoilés, les infusions sont plébiscitées pour leur goût et leurs bienfaits.

Chaudes ou froides ?

Si l'eau chaude permet d'extraire et de diffuser plus facilement les principes actifs des plantes, il est possible de profiter également de leurs bienfaits avec de l'eau froide. Il suffit de laisser infuser les plantes pendant 1 à 2 heures.

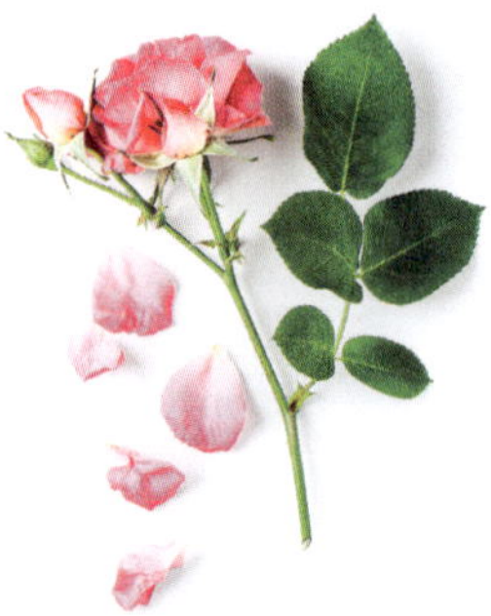

La rose pour se dynamiser

Les pétales de rose ou les boutons, frais ou séchés, produisent un effet tonique qui permettra de lutter efficacement contre la fatigue. Cette tisane tonifiante est à préférer le matin plutôt que le soir.

Préparation : Mettez 10 grammes de pétales de rose pour 1 litre d'eau bouillante.

La lavande en cas de nervosité

La coumarine, substance naturelle présente dans la lavande, produit un léger effet narcotique quand elle est infusée, ce qui permet de calmer la nervosité. Une tisane de lavande le soir permettra également de faciliter l'endormissement.

Préparation : conservez uniquement les petites fleurs violettes. Faites infuser 1 cuillère à café de fleurs séchées pour une tasse d'eau chaude pendant 10 minutes.

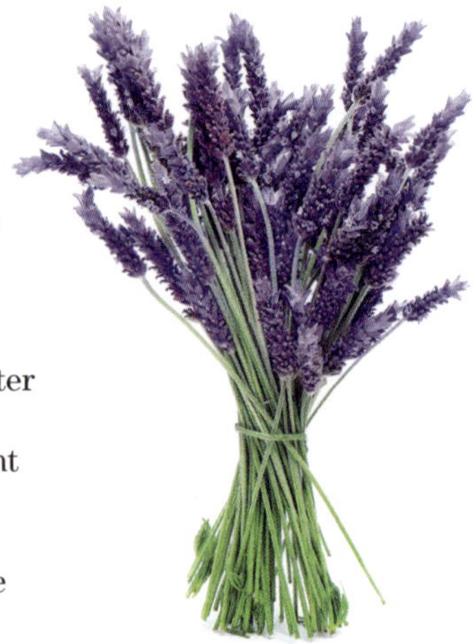

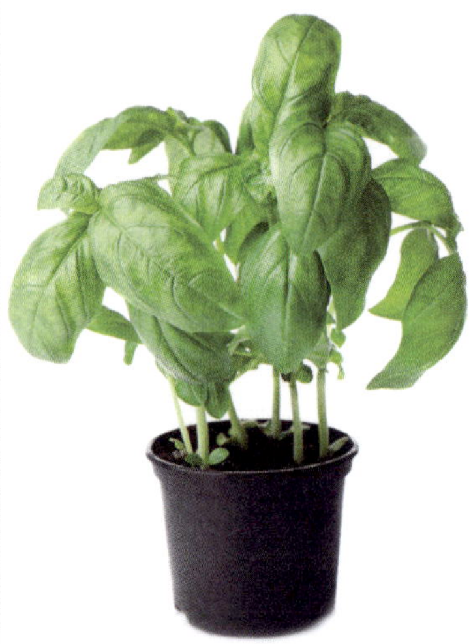

Le basilic contre les troubles digestifs

Spasmes, ballonnements, flatulences, le basilic permet d'apaiser les troubles digestifs. Ses feuilles sont également efficaces pour soigner la toux et la bronchite (n'hésitez pas à rajouter 1 cuillère de miel dans votre tasse si vous toussez).

Préparation : S'il est possible de trouver ses feuilles séchées en pharmacie ou dans une herboristerie, vous pouvez également faire sécher du basilic frais. Placez ensuite 3 à 5 grammes de feuilles de basilic séchées dans environs 200 millilitres d'eau.

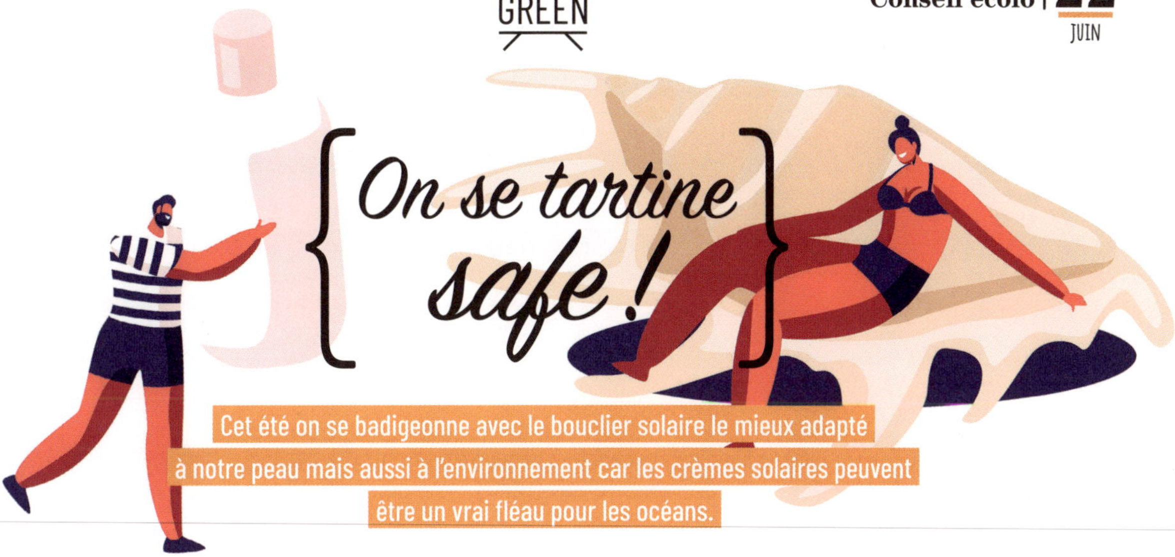

On se tartine safe !

Cet été on se badigeonne avec le bouclier solaire le mieux adapté à notre peau mais aussi à l'environnement car les crèmes solaires peuvent être un vrai fléau pour les océans.

« Les récifs coralliens absorbent entre 4 000 et 6 000 tonnes de crème par an. Un danger pour eux et pour de nombreux écosystèmes marins. »

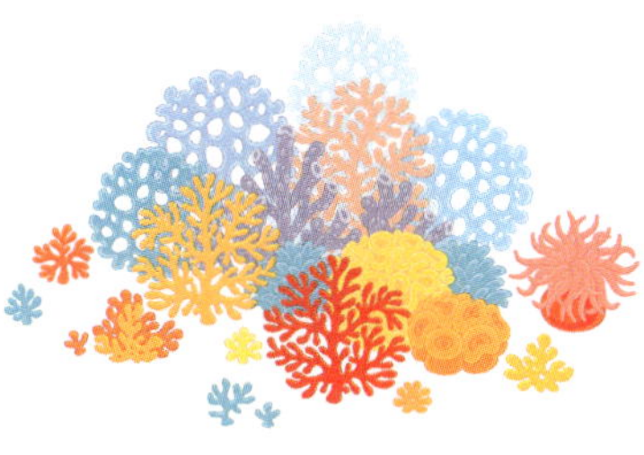

Stop aux crèmes chimiques !

Les filtres chimiques, utilisés dans les crèmes solaires pour contrer les rayons UV, favorisent le blanchissement des coraux qui se mettent petit à petit à mourir. Les filtres UV (particulièrement le benzophénone 2 et l'oxybenzone) ont aussi un terrible impact sur le plancton en perturbant sa croissance. Certaines plages protégées de la planète interdisent même ces crèmes pour préserver la vie sous-marine.

On opte pour les filtres minéraux bio

Contrairement aux crèmes traditionnelles, les crèmes aux filtres minéraux (oxyde de zinc ou dioxyde de titane) se déposent comme un écran protecteur de l'épiderme. Les UV se retrouvent ainsi réfléchis grâce à un rempart efficace. Composés généralement de vitamine E, de glycérine, d'huiles végétales ou essentielles, les produits bio sont allergènes et conviennent aussi bien aux enfants qu'aux peaux sensibles. En prime, ils sont écologiques !

Mais attention le dioxyde de titane n'est pas tout rose et a aussi une mauvaise action contre le phytoplancton (même si c'est bien moindre !). Mieux vaut se casser un peu la tête et trouver dans l'idéal une crème bio minérale qui n'en comporte pas.

Les règles à suivre

Ne prenez jamais **un SPF en dessous de 30,** sinon il ne filtrera pas assez les rayons UVA et UVB.

Ne vous exposez pas entre **12 h et 16 h**

Renouvelez votre crème **tous les ans**

Si vous faites du sport, privilégiez **celles qui résistent à la transpi.** Et badigeonnez-vous toujours après votre séance.

ORGANIC

Rice pudding

Un doux pudding que vous réussirez à coup sûr pour finir votre repas ou commencer votre journée tout en douceur... La noix de coco contient d'ailleurs du sélénium qui assouplit la peau.

POUR 4 À 6 • PRÉPA. : **15 min** • CUISSON : **1 h 10**

- 300 g de riz complet
- 900 ml de lait d'amande
- 400 ml de lait de coco
- 80 g de sucre de coco
- 1 pincée de sel
- 1 gousse de vanille
- 6 petites graines de cardamome (à l'intérieur de la capsule verte)
- 1/4 de baguette
- 1,5 c. à soupe d'huile de coco (fondue)
- 1,5 c. à soupe de sucre de coco
- Copeaux de noix de coco grillés
- Graines de sésame noir
- Fleurs comestibles

1 • Préchauffez le four à 180 °C (th. 6).
2 • Détaillez la baguette en dés, déposez-les dans un petit bol avec le sucre et l'huile de coco fondue. Mélangez pour bien imprégner les croûtons. Étalez-les sur une plaque de cuisson et enfournez 10 minutes, en remuant de temps en temps.
3 • Dans une grande casserole, versez 480 ml d'eau, le lait d'amande, le lait de coco, le sucre, le sel.
4 • Fendez la gousse de vanille et grattez l'intérieur avec la pointe d'un couteau. Écrasez les graines de cardamome. Ajoutez la vanille et la cardamone dans la casserole.
5 • Portez à ébullition, mélangez pour dissoudre le sucre, puis versez le riz.
6 • Faites cuire à feu doux environ 1 heure en remuant de temps en temps.
7 • Lorsque le riz est prêt, transférez-le dans un saladier, filmez et réfrigérez au moins 30 minutes.
8 • Servez chaque portion avec un trait de lait d'amande, quelques croûtons, des copeaux de noix de coco, des graines de sésame et décorez avec des fleurs comestibles.

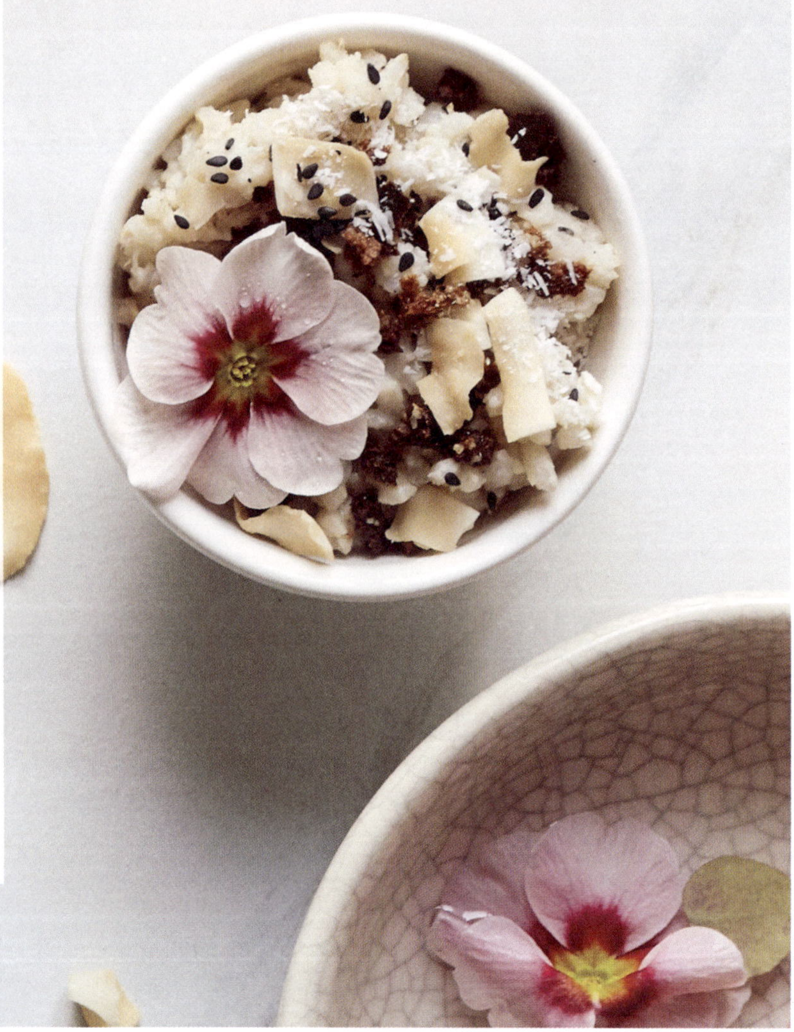

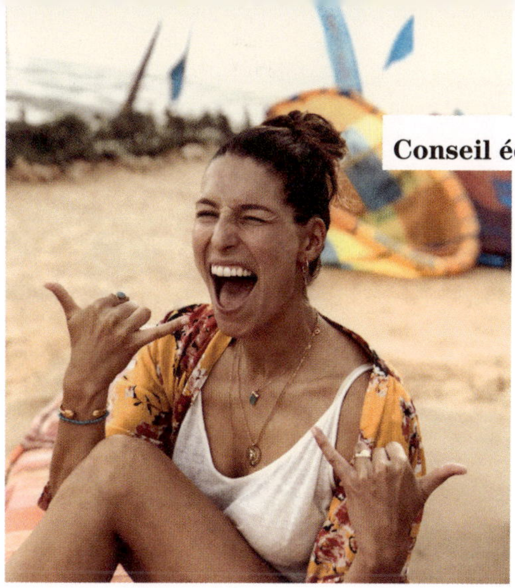

CIBLE	• les ongles fragilisés
BIENFAITS	• rendre les ongles plus forts et plus blancs
MATÉRIEL	• un petit récipient • une cuillère à café
CONSERVATION	• 15 jours

DIY

Mon soin ongles fortich'

Marre des ongles qui cassent pile avant un rendez-vous ? J'ai THE solution pour vous !

| INGRÉDIENTS & DOSAGE |

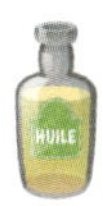

• 1/2 cuillère à café d'huile d'olive

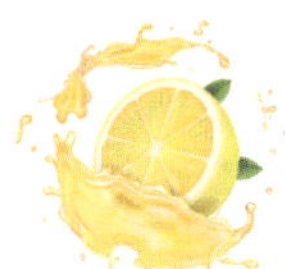

• 4 gouttes de jus de citron frais ou 1 goutte d'huile essentielle de citron

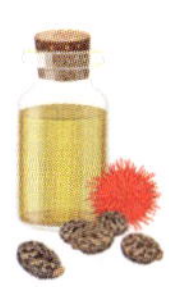

• 1/2 cuillère à café d'huile de ricin

| Recette |

• Versez 1/2 cuillère à café d'huile d'olive dans un petit récipient. **Riche en éléments nutritifs,** l'huile d'olive va hydrater vos ongles.

• Ajoutez 4 gouttes de citron frais (ou 1 goutte d'huile essentielle de citron). **Le citron est un désinfectant naturel.** Il va apporter une blancheur éclatante à vos ongles.

• Rajoutez enfin 1/2 cuillère à café d'huile de ricin qui est **fortifiante** et accélère la pousse des ongles grâce à sa forte teneur en vitamine E.

• Appliquez ce soin sur des ongles non vernis et massez bien.

| Astuce |

Pour donner un effet brillant aux ongles sans mettre de vernis, **les tremper dans le vinaigre blanc** et rincer. Ils seront éclatants au naturel !

« Je fais ce soin quotidiennement en cure de 15 jours pour un rendu waouh ! »

TONIC

Ma gym paddle

Regarder le paysage tout en pagayant c'est bien, avec quelques exercices en plus pour se tonifier, c'est mieux !

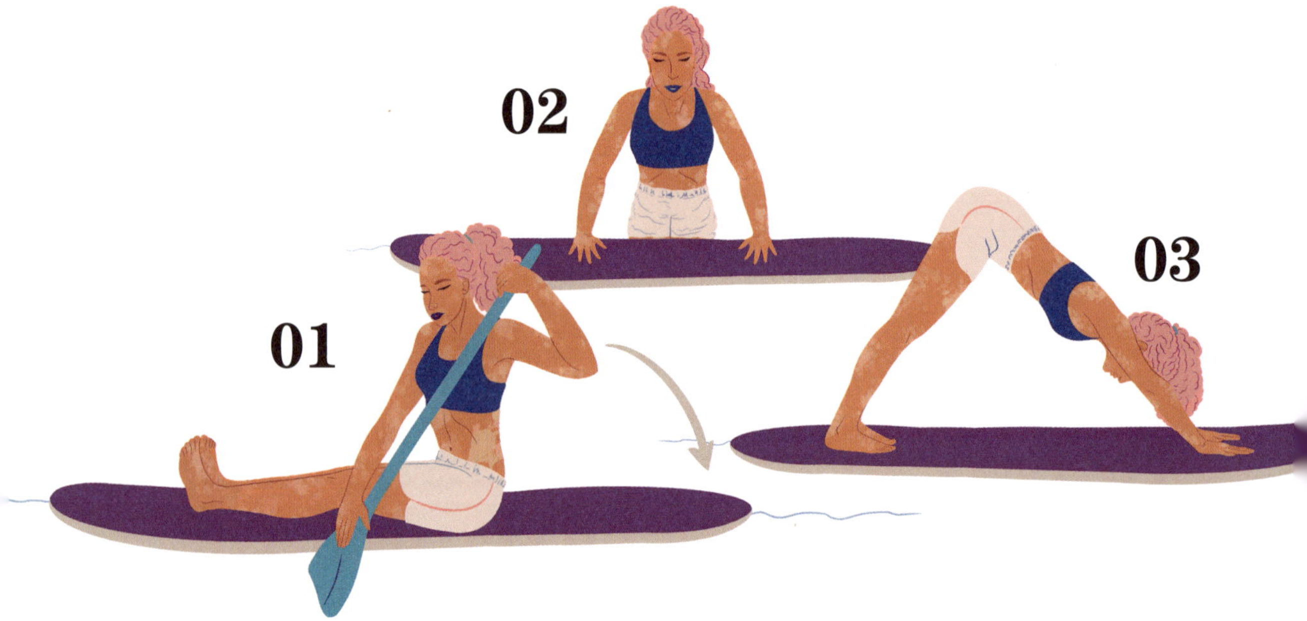

01 | Abdos pagaie |
Allongée sur le dos sur votre paddle, tenez la pagaie des deux mains au niveau des cuisses, les mains assez écartées. À l'aide des abdos, relevez le torse tout en tournant le buste sur un côté et donnez un coup de pagaie. Rallongez-vous et faites de même de l'autre côté. Tenez sur 5 remontées au début et augmentez au fur et à mesure de vos capacités.

02 | Fit à l'eau |
Vous avez chaud, plongez dans la mer et placez les deux mains au milieu de votre paddle, largeur des épaules. Poussez pour remonter hors de l'eau jusqu'à mi-cuisses. Pour redescendre, ne vous laissez pas tomber comme un marsouin, contrôlez la chute avec douceur. Tentez 5 remontées.

03 | Chien tête en bas |
Vous le savez, cette posture ne me quitte pas. Sur le stand up paddle, elle est encore plus intéressante. Il faut la tenir sans trembler le plus longtemps possible. Les meilleures peuvent tenter un lever de gambette. Mon conseil : restez tonique et très concentrée. Ne mollissez pas !

« Comme vous êtes en déséquilibre sur la planche, les exercices sont plus difficiles et les résultats, démultipliés, apparaissent rapidement. Idéal pour les impatientes. »

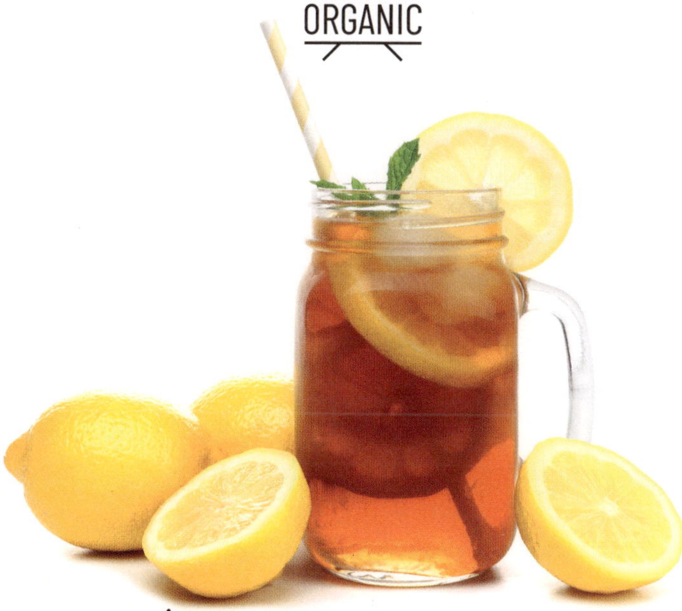

Ice tea time !

Pour ne pas tomber dans le Spritz à tout-va cet été (je vous y vois déjà hein sur les terrasses !), pensez thé glacé ! Laissez-moi vous convaincre, allez !

Bon pour ton corps

En période estivale, vous le savez, notre corps a besoin de davantage d'eau. Consommer du thé glacé est une excellente alternative pour hydrater son organisme, mais pas que ! Cela évite l'effet jambes lourdes en boostant la circulation sanguine, ça draine nos petits reins et donne du tonus pour tenir toute la journée.

Adopte un thé !

Mon grand favori est le **rooibos**, autrement connu sous le nom de thé rouge. Il est intéressant pour sa richesse en potassium, en calcium, en magnésium et en oligoéléments (manganèse et cuivre). Il aide à combattre l'anémie mais aussi la fatigue. En prime il ne contient pas de théine !

Le **thé vert glacé** est aussi excellent pour la santé. Véritable allié minceur, il est un puissant antioxydant et lutte contre le vieillissement de la peau. Veillez cependant à le déguster avant 17 h afin d'éviter une insomnie.

Le **thé Oolong** séduira celles qui cherchent un thé sans amertume. Son plus ? Il aide à brûler les mauvaises graisses et à éliminer les toxines accumulées.

Le **thé blanc** est idéal au réveil ! Au goût léger, ses arômes sont subtils et nuancés. Il prévient des maladies cardio-vasculaires et a des bienfaits anti-vieillissants. Il est aussi un allié pour protéger sa peau des effets néfastes des rayons UV.

Mes tips pour le préparer

Infusez votre thé la veille et une fois qu'il a refroidi, placez-le au frigo toute la nuit. Pour ajouter de nouvelles saveurs, vous pouvez y glisser des morceaux d'orange, de citron ou de menthe fraîche. Le lendemain, sirotez-le bien frais avec des glaçons. *Yummy!*

« Agissez. Le temps passe et ne s'échange pas. »

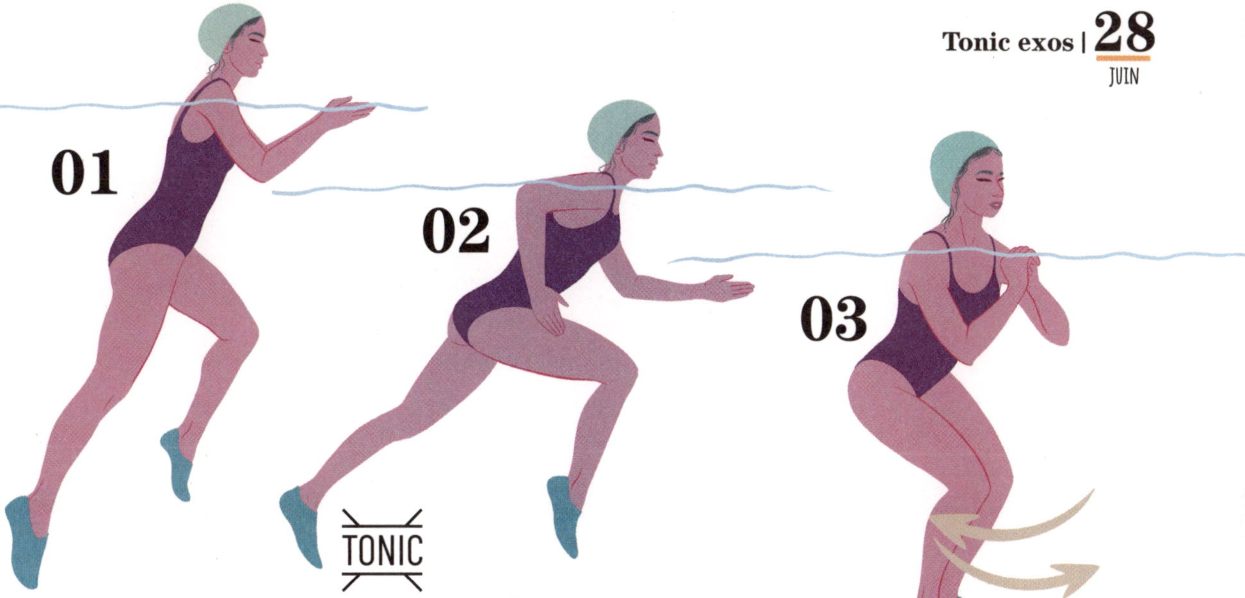

TONIC

Longe-côte

Adapté à tous, le longe-côte (qui vient du nord de la France !) n'est rien d'autre qu'une super randonnée aquatique, en immersion jusqu'à la taille ! Ultra-vivifiant ! Voici mon petit programme.

N'oubliez pas la crème solaire avec la réverbération de l'eau !

01 | On s'échauffe 10 min |

Commencez par courir en petites foulées tout en effectuant des mouvements de brasse avec vos mains dans l'eau. Ramenez votre centre de gravité vers l'avant, l'eau arrive à votre poitrine.

02 | On avance à grands pas 15 min |

Continuez à avancer en réalisant cette fois-ci de grandes enjambées plus musclées. Pliez bien les jambes à réception et allez chercher loin devant avec vos bras. Ne buvez pas la tasse, admirez le paysage pour ne pas penser à l'effort et profitez des bienfaits de l'iode.

03 | On sautille 5 min |

Il est temps de vous amuser un peu plus. Partez en pas chassés en vous aidant de vos bras pour tenir l'équilibre pendant 1 min puis changez de côté. Continuez avec des sauts sur place, les pieds joints pour faire monter un peu votre rythme cardiaque. Respirez bien.

« Si vous optez pour une combinaison en Néoprène, votre corps flottera et vos articulations seront ainsi protégées ! Les résultats : meilleure circulation sanguine, régénération cellulaire, renforcement cardio et muscles tonifiés. »

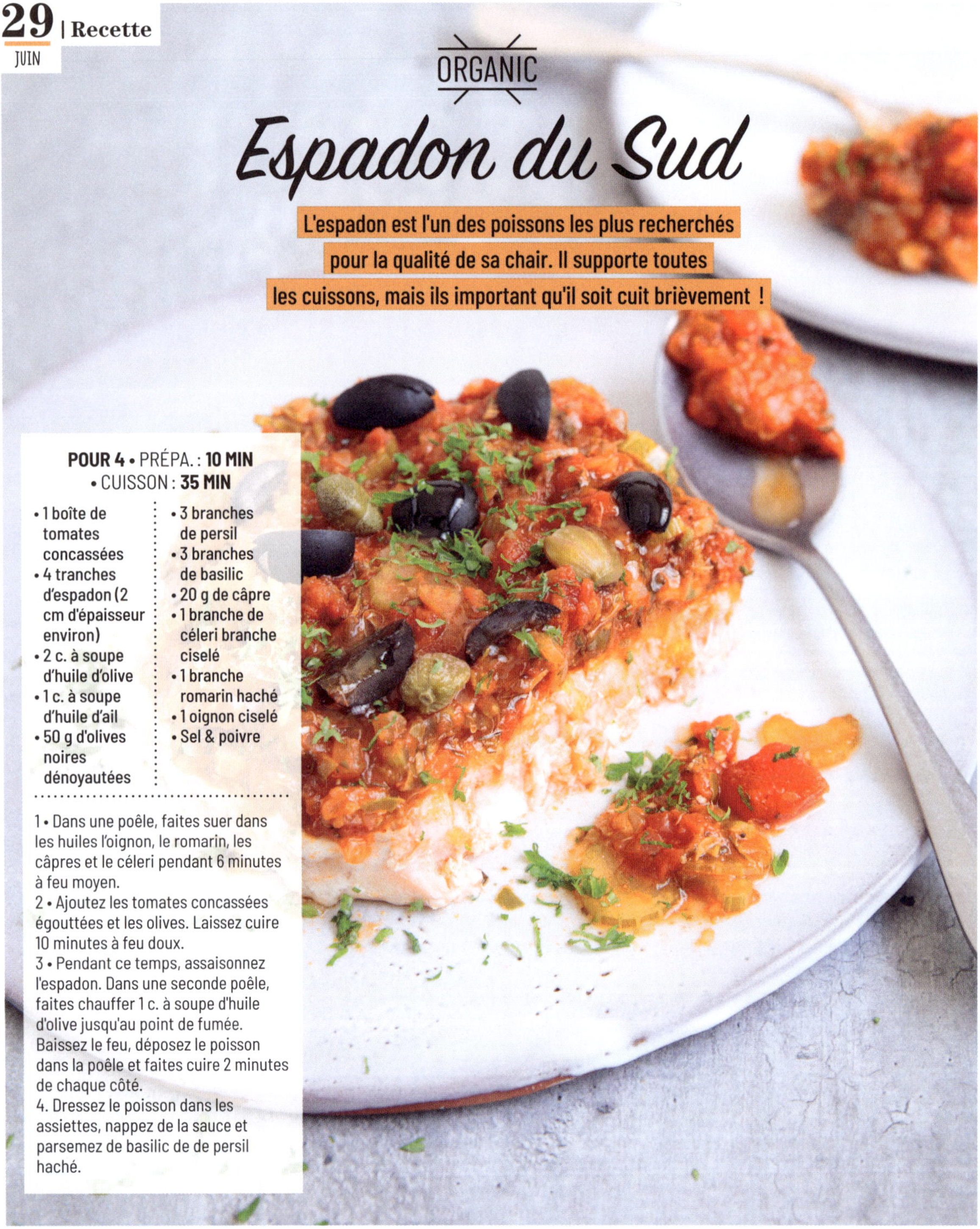

ORGANIC

Espadon du Sud

L'espadon est l'un des poissons les plus recherchés pour la qualité de sa chair. Il supporte toutes les cuissons, mais ils important qu'il soit cuit brièvement !

POUR 4 • PRÉPA. : **10 MIN** • CUISSON : **35 MIN**

- 1 boîte de tomates concassées
- 4 tranches d'espadon (2 cm d'épaisseur environ)
- 2 c. à soupe d'huile d'olive
- 1 c. à soupe d'huile d'ail
- 50 g d'olives noires dénoyautées
- 3 branches de persil
- 3 branches de basilic
- 20 g de câpre
- 1 branche de céleri branche ciselé
- 1 branche romarin haché
- 1 oignon ciselé
- Sel & poivre

1 • Dans une poêle, faites suer dans les huiles l'oignon, le romarin, les câpres et le céleri pendant 6 minutes à feu moyen.
2 • Ajoutez les tomates concassées égouttées et les olives. Laissez cuire 10 minutes à feu doux.
3 • Pendant ce temps, assaisonnez l'espadon. Dans une seconde poêle, faites chauffer 1 c. à soupe d'huile d'olive jusqu'au point de fumée. Baissez le feu, déposez le poisson dans la poêle et faites cuire 2 minutes de chaque côté.
4. Dressez le poisson dans les assiettes, nappez de la sauce et parsemez de basilic de de persil haché.

Mon journal de croyances

Savez-vous que nous avons tous des croyances limitantes à propos de nous ? Qu'on ne mérite pas telle chose, qu'on est mauvais dans tel domaine... Pour ne pas brider mon potentiel, je m'exerce à les reprogrammer !

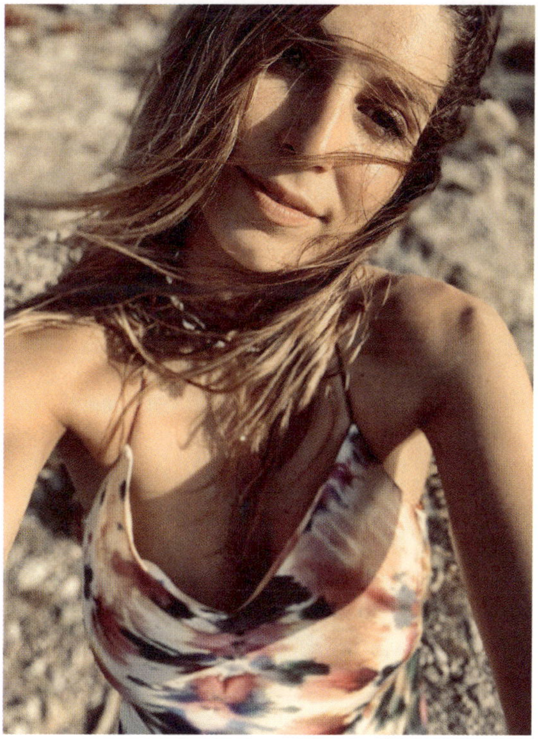

« Lorsqu'une situation me paraît bloquée, j'essaie de dénicher les croyances limitantes qui peuvent se cacher derrière. »

Je repère 3 croyances limitantes chez moi :

1. ....
2. ....
3. ....

Je pratique la méthode Coué en prononçant le contraire :

1 • ....
....

2 • ....
....

3 • ....
....

Chaque jour, je note des phrases toutes faites qui me ressemblent et les transforme positivement :

1 • On ne peut faire confiance en personne !
2 • Il faut travailler dur pour réussir !
3 • Ce n'est pas fait pour moi !

J'arrête de refaire ma vie avec des « SI ».

Ce mois-ci, je visualise un scénario positif sur un sujet qui me fait peur et je me le passe en boucle dans ma tête.

....
....
....
....
....
....
....
....
....
....

J'accepte de me planter dans toute ma splendeur, c'est comme ça que j'avance

01 | **Conseil écolo**
JUILLET

CIBLE	• dents et gencives même sensibles
BIENFAITS	• une haleine fraîche tout en éliminant les bactéries de la bouche et en renforçant les gencives
MATÉRIEL	• un petit récipient et une cuillère qui ne sont pas en métal • un bain-marie • un petit contenant en verre
CONSERVATION	• 6 mois

| INGRÉDIENTS & DOSAGE |

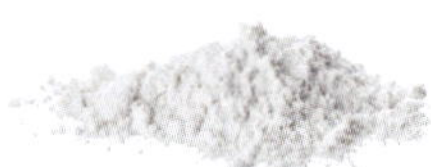

• 20 g d'argile blanche

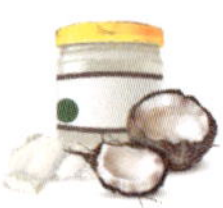

• 25 g d'huile de coco

En option :
Soit 3 gouttes d'huile essentielle de menthe poivrée, de tea tree et de myrrhe. Soit ½ cuillère à café de poudre de clou de girofle.

GREEN

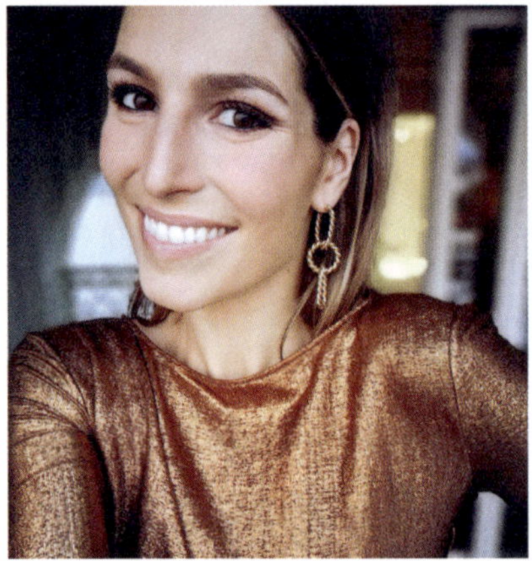

DIY

Mon dentifrice maison

Avec seulement 4 ingrédients, je crée rapidement mon dentifrice personnalisable selon la sensibilité de mes gencives.

| Recette |

• Déposez 20 grammes d'argile blanche dans un récipient pouvant aller au bain-marie. Pour le dentifrice, **elle sert d'abrasif** qui va éliminer toutes les toxines et les bactéries.

• Rajoutez 25 grammes d'huile de coco vierge ou extraite à froid et bio. Pour obtenir une pâte de dentifrice homogène, placez ce mélange au bain-marie et remuez bien.

• Sortez le récipient du bain-marie avant d'y ajoutez les huiles essentielles car elles perdraient leurs propriétés au contact de la chaleur. Ajoutez 3 gouttes d'huile essentielle de menthe poivrée qui apporte de la **fraîcheur** et 3 gouttes de tea tree qui est **désinfectante et anti-inflammatoire**.

• Versez la pâte dans le petit contenant en verre de préférence pour éviter que le plastique ne se transfère dans la pâte encore chaude. Laissez reposer 20 minutes afin que la pâte se solidifie.

« Pour un effet blanchissant, rajoutez 1 cuillère à café de bicarbonate de soude. Mais attention, il est assez abrasif, alors ne l'utilisez qu'occasionnellement. »

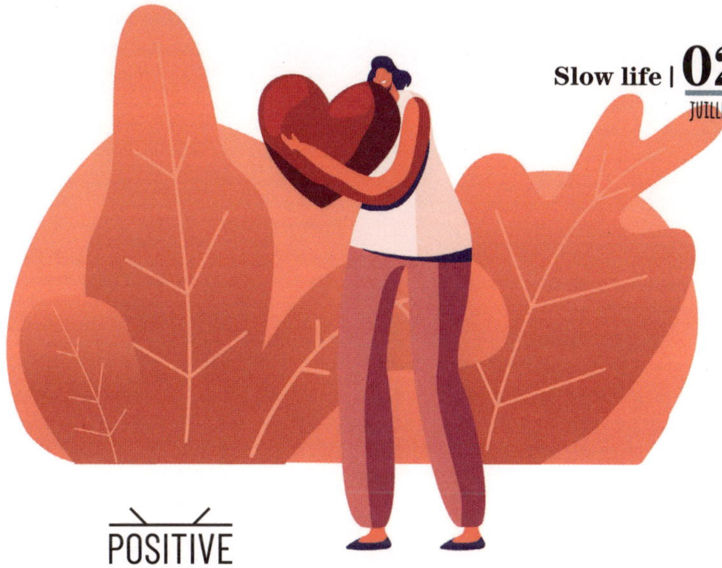

Vive l'auto-compliment !

Rien de tel pour se motiver que de savoir bien se flatter ! Une petite phrase écrite sur votre miroir, un mot sur votre planning ou encore un Post-it dans votre portefeuille. Il existe plein de façons pour gonfler son potentiel !

POSITIVE

La compliment therapy

Oser complimenter l'autre fait du bien à celui qui l'exprime autant qu'à celui qui le reçoit. Vous l'ignoriez ? Eh oui, communiquer sa gentillesse va améliorer votre vie ! Envoyez du love !

Ses bienfaits

Le compliment booste le moral et dope la confiance en soi. (65% des salariés estiment qu'un compliment sur leur travail booste leur confiance en eux). Il engendre un sentiment de reconnaissance et de bien-être. Il aide également à mieux accepter la critique et à se remettre en question.

On s'y prend comment ?

Soyez honnête et soulignez chaleureusement les avancées, les évolutions ou les efforts de vos interlocuteurs. Vous instaurez ainsi un climat bienveillant, et vous mettez en place un environnement positif et productif. Idem avec vos amis, votre partenaire ou vos enfants ! (mais c'est souvent plus facile dans la sphère privée).

Vous ne savez pas quoi dire ?

Outre les compliments à l'oral, vous pouvez aussi les écrire ! Pourquoi pas coller des Post-it dans un agenda, sur un bureau ou sur un écran d'ordinateur ? « Waouh, tu nous as impressionnés ! » Quel que soit le message, adaptez-le à la situation et personnalisez-le.

« Savez-vous que 3 managers sur 4 complimentent leurs équipes, contrairement à 80% des salariés qui déclarent ne pas le faire en retour ? Soyez cool avec votre boss ! »

« Je refuse de succomber à la peur de l'échec ! »

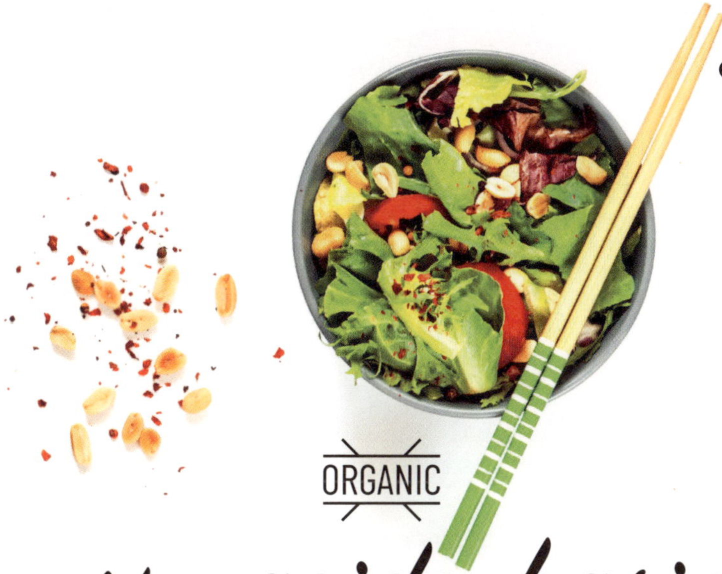

ORGANIC

L'équilibre acido-basique

Retrouvez votre équilibre digestif grâce à ce régime spécifique qui consiste à surveiller l'acide-base de nos assiettes. L'acide quoi ? Je vous décrypte l'essentiel !

Le principe

Les aliments sont dits acides (protéines, céréales), alcalins ou basiques (fruits et légumes). Selon leurs associations dans notre estomac, ils jouent un rôle sur le PH (le taux d'acidité) de notre organisme. Ce dernier doit être le plus neutre possible.

Pourquoi est-ce important ?

Diverses études ont démontré que lorsque le taux d'acidité de notre organisme est perturbé, il engendre de la fatigue, des troubles du sommeil, de l'hypertension ou encore de l'ostéoporose.

Comment ça marche ?

Chaque aliment possède un indice PRAL (*Potential Renal Acid Load* – charge rénale acide potentielle), qui détermine le potentiel acidifiant ou alcalinisant. Un aliment acide aura un indice positif, et un basique un indice négatif. Pour rétablir l'équilibre, il convient de consommer 70% d'aliments basiques et 30% d'aliments acides.

En pratique ça donne quoi ?

On favorise les aliments basiques ou alcalinisants (fruits, légumes frais, graines…) et on limite les aliments acides (viandes rouges, charcuteries, laitages, pâtisseries, alcool…). On change également ses associations alimentaires. Le mix protéines + céréales est à proscrire (blanquette de veau + riz, poulet avec pommes sautées). On privilégie plutôt les protéines (ou céréales - féculents) avec des légumes (quinoa + aubergines ou saumon + poireaux à la crème).

« Ne vous prenez pas la tête à contrôler sans cesse vos assiettes. Intégrez les grands principes et rééquilibrez dans la semaine vos plats en cas d'excès. »

TONIC

L'aquapalming

Munissez-vous de mini-palmes et partez à la conquête de votre plus beau fessier. Vous serez imbattable avec ces 3 exos.

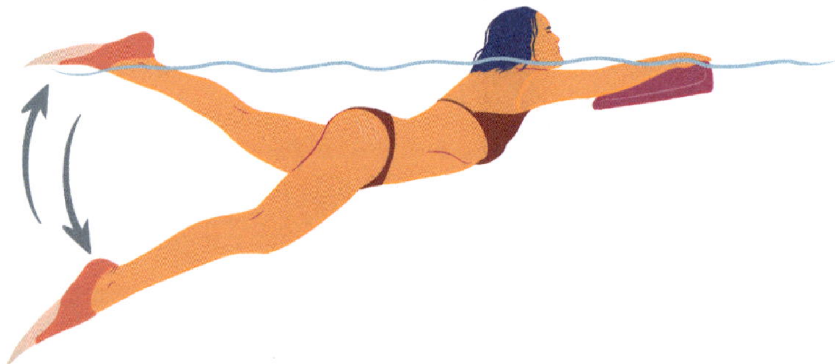

01 | Battements verticaux |
Réalisez des battements de jambes verticaux en vous appuyant sur un bord de bouée, de matelas gonflable ou de planche. Les mouvements sont lents, amples. Tenez pendant 2 min, faites une pause de 30 s et recommencez autant de fois que vous le pouvez. Vos fesses vous disent déjà merci.

02 | Battements côté |
En tenant une planche à bout de votre bras ou une petite bouée, faites des longueurs en battant des jambes sur le côté. Gardez une belle amplitude dans vos battements. Lorsque vous arrivez au bout du bassin ou après 100 m dans la mer, faites demi-tour et changez de côté. Faites des pauses de 30 se tous les 100 m.

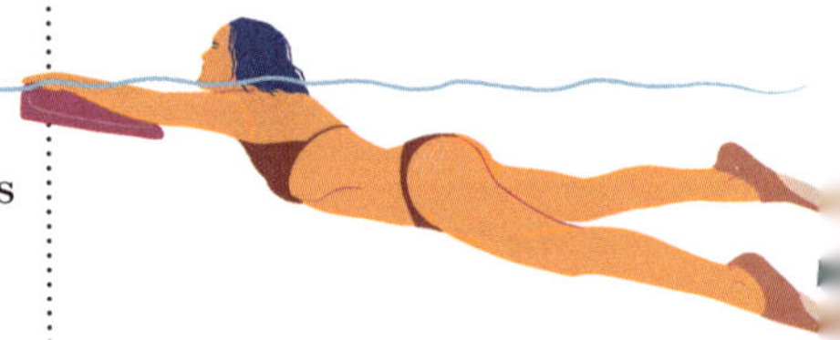

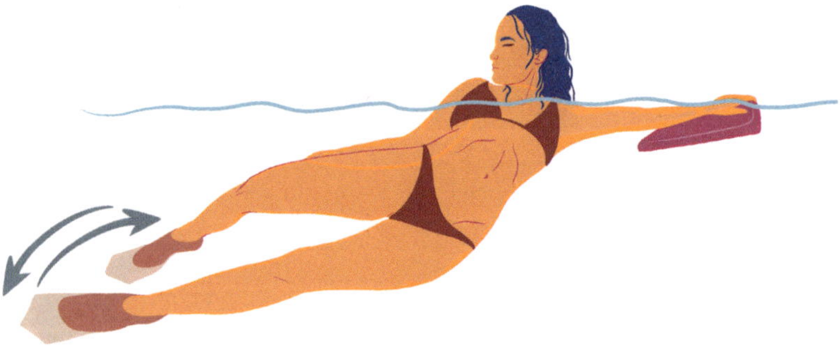

03 | Battements sprint |
En tenant une planche à bout de bras ou une petite bouée (cette fois-ci les deux bras !), parcourez des longueurs de 50 m environ à deux vitesses. Un aller à vitesse accélérée et un retour à vitesse normale pour récupérer. En variant les allures, vous utilisez plus rapidement vos réserves de graisse. Tenez aussi longtemps que vous le sentez.

« À la piscine ou au bord de l'océan, ces exercices sont hyper-simples avec seulement une paire de palmes. Usez-en tout l'été pour venir à bout de la cellulite et de la culotte de cheval de cet hiver ! »

GREEN

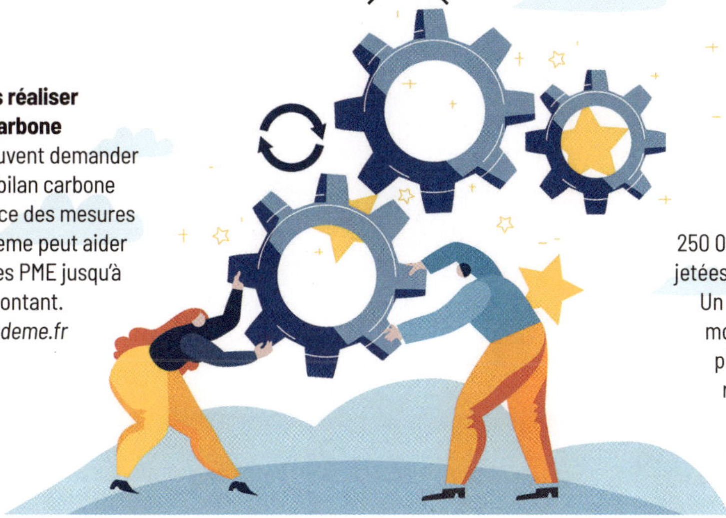

01 • **Je fais réaliser un bilan carbone**

Les entreprises peuvent demander un audit de leur bilan carbone pour mettre en place des mesures écologiques. L'Ademe peut aider financièrement les PME jusqu'à 70 % du montant.
Bilan-ges.ademe.fr

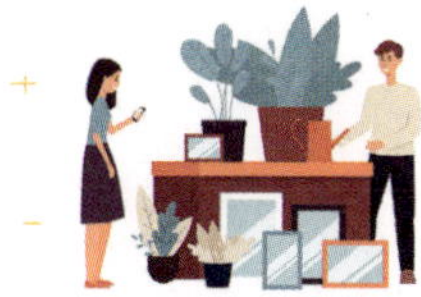

06 • **Je meuble en seconde main**

250 000 tonnes de mobilier sont jetées par an par les entreprises. Un vrai gâchis ! Pensez aux mobiliers **Emmaüs** ou aux plateformes de mobilier reconditionné comme **Co-Recyclage pro, Adopte un bureau**...

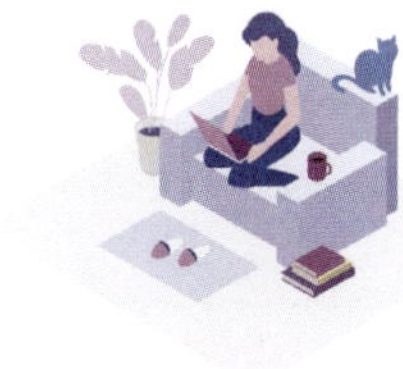

Je mobilise mon entreprise

Il y a tellement à faire pour rendre son entreprise plus écolo et plus engagée ! Voici quelques pistes pour améliorer son empreinte verte.

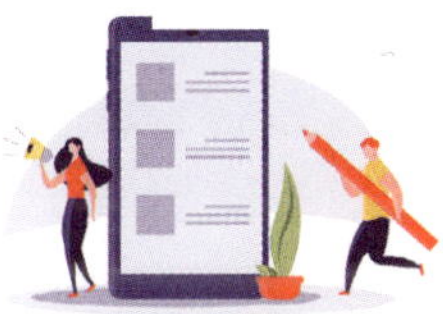

02 • **Je mets en place une boîte à idées**

Je sensibilise ma team en lui demandant de trouver des nouvelles mesures écolos au quotidien (gobelets, recyclage...).

05 • **J'instaure le télétravail**

Le télétravail permet de diminuer d'environ 30 % les impacts environnementaux associés aux trajets domicile-bureau. Un jour de travail à domicile par semaine est donc un geste éco-citoyen qui en plus augmente le bonheur des salariés !

03 • **J'inscris l'entreprise à une course solidaire**

Pour fédérer les salariés autour d'une cause, rien de tel que d'organiser un petit évènement sportif. Choisissez une association et courez pour récolter des fonds pour la planète.

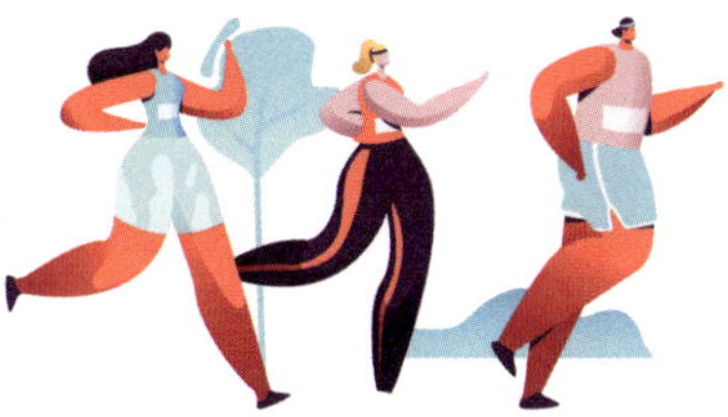

04 • **J'organise une collecte**

Que ce soit une collecte d'anciens téléphones portables à recycler, de vêtements d'enfants à redistribuer, ou de tout autre objet à upcycler, tout est bon pour participer à une économie circulaire et sensibiliser vos collègues.

« Pensez aussi aux banques vertes qui financent des projets écologiques et non les énergies fossiles. »

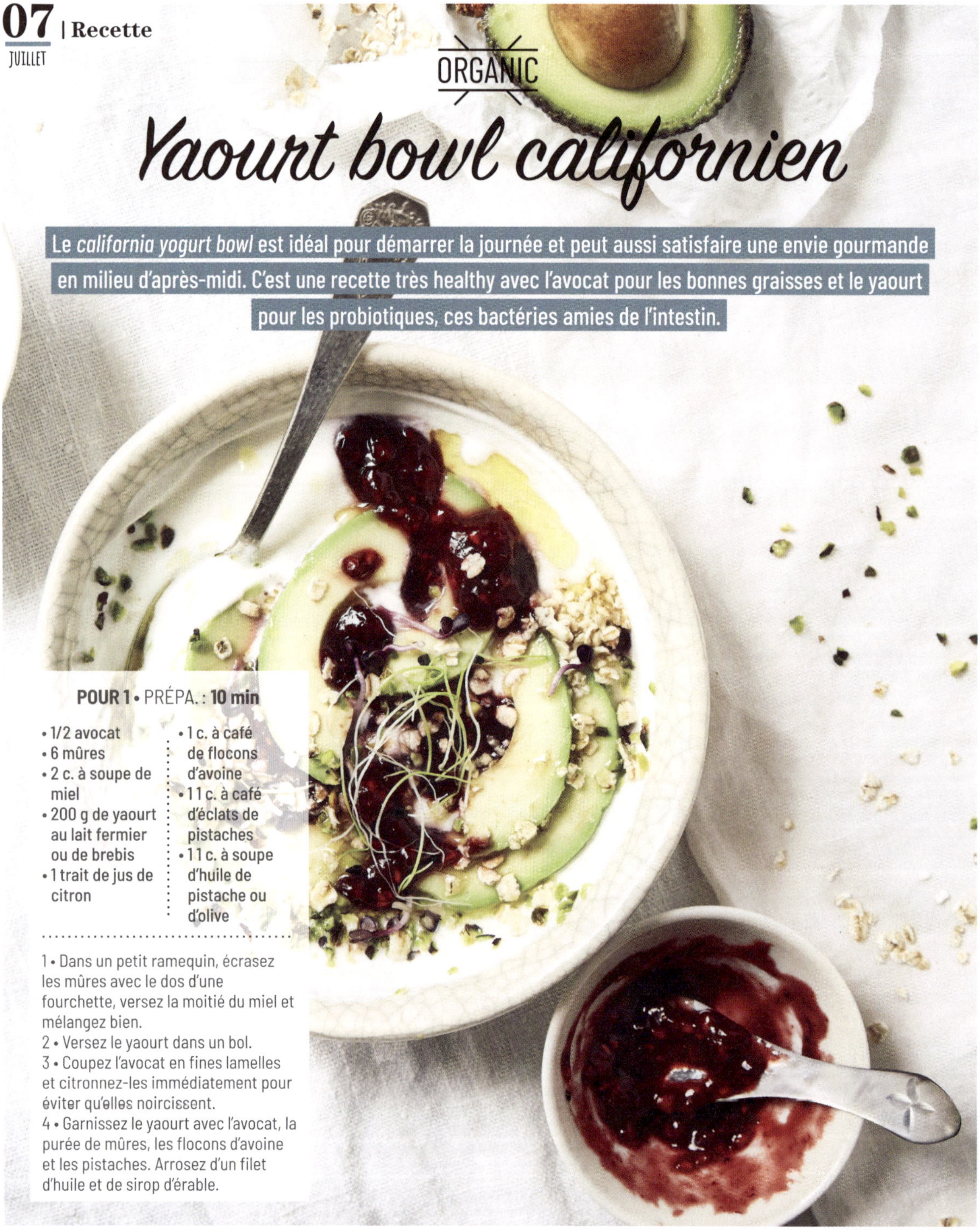

ORGANIC

Yaourt bowl californien

Le *california yogurt bowl* est idéal pour démarrer la journée et peut aussi satisfaire une envie gourmande en milieu d'après-midi. C'est une recette très healthy avec l'avocat pour les bonnes graisses et le yaourt pour les probiotiques, ces bactéries amies de l'intestin.

POUR 1 • PRÉPA. : **10 min**

- 1/2 avocat
- 6 mûres
- 2 c. à soupe de miel
- 200 g de yaourt au lait fermier ou de brebis
- 1 trait de jus de citron
- 1 c. à café de flocons d'avoine
- 11 c. à café d'éclats de pistaches
- 11 c. à soupe d'huile de pistache ou d'olive

1 • Dans un petit ramequin, écrasez les mûres avec le dos d'une fourchette, versez la moitié du miel et mélangez bien.
2 • Versez le yaourt dans un bol.
3 • Coupez l'avocat en fines lamelles et citronnez-les immédiatement pour éviter qu'elles noircissent.
4 • Garnissez le yaourt avec l'avocat, la purée de mûres, les flocons d'avoine et les pistaches. Arrosez d'un filet d'huile et de sirop d'érable.

Digital détox

quelques jours pour se recentrer

6 heures et 43 minutes, c'est le temps moyen quotidien que nous passons en ligne, soit près d'un tiers de nos journées scotchés à un écran ! Véritables addicts que nous sommes, les smartphones et autres tablettes sont devenues comme une extension de notre corps dont nous ne pouvons plus nous passer.

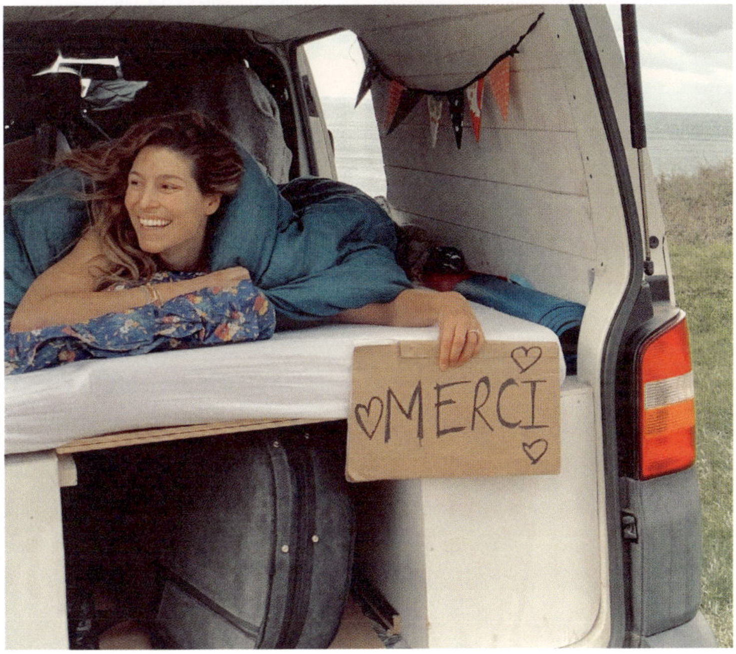

Des études on ne peut plus sérieuses ont démontré que cette addiction au numérique, à Internet et plus spécifiquement au smartphone est dangereuse pour notre équilibre psychologique.
Nous sommes plus sujets aux angoisses, au stress, à la déconcentration, à la faible estime de soi, aux troubles du sommeil…

D'un point de vue sociétal, nos téléphones font de nous des personnes multitâches, connectées et informées, mais aussi moins efficaces, moins créatives et plus seules.
Bref, si on veut arrêter de passer des heures et des heures à scroller pour enfin pouvoir vivre des vraies choses dans la vraie vie, il est temps de réagir !

Deux étapes essentielles dans une digital détox

Le jeûne digital

Éteignez tous vos écrans (téléphone, ordinateur, tablette et éventuellement télévision) pendant plusieurs jours, et évaluez votre capacité de déconnexion. Si cette idée vous fait peur, commencez par une journée et augmentez la durée au fur et à mesure. La méthode la plus efficace : prenez le large ! Faites une retraite (p. 205), ou partez en couple ou entre amis, à pied, en vélo, à dos d'âne ou en van, et recherchez ces « zones blanches » où il n'y a pas de réseau accessible. Désinstallez toutes les applis qui entretiennent votre dépendance aux réseaux sociaux… et profitez d'un intense sentiment de liberté !

Garder les bonnes habitudes

Pour que les bénéfices perdurent et réduire définitivement votre temps sur les écrans, faites régulièrement le tri de vos applis et dans vos contacts, supprimez les notifications, désabonnez-vous aux newsletters inutiles.

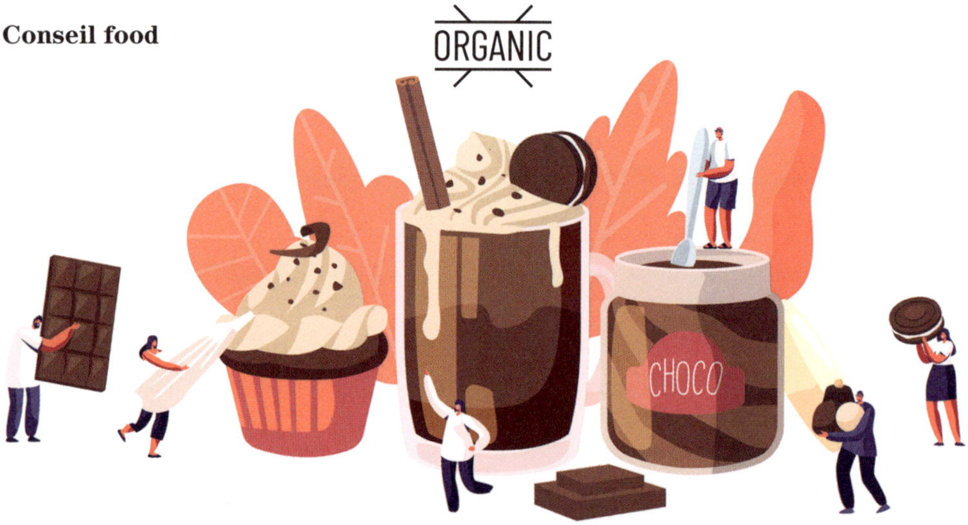

J'arrête le grignotage

Que ce soit par plaisir ou pulsion alimentaire, manger entre les repas n'est pas bon pour la santé. Alors comment faire pour ne plus craquer ?

Plus d'un tiers des français avouent grignoter, et vous ? Pourtant cette mauvaise habitude augmente le risque de prise de poids et le développement de pathologies associées telles que l'hypertension, le diabète, l'arthrose ou encore les accidents vasculaires cérébraux. Pire encore, ça dérègle notre hygiène alimentaire et peut entraîner des addictions aux sucres.

Reprogrammez votre cerveau

Pour éviter de penser à ce morceau de chocolat ou aux chips dans le placard, concentrez votre esprit sur autre chose. Lisez un article, allez faire une petite marche en plein air, appelez une copine. L'idée est de faire diversion et de combler l'envie de façon productive. Comme pour la cigarette !

Trompez votre estomac

Comment ? En buvant un grand verre d'eau ou une tisane. Cela vous calera et vous aidera à ne pas succomber.

Faites grimper l'ocytocine

L'hormone du plaisir ! La plupart du temps le besoin de grignoter apparaît lorsque vous êtes stressée ou fatiguée. Faites-vous alors un petit kiff. Prenez un bon bain chaud, faites-vous une manucure ou tout simplement une petite séance de sport de ce livre ! Quelques squats et ça repart !

Oxygénez-vous

Si vous sentez une pulsion alimentaire arriver, prenez le temps de calmer votre esprit grâce à la respiration abdominale. Les yeux fermés, posez vos deux mains sur votre ventre. Respirez et inspirez par le nez le plus lentement possible. Focalisez-vous sur l'air qui passe dans votre corps et visualisez une pensée positive. En quelques minutes, vous serez détendue et éviterez un craquage compulsif.

La beauté par les pierres

Connues depuis de millénaires pour les bienfaits de leur force vibratoire, les pierres dites « de soin » sont aujourd'hui utilisées dans les cosmétiques, pour une beauté énergisante !

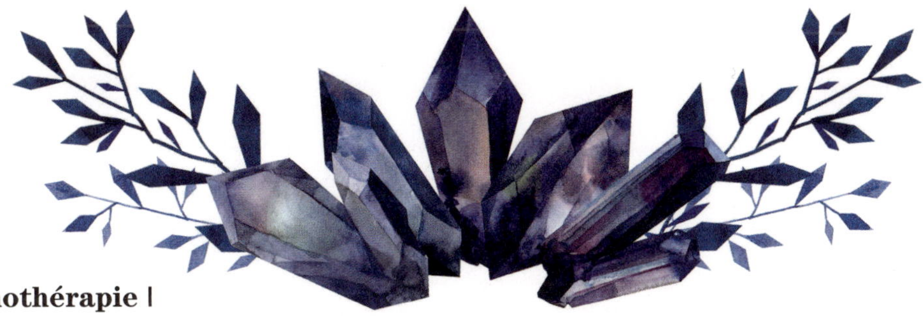

| La lithothérapie |

Améthyste, aigue-marine, rubis, turquoise, les cristaux sont réputés pour leurs vertus, utilisées pour rééquilibrer nos énergies physique, mentale et émotionnelle. La lithothérapie permet ainsi d'améliorer notre bien-être par le simple fait de porter ces pierres sur soi, de les toucher ou de les manipuler…

| Une beauté de cristal |

La lithothérapie s'est aujourd'hui étendue aux domaine cosmétique. Les marques sont en effet de plus en plus nombreuses à proposer des produits intégrant les cristaux dans leur composition. Saphirs, tourmaline ou quartz sont également employés comme soins anti-âge, pour retarder l'apparition des rides ou les diminuer. Outre leurs bienfaits esthétiques, les cristaux contenus dans ces produits de beauté garderaient leurs effets apaisants… Vous voulez tester ?

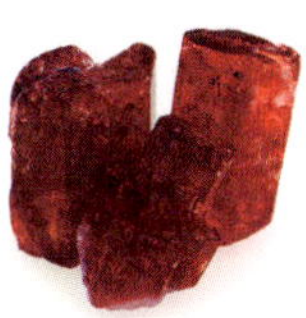

Rubis

Particulièrement énergisant, le rubis est riche en chrome, et permet de réguler la production de sébum.
Quelques produits : crème de jour Dr. Brandt CC Glow, gommage Goldfaden MD Gommage Doctor's Scrub.

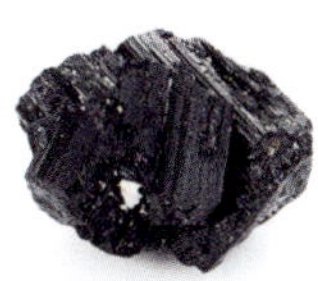

Tourmaline noire

La tourmaline noire est réputée pour ses vertus protectrices et permettra d'accélérer la régénération de la peau.
Quelques produits : la crème hydratante Tourmaline Charged Aveda et le masque Brighten de Herbivore Botanicals.

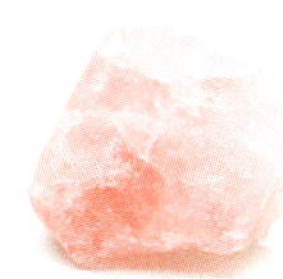

Quartz rose

Particulièrement apaisant, le quartz rose (ma pierre fétiche !) libère une énergie chaude et stimulante.
Quelques produits : démaquillant Quartz Rose Gemology, le baume à lèvres Vitamin Enhanced de Kora.

« Vous méritez d'avoir de grands rêves. »

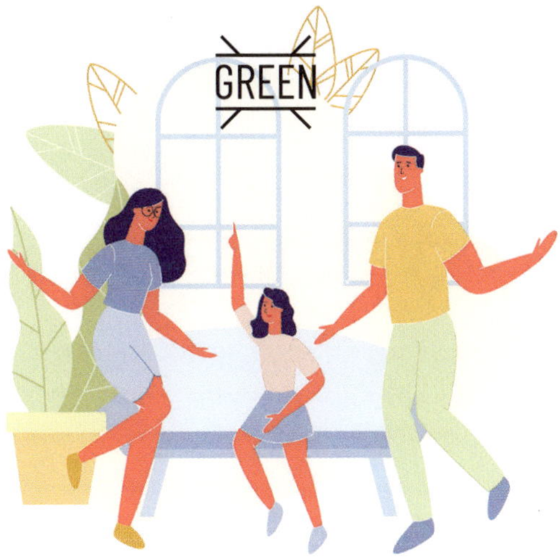

Oust les perturbateurs endocriniens !

Ces substances chimiques agissent sur l'équilibre hormonal et ont des effets néfastes sur la santé. Malheureusement, il y en a partout dans la maison. Débusquez-les et chassez-les !

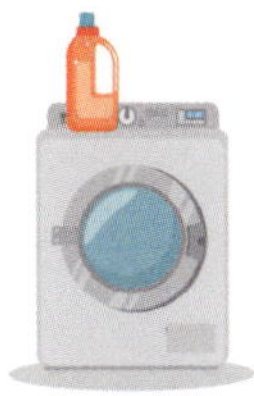

01 • Je lave mes vêtements neufs avant de les porter.

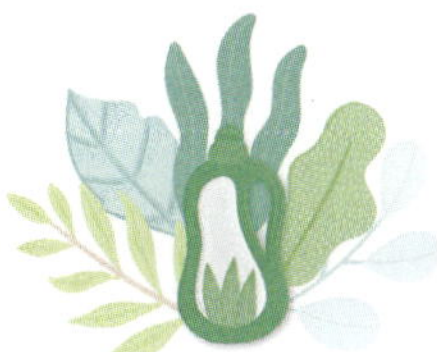

02 • Je remplace mes produits d'entretien avec agents antibactériens par des produits verts biodégradables.

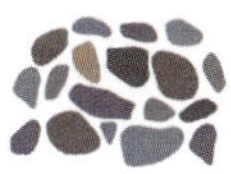

03 • Je dis non au sol en PVC ou à la moquette pour ma maison.

04 • Je ne réchauffe plus mes plats en plastique au micro-ondes.

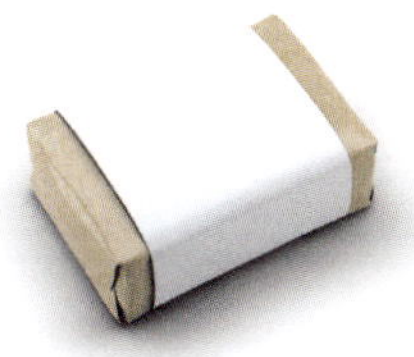

05 • Je jette les vernis, dentifrices, savons remplis de phtalates ou de parabènes.

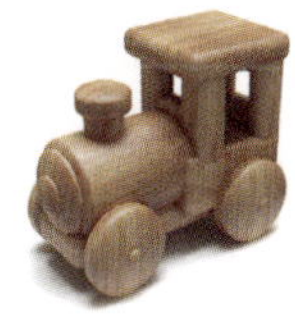

06 • J'évite les jouets en plastique pour mon bébé.

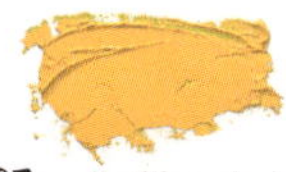

07 • J'utilise de la peinture naturelle pour mes travaux.

08 • Je remplace les insecticides par des répulsifs naturels.

« La France est avec le Danemark l'un des pays les plus engagés pour la régulation relative aux perturbateurs endocriniens. »

Où sont les perturbateurs ?

• Phtalates (produits d'entretien, cosméto, contenants alimentaires...)
PFOA et PFOS (peinture, poêles anti-adhésives, cosméto, textiles imperméables...)
• Parabens (lingettes, médicaments, cosméto...)
• Phénoxyéthanols (lingettes, médicaments, cosméto...)
• Alkylphénols (emballages plastique, détergents, lessives...)
• Pesticides (insecticides, nourriture...)
• Formaldéhydes (colle à bois, peinture...)
• Bisphénols (films alimentaires, canettes, bouteilles en plastique, conserves...)

TONIC

Playa transpi

L'air de rien, alors que vos amis ronflent au soleil, tentez ces exercices de gainage sur votre serviette de plage. Gouttes de sueur assurées.

01 | En mode discrétos |
Allongée sur le ventre, soulevez légèrement une jambe à hauteur de 15 cm et gardez-la tendue pendant 20 s. Si c'est trop facile pour vous, levez les deux jambes en même temps. Puis tournez-vous sur le dos, et refaites l'exercice pour faire chauffer vos abdos.

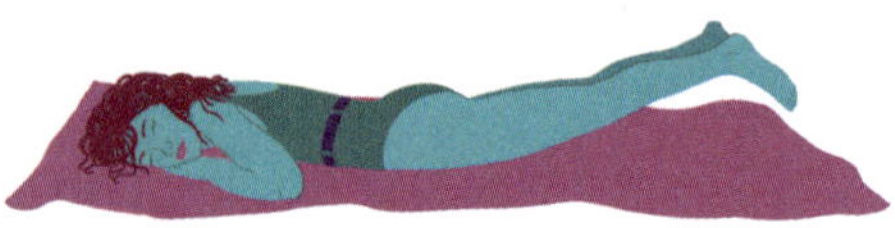

| 02 | Tout en bavardant |
Tapez la discut' avec votre copine de droite en vous tenant en planche sur le côté, en appui sur votre avant-bras, les fesses relevées et les jambes tendues.

Une fois vos petites histoires terminées, tournez-vous à gauche et racontez votre soirée à Paul de l'autre côté. Pensez à respirer avant de vous asphyxier au zénith.

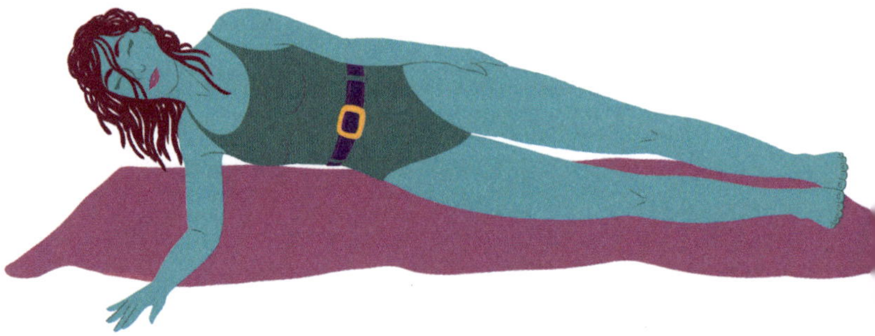

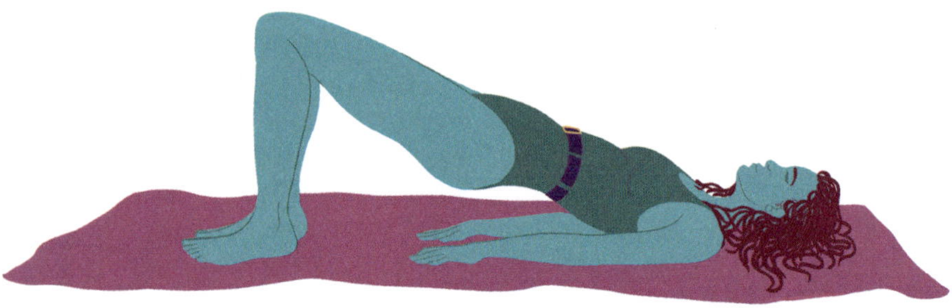

03 | Pour se la péter |
Toujours allongée sur le dos, positionnez-vous en pont et montez vos fesses vers le haut. Votre dos, votre bassin et vos jambes doivent être très bien alignés. Restez ainsi pendant 20 s et redescendez avec douceur quand le marchand de churros arrive.

« Faites ces exercices en groupe pour vous motiver encore plus ! Le meilleur gagnera un double cocktail le soir venu. »

Votre shopping list
• Légumineuse : lentilles, alfalfa, haricot mungo
• Céréales : orge, avoine, blé
• Oléagineux : amande, tournesol, sésame
• Plantes aromatiques : fenugrec, coriandre

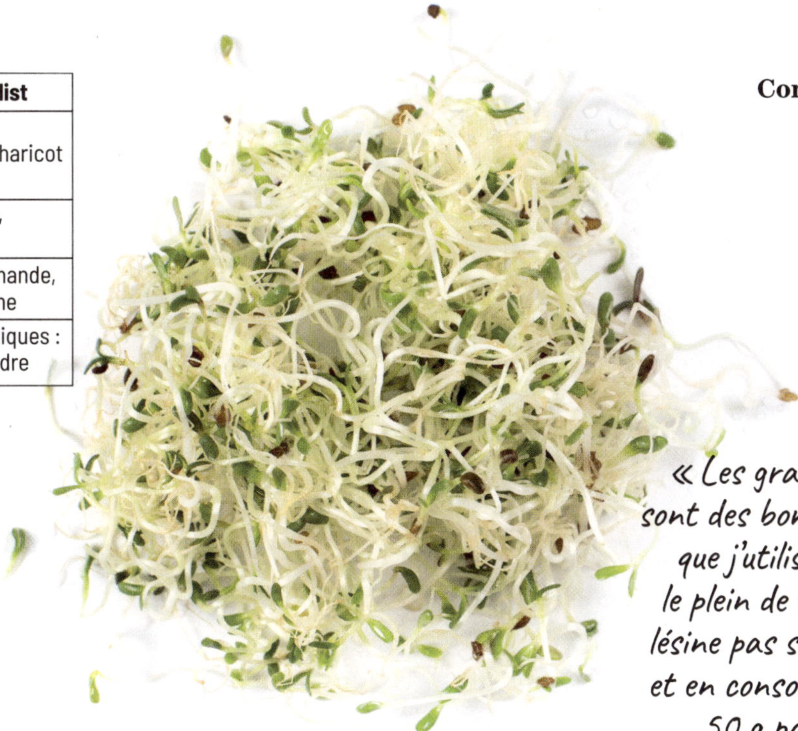

« Les graines germées sont des bombes nutritives que j'utilise pour faire le plein de vitalité. Je ne lésine pas sur ma portion et en consomme au moins 50 g par plat ! »

ORGANIC

Super aliment

Les graines germées

Symboles de l'alimentation dite « vivante », elles intriguent par leurs formes rigolotes. Véritables super-aliments, elles sont une source d'énergie incroyable.

Elles boostent

- Le système nerveux
- La nutrition des cellules
- L'activité cardiaque
- Le système immunitaire
- Les cheveux

Elles luttent contre

- Les maladies cardio-vasculaires
- L'accumulation des graisses excédentaires
- Le taux de cholestérol
- Les troubles digestifs
- La dégénération des cellules et des tissus

Les graines germées au menu

(à vous de tester !)

• Pour l'apéro :
cake aux tomates séchées, chèvre et graines germées de coriandre

❊

• En entrée :
salade de graines germées haricot mungo au lard fumé et avocat

❊

• En plat :
omelette au poivron jaune et graines germées de sésame

❊

• En dessert :
poire au chocolat et graines germées d'amande

ORGANIC

Artichauts aux herbes et aux fleurs

Cette recette qui allie les parfums des herbes aromatiques, des myrtilles et de la bourrache, la « fleur qui rend heureux » peut se déguster en plat ou froide à l'apéro.

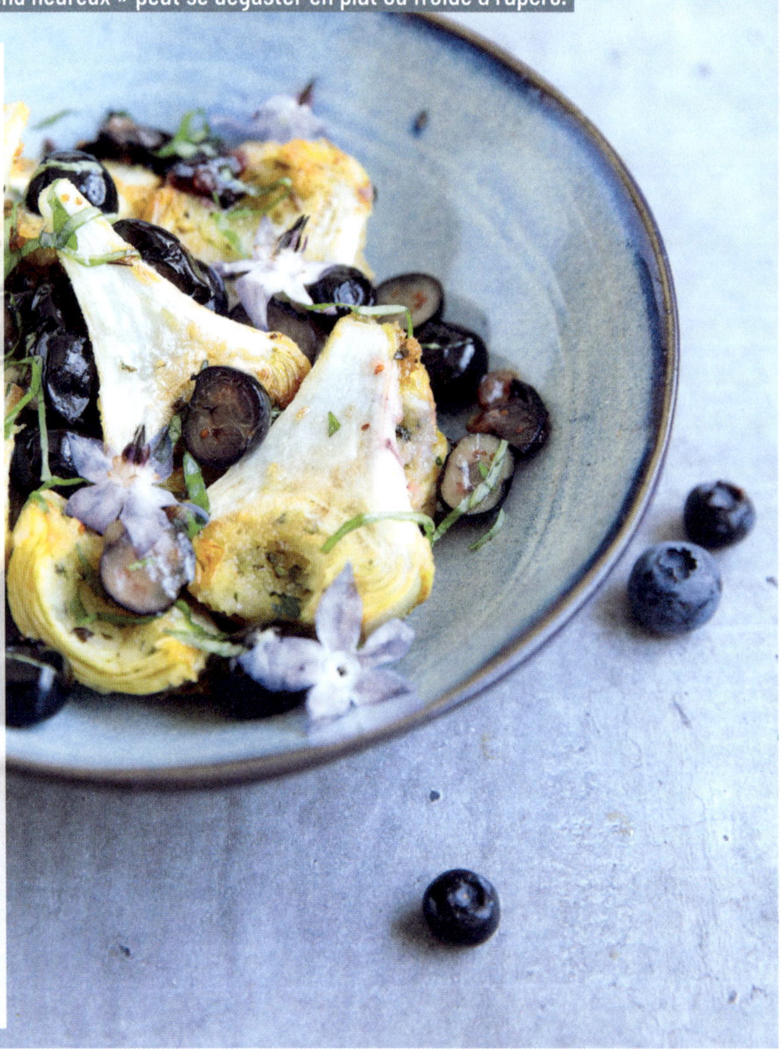

POUR 4 • PRÉPA. : **20 min** • CUISSON : **20 min**

- 500 g d'artichauts poivrade moyens
- 40 g de chapelure
- 30 ml d'huile d'olive
- 1 c. à café de purée d'ail
- 4 tiges de menthe
- ½ botte de persil
- 1 barquette de myrtilles
- 25 cl de vin blanc
- Fleurs de bourrache

1 • Nettoyez les artichauts : retirez les feuilles externes qui sont dures, ainsi que la partie ferme de la queue. Éliminez les écailles de la partie supérieure. À l'aide d'une petite cuillère, retirez le foin en veillant à ne pas casser l'artichaut.

2 • Placez les artichauts dans de l'eau froide citronnée afin d'éviter l'oxydation.

3 • Lavez les herbes aromatiques, hachez-les et mélangez-les à la pâte d'ail. Ajoutez la chapelure et l'huile à ce mélange, salez et poivrez.

4 • Coupez les artichauts en deux et garnissez chauqe moitié de la préparation.

5 • Placez-les artichauts dans une poêle huilée chaude (la face bombée contre le fond de la poêle). Faites-les colorez et déglacez avec le vin blanc.

6 • Couvrez et laissez cuire à feu doux pendant 15 minutes. Ajoutez un peu d'eau si besoin.

7 • Parsemez de myrtilles et de fleurs de bourrache juste avant de servir.

POSITIVE

Rebondir
après une épreuve

Traverser une période difficile, c'est user de force intérieure et développer sa résilience. Voici quelques étapes à suivre pour se reconstruire sereinement.

1 • Je libère mes émotions

Vivre une rupture, la perte d'un proche ou une période de chômage n'est jamais simple. Lorsque tout va mal, il est tout à fait normal de se sentir submergé. Pour retrouver notre sérénité et éviter de somatiser, il est bon d'exprimer ce que nous ressentons : frustration, culpabilité, découragement... Évacuez les émotions de la bonne façon : écrivez, pleurez, peignez, allez courir, nagez, criez dans les bois… Quoi que vous choisissiez, libérez-vous de ce poids qui vous empêche d'avancer ou d'accepter une certaine fatalité.

2 • Je partage ma peine

Nous avons tendance à nous replier sur nous-mêmes en période de souffrance. Si le faire au début paraît une nécessité, ne tardez pas trop à demander de l'aide à vos proches. Ils sont essentiels pour retrouver votre équilibre. Inutile de vous prouver que vous devez y arriver seule. Une épaule, une oreille bienveillante vous feront le plus grand bien pour retrouver confiance en vous.

3 • Je prends soin de mes pensées

Lorsque l'on vit un passage douloureux, notre cerveau se met à ruminer très vite et à dessiner de nouveaux scénarios catastrophe sous l'action de nos peurs profondes et de nos schémas inconscients. On analyse en boucle les situations que nous aurions pu éviter, on regrette… Il y a ici un gros travail de pensée à faire. Faites-vous aider par un thérapeute pour renouer avec l'instant présent (sophrologue, psychothérapeute…).

4 • Je me redéfinis

Il est temps de visualiser votre nouveau futur. De vous réinventer en quelque sorte. Fixez-vous de nouveaux objectifs. Si vous aviez à vous remettre en question, faites-le franchement : apprenez à dire non, arrêtez de toujours faire plaisir aux autres sans tenir compte de vos envies... Faites de votre bien-être votre priorité. Soyez indulgente envers vous-même et prenez soin de créer une nouvelle version de vous. ●

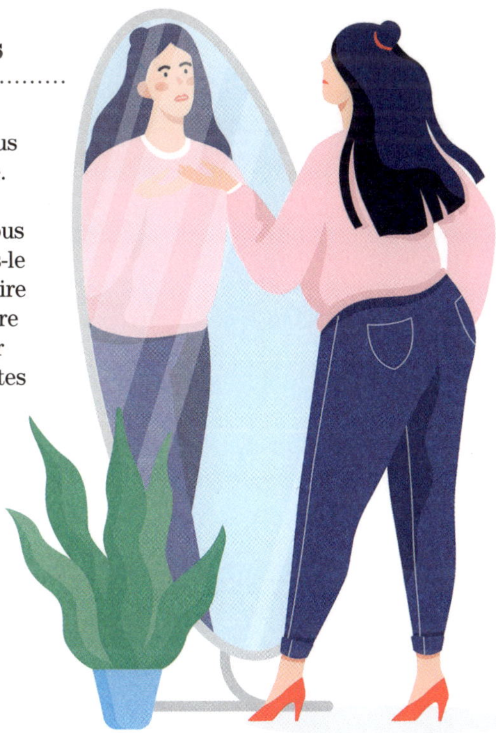

TONIC

Ça va **piquer**

Aujourd'hui je vous parle d'acupuncture. Cette médecine chinoise aide à soulager bon nombre de douleurs et d'affections, comme les migraines et les nausées... J'y vais pour me rééquilibrer.

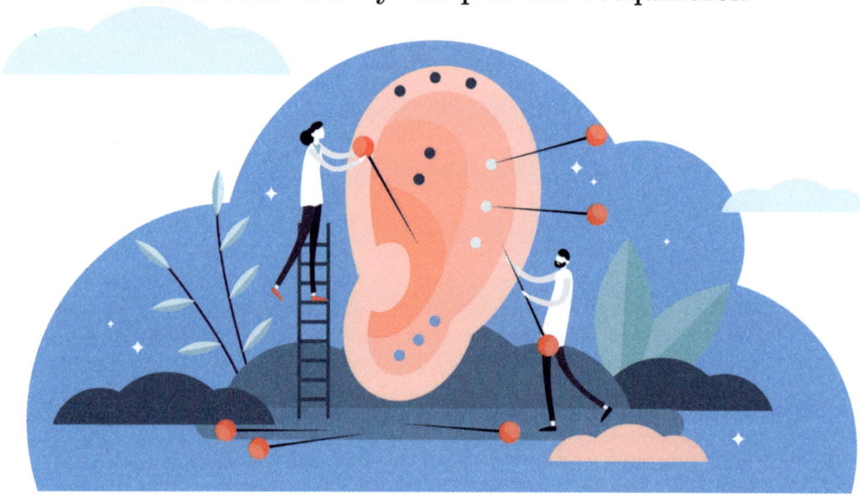

| L'équilibre énergétique |

En latin, *acus* signifie « aiguille » et *punctura* « piqûre ». L'acupuncture consiste à insérer des aiguilles dans la peau pour toucher des points précis de notre corps, afin de rééquilibrer et rétablir la circulation de l'énergie. Cette médecine douce est reconnue par l'Académie nationale de médecine.

| Pourquoi je vous le conseille ? |

Voici une liste (non exhaustive) des affections pour lesquelles l'acupuncture s'avère véritablement être efficace. Les enfants peuvent également bénéficier de ces soins. Avant de prendre rendez-vous, n'hésitez pas à en parler à votre médecin.

- Pour lutter contre le stress et les problèmes de sommeil ;
- calmer les nausées et les vomissements ;
- soulager les migraines ;
- apaiser les douleurs menstruelles, dentaires (notamment suite à une intervention) ou articulaires…

| Est-ce que ça fait mal ? |

Pas du tout ! L'acupuncteur insère en moyenne une dizaine d'aiguilles pendant quelques minutes, puis il les enlève plus ou moins lentement selon l'effet attendu. Il peut même en chauffer quelques-unes. Cette technique est indolore et sans danger.

Qui peut pratiquer l'acupuncture ?

En France, l'acupuncture est uniquement pratiquée par des médecins, des sages-femmes ou des dentistes, qui doivent suivre une formation spécifique pour exercer. Les caisses d'assurance maladie prennent en charge les consultations lorsque le praticien est conventionné.

« Devenez plus forte que toutes vos excuses ! »

GREEN

Un barbecue éthique

Faire cuire des merguez dans son jardin n'est pas sans conséquence sur la planète. Lisez plutôt ces recommandations avant de vous jeter sur votre charbon.

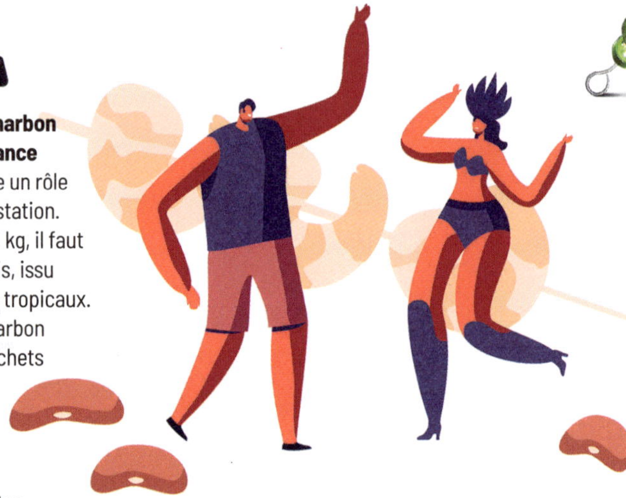

01 • Je choisis du charbon de bois made in France
Le charbon de bois joue un rôle majeur dans la déforestation. Pour produire un sac de 1 kg, il faut entre 4 et 12 kg de bois, issu en grande partie des pays tropicaux. J'achète donc du charbon français issu des déchets de scierie.

02 • J'évite les gouttes de graisse
L'Anses recommande d'empêcher la chute de gouttes de graisse sur le charbon. Je place la grille à au moins 10 cm des braises et je privilégie du charbon de bois épuré, c'est-à-dire supérieur à 85 % de carbone ou de catégorie A.

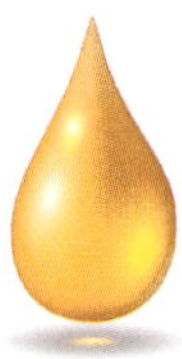

03 • J'opte pour un barbecue vertical
Grâce à son système de cuisson verticale, les deux côtés de votre poulet grilleront en même temps et plus rapidement. Les graisses des aliments ne tombant pas dans le foyer, elles ne produisent pas de fumées toxiques.

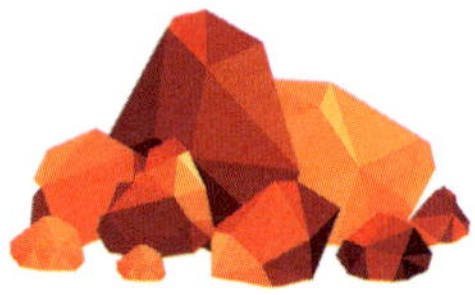

04 • Je privilégie les braises
Pour éviter la formation de fumées et donc d'hydrocarbures aromatiques polycycliques cancérigènes, il est conseillé de cuire les aliments à la chaleur des braises et non pas au contact direct des flammes. Et surtout, je ne mange jamais les parties carbonisées.

05 • J'allume écolo
Stop aux allume-feu chimiques conçus souvent à base de pétrole. Je prends des allume-feu écologiques (à peine plus chers !), fabriqués à partir de matériaux recyclables ou d'origine renouvelable comme les produits en laine de bois.

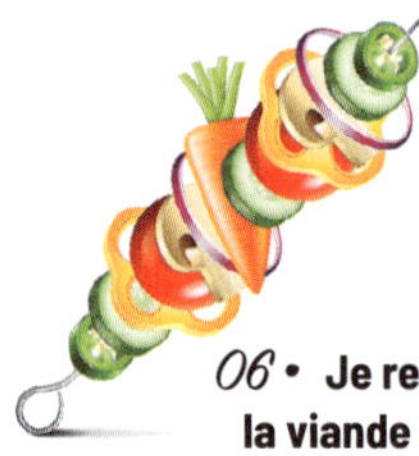

06 • Je remplace la viande rouge
Et si vous testiez de bons légumes grillés ? Poivrons, courgettes, betteraves, asperges… Faites découvrir de nouveaux légumes à vos invités et changez vos habitudes.

« Si vous faites un barbecue en plein air, pensez bien à ramener vos déchets pour pouvoir les trier correctement à la maison ! »

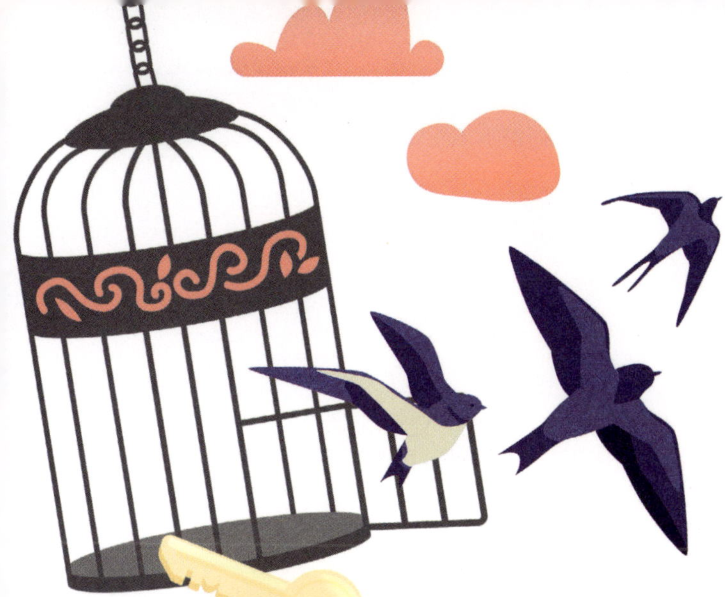

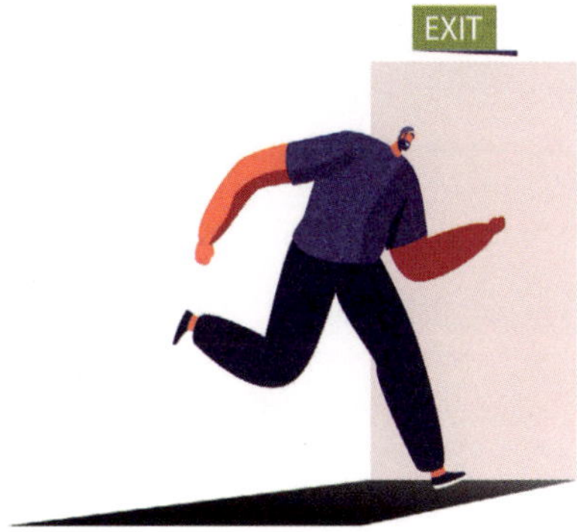

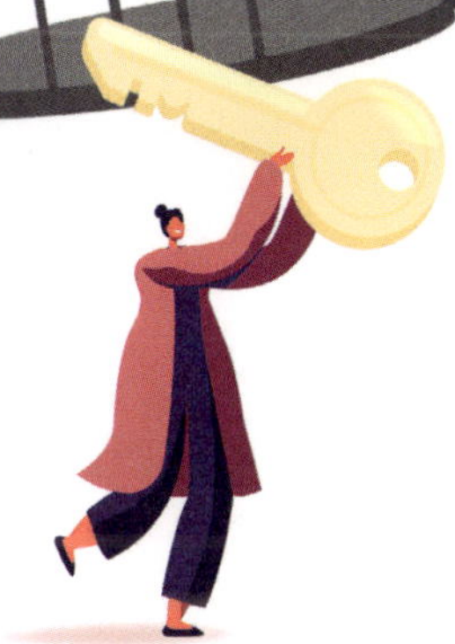

TONIC

Partez en retraite !

Emploi du temps surchargé, fatigue accumulée, stress… et si l'on s'octroyait enfin un vrai break ? Silencieuse, sportive ou *digital detox* : à chacun sa retraite…

| Une semaine minimum |

Reprendre le métro ou gérer une urgence professionnelle juste après une séance de yoga ou 1 heure de running en efface généralement aussitôt les bienfaits... Pour réussir à déconnecter, il est recommandé de partir plusieurs jours d'affilée, voire une semaine complète dans l'idéal !

| La déconnexion numérique |

Adieu smartphones, ordis, mails et notifications en tous gentes ! La déconnexion digitale (p. 193) est l'une des thématiques fortes des retraites. L'utilisation des téléphones et des ordinateurs est interdite à certains horaires, et des activités de bien-être comme le yoga ou les cours de cuisine sont organisées pour se ressourcer et trouver un équilibre intérieur afin de lutter contre cette addiction.

| La retraite silencieuse |

Une semaine dans une communauté religieuse, à respecter le silence absolu de ses habitants, à participer aux tâches quotidiennes et à respecter les temps de prière… Nul besoin d'être croyant pour le faire ! Il existe également des retraites silencieuses bouddhistes, organisées autour de temps de méditation et de séances de yoga. Le cerveau est régénéré !

| La retraite sportive |

En douceur ou intensives, les séances de sport proposées dans les retraites axées sur la culture physique s'adaptent à tous les profils et toutes les envies. Un suivi diététique et médical est souvent proposé par l'équipe encadrante. Déconnexion assurée aussi bien physique que psychique !

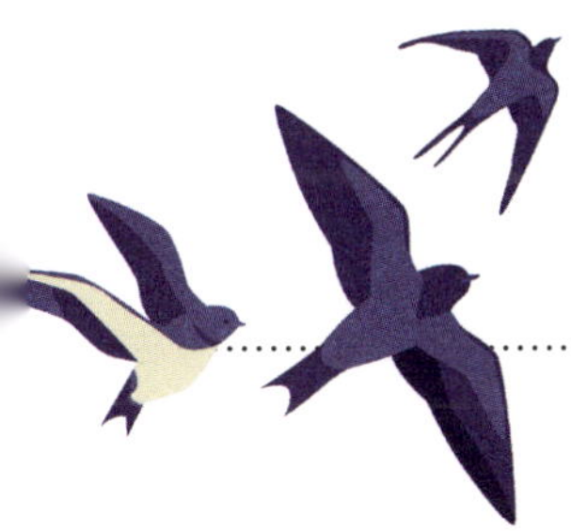

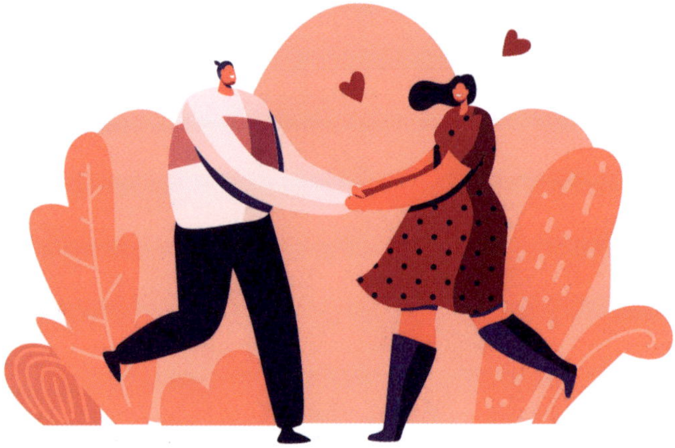

POSITIVE

Le slow sex

Vous vous dites qu'il s'agit encore d'un terme farfelu pour parler de quelque chose de cru ? Le principe est cool et nous invite à apprécier et déstresser plutôt qu'à performer.

Le slow sex incite à être davantage connecté à ses émotions plutôt que de rechercher l'orgasme à tout prix. Le plaisir passe alors par chaque moment partagé à deux et commence dès les premiers instants d'intimité.

En un mot, ressentez !

Selon Diana Richardson, auteure du livre *Le Slow Sex*, il faut écouter son corps, mais surtout le laisser s'exprimer. *« Nous proposons de ralentir et d'être pleinement présents à chaque instant de la relation sexuelle au lieu de faire l'amour d'une façon si intensément tournée vers l'orgasme que nous passons à côté de la possibilité de ressentir de subtiles nuances tout au long de l'union. »* Il convient alors de percevoir la sexualité autrement pour que le désir et la satisfaction ne résultent pas uniquement de la pulsion et de l'excitation.

Et si on sexayait ?

Il faut d'abord lâcher prise et comprendre que même en période d'immense stress, faire l'amour peut-être une solution pour atteindre la zénitude. À condition de ne pas rechercher la performance mais bien le plaisir sans attente. La jouissance viendra alors de toutes les émotions partagées durant l'acte.

Comment y parvenir ?

La règle d'or est d'y aller « slow » et d'y consacrer du temps. On ne zappe en aucun cas les préliminaires ! Privilégiez également la qualité à la quantité. Une partie de jambes en l'air bâclée vous laissera à moitié comblée ! Alors si besoin, programmez-vous des moments intimes avec votre partenaire où vous serez 100% disponible et à l'écoute de vos et de ses besoins ! Enfin, détendez-vous. Soufflez, respirez et kiffez !

« La durée moyenne d'un rapport sexuel dans le monde est de 5,4 min, il est grand temps de ralentir... »

ORGANIC

Glace express à la fraise et baies de goji

Déclarée trésor national en Chine, la baie de goji permettrait de conserver un système immunitaire fort en stimulant certaines cellules chargées d'éliminer les cellules cancéreuses et les microbes.

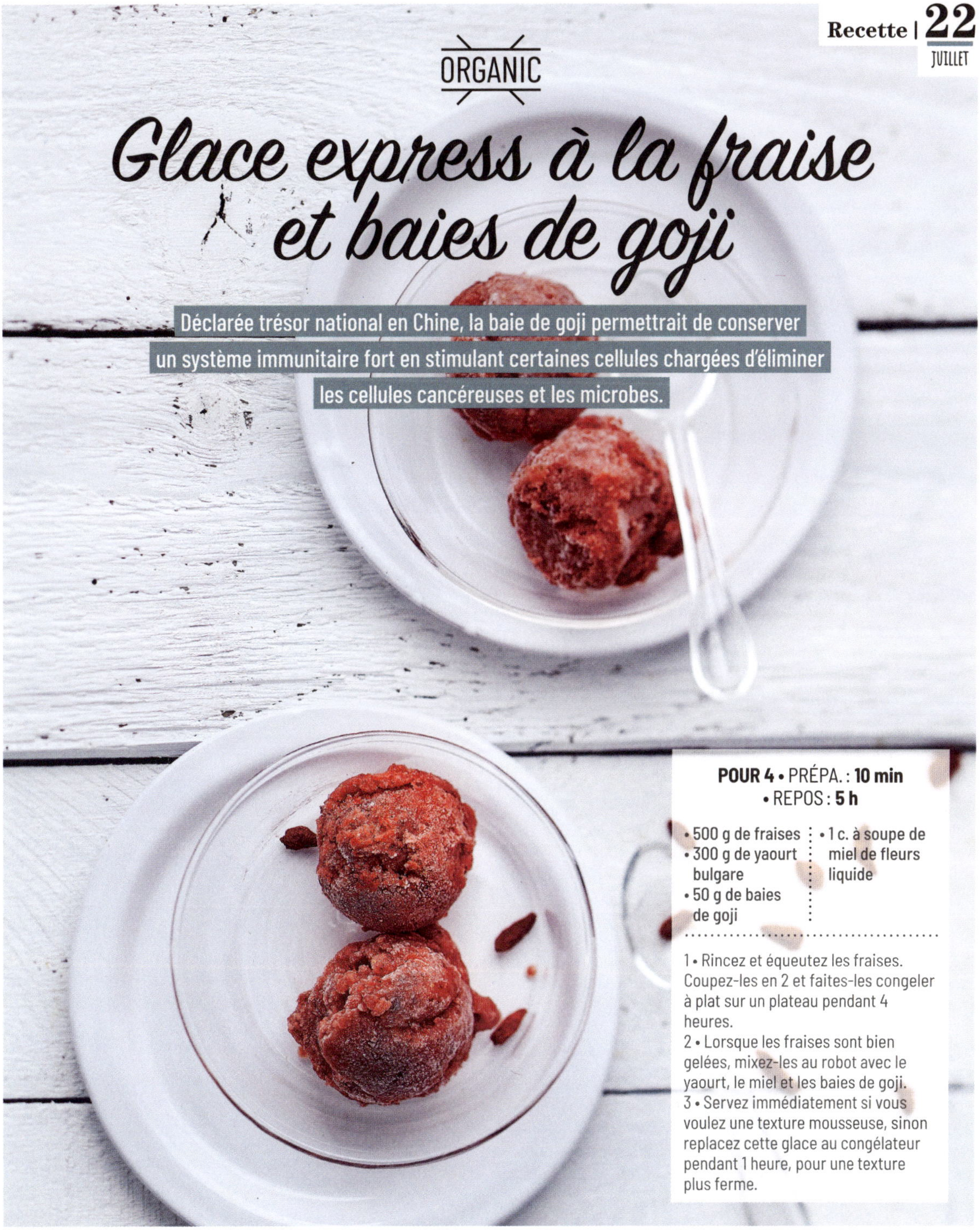

POUR 4 • PRÉPA. : **10 min** • REPOS : **5 h**

- 500 g de fraises
- 300 g de yaourt bulgare
- 50 g de baies de goji
- 1 c. à soupe de miel de fleurs liquide

1 • Rincez et équeutez les fraises. Coupez-les en 2 et faites-les congeler à plat sur un plateau pendant 4 heures.

2 • Lorsque les fraises sont bien gelées, mixez-les au robot avec le yaourt, le miel et les baies de goji.

3 • Servez immédiatement si vous voulez une texture mousseuse, sinon replacez cette glace au congélateur pendant 1 heure, pour une texture plus ferme.

« Concentrez-vous sur votre santé et non sur votre poids ! »

Soulager son dos en voyage

Sièges de train à l'étroit, voiture qui secoue… Le dos est souvent le premier à souffrir pendant les heures de voyage. Voilà quelques gestes préventifs, à réaliser sans avoir besoin de beaucoup d'espace.

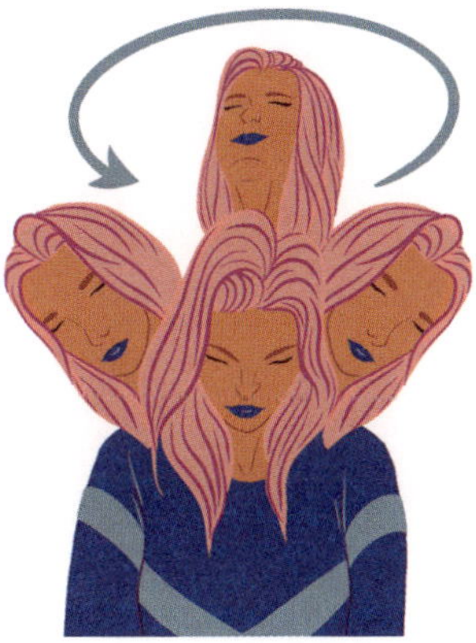

01 | Dénouez les cervicales |
Réalisez des rotations à 360° de votre tête en veillant à garder un mouvement très doux et très lent pour ne pas brusquer vos cervicales. 30 s d'un côté, faites une pause de 15 s puis enchaînez 30 s de l'autre côté.

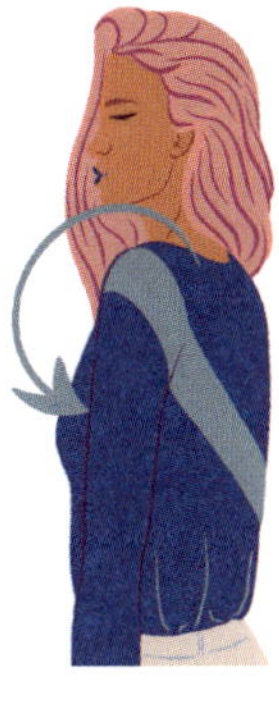

02 | Dérouillez les épaules |
Tournez vos épaules dans le sens inverse des aiguilles d'une montre dans un mouvement ample et lent pendant 30 s puis changez de sens.

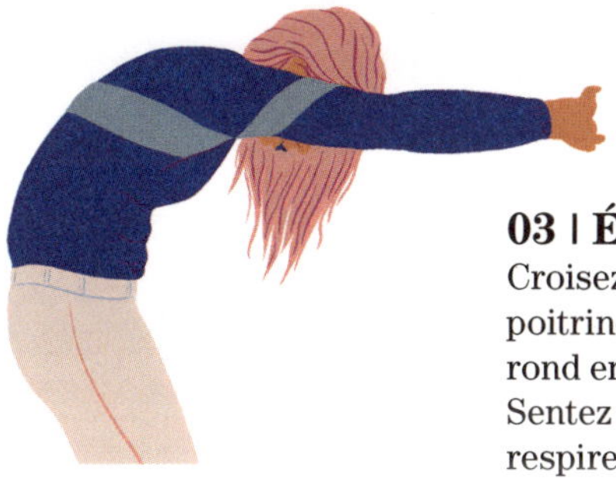

03 | Étirez la colonne |
Croisez les doigts devant votre poitrine, bras tendus, faites le dos rond en rentrant votre menton. Sentez votre colonne qui se délie, respirez bien pendant 20 s.

04 | Faites danser les lombaires |
Réalisez des rotations des hanches tout en vous auto-massant les lombaires, toujours : 15 rotations dans un sens, 15 dans l'autre. Et tentez de rapprocher les coudes entre eux comme pour la danse des canards. Vous visualisez ?

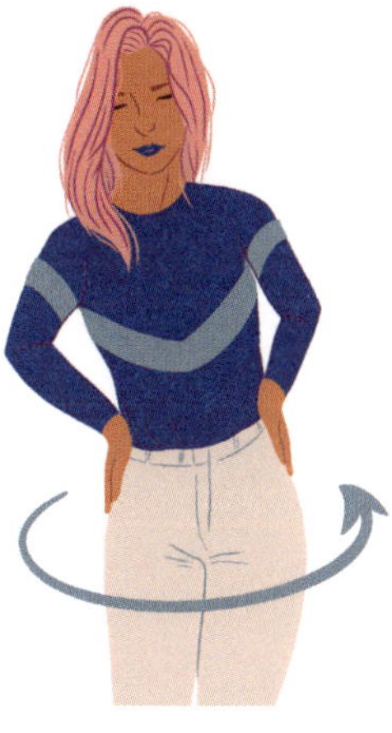

« Pendant vos trajets, pensez à boire beaucoup d'eau et à vous lever ou faire des pauses pour vous dégourdir ou éviter la somnolence le plus souvent possible. »

TONIC

Le body surf

Je vous ai déjà parlé de cette pratique du surf dans son plus simple appareil, c'est-à-dire sans planche mais avec une paire de palmes. J'en raffole ! Vous voulez tester cet été ?

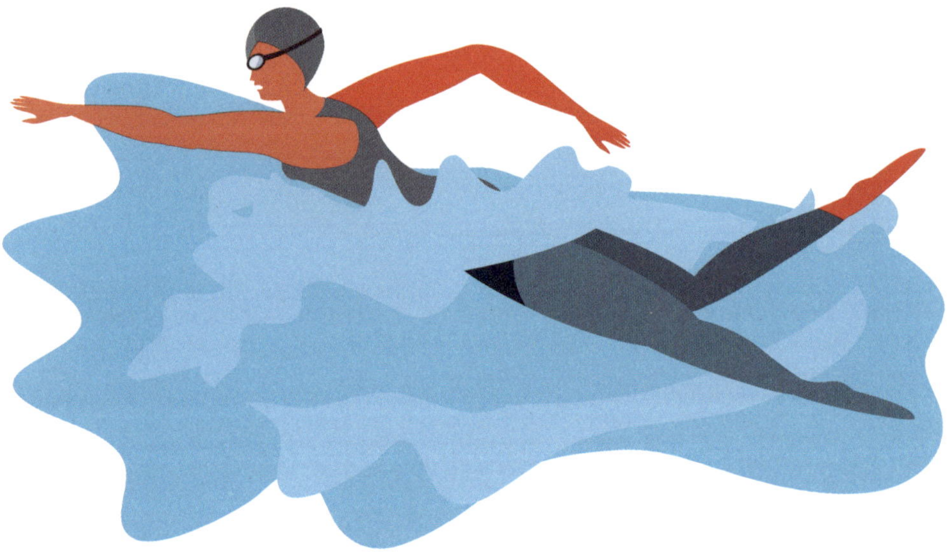

01 | Le démarrage |
Quand la vague arrive, crawlez en palmant fort pour gagner de la vitesse pour le *take-off*. Sentez la vague qui vous soulève et donnez un bon coup de rein pour la saisir. Votre corps doit rester tendu, les épaules doivent être plus basses que vos hanches pour réussir votre démarrage. Continuez toujours à palmer fort.

02 | Sur la vague |
Une fois sur la vague, vous pouvez relever votre tête pour profiter du mouvement de glisse. Si vous ralentissez, remettez-vous à palmer en baissant à nouveau la tête.

03 | 2 positions de bras |
La technique classique garde les deux bras le long du corps. Pour tourner, il faut prendre appui sur l'épaule intérieure du virage. La technique *outrigger* consiste à tendre un bras devant vous et l'autre le long du corps. Prenez appui sur la paume de votre main et penchez-vous du côté où vous désirez tourner. Gardez toujours la tête haute.

« Vous pouvez aussi vous aider d'un handboard pour la technique outrigger ! »

8 aliments pour belle peau

Prendre soin de sa peau passe par son assiette ! Sélection de mes best à consommer (presque) sans modération.

Le kiwi

Ce petit fruit a tout d'un grand. Concentré en vitamines C, il maintient le collagène de la peau, booste son élasticité et sa fermeté !

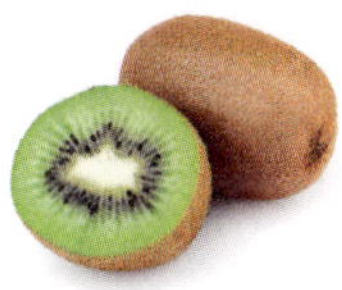

Les noix

Riches en vitamines E, en minéraux, en calcium, en fer ou encore en oméga-6, elles sont une véritable source de bien-être cutané. Elles rééquilibrent la production de sébum et évitent l'apparition des boutons.

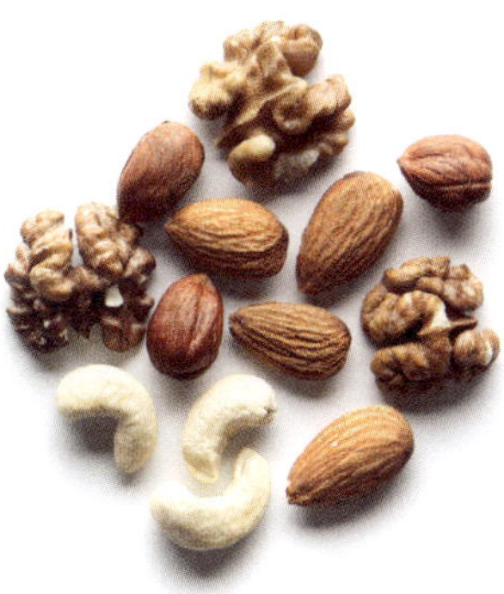

La tomate

Elle est une excellente source de lycopène ! Un antioxydant qui régule le taux d'hormones responsable de l'acné, qui limite l'augmentation de la pigmentation de la peau et la protège des rayons UV.

Les poissons gras

Saumon, thon, sardine… Ces poissons contiennent des oméga-3 qui fortifient la barrière cutanée, luttent contre la déshydratation et préservent la souplesse de l'épiderme.

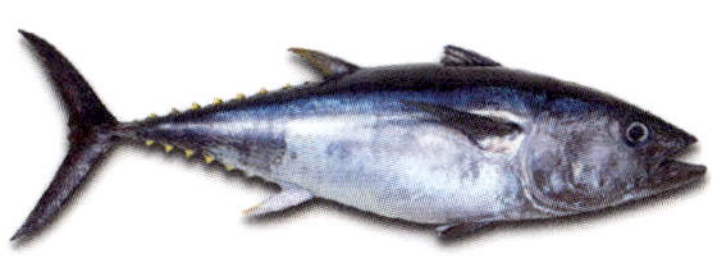

L'ail

Qui aurait cru que manger de l'ail permettrait d'en finir avec les imperfections ? Ses propriétés antibactériennes en font un allié de taille pour avoir un teint zéro défaut.

Les fruits rouges

Fraises, framboises, cerises… ils sont tous excellents pour ralentir le vieillissement cellulaire. En prime, ils purifient et tonifient l'épiderme.

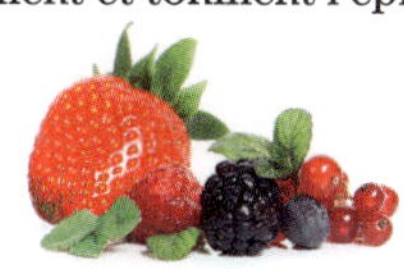

L'épinard

Il participe à l'élimination des radicaux libres qui sont responsables du vieillissement prématuré de la peau. Consommé cru, il décuple ses bienfaits.

Le chocolat noir

Sa contenance en flavonoïdes agit comme un bouclier solaire et protège naturellement la peau. Une bonne excuse pour faire la gourmande de temps en temps à condition qu'il contienne plus de 70% de cacao !

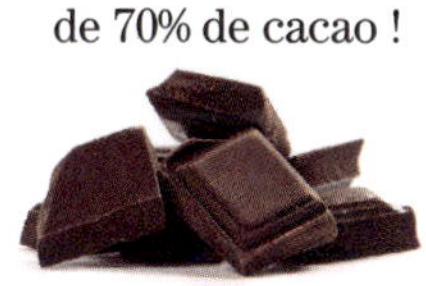

ORGANIC

Galettes aux légumes rôtis, chèvre et speck

Ces galettes de pain ultra faciles à réaliser, très populaires en Italie (où on les appelle *piadina*), peuvent être garnies selon votre imagination… et selon les saisons !

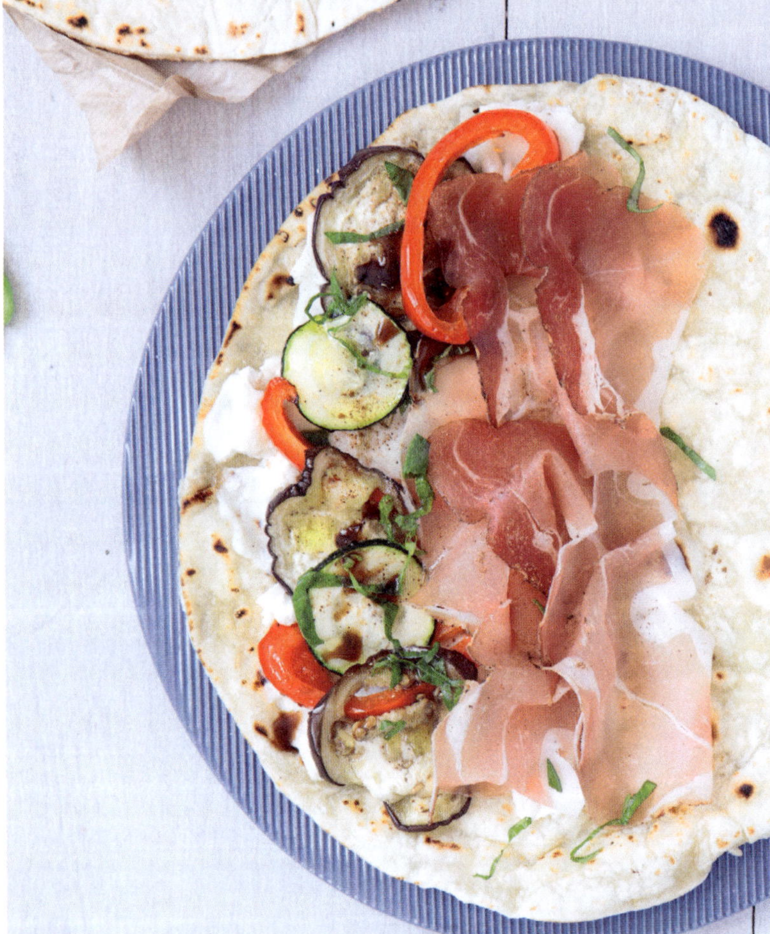

POUR 4 • PRÉPA. : **30 min** • CUISSON : **5 min**

- 300 g de farine
- 1 c. à café de sel
- 1,5 c. à soupe d'huile d'olive
- 20 cl d'eau tiède
- 1 poivron rouge
- 1 aubergine
- 1 courgette
- 1 bûchette de chèvre
- 8 fines tranches de speck
- Vinaigre de Xérès
- Quelques feuilles de basilic
- Sel, poivre

1 • Préchauffez le four à 180 °C.
2 • Taillez les légumes en tranches très fines, arrosez-les d'un filet d'huile d'olive et enfournez 15 minutes.
3 • Lorsqu'ils sont bien rôtis, salez, poivrez, et arrosez d'un filet de vinaigre de Xérès. Réservez.
4 • Réalisez la pâte des galettes : à la main, mélangez la farine, le sel et l'huile d'olive. Ajoutez l'eau tiède et pétrissez pour former un pâton.
5 • Divisez la pâte en 4 et étalez des disques très fins.
5 • Faites chauffer une poêle avec un filet d'huile d'olive.
6 • Faites cuire les disques 2 minutes de chaque côté à feu moyen.
7 • Dans une assiette, garnissez vos galettes avec les chèvre, les légumes, le speck et les feuilles de basilic ciselées.

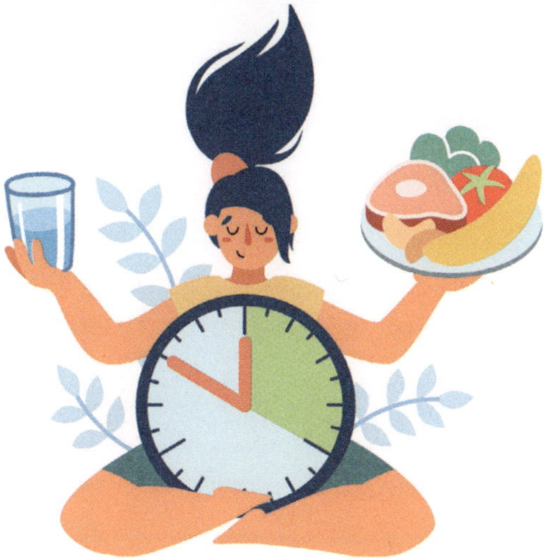

POSITIVE

Le jeûne, une véritable détox !

Très utilisé chez les animaux comme méthode d'autoguérison, chez les humains, le jeûne est avant tout un moyen de détoxication de l'organisme : le système digestif se repose et les autres organes se purgent *via* l'élimination des toxines et des mauvaises graisses.

Un jeûne, ça se prépare. Hors de question de jeûner en cas de fatigue, de faiblesse du système immunitaire, de troubles cardiaques, de carences nutritionnelles ou de grossesse.
Bien sûr, il existe différents types de « jeûne », du jeûne hydrique pendant lequel on ne consomme aucun aliment tout en buvant de l'eau à profusion, à la monodiète (de raisin, de pomme ou d'ananas…), en passant par la diète protéinée. Mais certaines « formules » sont vraiment adaptées au plus grand nombre.

On jeûne, mais on s'active !

Celle que j'ai pu tester : le jeûne actif. Réalisé en groupe, il est proposé lors de séjours de 3 à 7 jours dans des structures, souvent implantées dans des environnements de rêve. Il s'accompagne d'activités physiques douces, comme la marche et le yoga, et parfois de massages et de soins. Toutes favorisent pendant le jeûne une meilleure circulation du sang et de la lymphe (et donc l'évacuation des toxines) et l'oxygénation du corps, dont les mouvements entraîne également un relâchement des tensions. Bien sûr, la dépense calorique étant plus élevée, on brûlera plus de graisse.
Cerise sur le gâteau : la reconnexion avec la nature, le regain d'énergie et la motivation post jeûne dure pendant des semaines !

Faut-il le préciser ?

Quelle que soit la formule choisie, eau et tisanes (sans sucre) sont à volonté, avec un minimum de 1,5 litre par jour !

Le jeûne intermittent, tout le monde en parle !

C'est un jeûne fractionné, c'est-à-dire qu'on ne jeûne qu'à certaines périodes données. Autrement dit, tout le monde (ou presque) pratique le jeûne la nuit ! Ces « créneaux » au cours desquels on supprime totalement (ou partiellement) l'alimentation vont de 16 à 36 heures en fonction de la méthode choisie.

• **Le jeûne quotidien :** il s'agit de ne manger que durant une certaine période, par exemple en alternant 16 heures de jeûne et un créneau de 8 heures pour s'alimenter. Durant ces 8 heures, il est possible de manger tout ce que l'on souhaite. Certaines personnes optent pour le « sacrifice » du petit déjeuner et de s'aliment pas entre 21 heures (une heure plutôt raisonnable pour le dîner) et 13 heures le lendemain, ce qui permet d'être plus facilement « en phase » socialement avec son entourage. D'autres ne peuvent pas se passer de leur granola du matin et sauteront alors la case « dîner », mais pourront manger à satiété pendant les 8 heures qui suivront leur petit déjeuner.

• **Le jeûne de 24 heures** consiste à ne pas manger du tout pendant 24 heures une à deux fois par semaine.

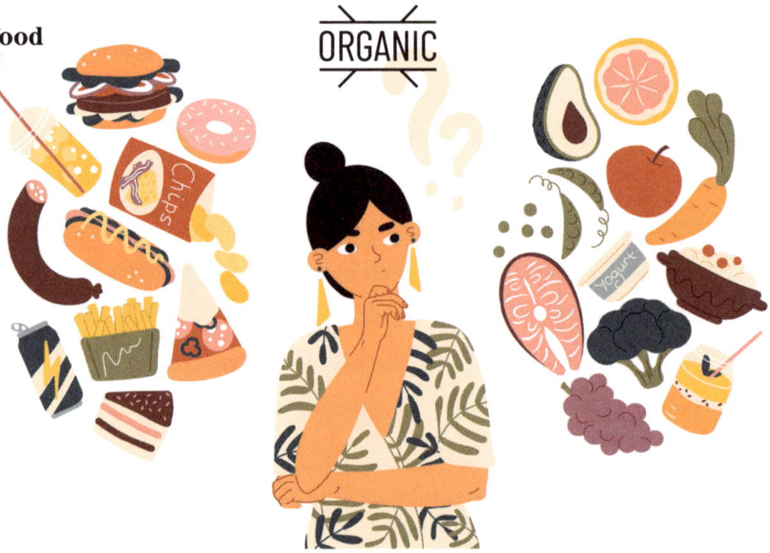

L'index glycémique, c'est quoi ?

On nous parle beaucoup d'IG bas à privilégier pour être en bonne santé. C'est-à-dire les aliments libérant progressivement leur glucose dans le sang. Qui sont-ils ?

Aliments à IG élevé (valeur supérieure à 70)	Aliments à IG moyen (valeur entre 55 et 70)	Aliments à IG faible (valeur inférieure à 55)
Nouilles chinoises **(75)**	Spaghetti *al dente* **(55)**	Lentilles **(30)**
Pain blanc **(90)**	Pain complet **(55)**	Olives **(15)**
Frites **(95)**	Pêches au sirop en boîte **(55)**	Fromage blanc sans sucre **(30)**
Riz à cuisson rapide **(85)**	Ananas frais **(59)**	Quinoa **(35)**
Raisins secs **(75)**	Jus de raisin sans sucre **(55)**	Tomates **(10)**

Attention

L'index glycémique d'un aliment peut changer selon sa cuisson ou sa préparation. L'idéal est de privilégier les aliments à IG bas qui rassasient généralement mieux.

« Ce que vous mangez est un choix engagé pour la planète. »

Ce mois-ci, j'arrête !

Certaines de vos manies ou habitudes vous exaspèrent ? Et pourtant elles reviennent sans cesse. Il est temps de dire stop. Ce mois-ci, on les note et on agit durablement !

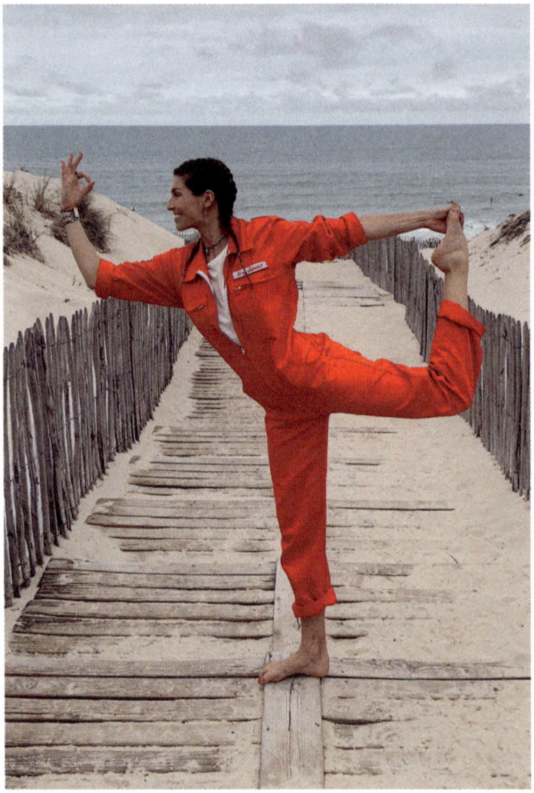

« Réfléchissez toujours à l'émotion qui se cache derrière vos mauvaises habitudes. Stress ? Colère ? Frustration ? Exprimez-la sans jugement. »

C'est décidé, je carbonise ces 3 habitudes :

1 • ....
....
....

2 • ....
....
....

3 • ....
....
....

Je les remplace par 3 gestes ou rituels positifs :

1 • ....
....
....

2 • ....
....
....

3 • ....
....
....

Ce mois-ci, j'analyse le déclencheur de ma pire habitude

Qu'est-ce qu'elle m'apporte ?

....
....
....
....
....

Pourquoi c'est illusoire ?

....
....
....

Si une habitude est difficile à enlever, je me crée 3 étapes pour y arriver :

1 • Je réduis le temps que j'y passe de 25%
....

2 • Une semaine plus tard, je réduis à 50%
....

3 • Je me félicite et me fais un petit plaisir
....

GREEN

Conseil écolo | 01
AOÛT

DIY

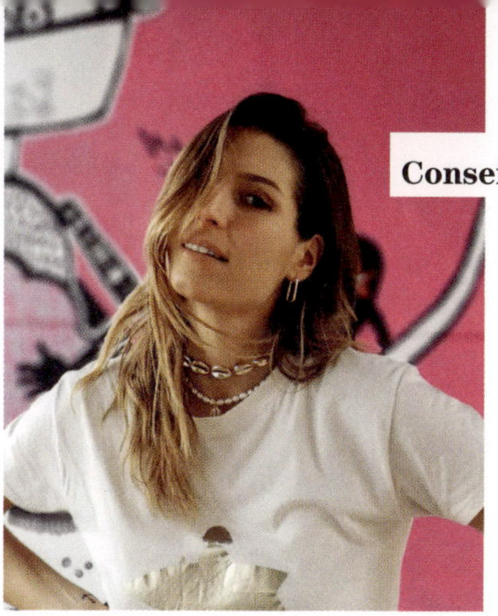

CIBLE	• tout type de peau
BIENFAITS	• repulpant, tenseur, nourrissant, anti-taches, éclaircissant
MATÉRIEL	• un récipient • un fouet • une cuillère à café
CONSERVATION	• à usage unique

| INGRÉDIENTS & DOSAGE |

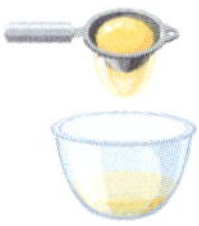

• 1 blanc d'œuf

• ½ citron

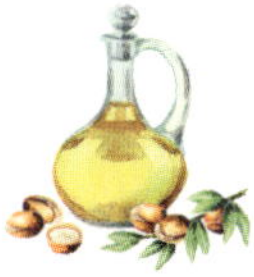

• 2 cuillères à café d'huile d'argan

Mon masque anti-rides

100% naturel, ce masque va préserver la jeunesse que votre peau mérite.

| Recette |

• Dans un récipient, ajoutez le blanc d'un œuf. Riche en protéines, il est réputé pour être **un tenseur naturel** et resserre ainsi les pores de votre peau. Faites mousser le blanc à l'aide d'un fouet.

• Pressez ensuite un demi-citron. Gorgé en vitamine C, ce fruit augmente **la production de collagène** de votre épiderme. Un zeste parfait contre les rides !

• Complétez votre soin avec 2 cuillères à café d'huile d'argan. Cette huile miraculeuse est riche en **acides gras essentiels** pour reformer et repulper votre peau.

• Mélangez le tout et appliquez en petits cercles sur le visage. Laissez poser 20 minutes puis rincez abondamment à l'eau tiède.

| Astuces |

• Pour encore plus d'efficacité, rajoutez 3 gouttes d'huile essentielle de bois de hô ou de rose musquée. Leur action **anti-rides, raffermissante et cicatrisante** va régénérer en profondeur votre peau.

« Ce véritable masque de jouvence donne un coup de fouet à votre peau, repulpée et lumineuse en quelques instants ! »

ORGANIC

Les plantes aromatiques

Plus connues pour leurs arômes que pour leurs vertus médicinales, elles sont des concentrés d'oligoéléments qui réveillent toutes mes préparations !

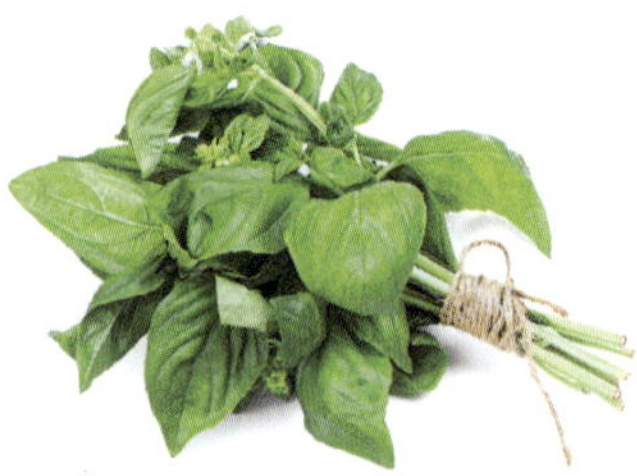

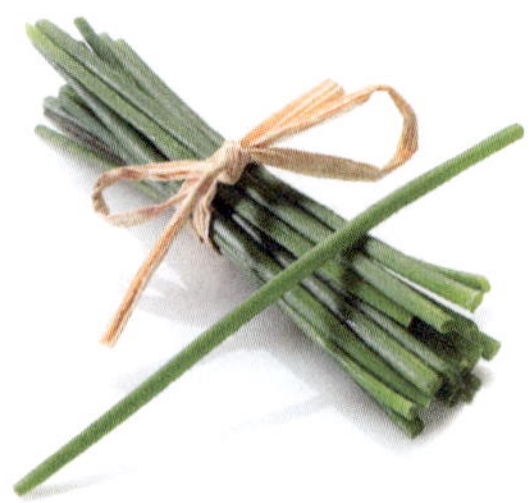

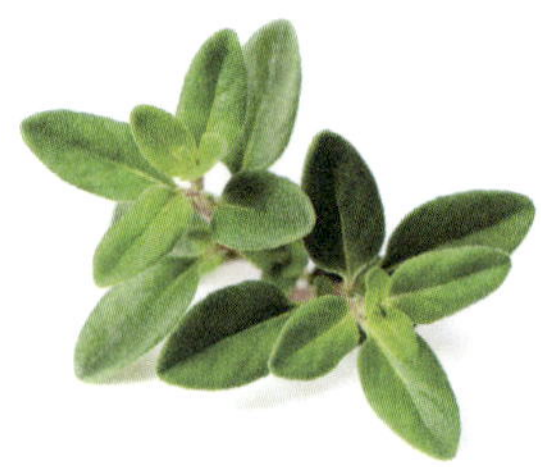

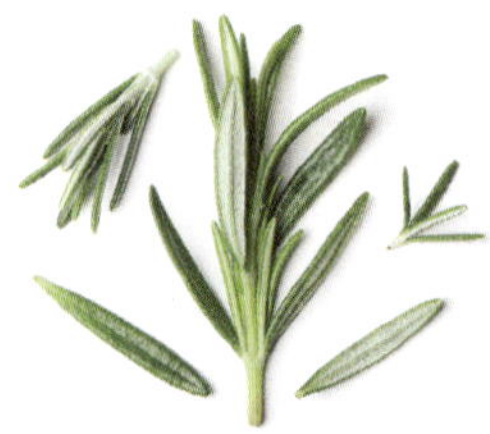

| Le basilic |

Incontournable, il donne du goût à tous mes plats un peu fades. Riche en fer et en vitamine K, le basilic est réputé pour ses bienfaits digestifs et antispasmodiques. Il améliore la digestion, chasse les ballonnements, les gaz intestinaux et soulage les crampes d'estomac. Je le consomme frais et l'ajoute à la dernière minute pour conserver toutes ses saveurs.

| La ciboulette |

Elle est excellente pour combler les carences alimentaires grâce aux vitamines (C, B2 et K), au calcium, au sodium, au phosphore et au fer qu'elle contient. Elle favorise la circulation sanguine, l'élasticité des vaisseaux et lutte contre le vieillissement prématuré. Je l'adore pour son goût frais et subtil qui sublime aussi bien mes recettes froides que chaudes.

| Le thym |

Il fait partie des plantes médicinales qui renforcent l'immunité. Riche en phénols, le thym est un puissant antiseptique, antibiotique et antibactérien. Il est également une bonne source de vitamines et de minéraux. Son odeur et son arôme forts font de lui un puissant exhausteur de goût.

| Le romarin |

Sa saveur raffinée m'emmène instantanément en Provence ! En plus de me faire voyager, il favorise la digestion, régule les lipides, améliore la circulation sanguine et agit comme un antispasmodique. Véritable antistress et anti-fatigue, il prévient également l'insomnie et lutte contre le surmenage intellectuel.

« Lorsque je pars à la campagne, je fais le plein de ces herbes fraîches cueillies dans le jardin et je les congèle pour toujours en avoir avec moi malgré la saison ! »

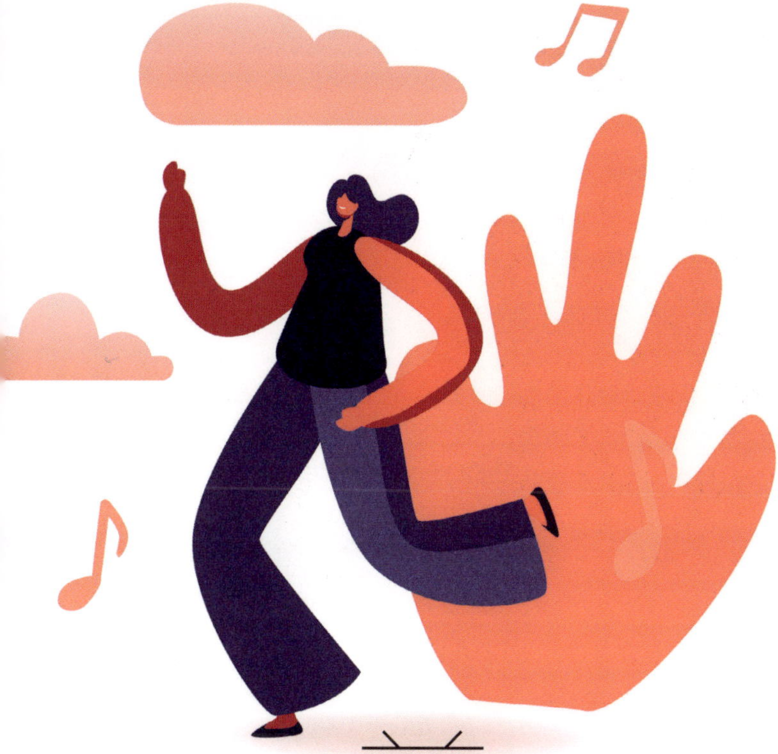

POSITIVE

Trouvez le bonheur intérieur !

Je pense sincèrement que le bonheur se trouve en chacun de nous. Laissez-moi vous convaincre !

Certains passent leur vie à le chercher en vain, pourtant il est bien là notre bonheur. Enfoui en nous, silencieux et prêt à se propager. Vous en doutez ? Voici quelques pistes pour l'aider à faire surface et le faire durer.

Testez la pensée positive

Lorsque j'ai le moral en berne, plutôt que d'imaginer le pire, je me force à changer de perspective ! Cultiver la pensée positive soulage les angoisses, diminue le stress, renforce la confiance en soi et par conséquent fait du bien au moral ! Vous avez raté votre examen ? Vous ferez forcément mieux la prochaine fois. Votre journée est pourrie ? Demain sera forcément meilleur…

Faites votre plus beau *smile*

Un sourire ne coûte rien, mais génère de la joie et des endorphines. Son effet est décuplé lorsqu'on le pratique tout entier avec son corps. (Ne soyez pas déjà dubitative, c'est possible !)

L'exo : Allongez-vous, fermez les yeux et respirez calmement. Au bout de quelques minutes, visualisez un souvenir ou une personne qui vous remplit de joie. Une fois tous vos muscles détendus, imaginez ce sourire parcourir votre organisme de la gorge, à ventre ventre en passant par vos épaules.
Le résultat : Un corps enjoué et un esprit apaisé qui sont prêts à partager leur bonne humeur avec l'extérieur.

Trouvez votre havre de paix

Lorsque vous sentez votre esprit partir dans tous les sens, essayez de le calmer et de stopper son élan de questionnements angoissants.

L'exo : Allongée sur le dos, les yeux fermés, faites de longues inspirations. Laissez venir l'image d'un lac au cœur d'une vallée ensoleillée, verdoyante et sereine. Le ciel est bleu sans nuage et les rayons de soleil réchauffent votre peau. Focalisez-vous sur l'eau du lac. Elle ne bouge pas, seule une faible brise vient former des ondes positives sur l'eau.
Le résultat : La visualisation de ce havre de paix apaise l'esprit instantanément.

TONIC

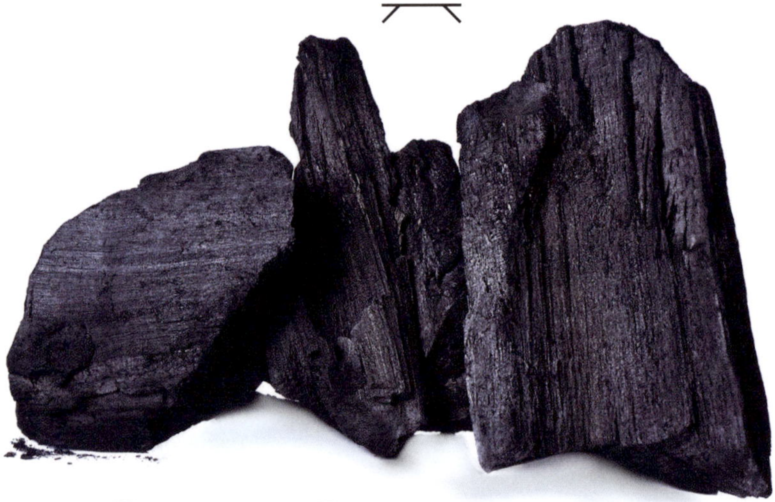

Charbon magique

Si ses bienfaits pour la digestion sont aujourd'hui reconnus, le charbon végétal présente également des vertus nettoyantes et purifiantes pour la peau et agit sur le blanchiment des dents !

DIY

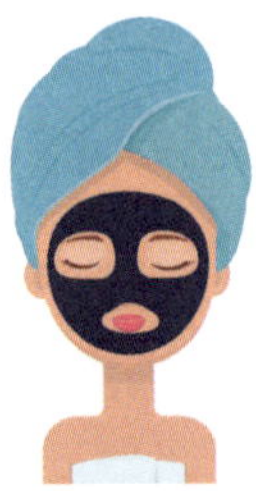

| MASQUE PURIFIANT À FAIRE SOI-MÊME |

Ingrédients : poudre de charbon végétal et miel

Dans un bol, versez 1 cuillère à soupe de poudre de charbon, 1 cuillère à soupe de miel et 1 cuillère à soupe d'eau. Mélangez et appliquez la pâte obtenue sur le visage en évitant le contour des yeux. Laissez agir 10 minutes puis rincez abondamment. À refaire chaque semaine.

| Le grand nettoyeur |

On trouve le charbon végétal sous forme de poudre noire dans les pharmacies et les magasins bio. Sa grande capacité d'absorption lui permet d'agir efficacement sur la digestion et la peau, à la manière d'un nettoyeur, d'un aspirateur de toxines.

| Efficace pour la digestion |

À utiliser en cas de ballonnements, de troubles digestifs voire de douleurs intestinales. Quelques cuillères de poudre de charbon diluées dans un grand verre d'eau aideront l'action du système digestif et permettront de retrouver un ventre plat.

| Aide au blanchiment des dents |

Parmi ses nombreux bienfaits, le charbon végétal blanchit naturellement les dents. Une fois par semaine, ajoutez un peu de poudre sur votre dentifrice avant de vous laver les dents.

| Un purifiant pour la peau |

Ses vertus absorbantes permettent de nettoyer la peau en profondeur, et d'éliminer les impuretés. On l'utilise pour des masques du visage à rincer.

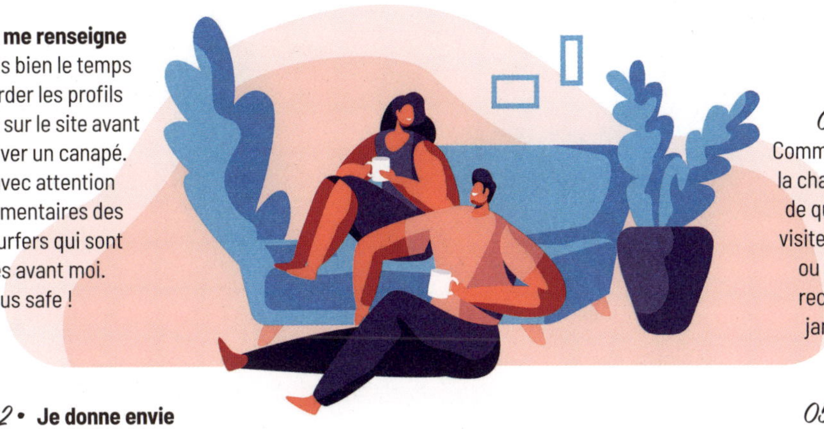

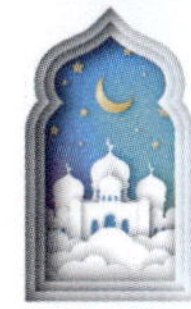

Le couch-surfing

Voyager de canapé à canapé, à moindre coût et aux couleurs locales, voilà de quoi séduire ! Cette façon de voyager, plus éthique et plus humaine, séduit de plus en plus. Les essentiels à savoir.

01 • **Je me renseigne**
Je prends bien le temps de regarder les profils des hôtes sur le site avant de réserver un canapé. Je lis avec attention les commentaires des couchsurfers qui sont passés avant moi. Plus safe !

02 • **Je donne envie**
Pour mettre toutes les chances de mon côté, je m'arme de mon plus beau sourire pour remplir mon profil sur le site de couchsurfing. Je parle de mes passions, de mes goûts, et bien sûr de ma personnalité hors du commun. J'attire ainsi plus d'hôtes ! Plus populaire !

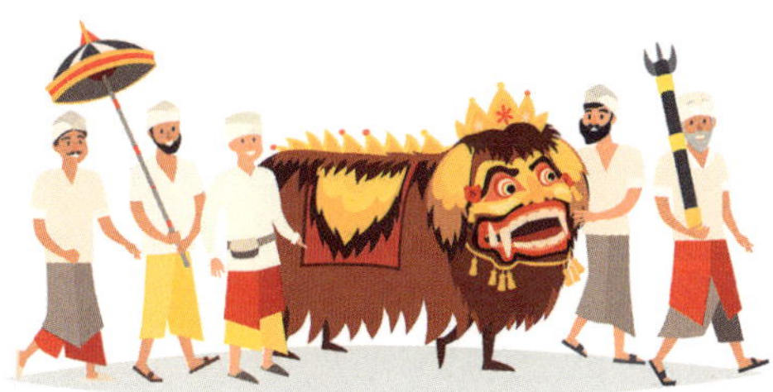

03 • **Je m'imprègne**
Avant d'arriver, je prends le temps de connaître les traditions et coutumes du pays. Par exemple, le rythme de vie, les heures de repas, certains gestes de politesse... Ainsi je suis bien intégrée dès mon arrivée. Plus cool !

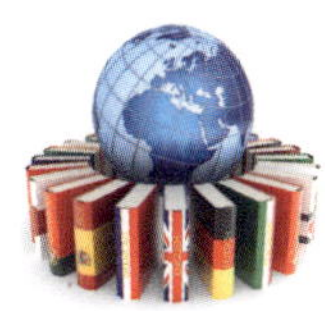

04 • **J'apprends quelques mots**
Rien de mieux que de connaître les quelques mots de base pour montrer à vos hôtes que vous vous intéressez à leur culture. Cela facilitera le dialogue et ils se sentiront respectés. Plus sociable !

05 • **Je suis généreuse**
Je n'arrive pas les mains vides, je prépare une petite surprise à la française pour engager la conversation. Je peux aussi cuisiner un plat typique pour partager ma culture ou laisser un petit souvenir avant de repartir. Plus ouvert !

06 • **Je suis curieuse**
Comme je ne suis pas à l'hôtel, j'ai la chance de pouvoir poser plein de questions sur les endroits à visiter un peu plus confidentiels ou authentiques. Des petits recoins auxquels je n'aurais jamais pensé. Plus malin !

« Grâce au couchsurfing, vous allez commencer à vous créer une grande communauté à travers le monde. Vous pourrez à votre tour accueillir vos hôtes ou les envoyer chez des amis à vous partout dans le monde ! »

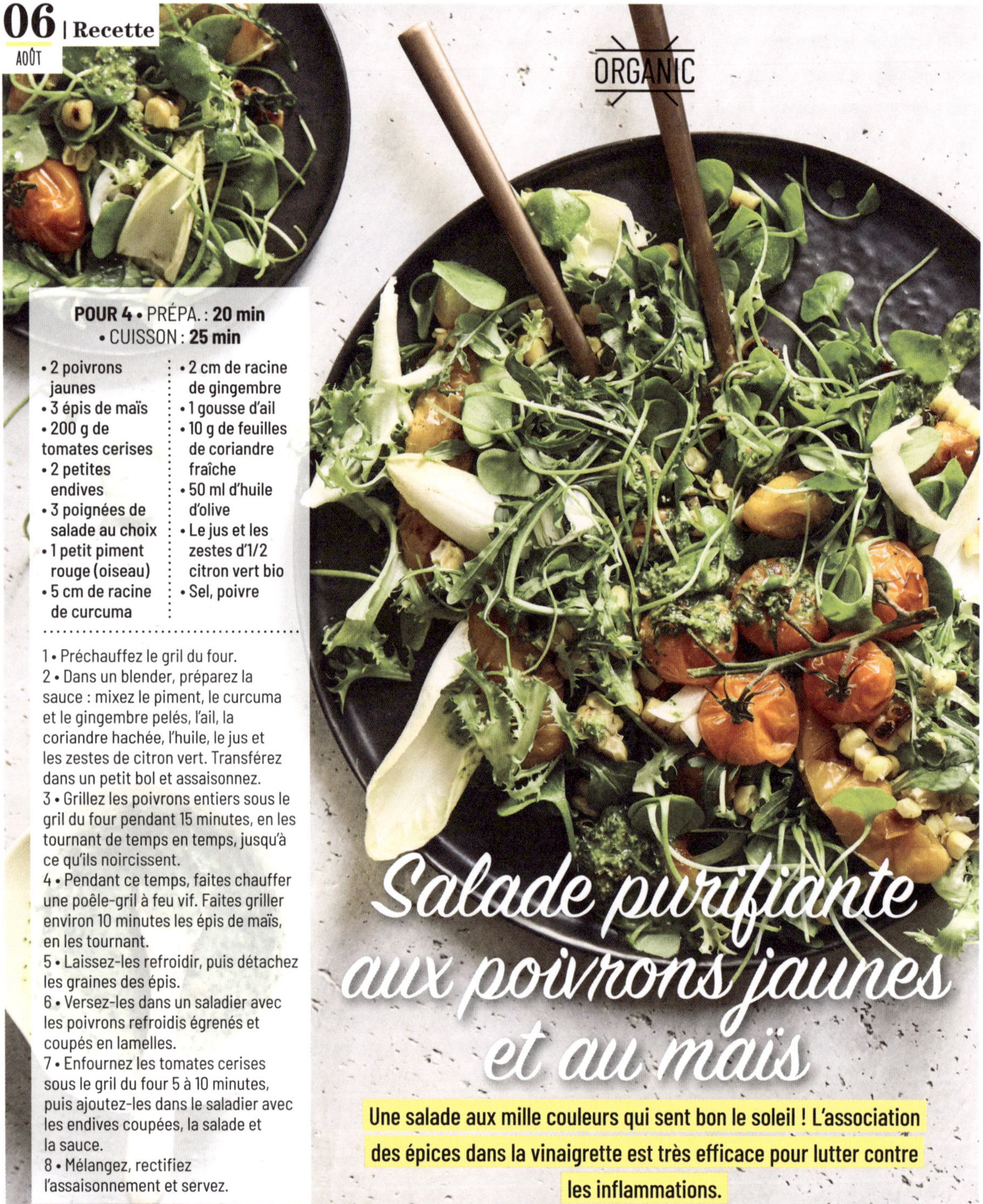

Salade purifiante aux poivrons jaunes et au maïs

Une salade aux mille couleurs qui sent bon le soleil ! L'association des épices dans la vinaigrette est très efficace pour lutter contre les inflammations.

POUR 4 • PRÉPA. : **20 min** • CUISSON : **25 min**

- 2 poivrons jaunes
- 3 épis de maïs
- 200 g de tomates cerises
- 2 petites endives
- 3 poignées de salade au choix
- 1 petit piment rouge (oiseau)
- 5 cm de racine de curcuma
- 2 cm de racine de gingembre
- 1 gousse d'ail
- 10 g de feuilles de coriandre fraîche
- 50 ml d'huile d'olive
- Le jus et les zestes d'1/2 citron vert bio
- Sel, poivre

1 • Préchauffez le gril du four.
2 • Dans un blender, préparez la sauce : mixez le piment, le curcuma et le gingembre pelés, l'ail, la coriandre hachée, l'huile, le jus et les zestes de citron vert. Transférez dans un petit bol et assaisonnez.
3 • Grillez les poivrons entiers sous le gril du four pendant 15 minutes, en les tournant de temps en temps, jusqu'à ce qu'ils noircissent.
4 • Pendant ce temps, faites chauffer une poêle-gril à feu vif. Faites griller environ 10 minutes les épis de maïs, en les tournant.
5 • Laissez-les refroidir, puis détachez les graines des épis.
6 • Versez-les dans un saladier avec les poivrons refroidis égrenés et coupés en lamelles.
7 • Enfournez les tomates cerises sous le gril du four 5 à 10 minutes, puis ajoutez-les dans le saladier avec les endives coupées, la salade et la sauce.
8 • Mélangez, rectifiez l'assaisonnement et servez.

L'aquawork

Vous avez déjà testé le renforcement musculaire dans l'eau ? À l'aide de votre unique bonne volonté, éclatez-vous et sculptez votre corps.

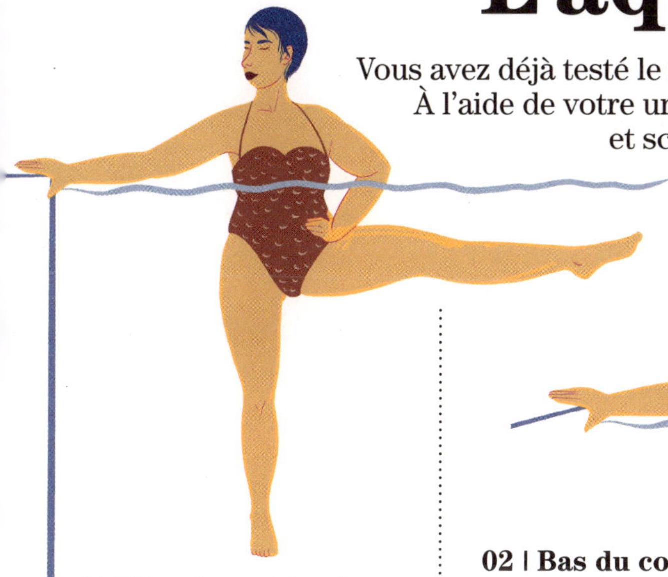

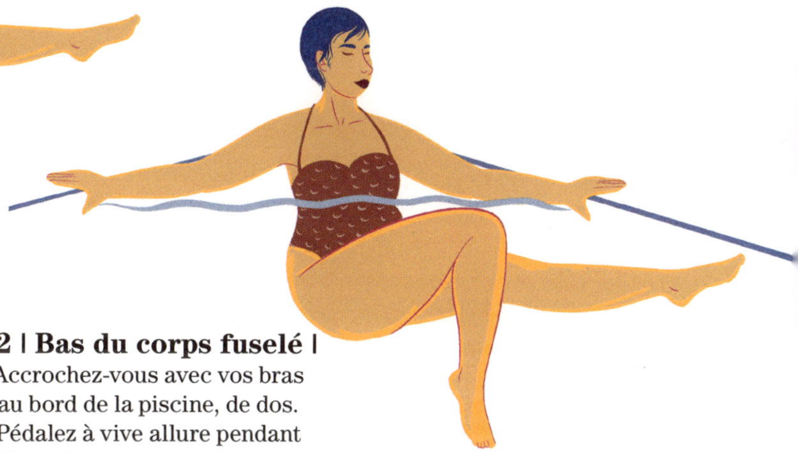

01 | Hanches et jambes affinées |
Restez là où vous avez pied et accrochez-vous au bord de la piscine avec votre bras gauche. Levez la jambe droite vers l'avant puis sur le côté et enfin vers l'arrière. Tendez-la bien à chaque fois et recommencez 20 fois de chaque côté.

02 | Bas du corps fuselé |
Accrochez-vous avec vos bras au bord de la piscine, de dos. Pédalez à vive allure pendant 20 s puis prenez 10 s de récup. Recommencez autant de fois que possible sans boire la tasse !

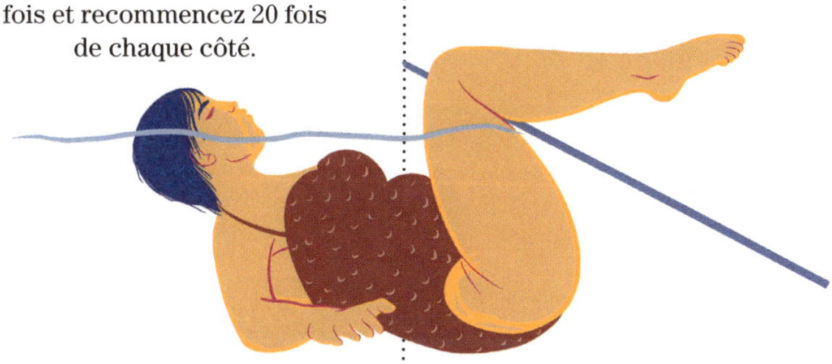

03 | Abdos de béton |
Vous en voulez encore ? Placez vos jambes à l'extérieur sur le rebord de la piscine, votre buste est à 90° dans l'eau. Commencez une série de 10 abdos en remontant votre dos contre vos cuisses, sans tirer sur votre nuque. Les plus coriaces iront même jusqu'à descendre leur buste sous l'eau contre la paroi de la piscine.

« Cerise sur le gâteau : l'action hydromassante de l'eau a des effets bénéfiques sur la tonicité de la peau et aide à la lutte contre la cellulite ! »

« Vous êtes le seul décideur de votre liberté. »

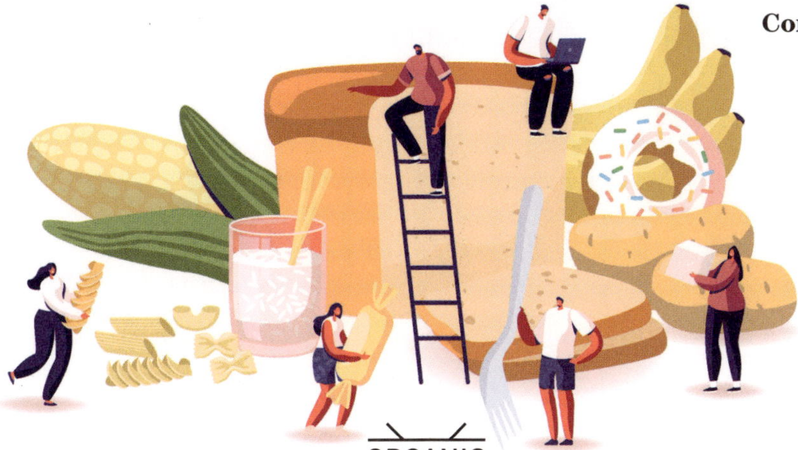

ORGANIC

Décryptons les étiquettes

Informations précieuses pour connaître ce que l'on consomme : petit mode d'emploi pour mieux les comprendre et à les analyser.

3 lectures à faire

Il convient de regarder l'apport pour 100 g, l'apport par portion et l'apport journalier. Le premier est une valeur moyenne qui permet de comparer avec un autre produit. Le deuxième, plus précis, nous informe sur la valeur nutritionnelle que contient réellement le paquet. Le dernier vous permet de jauger l'aliment avec les proportions recommandées par l'Organisation mondiale de la santé.

Calories – kcal

Il s'agit de quantifier l'apport énergétique. Souvent indiquées pour 100 g, elles sont le premier indice pour évaluer la richesse ou non d'un produit. Cependant, les calories (ou joules) ne suffisent pas pour définir la qualité nutritionnelle.

Glucides

Ce sont les sucres présents. Qu'ils soient simples ou complexes avec la mention « dont sucres », plus le produit a un indice glycémique fort, moins il est intéressant sur le plan nutritionnel.

Protéines

Elles sont les acides aminés qui font fonctionner notre organisme. De l'énergie à l'état brut qui participe à la digestion, à la formation des muscles, des dents, des os… En moyenne, il faut en consommer 250 g à 300 g par jour.

Lipides

Ce sont les acides gras autrement connus sous le nom de matières grasses. Ils peuvent être saturés ou insaturés et doivent être consommés en faible quantité.

Sel/Sodium

Donnée importante, il est recommandé de ne pas dépasser 5 g de sel par jour. Pour information : 1 g de sel équivaut à 0,4 g de sodium.

GREEN

Troquer, ça (é)change !

Vous aimeriez bien vous mettre au troc, mais vous n'avez pas encore sauté le pas ? Voici des sites qui pourraient vous plaire !

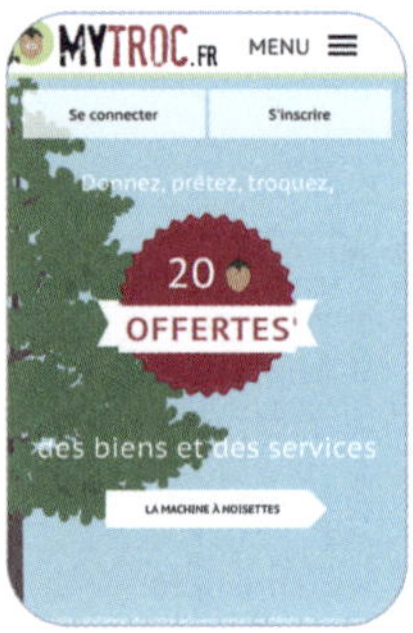

Mytroc.fr

Pour les amateurs de système D et ceux qui ont envie de consommer autrement, MyTroc est un moyen simple et inédit de prêter et d'échanger en ligne des biens et des services. Leur but ? Réduire la surconsommation, faire des économies, et développer la solidarité et le partage en adaptant le troc au monde d'aujourd'hui.

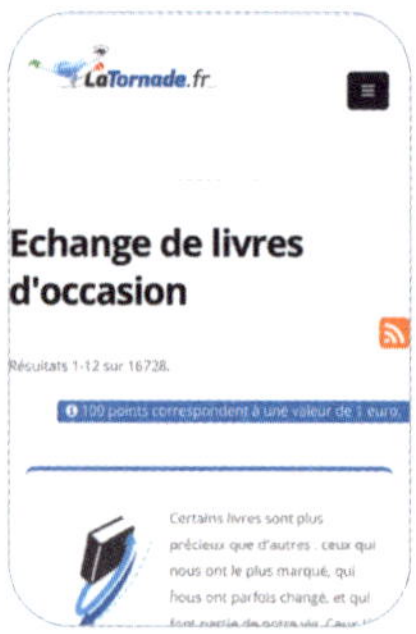

Latornade.fr

Pour les amoureux de culture et de divertissement, ce site d'échange de biens culturels, à la fois à échelle locale (remise en main propre) et nationale (envoi postal), est un trésor. Livres, films et jeux vidéo sont à dispo.

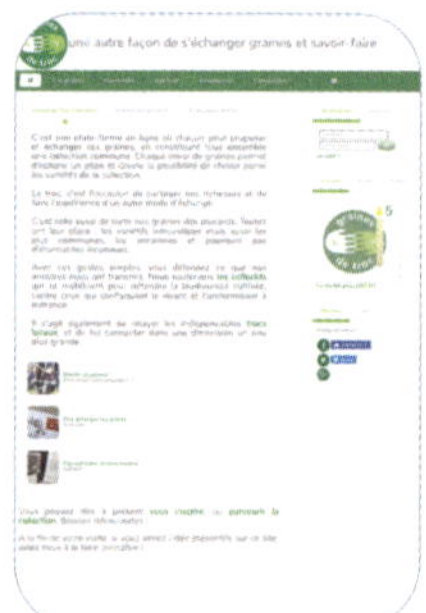

Grainesdetroc.fr

C'est une plateforme en ligne où chacun peut proposer et échanger ses graines, en constituant tous ensemble une collection commune. Chaque envoi de graines permet d'obtenir un jeton et donne la possibilité de choisir parmi les variétés de la collection.

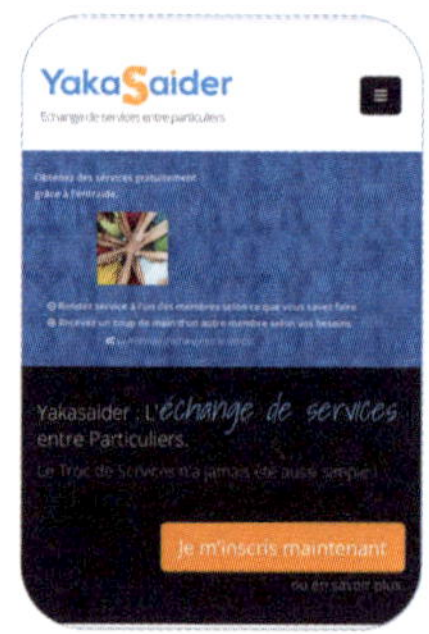

Yakasaider.fr

Yakasaider est un site de mise en relation entre particuliers souhaitant s'entraider et échanger des services. Le troc de services ne se fait pas d'une seule personne à une autre.

« Et pour les vacances, pensez à troquer votre maison ! Un vrai gain d'argent pour un voyage encore plus beau ! Trocmaison.com, lovehomeswap.fr... »

Le palming
contre la fatigue oculaire

Il ne s'agit aucunement d'une nouvelle technique de nage, mais d'une méthode efficace et naturelle de relaxation des yeux, à réaliser soi-même.

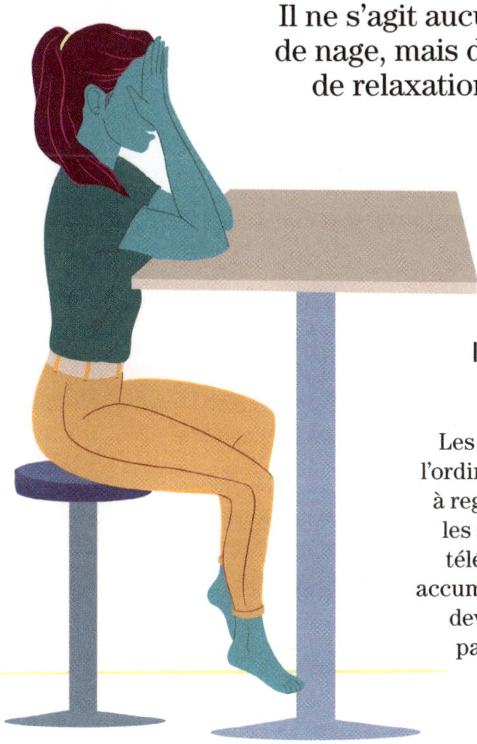

| Plus de 30 heures devant l'écran |

Les journées de travail devant l'ordinateur, les trajets quotidiens à regarder sur son smartphone, les soirées devant un film à la télé… Chaque semaine, nous accumulons en moyenne 30 heures devant l'écran, ce qui épuise particulièrement les yeux !

| Fatigue oculaire : identifiez les premiers symptômes |

Constamment excités et sollicités, nos yeux peuvent commencer à fatiguer. Il est important de reconnaître les premiers signes :

- des sensations de picotement ;
- une sécheresse oculaire ;
- des tensions dans l'œil.

Prête pour le palming ?

Assise, les coudes posés sur une table, commencez par chauffer vos paumes en frottant vos mains pendant quelques secondes. Placez ensuite les deux paumes devant vos yeux de façon à vous plonger dans le noir complet. Vos mains ne doivent pas appuyer sur les paupières et aucun filet de lumière ne doit passer. La chaleur et l'obscurité permettront aux muscles de vos yeux de se détendre. Profitez de ce calme visuel pendant 2 à 5 minutes.

Testez aussi le balancement !

Debout, les yeux fermés, vous vous balancez lentement de droite à gauche. Ce mouvement de balancier entraîne une relaxation visuelle par de légères saccades oculaires et stimule aussi la vision périphérique.

« Lorsque je travaille sur mon ordi, je m'accorde au moins 3 séances de palming dans la journée pour reposer mes yeux. »

ORGANIC

Salade de fregola aux fruits de mer

Les fruits de mer sont des trésors pour notre organisme car ils sont riches en cuivre, zinc, minéraux et vitamines, notamment la B12, idéale pour combatre la fatigue !

POUR 6 • PRÉPA. : **30 min** • CUISSON : **20 min** • REPOS : **1 nuit**

- 200 g de fregola (petites pâtes sardes)
- 150 g de tomates cerisescoupées en 2
- 150 g de crevettes décortiquées
- 150 g de calamars
- 500 g de coques
- 1 petite courgette.
- 2 branches de thym
- ½ botte de basilic
- ½ botte de persil
- 1 branche de céleri coupée finement
- 4 c. à soupe d'huile
- Sel
- Poivre
- Huile d'ail (p. 21)
- 1 citron zesté

1 • La veille, faites tremper les coques dans de l'eau très salée pour qu'elle dégorge tous leur sable.
2 • Faites bouillir une grande casserole d'eau salée. Faites cuire la fregola 10 minutes, égouttez, laissez refroidir et réservez au frais.
3 • Égouttez et rincez les coques. Placez-les dans une casserole et couvrez 2 minutes à feu moyen.
5 • Préparez les calamars comme pour la recette p. 274.
6 • À l'aide d'une mandoline, taillez la courgette en julienne.
7 • Faites-la suer à feu vif dans une poêle huilée. Réservez.
8 • Dans la même poêle, faite snacker les crevettes.
9 • Placez la fregola dans un grand saladier. Ajoutez le calamar, les coques décoquillées, la courgette, le céleri, les crevettes et les tomates.
10 • Poivrez et ajoutez 3 cuillères d'huile d'ail, le persil, le basilic, le thym et le citron.

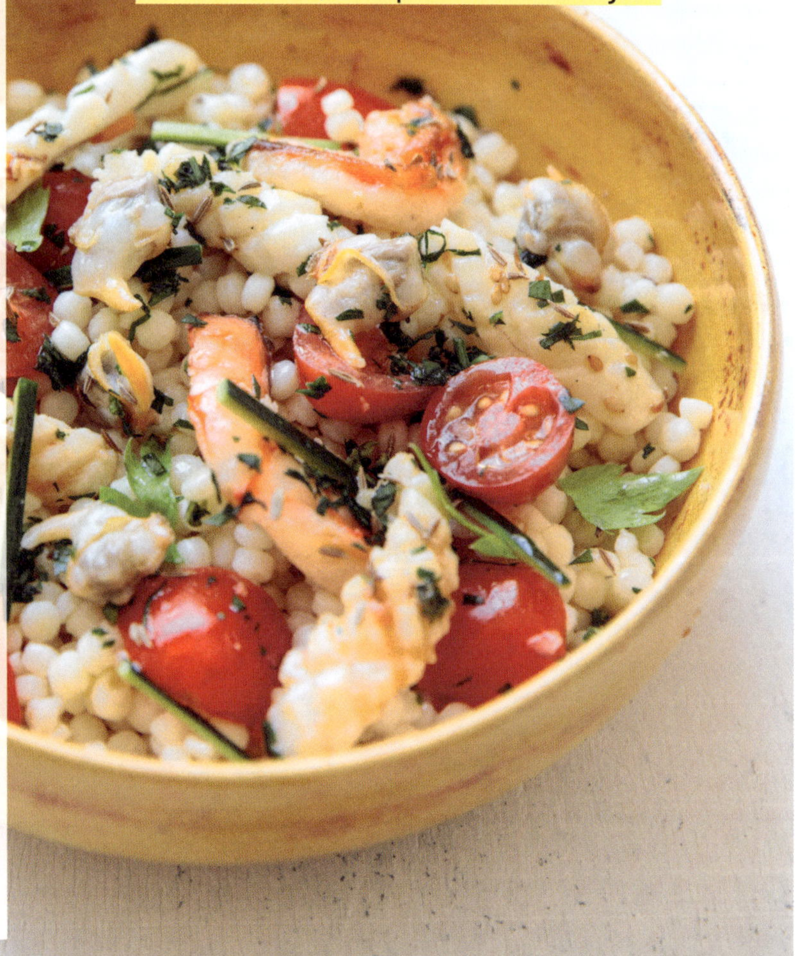

Challenges
musicaux

Challengeuses et challengeurs de tous les pays, unissez-vous ! Sortez vos enceintes et suivez le *beat*, vos bras, cuisses et fessiers vous diront « merci ».

Commencez par le challenge bras-épaule sur votre chanson fétiche. **Pour celui des squats glissés, poussez le son *Flower* de Moby à fond les ballons !**

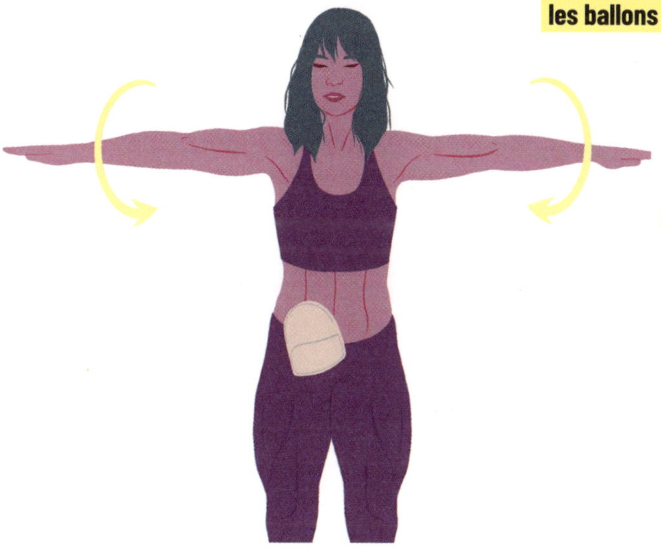

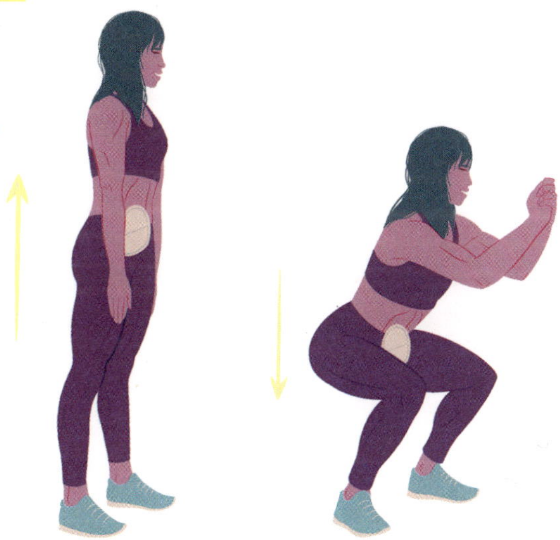

01 | Challenge bras-épaule |

Bras toujours tendus, épaules basses, réalisez en rythme 20 grandes rotations avant des deux bras, puis 20 vers l'arrière. Enchaînez avec 20 moyennes rotations en avant puis 20 en arrière. Continuez avec 20 petites rotations avant, puis 20 arrière, suivies de 20 petits battements (comme si vous aviez des ailes), et enfin de 20 « poignets cassés » (flexions du poignet pointes des doigts vers le bas). Recommencez sans baissez les bras jusqu'à la fin du morceau !

02 | Challenge squat glissé |

Lancez le son. A « green Sally up », restez debout. Quand vous entendez « green Sally down », descendez en squat et restez-y et remontez au prochain « green Sally up », et hop ! redescendez en squat sur « green Sally down ». Il suffit de tenir pendant les 3,28 minutes que dure le morceau… *Easy !*

« Chouchoutez votre corps comme s'il était votre meilleur ami. »

L'acro yoga

Vous avez un pote qui a envie de se muscler avec vous ? Testez l'acro yoga, mix de yoga et d'acrobatie venu de San Francisco ! J'en raffole !

01

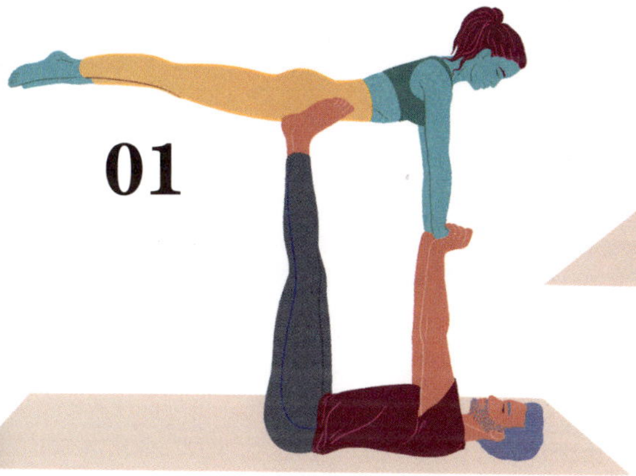

02

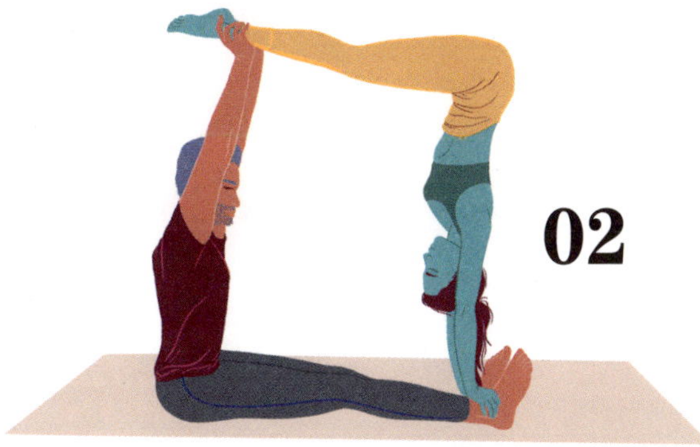

03

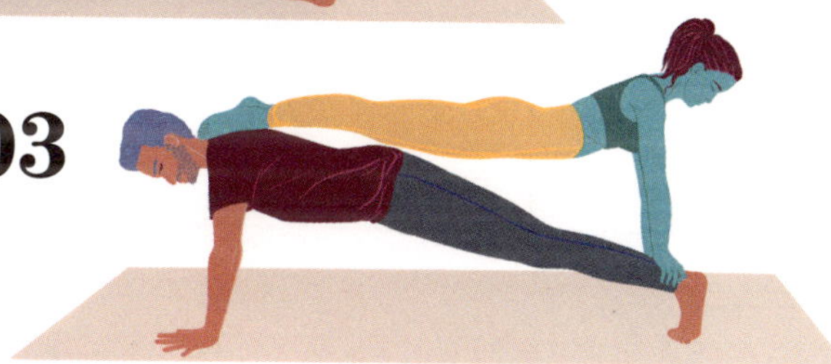

01 | Trouvez l'équilibre – 15 s |

Le porteur : allongé à terre, placez vos pieds sur le bassin de votre partenaire de haut vol alors qu'elle se trouve debout devant vous. Attrapez-lui les mains et à la force de vos jambes bien tendues, montez-la à la verticale sans baver.
Le voltigeur : restez gainée et bien tendue pour trouver votre point d'équilibre.

02 | Musclez-vous en cercle fermé – 15 s |

Le porteur : en position assise, attrapez les chevilles de votre partenaire et tendez les bras au-dessus de votre tête sans osciller.
Le voltigeur : attrapez-lui les chevilles en position de chien tête en bas puis posez l'une après l'autre vos chevilles dans ses mains et levez les fesses.

03 | Gainez-vous en planche double – 15 s |

Le porteur : restez d'abord à terre, ventre au sol et laissez le flyer s'installer sur vous en planche inverse. Une fois qu'il aura les bras tendus, à vous de tendre les vôtres et de faire péter votre plus belle planche, dos bien droit.
Le voltigeur : l'art est de rester stoïque quand le porteur vous soulève !

« En plus de vous muscler, vous allez sûrement profiter d'une bonne tranche de rigolade ! Demandez à un deuxième complice d'être le pareur en cas de chute. »

GREEN

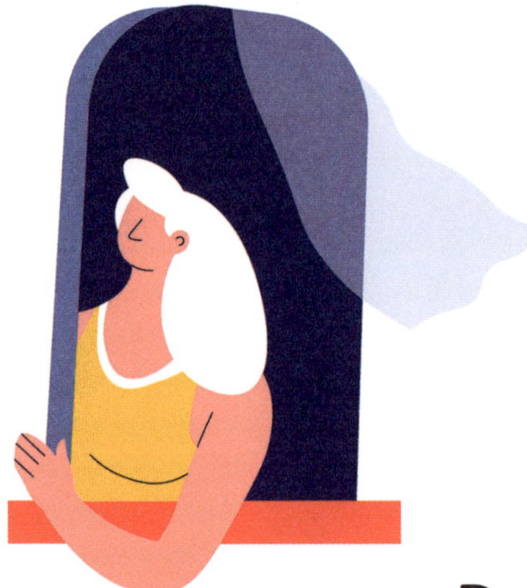

Je purifie mon air !

On se croit bien à l'abri chez soi, loin de la pollution citadine… Mais savez-vous qu'il faut tout de même se soucier de l'air intérieur de nos habitations ?

01 • **J'ouvre grand**
Tous les matins, j'ouvre grand mes fenêtres, même si c'est l'hiver ! Je laisse ouvert pendant 15 minutes pour assainir mon intérieur.

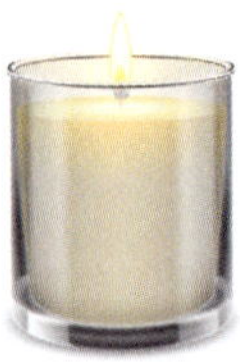

02 • **J'arrête les bougies**
Eh oui… Elles ont beau sentir bon, les bougies parfumées émettent des COV, des perturbateurs endocriniens et du formaldéhyde… Mauvais cocktail.

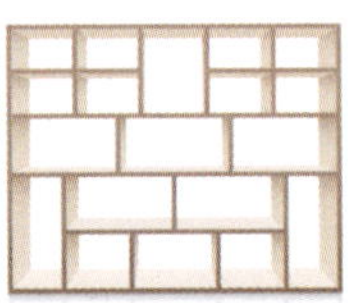

03 • **Je meuble nature**
Je privilégie les meubles en bois, fabriqués en matières naturelles qui ne produisent pas de mauvaises émanations chimiques.

04 • **Je traque la moisissure**
Dans la salle de bain, dans la cuisine… bref dans les zones humides peuvent se cacher des recoins de moisissures. Je nettoie tout ça et je ne laisse rien pourrir !

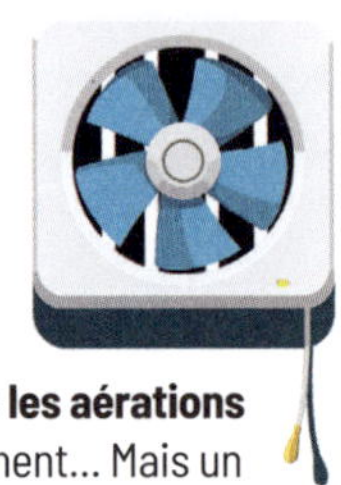

05 • **Je nettoie les aérations**
On y pense rarement… Mais un bon coup de chiffonnette dans les bouches d'aération permet de mieux faire circuler l'air !

06 • **Je mise sur les huiles**
Je choisis des huiles essentielles aux pouvoirs antibactériens et antiseptiques pour purifier ma maison : lavande officinale, romarin, eucalyptus, citron, pin sylvestre… Dans une coupelle ou en spray, j'en diffuse après avoir aéré.

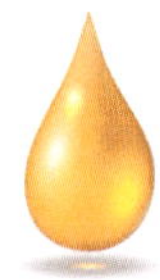

07 • **Je fais attention aux faux amis**
Tout comme les bougies, l'encens produit des concentrations élevées de polluants (benzène, toluène, éthylbenzène…), ils ne purifient pas du tout votre air, bien au contraire !

« Quand je suis malade, je me procure un spray naturel assainissant, un mélange de plusieurs huiles essentielles antiseptiques qui vont venir chasser les microbes chez moi ! »

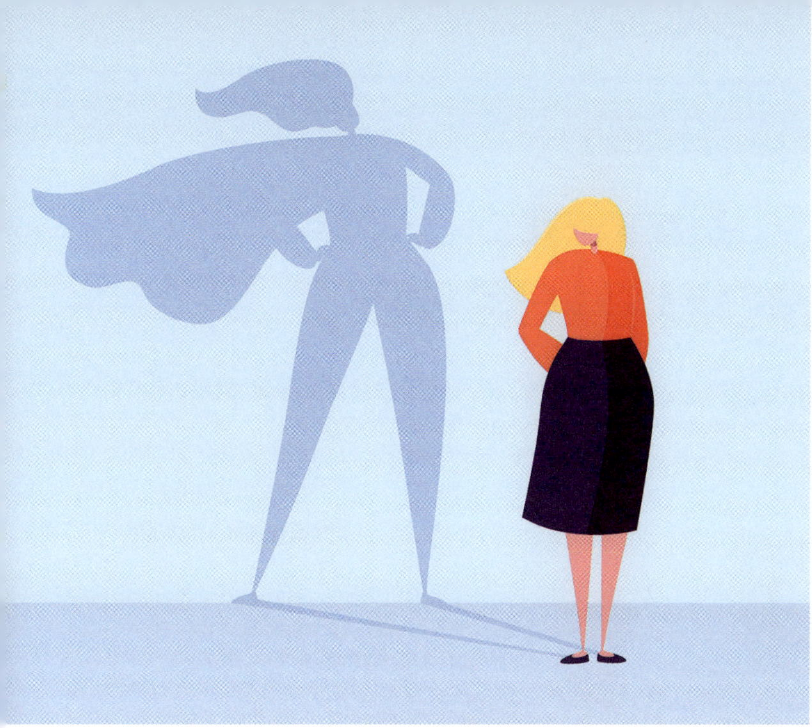

POSITIVE

Les vertus de l'échec

Échouer n'est pas une fin en soi. Cela permet surtout de comprendre ses faiblesses et de les dépasser.

Très mal perçu dans nos sociétés prônant la performance (et particulièrement en France !), l'échec symbolise bien souvent une faute, une forme d'incompétence, de médiocrité. Pourtant échouer n'est pas forcément grave, et peut, bien au contraire, être une condition *sine qua non* de nos réussites.

Tomber pour mieux se relever !

Peu importe le domaine où la réussite n'est pas au rendez-vous, à chaque fois nous pouvons en tirer un bénéfice personnel. Vous en doutez encore ? De grands noms qui ont marqué l'histoire en témoignent ! Des scientifiques se sont trompés à maintes reprises avant d'arriver à leurs découvertes. Il en est de même dans le milieu sportif, où la perte d'un match permet de se dépasser au suivant. L'écrivain Samuel Beckett résume bien cette façon de penser : *« Ever tried. Ever failed. No matter. Try again. Fail again. Fail better. »* (Avez-vous déjà essayé. Déjà échoué. Peu importe. Essayez encore. Échouez encore. Échouez mieux. Ndlr.)

Comment en tirer profit ?

La réussite passe par l'expérimentation. Cela implique que chaque défaite apporte une découverte et par extension une nouvelle idée, une ouverture d'esprit ou une connaissance. Ainsi, on apprend, on s'améliore, on peaufine jusqu'à arriver à notre but, à l'excellence, à la reconnaissance.

Perdre pour mieux se connaître

Rater quelque chose détermine les limites : de soi et de ce qu'on ne maîtrise pas. C'est aussi une belle leçon d'humilité. Steve Jobs confiait que se tromper était la meilleure chose qu'il lui soit arrivé ! Son échec lui a permis de réaliser son arrogance et de pousser sa créativité à son paroxysme. Alors *no drama* si vous n'arrivez pas à votre objectif du premier coup. Gardez espoir, et continuez d'essayer avec panache et créativité. ●

« Quand je rate quelque chose, j'essaie de voir ce que ça m'apprend, de comprendre comment je peux m'ameliorer, même si ce n'est pas toujours facile ! »

TONIC

Un peu de souplesse !

Rouillée, fourbue, un peu raide ? Allez allez, ne vous laissez pas pourrir dans un coin et venez étirer votre carcasse avec moi.

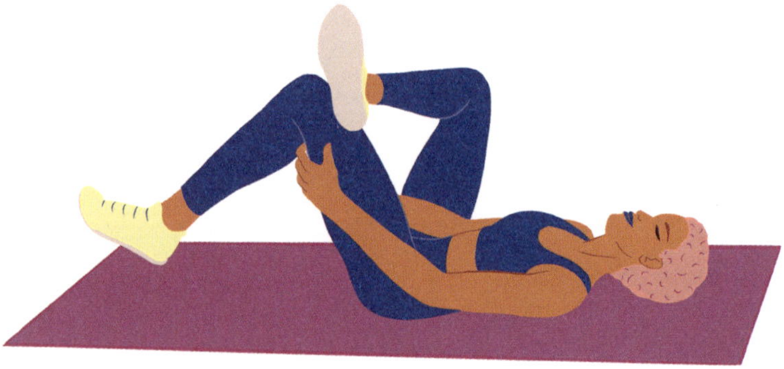

À réaliser après **5 min d'échauffement.**

01 | On étire les fessiers | Allongée, placez votre cheville sur votre genou opposé et attrapez l'arrière de votre cuisse. Pensez à relâcher le haut du corps durant toute la durée de l'étirement. Tenez 3 x 30 s de chaque côté en respirant bien.

02 | On étire les adducteurs | Allongée les fesses contre un mur, écartez vos jambes le plus possible en gardant le contact avec le mur. Vous devez ressentir un étirement à l'intérieur des cuisses mais cela ne doit pas vous faire mal. Tenez 3 x 30 s dans cette position en soufflant calmement.

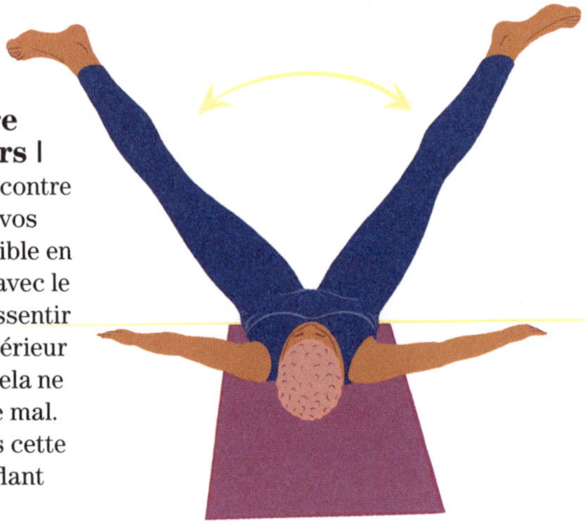

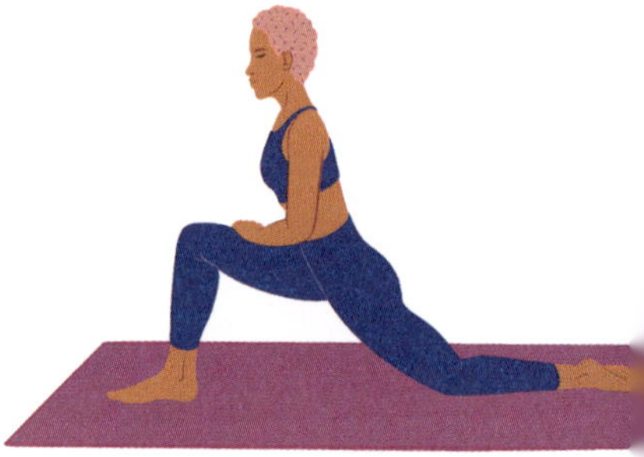

03 | On étire le psoas iliaque | Placez-vous en fente, le genou arrière est posé au sol et le genou avant se situe dans l'axe de la cheville. Gardez une respiration calme et contrôlée pour bien ressentir l'étirement sur les muscles insérés au niveau de la hanche. Tenez 30 à 45 s pour chaque jambe selon vos possibilités.

« La souplesse se gagne de jour en jour. Réalisez ces exos régulièrement pour insuffler ce message à votre corps ! Vous ressentirez un bénéfice très rapidement. »

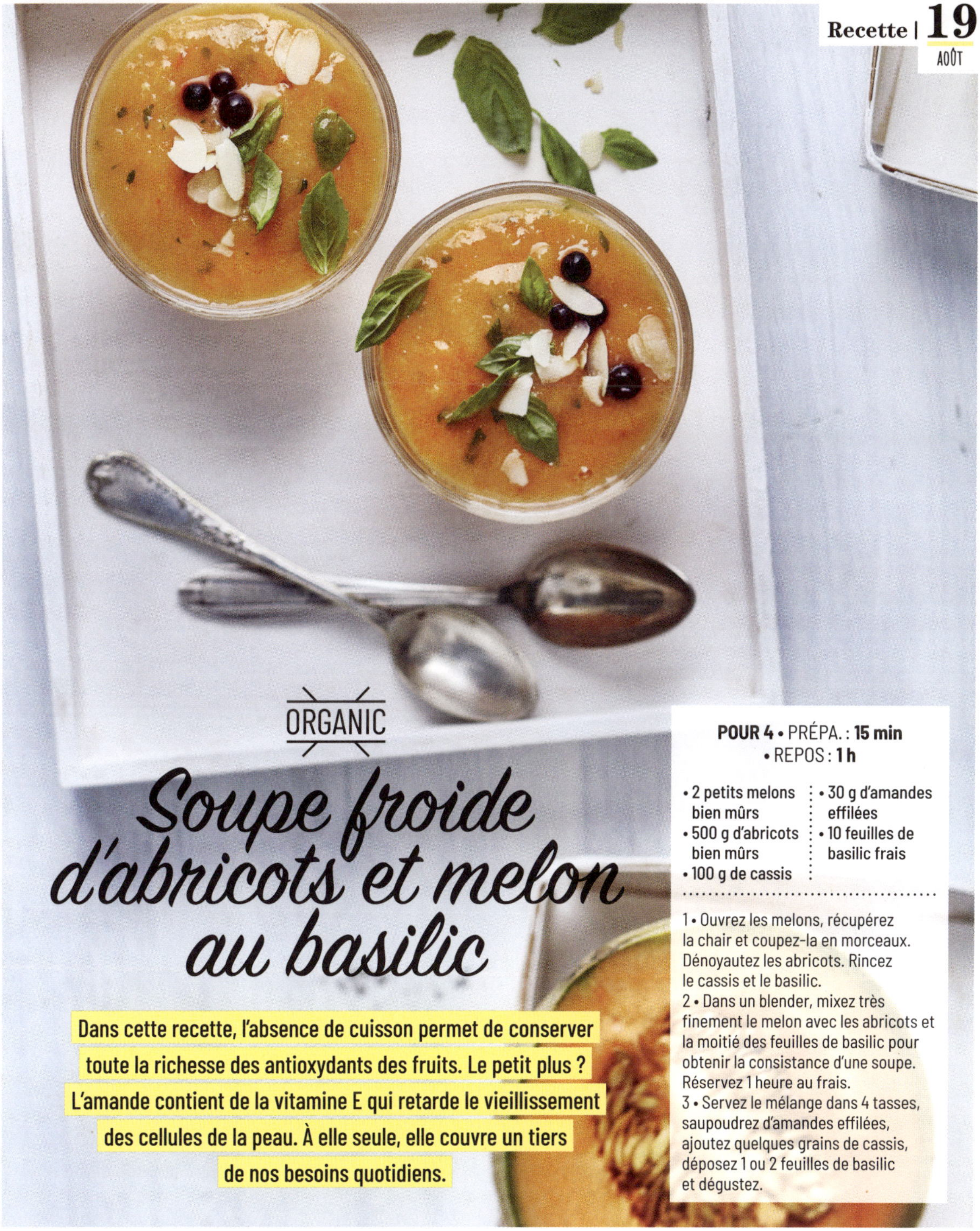

ORGANIC

Soupe froide d'abricots et melon au basilic

Dans cette recette, l'absence de cuisson permet de conserver toute la richesse des antioxydants des fruits. Le petit plus ? L'amande contient de la vitamine E qui retarde le vieillissement des cellules de la peau. À elle seule, elle couvre un tiers de nos besoins quotidiens.

POUR 4 • PRÉPA. : **15 min** • REPOS : **1 h**

- 2 petits melons bien mûrs
- 500 g d'abricots bien mûrs
- 100 g de cassis
- 30 g d'amandes effilées
- 10 feuilles de basilic frais

1 • Ouvrez les melons, récupérez la chair et coupez-la en morceaux. Dénoyautez les abricots. Rincez le cassis et le basilic.
2 • Dans un blender, mixez très finement le melon avec les abricots et la moitié des feuilles de basilic pour obtenir la consistance d'une soupe. Réservez 1 heure au frais.
3 • Servez le mélange dans 4 tasses, saupoudrez d'amandes effilées, ajoutez quelques grains de cassis, déposez 1 ou 2 feuilles de basilic et dégustez.

ORGANIC

7 croyances alimentaires

Avec toutes les informations qui circulent sur la nutrition, on finit par s'y perdre. Il est temps de faire le point sur les idées reçues les plus répandues.

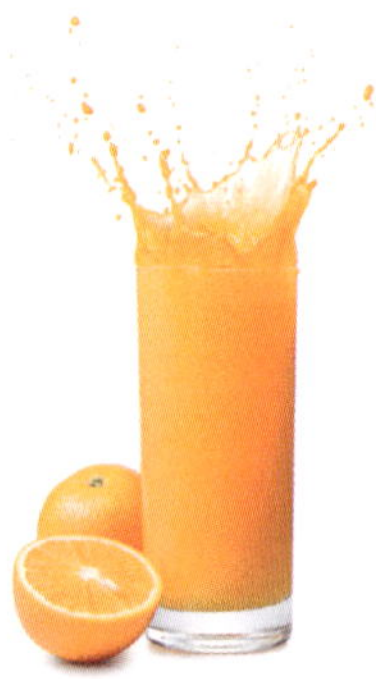

Les jus de fruits sont bons pour la santé

Faux ! Ils sont bourrés de sucres et comportent peu de bienfaits nutritionnels. En plus d'être mauvais pour la ligne, ils perturbent notre digestion. Pressez une orange vous-même est le mieux que vous puissiez faire !

Les produits allégés sont nos meilleurs alliés

Eh bien non ! Composés de nombreux additifs, ils sont souvent responsables de fringales incontrôlées. Mieux vaut privilégier un produit dans sa version « originale » qui sera plus savoureux.

Il faut consommer du lait pour ses os

Ce n'est ni plus ni moins qu'un slogan marketing. Le lait reste un produit « gras » qui n'est pas indispensable à notre alimentation. Il existe de nombreuses alternatives végétales qui approvisionnent aussi bien (si ce n'est mieux) nos besoins en calcium.

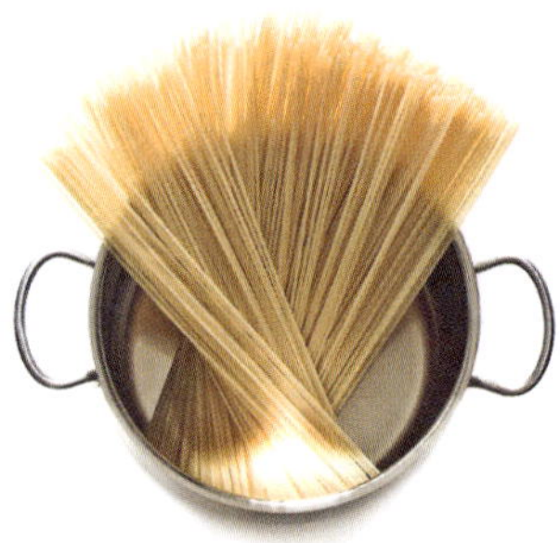

Les féculents font grossir

Faux ! Ils sont au contraire un atout pour éviter le grignotage ou les envies de sucré. Les féculents (pains, pâtes, riz, pommes de terre…) sont excellents pour rassasier les plus grands appétits. Cependant, il faut les consommer sans trop de matières grasses.

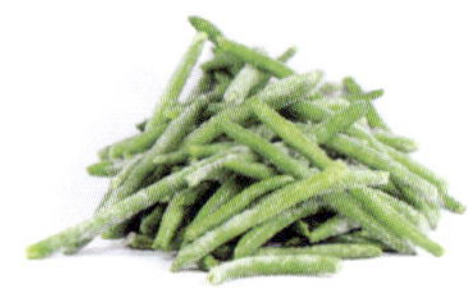

Les légumes surgelés n'ont aucun bienfait

Au contraire ! Congelés juste après leurs récoltes, ils conservent toutes leurs qualités nutritionnelles.

Les fruits se mangent en début de repas

On pense que les fruits font ballonner en fin de repas car ils fermentent dans l'estomac. C'est faux ! L'estomac ne contient pas de bactéries qui provoqueraient une fermentation. Les fruits sont donc les bienvenus en dessert !

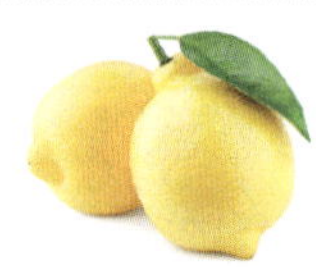

Le citron est acidifiant

Faux ! Contrairement à son goût, il est un aliment alcalin qui régule justement l'acidité de notre estomac et facilite la digestion.

« Il y a un devoir d'être heureux, pour le bien de tous. »

ORGANIC

Carpaccio de courgettes tonnato

De la fraîcheur et des saveurs d'été, des parfums du Sud, le croustillant de petits paniers en pâte filo… Personne ne pourra y résister !

POUR 4 • PRÉPA. : **40 min** • CUISSON : **5 min**

- 4 courgettes
- 400 g de thon à l'huile d'olive en boîte
- 2 branches de thym haché
- 1 branche de romarin haché
- 1 c. à café d'origan séché
- 250 g de parmesan
- 2 fenouils
- Quelques radis roses
- 4 feuilles de pâte filo
- 20 g de câpres en saumure
- 8 câpres à queue
- 6 anchois en saumure
- 200 g d'huile de pépins de raisin
- ½ c. à soupe de moutarde
- ½ c. à café de vinaigre blanc
- 1 jaune d'œuf
- Huile d'olive
- Sel

1 • Faites chauffer le four à 170°C.
2 • Mixez le thon, les câpres, le thym, les anchois et 200 g parmesan râpé.
3 • Réalisez la mayonnaise : mettez le jaune d'œuf et la moutarde dans un sladier. Versez l'huile de pépins de raisin petit à petit en fouettant énergiquement. Ajoutez le vinaigre de vin blanc, salez.
4 • Mélangez la mayonnaise à la préparation mixée et réservez au frais.
5 • Huilez les feuilles de de pâte filo à l'aide d'un pinceau, salez. Couvrez la plaque du four d'un papier cuisson. Placez les pâtes filo dans 4 cercles pour leur donner une forme de petits paniers. Enfournez 4 minutes, réservez.
6 • Taillez finement le fenouil et mettez-le à tremper dans une eau glacée.
7 • Taillez les courgettes en très fines tranches, assaisonnez-les d'origan et d'un filet d'huile d'olive. Salez et poivrez.
8 • Dressez-les comme un carpaccio dans de grandes assiettes et posez les petits panier au centre.
9 • Garnissez les paniers de la préparation au thon, puis du fenouil bien égoutté. Saupoudrez du reste du parmesan. Déposez 2 câpres à queue coupées en 2 dans et quelques fines lamelles de radis rose. C'est prêt !

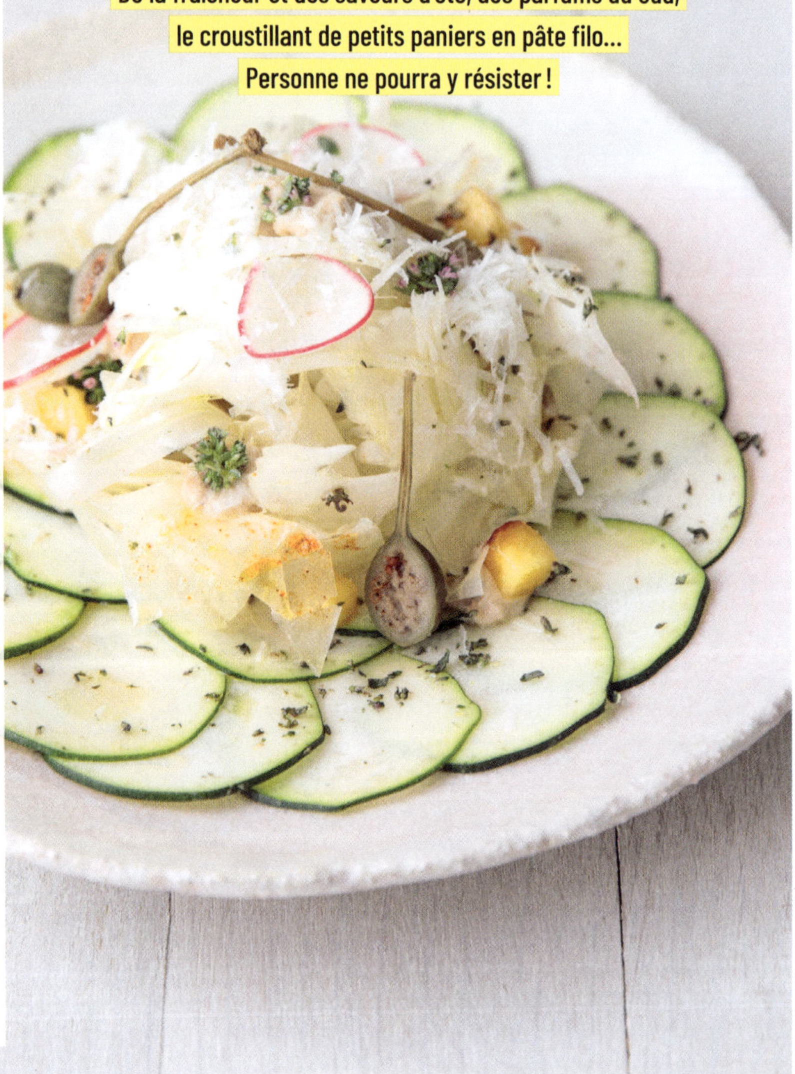

Mes applis bien-être

Coach sportif, réveil matin intelligent et guide en aromathérapie, mon smartphone est devenu un véritable allié pour me sentir bien au quotidien.

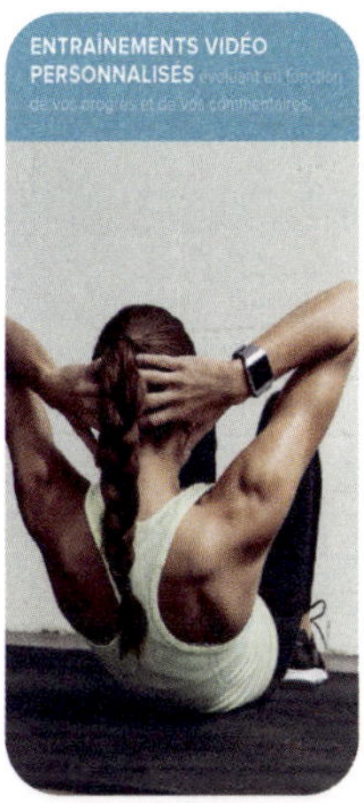

FitCoach personal trainer

Un véritable coach sportif pour pratiquer le sport à son rythme. Après avoir défini ses objectifs (se muscler, travailler le cardio, perdre du poids), un programme d'entraînement sur mesure est alors proposé. Des tutos vidéo présentent les mouvements à effectuer en détail, avec des recommandations pour ne pas se faire mal. Et grâce aux statistiques détaillées de vos performances, vous pourrez mesurer votre progression et évaluer le bilan et l'efficacité de vos séances de sport.

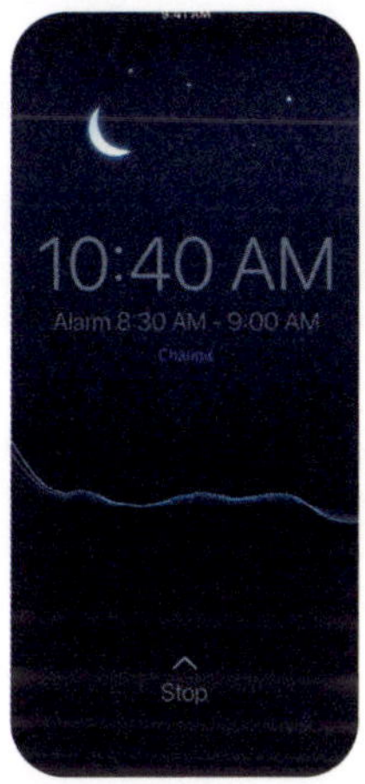

Sleep Cycle

L'application qui vous aide à avoir un sommeil de qualité. Grâce au calcul et à l'évaluation de vos différentes phases de sommeil, Sleep Cycle estime quels sont pour vous les meilleurs moments pour se coucher et se réveiller, sans casser un cycle profond. Dans un intervalle de 30 minutes autour de l'heure que vous lui aurez indiquée, ce réveil personnalisé activera l'alarme au moment d'une phase de sommeil léger : ce qui permet de se réveiller plus facilement et plus en forme et de ne pas perturber les phases de sommeil profond qui sont les plus réparatrices.

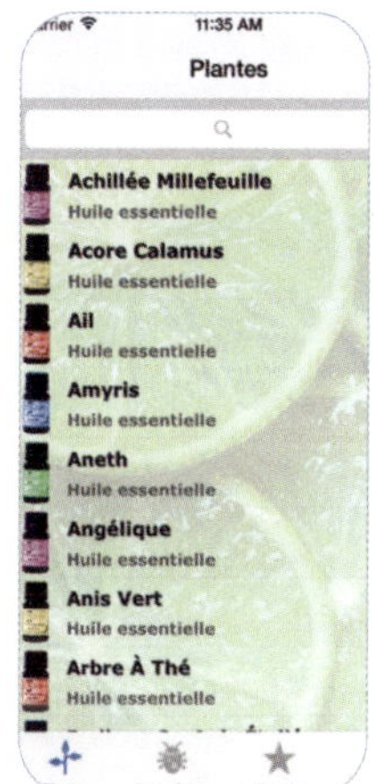

Guide de l'aromathérapie

Classé par plantes et par symptômes, ce guide accessible même sans connexion Internet permet de découvrir et de comprendre l'aromathérapie de manière didactique et simple. Toutes les essences de plantes et les huiles essentielles sont recensées et leurs bienfaits clairement expliqués. Plus de 140 huiles sont référencées pour soigner plus de 200 symptômes, avec de nombreux conseils pratiques et la possibilité de conserver certaines fiches en favoris.

CIBLE	• contour des yeux
BIENFAITS	• crème nourrissante, régénérante et décongestionnante, elle estompe les cernes et les rides
MATÉRIEL	• un flacon roll-on
CONSERVATION	• 2 mois

| INGRÉDIENTS & DOSAGE |

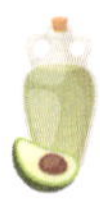

• 1 ml d'huile végétale d'avocat

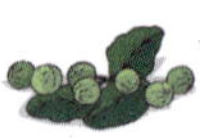

• 1 ml d'huile végétale de calophylle

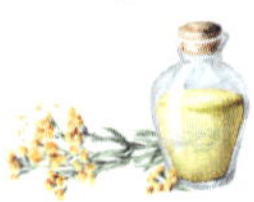

• 1 goutte d'huile essentielle d'immortelle

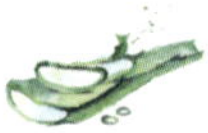

• 3 ml de gel d'aloe vera

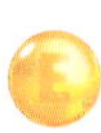

• 5 ml de vitamine E

GREEN

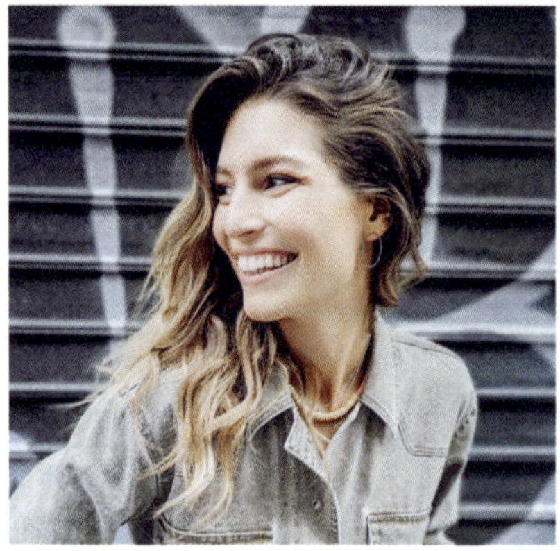

DIY

Ma crème contour des yeux

La peau autour des yeux est beaucoup plus fragile que le reste du visage. Dites adieu aux yeux de panda !

| Recette |

• Dans un flacon avec une application roll-on, versez 1 ml d'huile végétale d'avocat. **Ultra-nourrissante et régénérante,** elle est idéale pour le soin des peaux fines et fragiles du contour des yeux.

• Ajoutez 1 ml d'huile végétale de calophylle. Riche en principes actifs circulatoires, c'est un très bon allié pour **décongestionner** les paupières. Ensuite ajoutez 1 goutte d'huile essentielle d'immortelle. C'est **l'anti-hématome naturel** le plus efficace. Avec elle, estompez vos cernes en un clin d'œil !

• Apportez une pointe de fraîcheur à votre soin en versant 3 ml de gel d'aloe vera. **Il lisse la peau, résorbe les rides et favorise le renouvellement cellulaire** en facilitant la synthèse de collagène et d'élastine.

• Pour finir, versez 5 ml de vitamine E afin de conserver ce mélange plus de 2 mois. Pensez à bien secouer avant chaque utilisation.

| Astuces |

• Pour renforcer l'effet décongestionnant, placez cette crème au réfrigérateur. Le froid aide à lutter contre les cernes grâce à son pouvoir drainant.

« Une crème magique lorsque je suis en plein jet lag ! »

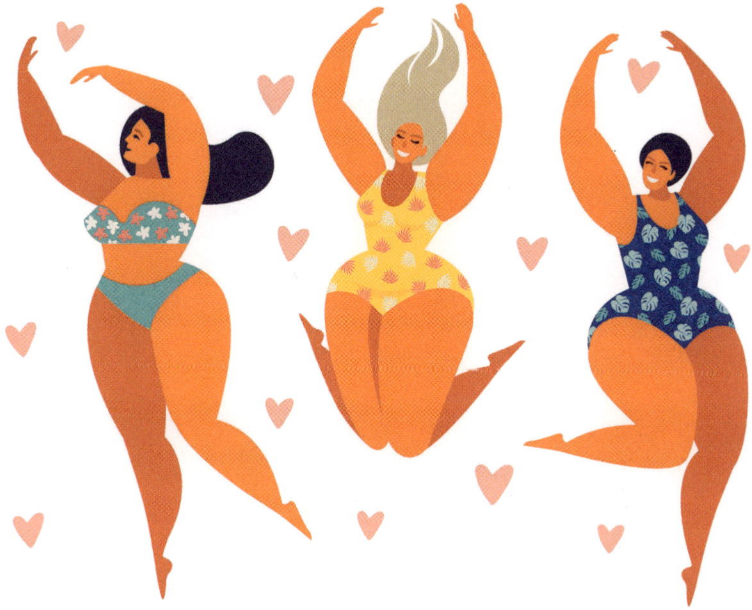

POSITIVE

Trouvez votre ikigai

Comprenez votre raison d'être, votre joie de vivre. Rien que ça. Mission complexe, mais pas impossible à condition de savoir comment s'y prendre !

L'ikigai est une philosophie japonaise qui consiste à trouver l'équilibre du bien-être, une raison de se lever le matin et d'être heureux. Il s'agit de prendre conscience de ce qui motive au quotidien, d'avoir un but positif à accomplir et d'être en complète harmonie avec soi-même. Être là où l'on doit être ! D'après les Japonais, nous possédons tous des ikigais qui changent ou évoluent au cours de notre vie. ●

« Trouvez le petit truc qui vous fera vous lever chaque matin du bon pied et la motivation à fond les ballons ! »

Connaissez vos forces

Trouver son ikigai passe par activer sa brillance. Autrement dit, mettre en lumière ce pour quoi nous sommes naturellement doués ou compétents.

L'exo : Notez sur un carnet les qualités que vous possédez et qu'utilisent vos proches pour vous décrire. Surlignez ensuite les 3 qualités qui, selon vous, vous caractérisent vraiment.

Retournez en enfance

Nous avons tous eu un rêve merveilleux. Celui que l'on espérait accomplir quand on sera grand !

L'exo : Listez 5 choses que vous aimiez faire lorsque vous étiez petit (peindre, chanter, dormir à la belle étoile…) .Trouvez ensuite un bénéfice à ces activités. Si certaines d'entre elles vous inspirent des regrets, commencez à réfléchir à ce que vous pourriez faire pour les réintroduire dans votre vie.

Comprenez votre jalousie

La jalousie est une sensation que nous avons toutes ressentie (même si on n'aime pas l'avouer !). Comme elle traduit souvent un désir enfoui, il est intéressant de connaître ce qui nous rend si jalouuuuse.

L'exo : Tracez 3 colonnes. Dans la première, indiquez ce qui vous rend jalouse (la carrière d'une telle, la liberté d'une autre, la créativité d'une amie…), dans la seconde identifiez l'envie qui se niche derrière, et dans la troisième, listez les actions concrètes à mettre en place pour assouvir ce désir.

« Les myrtilles réveillent mes petits déjeuners avec des flocons d'avoine et un yaourt et sont un merveilleux encas. Peu caloriques, elles sont diurétiques et agissent comme un coupe-faim efficace. »

Saison
• De juin à septembre
Valeurs nutritionnelles
• Protides 0,87 g • Glucides 10,6 g • Lipides 0,33 g • Calories 57,7 kcal/100 g
Conservation
• Une semaine au réfrigérateur dans un contenant hermétique et quelques mois au congélateur.
Cuisson
• À adapter selon les recettes.

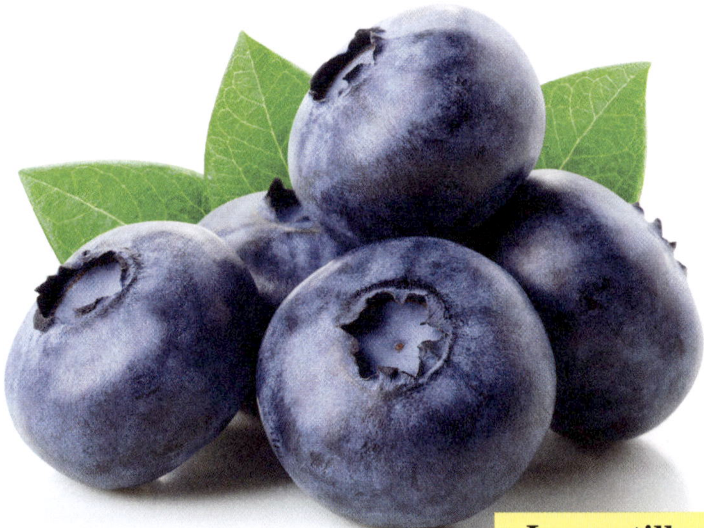

ORGANIC

Super aliment

La myrtille

Fraîche, cuisinée ou séchée, cette petite baie au goût acidulé se déguste tout au long de la journée. Riches en vitamines C, fibres et antioxydants, elle est le fruit numéro 1 pour lutter contre le vieillissement.

Elle booste

- La vision
- La mémoire
- La circulation sanguine
- Le système immunitaire
- Les muscles

Elle lutte contre

- Les troubles digestifs
- Le vieillissement
- Les infections urinaires
- Les maladies cardio-vasculaires
- Le surpoids

La myrtille au menu
(c'est bon mangez-en !)

• **En apéro :** beignet de camembert et confiture de myrtilles

✻

• **En entrée :** carpaccio de betteraves vinaigrette aux myrtilles

✻

• **En plat :** filet de cabillaud avec mousse de myrtilles au gingembre

✻

• **En encas :** scone myrtilles et noisettes

✻

• **En dessert :** glace yaourt myrtilles et framboises

Massages après le sport

Je vous propose ici 3 massages pour détendre certaines parties du corps après une séance de sport musclée. Appel à volontaire : les chéris, chéries, copains et copines !

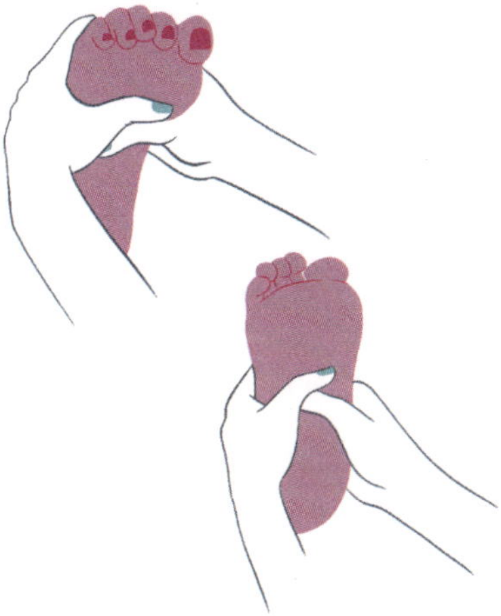

01 | La voûte plantaire |
Votre masseur doit placer ses deux pouces croisés sur le dessous de votre pied. Il doit maintenir une certaine pression pendant que vous repliez les orteils pendant 15 s. Puis relâchez vos orteils en arrière. Recommencez plusieurs fois de suite l'exercice jusqu'à ressentir une détente de vos pieds.

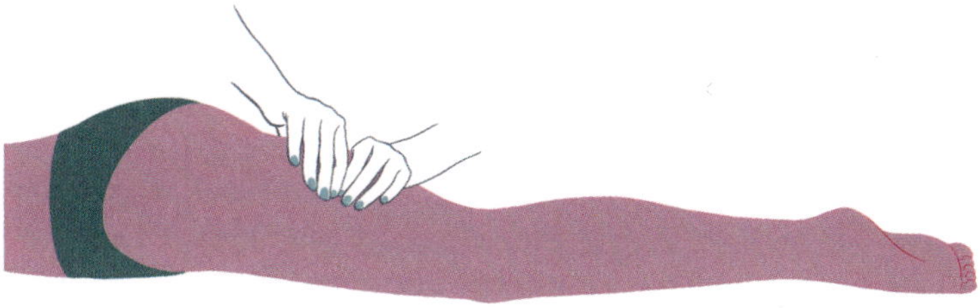

02 | Les muscles ischio-jambiers |
Installez-vous sur le ventre avec un coussin sous les pieds pour relâcher les muscles des cuisses. Votre masseur doit saisir votre muscle situé à l'arrière de votre cuisse et le décoller du corps. Il doit le faire rouler et glisser dans tous le sens pour lui redonner de la souplesse. Vous devez sentir un vrai relâchement qui vous indiquera la fin de l'exercice.

03 | Les lombaires |
Votre masseur place ses avant-bras sur le bas de votre dos, les coudes serrés. Puis il doit écarter ses bras et ses mains comme s'il allongeait les lombaires.

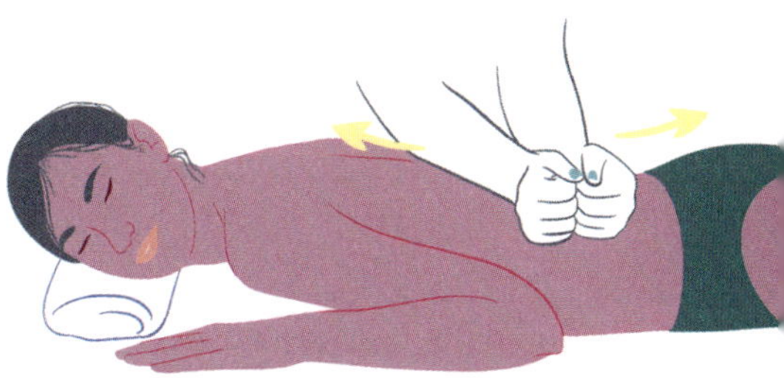

« Les massages doivent être doux mais appuyés. Il faut trouver le bon équilibre pour ne pas faire mal mais avoir tout de même de bons résultats. »

« Trouvez la beauté dans chacune de vos journées. »

Les eaux florales

Pour me démaquiller, m'hydrater ou me parfumer l'été, j'utilise différentes eaux florales. Rose, myrte, bleuet ou camomille, chacune d'elles a des vertus bienfaitrices et apaisantes pour la peau.

| Quelle différence avec les huiles essentielles ? |

Les eaux florales sont produites à partir de fleurs et de végétaux distillés à la vapeur d'eau. Bien qu'elles soient issues du même procédé de fabrication que les huiles essentielles, les « eaux » sont beaucoup moins concentrées en principes actifs, et donc plus douces.

| Pour les massages |

En mélangeant un peu d'eau florale à de l'huile d'argan, on obtient une lotion naturelle et apaisante idéale pour les massages.

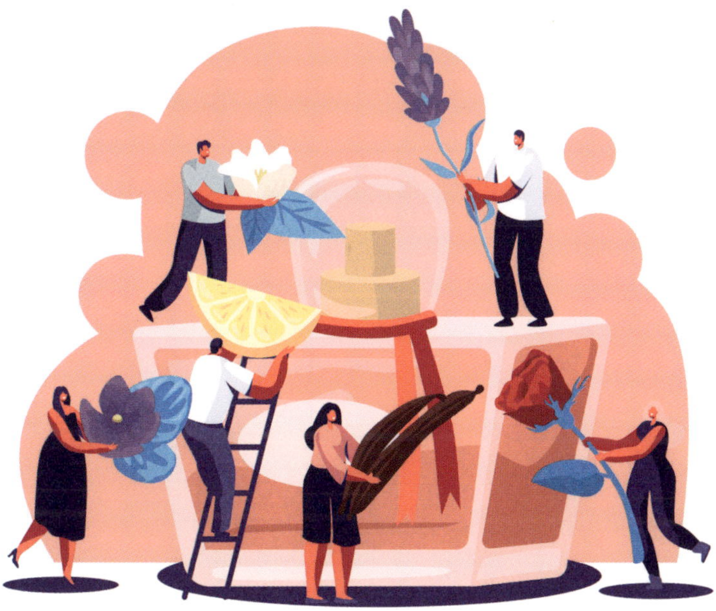

À chaque eau son utilisation

À la rose

Hydratante et tonifiante, l'eau de rose peut être utilisée pour tous les types de peau, et même pour les cheveux ! Je la vaporise sur mon visage et mes cheveux après m'être préparée pour fixer le maquillage et la coiffure. Et l'été, pour me parfumer, puisqu'elle ne contient pas d'alcool et ne présente donc aucun risque avec le soleil.

Au bleuet

Parfaite pour décongestionner les yeux: je verse quelques gouttes d'eau de bleuet sur un coton que j'applique sur les poches en frottant légèrement la zone.

Au thym

Pour désinfecter et cicatriser la peau et en cas d'excès de sébum, j'utilise l'eau de thym. À la manière d'une inhalation, je fais bouillir de l'eau, j'y ajoute quelques cuillères d'eau de thym, et je positionne mon visage au-dessus environ 20 minutes pour profiter de ses effets purifiants.

À la camomille

Sur les zones sèches de ma peau et les rougeurs, j'applique un coton imbibé d'eau de camomille. Ses vertus anti-inflammatoires apaisent les irritations.

TONIC

Ma gym suédoise

Apparue en Suède dans les 80', la gym suédoise, conçue par des kinés, est un concentré de bonne humeur et de collants Lycra qui s'agitent.

Échauffez-vous pendant 10 min avant de commencer.

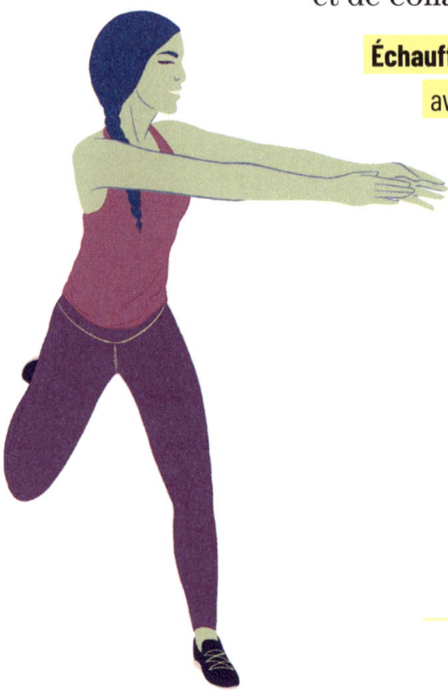

01 | Eighties baby – 30 s |

En balançant votre poids de la jambe droite à la jambe gauche, réalisez un talon-fesses alternativement avec chaque jambe. Vos deux bras se tendent du côté de la jambe d'appui. Vous sentez les années 80 vous envoûter ?

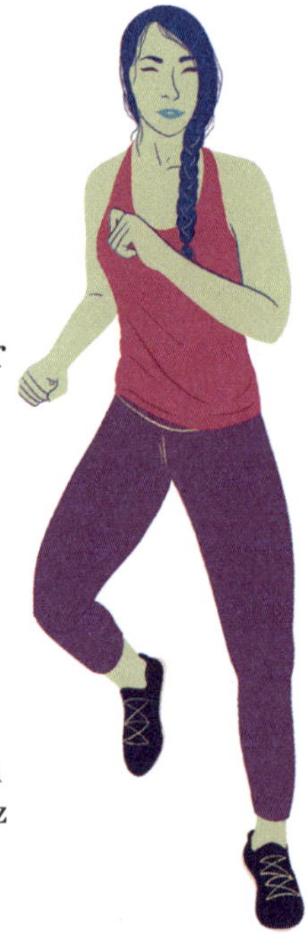

02 | Petits pony – 30 s |

Réalisez alternativement un petit saut à droite et un autre à gauche comme si vous galopiez comme un petit poney dans la plaine. Respirez bien et amortissez la descente. (On a dit « petit » le poney !)

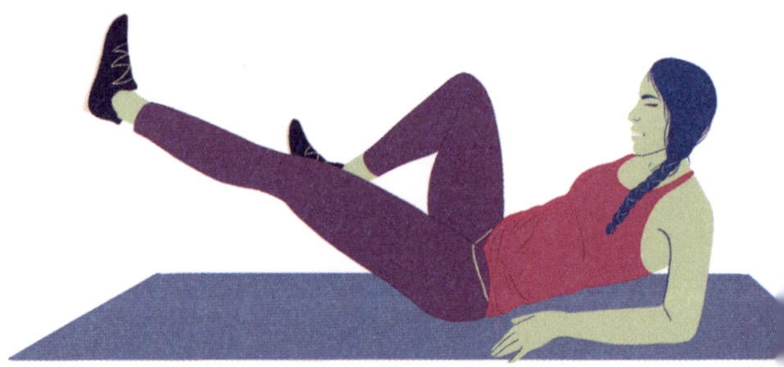

03 Pédalo vintage – 30 s |

Allongée sur les avant-bras, le dos en contact avec le sol, les jambes pliées à 90°, réalisez des flexions-extensions de jambes tout en soufflant bien.

« La gym suédoise propose plusieurs niveaux d'intensité, elle est ainsi idéale pour se remettre en forme ou retrouver une silhouette tonique ! »

Recommencez cette routine venue du Nord 3 fois en prenant un temps de récup' de 20 s entre chaque groupe de 3 exercices.

Ce mois-ci, mes 3 besoins principaux sont :

1……………………

……………………

2……………………

……………………

3……………………

……………………

Je mets en place ces actions pour y parvenir

1• ……………………

……………………

2• ……………………

……………………

3• ……………………

……………………

Physiquement, je sens que j'ai besoin de :

……………………

Mon journal de besoins

Avec une vie à 100 à l'heure, il m'arrive parfois d'oublier l'essentiel : ce dont j'ai VRAIMENT besoin. Des petites choses simples pour me régénérer ou même des grands objectifs à ne pas perdre de vue.

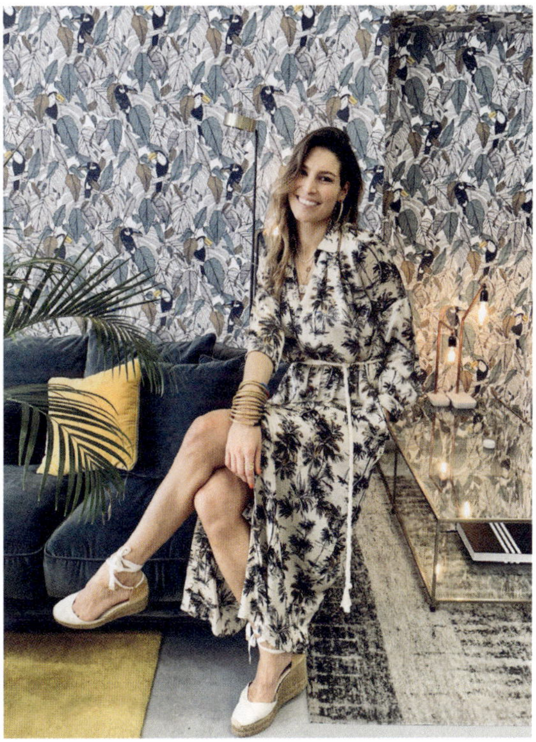

« Si vous vous sentez un peu décentrée de vos besoins, pas de panique. Prenez d'abord le temps de faire le vide, de vous reposer et vos besoins vous paraîtront plus clairs. »

Je prévois 2 heures ce jour-là pour moi :

……………………

Je me suis trop écartée de cet objectif. Comment y parvenir à nouveau ?

1……………………

……………………

2……………………

……………………

3……………………

……………………

Je mets en place une nouvelle résolution bien-être

……………………

GREEN

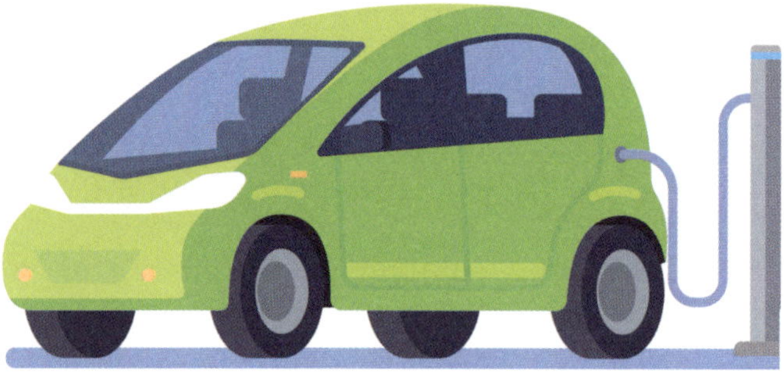

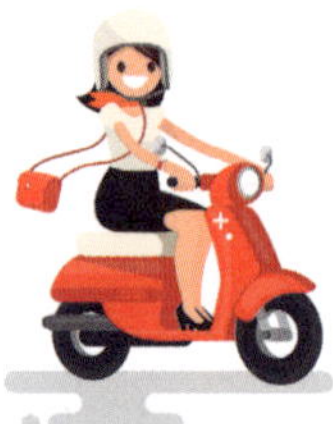

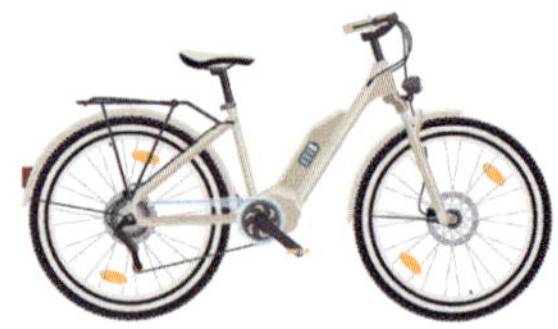

Je me déplace green

Les voitures sont l'un des principaux pollueurs puisqu'elles représentent plus de 60% des émissions totales de CO_2 dues au transport routier en Europe. Pensez aux alternatives.

01 • **Je choisis le scooter électrique**
Un transport rapide et écologique en plein essor en France. (Cityscoot à Paris et Nice, Indigo Wheel à Lyon et Toulouse, Yego à Bordeaux...)

04 • **J'essaie le vélo électrique**
Grâce à son mécanisme, je me déplace plus rapidement, et je vais jusqu'à 30-40 km/h sans pédaler comme une dératée. Avec cette batterie électrique, il n'y a aucune émission de gaz à effet de serre. Mes déplacements sont donc neutres en matière de pollution.

02 • **J'adopte l'éco-conduite**
Si la voiture reste tout de même mon moyen de transport, je veille à suivre ces règles : bien entretenir ma voiture, gonfler mes pneus parfaitement, avoir une conduite cool, vérifier l'huile, limiter la climatisation, couper mon moteur dans les embouteillages, ne pas remplir mon coffre inutilement, rouler tranquille. En prime, les éco-conducteurs anticipent mieux les dangers de la circulation, évitant ainsi des risques de collision.

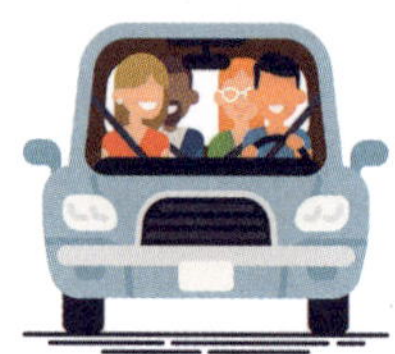

03 • **Je pense aux voitures partagées**
Dans les grandes villes, j'opte pour les voitures électriques mises en libre-service. Pour les weekends, je peux louer une voiture à un particulier (Drivy, Ouicar) et bien sûr je m'essaie aussi au covoiturage pour les grands trajets ! Je diminue ainsi le nombre de voitures en circulation.

« À Paris, on compte 128 véhicules en libre-service pour 10 000 habitants. Il s'agit de la ville leader en Europe en matière de mobilité partagée. »

La slow éducation

Respecter le temps dont chaque enfant a besoin pour faire ses apprentissages, voici le principe de la slow éducation. Chaque enfant a un rythme propre à lui qu'il faut découvrir et encourager.

Apparue dans les années 2010, la slow éducation, branche de la slow life, valorise les rythmes des enfants et non la course à la performance. Une réponse positive aux problèmes scolaires qui s'est développée au Royaume-Uni, en Espagne ou encore aux États-Unis, mais qui n'a pas encore bien percé en France.

L'éducation lente ne veut pas dire que l'éducation ralentit mais plutôt qu'elle s'adapte au rythme, parfois lent, parfois rapide, de l'enfant. Dans les écoles prônant cette éducation, les *slow schools*, les enfants vont et viennent d'activités en activités selon leurs préférences et leurs facilités. Ils ne sont pas forcés à rester assis et à écouter un professeur. ●

Au quotidien, ça marche comment ?

- Programmer son réveil plus tôt pour ne pas commencer la journée en speed
- Ne pas surcharger les enfants d'activités extrascolaires
- Passer du temps de qualité avec chacun, leur parler, jouer...
- Limiter tous les écrans
- Proposer des activités créatives
- Inviter l'enfant à s'exprimer et forger ses opinions
- Lui apprendre à canaliser ses émotions
- L'initier à la relaxation
- Ne pas lui mettre la pression sur ses notes
- Connaître son rythme et ses besoins en l'observant

Faites la différence

Testez cette nouvelle perspective pédagogique chez vous et constatez les résultats sur le comportement de vos enfants !

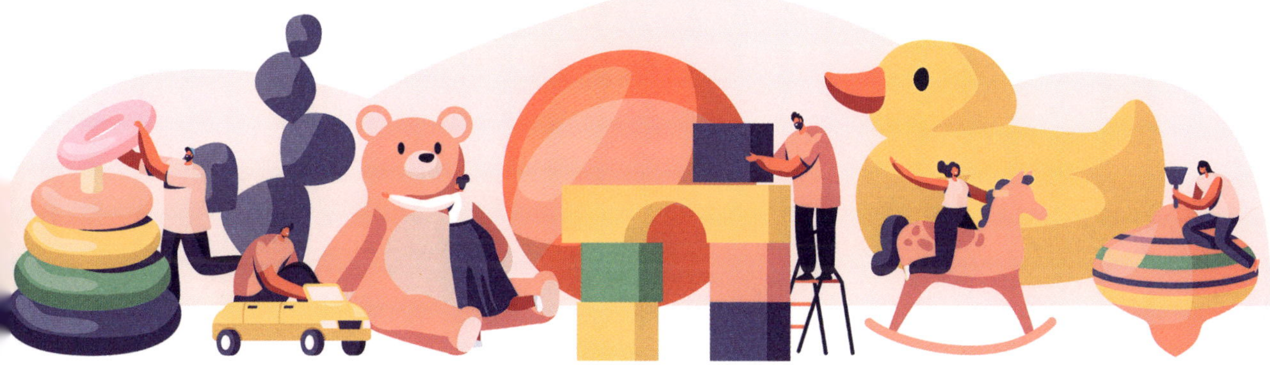

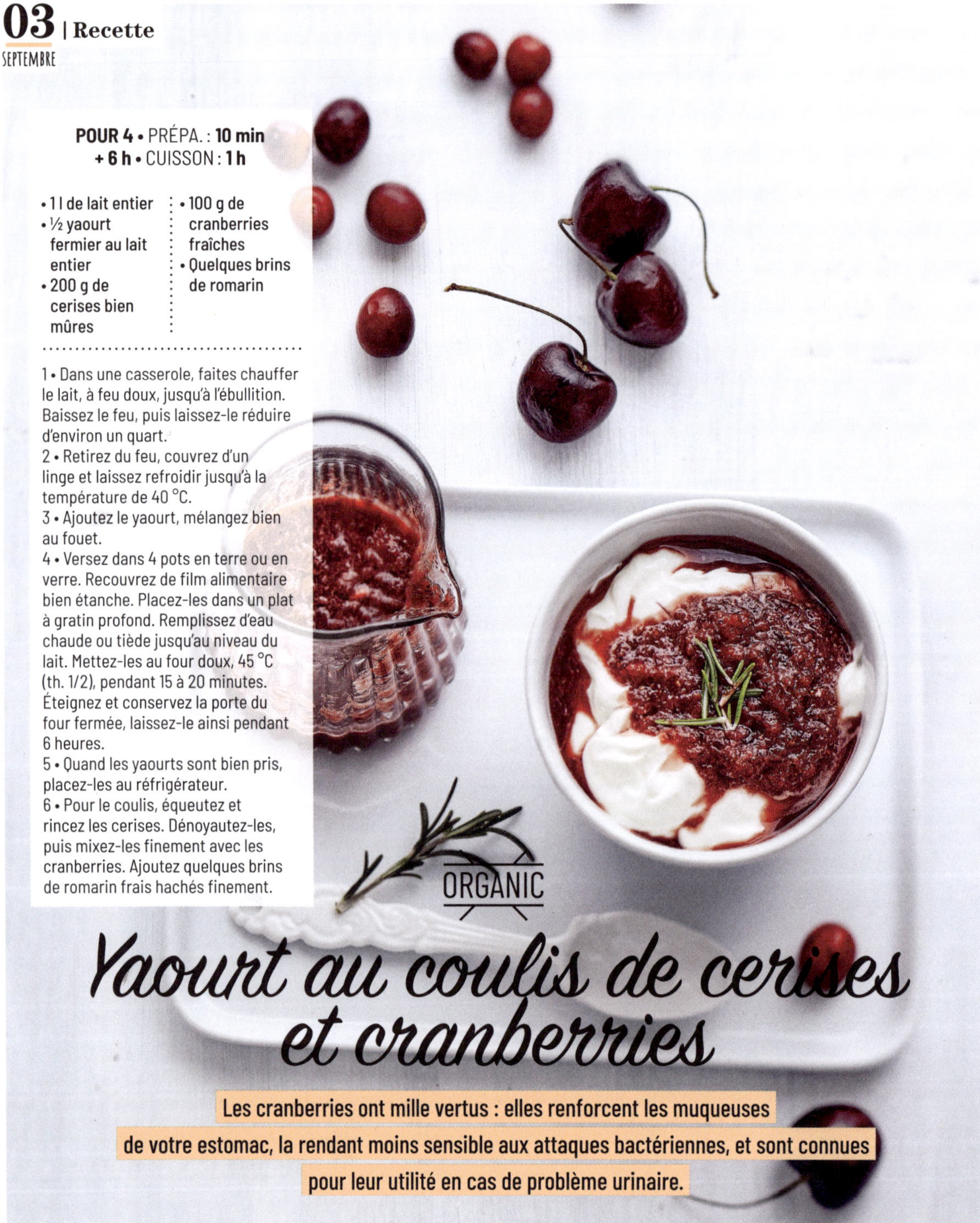

POUR 4 • PRÉPA. : **10 min + 6 h** • CUISSON : **1 h**

- 1 l de lait entier
- ½ yaourt fermier au lait entier
- 200 g de cerises bien mûres
- 100 g de cranberries fraîches
- Quelques brins de romarin

1 • Dans une casserole, faites chauffer le lait, à feu doux, jusqu'à l'ébullition. Baissez le feu, puis laissez-le réduire d'environ un quart.
2 • Retirez du feu, couvrez d'un linge et laissez refroidir jusqu'à la température de 40 °C.
3 • Ajoutez le yaourt, mélangez bien au fouet.
4 • Versez dans 4 pots en terre ou en verre. Recouvrez de film alimentaire bien étanche. Placez-les dans un plat à gratin profond. Remplissez d'eau chaude ou tiède jusqu'au niveau du lait. Mettez-les au four doux, 45 °C (th. 1/2), pendant 15 à 20 minutes. Éteignez et conservez la porte du four fermée, laissez-le ainsi pendant 6 heures.
5 • Quand les yaourts sont bien pris, placez-les au réfrigérateur.
6 • Pour le coulis, équeutez et rincez les cerises. Dénoyautez-les, puis mixez-les finement avec les cranberries. Ajoutez quelques brins de romarin frais hachés finement.

Yaourt au coulis de cerises et cranberries

Les cranberries ont mille vertus : elles renforcent les muqueuses de votre estomac, la rendant moins sensible aux attaques bactériennes, et sont connues pour leur utilité en cas de problème urinaire.

Le coloriage zen

Non le coloriage n'est plus l'apanage des enfants ! Pour me vider la tête et laisser aller ma créativité, je me plonge dans cette activité propice à la concentration et à la méditation.

| Un véritable phénomène de société |

Dans les librairies et les supermarchés, les coloriages pour adultes connaissent un succès fulgurant. Des dizaines de milliers d'exemplaires sont vendus chaque année. Et sur les réseaux sociaux, les œuvres des nouveaux artistes du coloriage sont largement commentées et diffusées.

| Les mandalas |

Les motifs les plus employés sont les mandalas, ces rosaces imbriquées les unes dans les autres. Très présentes dans le bouddhisme, ces formes caractéristiques et très colorées sont utilisées pour la méditation.

| Un outil de relaxation |

Bien plus qu'un passe-temps, le coloriage permet de se relaxer, de se concentrer et de stimuler sa créativité. Lorsque je colorie, j'ai l'impression de m'échapper quelques instants du quotidien, ce qui me permet de prendre du recul sur certaines situations compliquées. C'est un vrai temps de méditation. Lorsque je m'applique à finir un coloriage, je sens que je travaille ma concentration et ma persévérance.

| Laissez aller sa créativité |

Crayons de couleurs, feutres, livres de coloriage ou dessins trouvés sur Internet à imprimer, les possibilités sont infinies. Il suffit de prendre le temps de vivre à fond ce moment de détente et de créativité artistique !

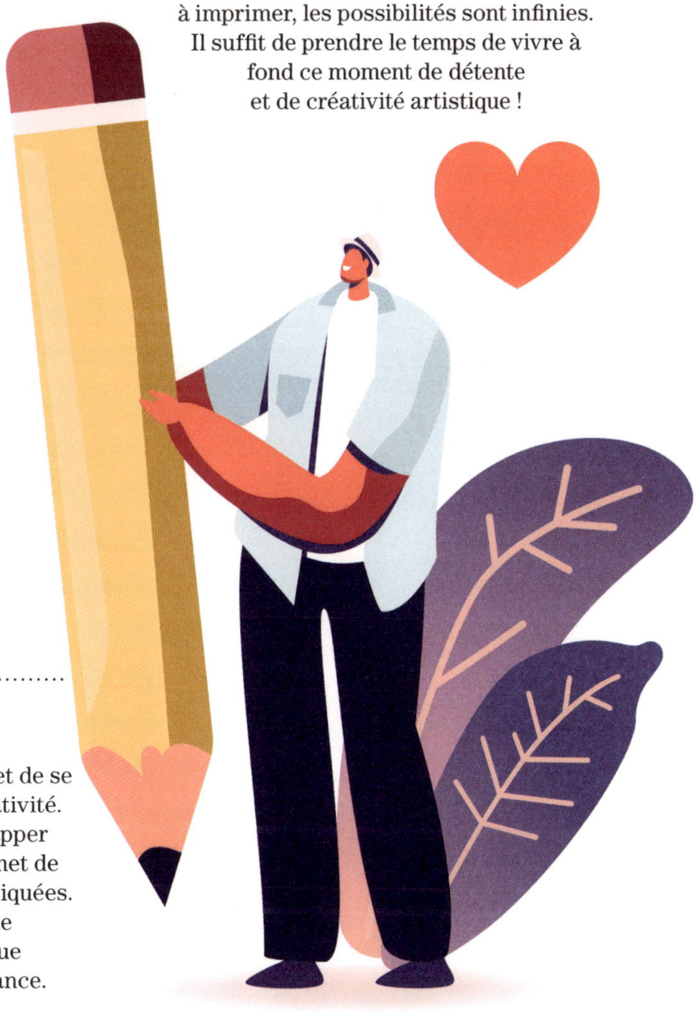

« Méditer sur la plage, c'est laisser votre esprit embrasser les vagues. »

Respectons le bien-être animal

Étant très engagée pour la cause animale, je fais attention à l'origine de la viande et du poisson que je consomme. Une habitude facile à mettre en place et qui fait grandement la différence !

Aujourd'hui 85 % des Français se sentent concernés par la cause animalière et se disent prêts à payer une viande plus chère si celle-ci provient d'élevages respectueux du bien-être animal. Une bonne nouvelle qui pousse les acteurs de la filière à mettre en place des nouveaux dispositifs. L'enseigne Casino vient d'ailleurs de lancer son propre étiquetage et affiche désormais 4 différentes lettres (de A à D) qui évaluent le bien-être animal selon divers critères (accès à la lumière naturelle, durée de vie, obligation d'insensibilisations…).

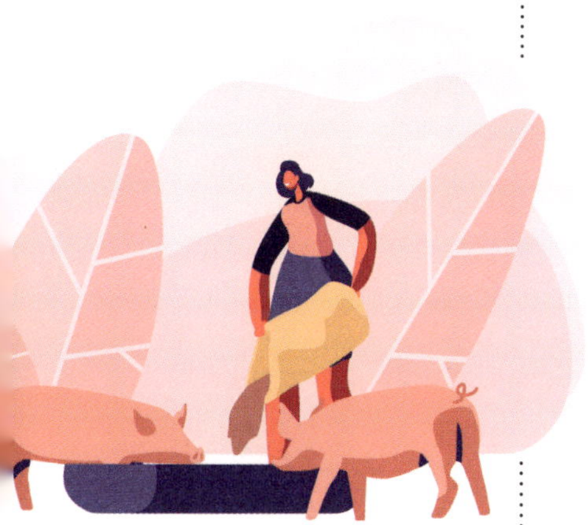

1 • J'opte pour les bons labels

Je privilégie le Label AB et le Label Rouge pour la viande ou la volaille et les labels de pêche durable. Ils sont de bons indicateurs qui garantissent une certaine qualité de vie à l'animal comme la limitation de la densité d'élevage ou encore la minimisation des temps de transport.

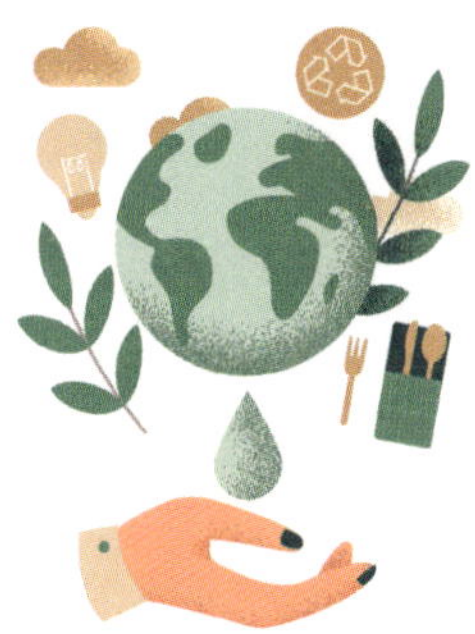

Je consomme local

Acheter une viande d'un
ducteur à proximité est bien
ent gage de qualité. Le mieux
de trouver une coopérative
agricole écoresponsable.

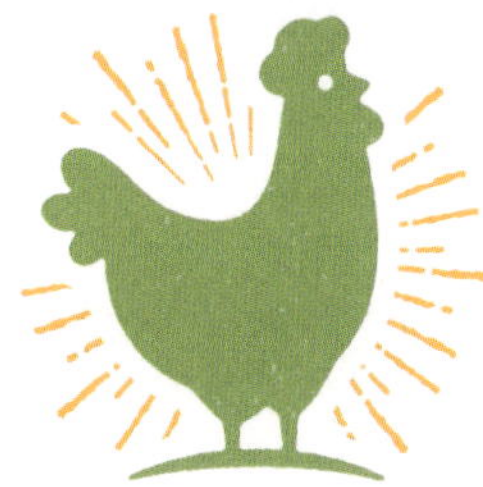

3 • Je sélectionne mes œufs

Je les choisis en plein air et si possible bio. Cela signifie que les poules ne sont pas entassées dans des cages sans jamais voir le jour. Si l'indication n'est pas claire, regardez les notations :
0 = agriculture biologique ;
1 = plein air ; 2 = élevage au sol sans accès plein air ; 3 = en cage).

4 • Ma black list

Souvent très prisés de nos papilles, ils sont aussi cruels que délicieux ! J'évite alors le foie gras à cause de sa technique de gavage de l'animal ou encore les marques de thons qui utilisent des filets meurtriers.

TONIC

Yoga anti-règles douloureuses

Soulager les spasmes et réduire l'émotivité liée aux règles, voilà mon petit programme express pour me sentir mieux !

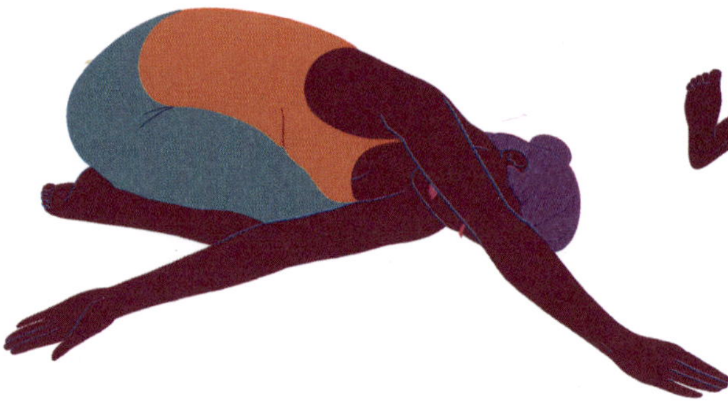

01 | Torsion |

Installez-vous en position de l'enfant, les fesses sur les talons et les bras bien tendus devant vous. Tendez votre bras gauche en le passant sous le droit. Votre visage doit toucher le sol. Inspirez et expirez 5 fois puis changez de côté.

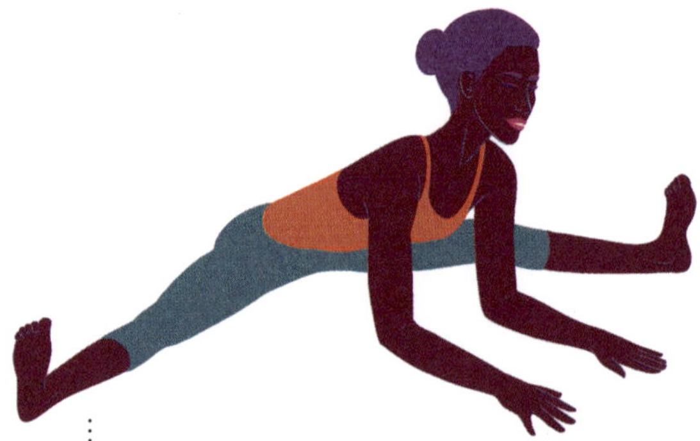

02 | Flexion assise |

Asseyez-vous le dos bien droit puis écartez les jambes, les pieds flex. Penchez-vous en avant, toujours le torse bien droit jusqu'à poser vos avant-bras sur le sol. Regardez droit devant vous. Inspirez et expirez 10 fois en visualisant votre bas-ventre en train de se détendre.

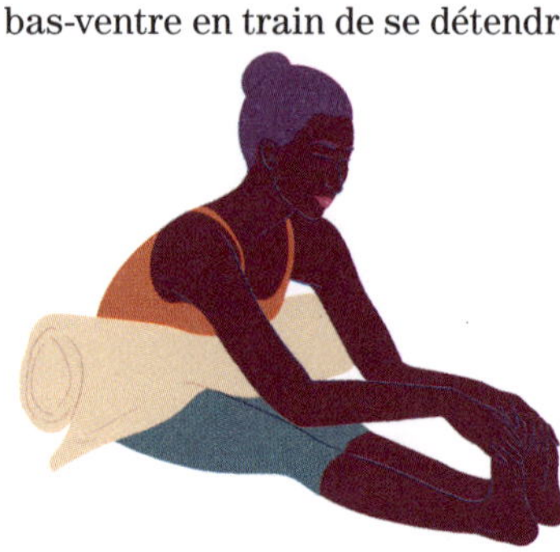

03 | Jambes tendues |

Asseyez-vous par terre, les jambes tendues devant vous, un coussin type traversin ou une couverture posés sur vos cuisses. Penchez-vous pour attraper vos orteils en étirant bien votre bas du dos. Inspirez et expirez 10 fois dans cette posture.

« Ces postures sont mes préférées car elles sont faciles à faire en cas de douleur. Je préfère rester douce avec mon corps dans ces moments-là et ne pas forcer. »

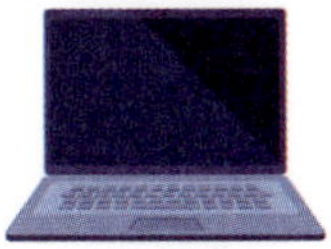

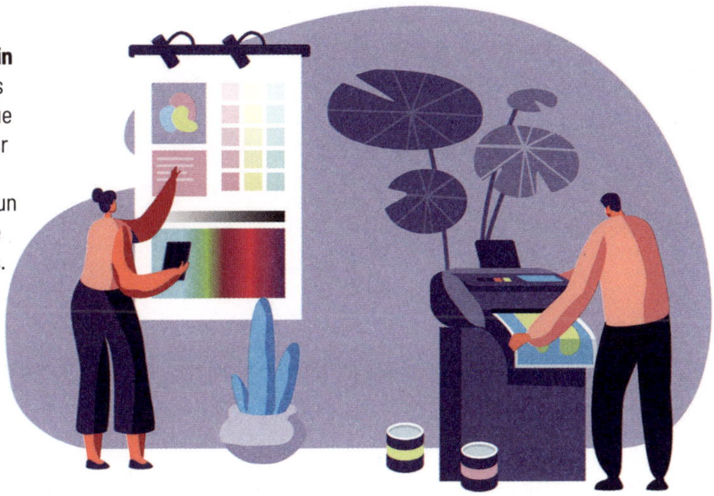

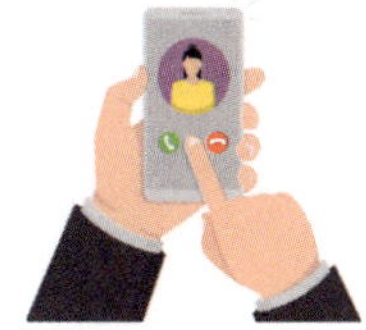

Mon bureau éthique

Allez encore un effort et vous serez une vraie *working girl* éco-responsable !

01 • Je m'équipe malin
Certains équipements consomment moins que d'autres : un ordinateur portable consomme 50 à 80 % de moins qu'un ordinateur fixe et une tablette encore moins.

02 • J'opte pour le multifonction
Un appareil multifonction (imprimante + photopieur + scanner) consomme jusqu'à 50 % de moins que les trois appareils qu'il remplace.

03 • J'organise des évènements pros éthiques
En choisissant un lieu proche des transports en commun, en éco-concevant des stands, en privilégiant une restauration bio et locale et en gérant les déchets.

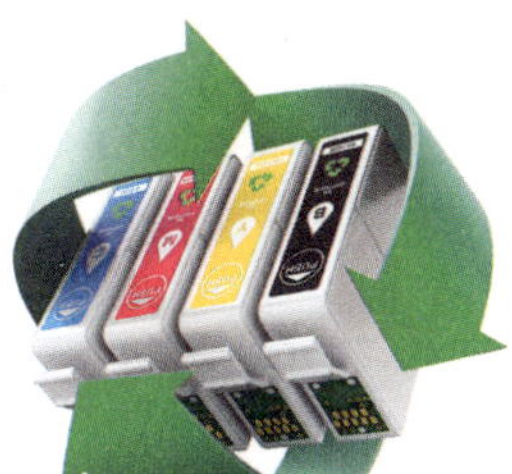

04 • Je recycle les cartouches
Je collecte les cartouches d'encre et de toner vides pour les faire remplir si mon entreprise utilise ce service. Sinon je les jette dans la poubelle appropriée, afin qu'elles soient recyclées.

05 • Je choisis des technologies open source
Ces logiciels sont créés grâce à une communauté de développeurs qui en assure l'indépendance et est très réactive sur les bugs. Et ils sont gratuits.

06 • Je prends un hébergement vert
Je choisis soigneusement l'hébergement de mon site pro pour en limiter les impacts.

07 • Je privilégie des visioconférences
La visioconférence évite la perte de temps dans les transports et limite les émissions de gaz à effet de serre.

Whaaaat ?!?

15 000 km : la distance moyenne parcourue par une donnée numérique (mail, téléchargement, vidéo…)	**120 à 140 kg** de déchets par an sont produits par un salarié du secteur tertiaire dont 3/4 de papiers	**150 à 200 g** d'aliments gaspillés en moyenne par repas en restauration collective

ORGANIC

Frittata sans œuf

Dégustez cette frittata chaude en plat ou froide à l'apéro. C'est ici le pois chiche qui remplace les œufs, et ça tombe bien, car cette légumineuse est anti-grignotage, source de fibres, de fer et de protéines. Bref, le pois chiche à tout bon !

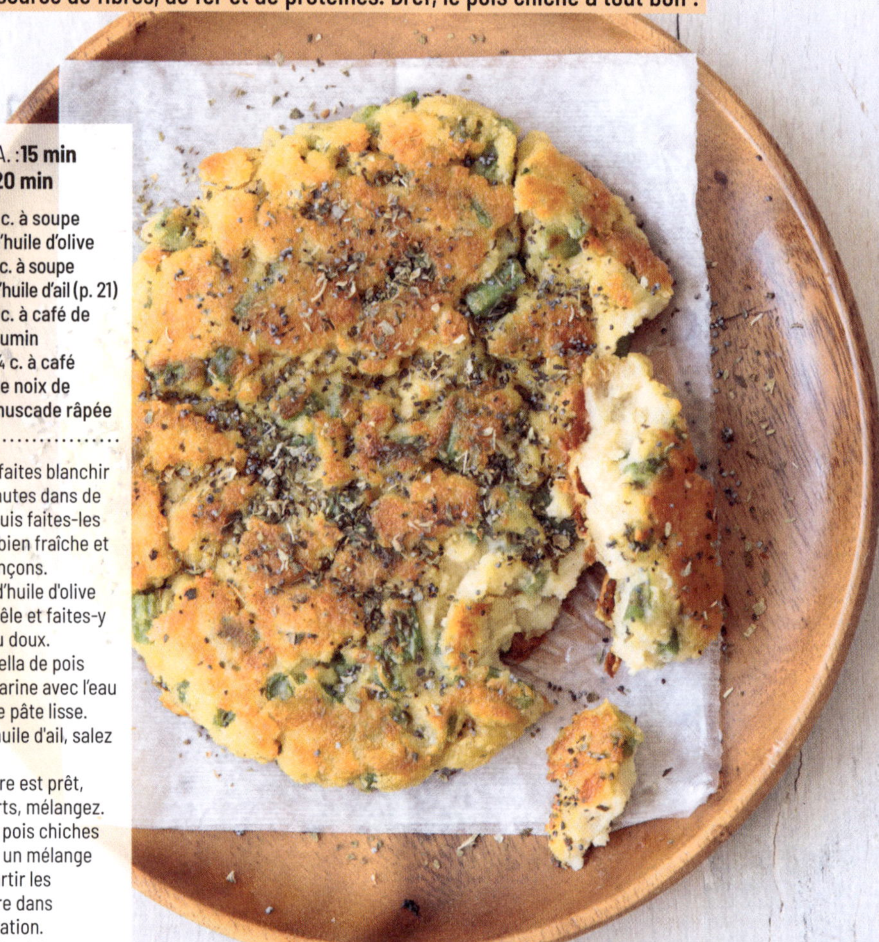

POUR 4 • PRÉPA. : **15 min** • CUISSON : **20 min**

- 400 g de farine de pois chiches
- 60 cl d'eau
- 400 g de haricots verts
- 2 noisettes de gingembre haché
- 1 c. à soupe d'huile d'olive
- 1 c. à soupe d'huile d'ail (p. 21)
- 1 c. à café de cumin
- ¼ c. à café de noix de muscade râpée

1 • Lavez, équeuttez et faites blanchir les haricots verts 3 minutes dans de l'eau bouillante salée, puis faites-les refroidir dans une eau bien fraîche et taillez-les en petits tronçons.
2 • Mettez 1 c. à soupe d'huile d'olive à chauffer dans une poêle et faites-y suer le gingembre à feu doux.
3 • Préparez votre pastella de pois chiches : mélangez la farine avec l'eau jusqu'à l'obtention d'une pâte lisse. Ajoutez les épices et l'huile d'ail, salez et poivrez.
4 • Lorsque le gingembre est prêt, ajoutez les haricots verts, mélangez.
5. Versez la pastella de pois chiches et remuer pour obtenir un mélange homogène et bien répartir les haricots et le gingembre dans l'ensemble de la préparation.
6 • Couvrez et faites cuire à feu moyen pendant 5 minutes.
7 • Retournez la frittata à l'aide d'une assiette et faites dorer l'autre face 5 minutes.

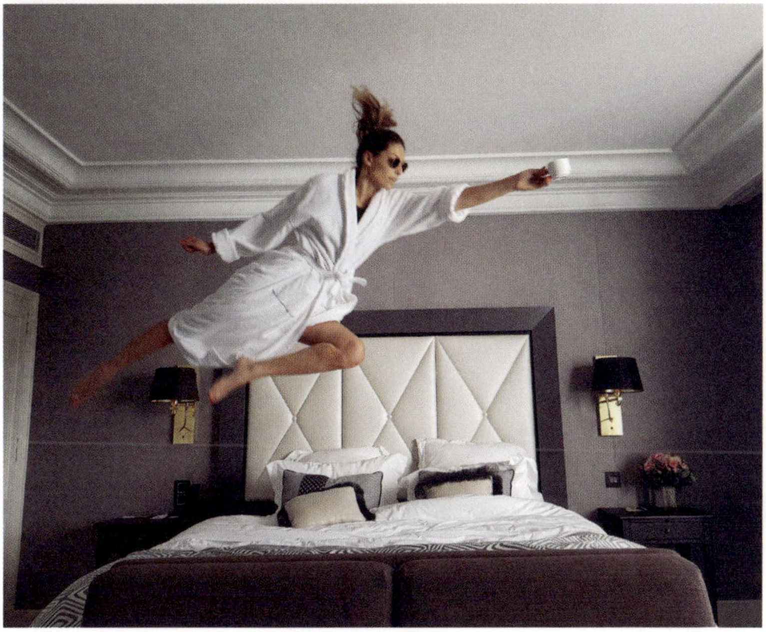

POSITIVE

Stop au blues du dimanche soir

À partir de 19 h, vous commencez à avoir un petit coup au moral et vous broyez un peu du noir ? Ne gâchez pas votre soirée et suivez mes conseils bonne humeur !

1• Sortez faire un tour
Même s'il fait nuit et un peu froid, votre cerveau a besoin de voir autre chose pour sortir de sa rumination. Accordez-vous 20 min à l'air frais pour le reprogrammer.

2• Notez les points positifs
Pendant votre promenade, trouvez au moins 5 choses positives qui vont vous arriver cette semaine. Un rdv avec un ami, un dossier bouclé, un petit resto, etc. Et focalisez dessus !

3• Chouchoutez-vous
Quoi de mieux qu'un bain chaud avec de la musique super relaxante ? Ou alors un bon petit repas avec un film que vous aurez soigneusement choisi ? Préparez à l'avance et avec grand soin votre programme du soir !

4• Coupez-vous du monde
Vous allez être sollicitée toute la semaine par des mails et des notifs à gogo. Le dimanche soir, faites-vous un kiff : mettez-vous en silencieux, ne checkez RIEN.

5• Relaxez-vous
Si le stress vous suit dans chaque pièce de votre appart, pas de panique. Allongez-vous sur votre lit, et passez en revue votre corps. Détendez-le et parlez-vous comme un bon ami. N'oubliez pas de bien respirer.

6• Restez clean
Inutile d'enchaîner clope sur clope ou verre de vin sur verre de vin, vous ne rendrez pas service à vos nerfs. Préparez-vous un super cocktail si vous en avez envie (sans alcool dans le meilleur des cas) et dégustez-le tranquillement.

7• Préservez-vous
Ne réservez pas votre dimanche soir pour payer vos factures ou récurer les toilettes. Les tâches ont été faites dans le weekend, maintenant c'est l'heure de la récré ! Vous allez voir, vos dimanches soir vont tout de suite changer de couleur ! ●

« 50% des Français ressentiraient le blues du dimanche soir et passeraient aussi une mauvaise nuit avant le lundi. Ne prenez pas cette soirée à la légère et mettez en place de bonnes résolutions. »

« Riez plusieurs fois par jour, d'autant plus si c'est difficile. »

Les crèmes végétales

Substituts intéressants pour remplacer la crème fraîche au lait de vache plus grasse et plus calorique, les crèmes végétales ont toutes des saveurs et des apports bien à elles.

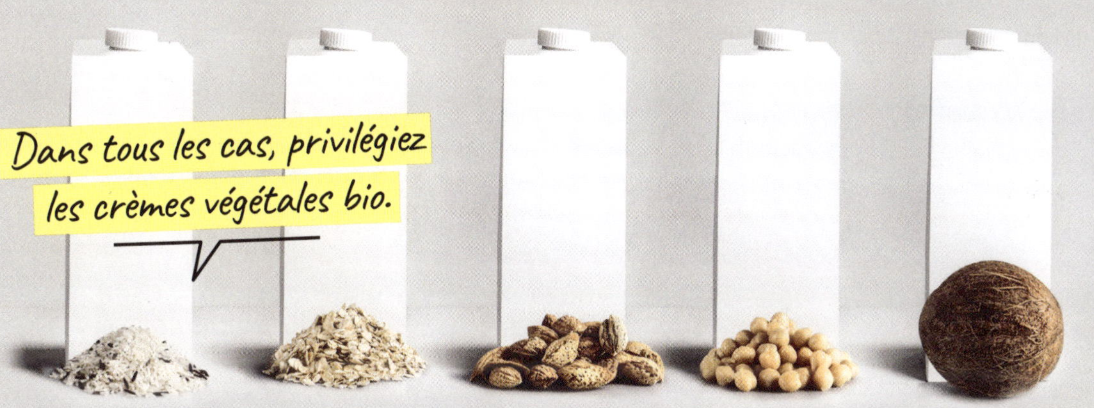

Dans tous les cas, privilégiez les crèmes végétales bio.

Crème d'avoine

L'absence de lactose et de cholestérol rend cette crème particulièrement adaptée aux personnes intolérantes et à celles qui suivent un régime pauvre en matière grasse (moins de 8 %). Parfaite pour les recettes sucrées ou salées.

Crème d'épeautre

Elle est excellente dans les veloutés ou purées de légumes et permet de préparer des quiches, omelettes, flans, sauces et toutes préparations au four. Elle est succulente dans tous les desserts mais ne peut cependant pas être fouettée.

Crème de coco

Son utilisation est tout indiquée dans les recettes de crèmes glacées et de mousses aux fruits ou au chocolat. Après un séjour au réfrigérateur, elle peut être fouettée en « chantilly » 100 % végétale. Mélangée avec une autre crème, elle est très bonne dans les plats salés.

Crème de riz

Pauvre en sel et en graisses saturées, elle facilite la digestion et vous permet de cuisiner tout en douceur, apportant une petite touche gustative lors de la finition de vos plats.

Crème d'amandes

Les fous de pâtisserie apprécieront la crème végétale d'amandes car elle est liquide et est donc facile à intégrer aux pâtes à gâteaux délivrant une petite note d'amandes. Elle est aussi riche en protéines.

Crème de soja

Sans lactose, sans gluten et sans cholestérol, la crème de soja est par contre très riche en oméga-3 et en protéines. Elle dispose exactement des mêmes spécificités qu'une crème fraîche classique.

13 | **Conseil écolo**
SEPTEMBRE

CIBLE	• peaux ternes et fatiguées, sèches ou matures
BIENFAITS	• réparatrice, hydratante, assouplissante
MATÉRIEL	• un récipient au bain-marie • une cuillère • un contenant
CONSERVATION	• 2 mois au frais

| INGRÉDIENTS & DOSAGE |

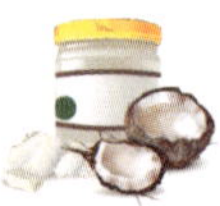

• 20 ml d'huile de coco vierge

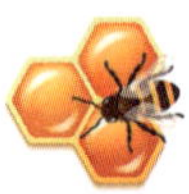

• 30 ml de cire d'abeille

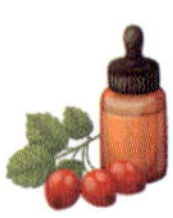

• 5 ml d'huile essentielle de rose musquée

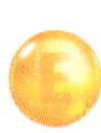

• 5 ml de vitamine E

GREEN

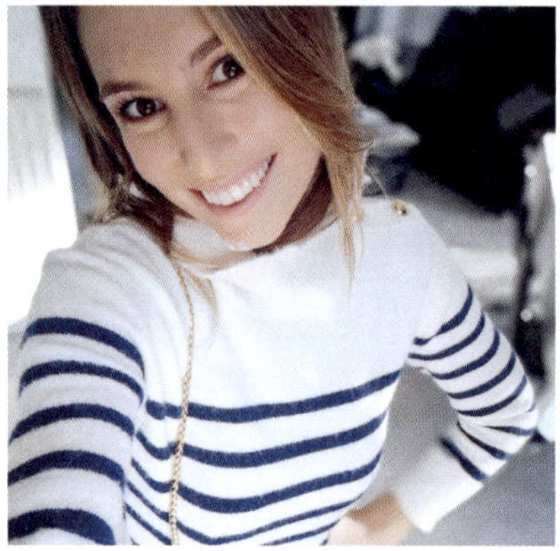

DIY

Ma crème de nuit anti-fatigue

Cette crème va redonner de l'éclat à votre teint ! Elle va prendre soin de votre peau pendant votre sommeil en lui donnant du tonus et de la souplesse.

| Recette |

• Dans un récipient chauffé au bain-marie, faites fondre 20 ml d'huile de coco vierge. Riche en acides gras et phénoliques, elle est réputée pour ses propriétés **nourrissantes et réparatrices**.

• Ajoutez 30 ml de cire d'abeille. Elle va nourrir votre peau en lui apportant **douceur et souplesse** et la protéger des agressions extérieures.

• Ajoutez 5 ml d'huile essentielle de rose musquée qui **prévient du vieillissement et comble les rides**.

• Versez 5 ml de vitamine E. Excellent antioxydant, c'est aussi l'ingrédient idéal pour conserver votre crème.

• Versez votre préparation dans un contenant, c'est prêt !

| Astuces |

• Rajoutez 10 gouttes de fragrance de fleur d'oranger. Son odeur envoûtante facilite **l'endormissement**.

« Je l'applique après une grosse journée ou pendant un voyage en plein jet lag. Parfaite pour avoir meilleure mine le matin ! »

Barre
au sol

Enchaînement au sol inventé par le chorégraphe Boris Kniaseff, la barre au sol est inspirée des exercices de danse classique et sollicite tout le corps.

Échauffez-vous d'abord pendant 10 min.

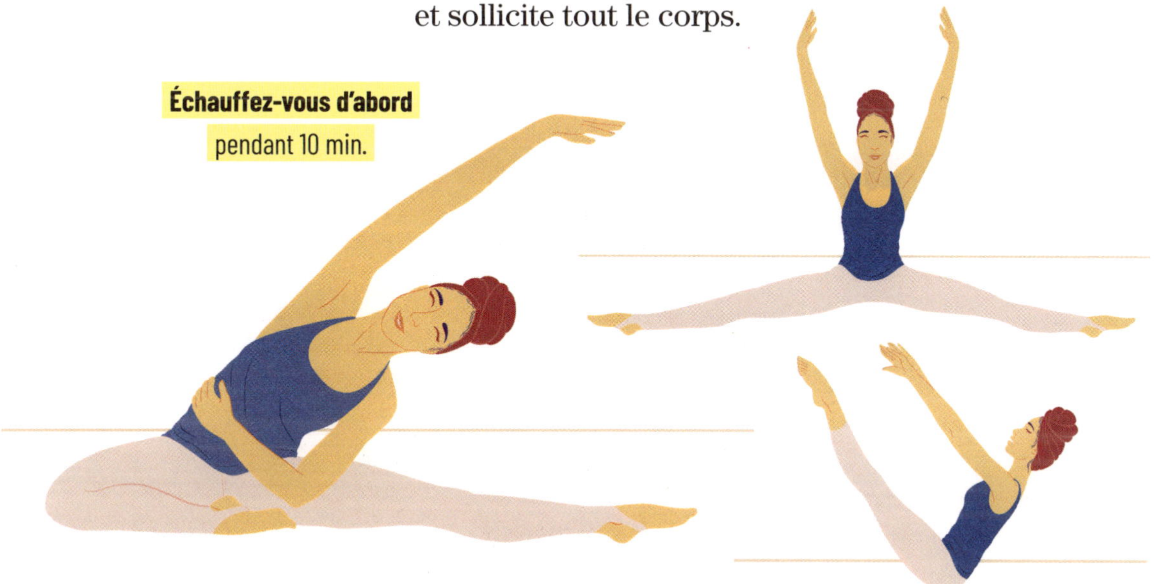

01 | Côtés |

Assise par terre, le dos bien droit, tendez une jambe sur le côté et basculez votre buste du même côté, le bras opposé tendu au-dessus de votre tête. Vous devez sentir un étirement de votre buste. Restez 15 s dans cette position en respirant profondément puis changez de côté. Restez gracieuse autant que possible !

02 | Couronne |

Toujours assise par terre, le dos droit, montez vos deux bras en couronne et réalisez des torsions du buste de droite à gauche. Puis descendez votre buste vers le sol et remontez en contractant les abdos. Continuez ses mouvements pendant 30 s. Vivez *Black Swan* dans votre corps !

03 | V |

Pour les plus motivées, tentez cette posture tout en équilibre. Assise par terre, montez doucement vos jambes, d'abord à 90° puis tendez-les en même temps que vos bras. Ces derniers sont perpendiculaires à vos jambes. Votre port de tête est droit et votre regard vise le plafond. Restez tonique pendant 20 s. Bravo, vous êtes une ballerine en herbe !

« Cette discipline améliorera votre posture et la tenue de votre silhouette. À vous la démarche de Pietragalla ! »

ORGANIC

Easy curry aux aubergines et pois chiches

Ce curry végétarien est très sain et très digeste grâce au curcuma. Une digestion réussie, c'est plus d'énergie pour le reste de l'organisme !

POUR 4 À 6
• PRÉPA. : **20 à 25 min**
• CUISSON : **20 à 25 min**

- 2 petites aubergines
- 2 grosses tomates
- 1 boîte de pois chiches
- 1 c. à café de graines de cumin
- 1 c. à café de graines de fenouil
- 3 gousses d'ail
- 1 c. à soupe de gingembre frais haché
- 1 oignon
- 1 c. à café de curcuma en poudre
- 1 pincée de piment d'Espelette
- 1 piment oiseau
- 1 échalote
- 1/2 citron vert
- 1 c. à café de miel
- 2 c. à soupe de copeaux de noix de coco
- 2 c. à soupe d'huile de coco
- Quelques feuilles de menthe
- Sel, poivre

1 • Faites fondre l'huile de coco dans une grande poêle. Faites-y dorer les graines de cumin et de fenouil, puis ajoutez l'ail haché et le gingembre. Remuez constamment avec une cuillère en bois pendant 1 minute, puis ajoutez l'oignon haché et une pincée généreuse de sel. Faites cuire environ 5 minutes, en mélangeant fréquemment. Incorporez le curcuma et le piment d'Espelette.
2 • Râpez les tomates et réservez leur jus dans un petit bol. Ajoutez-les ensuite au mélange, tout en remuant bien.
3 • Intégrez les aubergines coupées en dés, les pois chiches rincés et égouttés, 60 ml d'eau et une pincée de sel, mélangez et réduisez le feu.
4 • Couvrez et laissez mijoter environ 15 minutes.
5 • Retirez du feu et ajoutez le piment oiseau haché, l'échalote finement ciselée, le jus de citron vert et le miel, mélangez. Parsemez de noix de coco et de menthe, salez et poivrez.

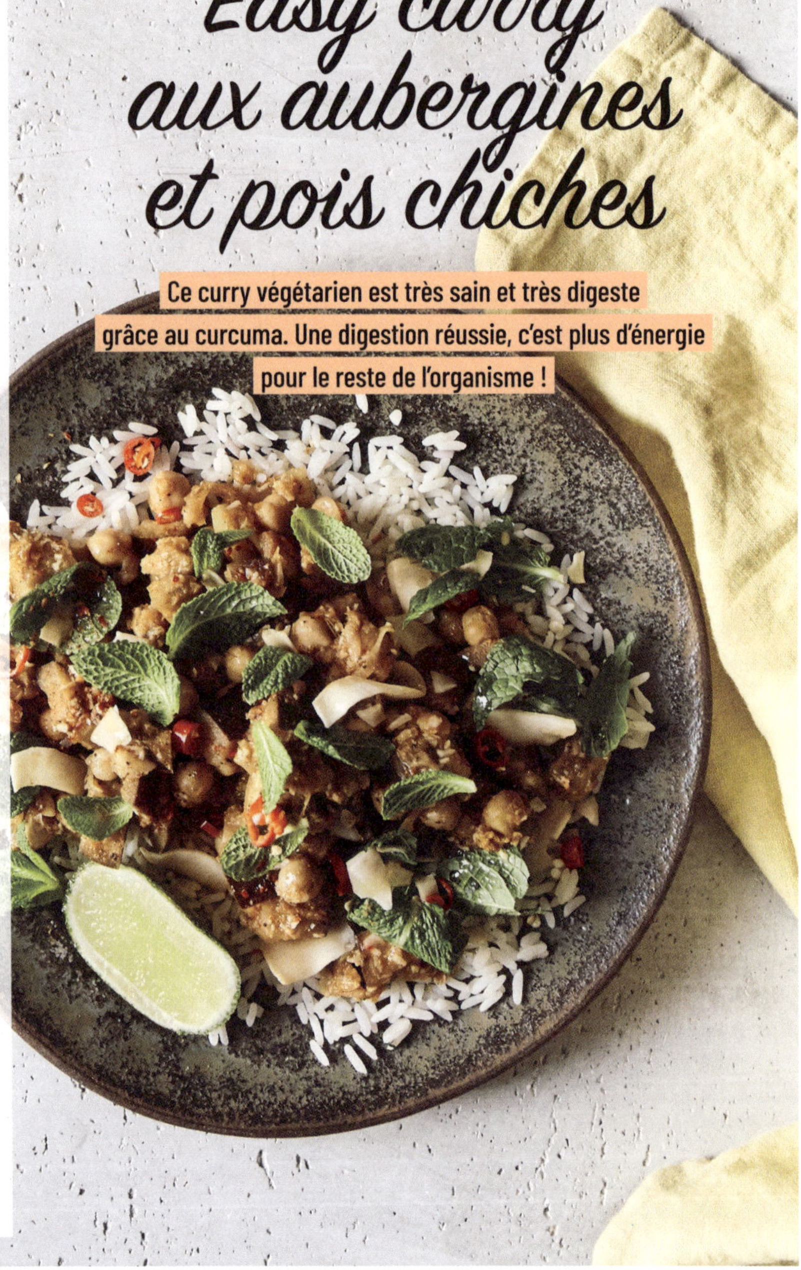

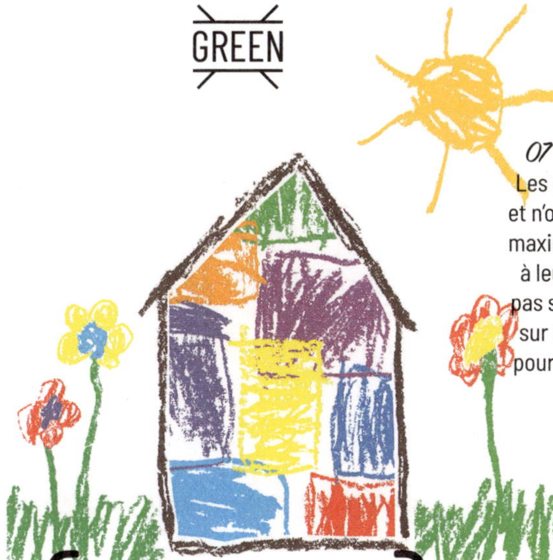

Écolos kids

Les enfants aussi peuvent devenir des petits écolos en herbe ! Quelques éco-gestes à leur apprendre pour commencer leur éducation green.

01 • Économiser l'eau

Lorsqu'ils prennent leur douche ou se lavent les dents, les enfants peuvent apprendre à fermer le robinet dès 3 ans ! Ils peuvent aussi utiliser les chasses d'eau à deux vitesses.

02 • Faire le tri

Avec un petit rappel sur le frigo sous forme de dessin, vous pouvez initier vos bambins au tri des déchets. Ils seront très friands de mettre leurs déchets dans la bonne poubelle et pourront même vous donner des leçons quand vous vous tromperez !

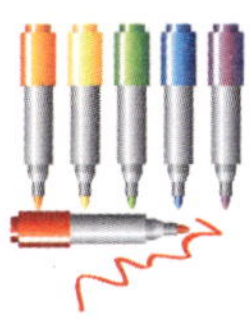

03 • Préserver le papier

Pendant les séances de coloriage, inutile de vider toute la ramette de papier. Les enfants peuvent apprendre à dessiner des deux côtés et à récupérer des vieux brouillons ou courriers pour faire leurs œuvres d'art. Apprenez-leur aussi à bien reboucher leurs feutres pour éviter de gaspiller.

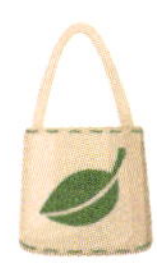

04 • Soigner leur goûter

Pourquoi ne pas leur emballer leurs gâteaux dans un tissu enduit de cire d'abeille et mettre le tout dans un sac à goûter en tissu ? Plus de sachets individuels ni d'aluminium ! Ils vont vite comprendre comment prendre soin de leur planète.

05 • Ne rien gâcher

Gel douche, papier toilette, sopalin… Les enfants ont tendance à se servir à outrance. Dès leurs 4-5 ans, ils sont capables de doser plus précisément si on passe un peu de temps à leur apprendre.

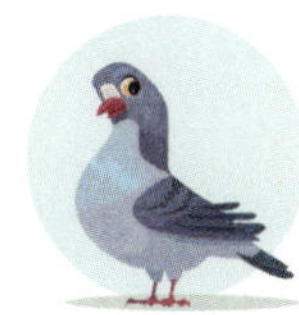

06 • Respecter les animaux

Courir après un pigeon c'est rigolo… Mais attention à bien apprendre aux plus jeunes à respecter la sensibilité de tous les animaux. Les enfants peuvent être doux et commencer à développer leur instinct protecteur à tout âge.

07 • Prendre soin de la nature

Les enfants raffolent de la nature et n'ont qu'une envie, en profiter au maximum. Passer un peu de temps à leur expliquer qu'on ne marche pas sur les fleurs, qu'on ne tire pas sur les plantes, est très précieux pour leur conscience écologique !

« Je suis persuadée que les enfants ont une puissante conscience écologique qu'il faut leur aider à développer. N'oublions pas que ce sont les influenceurs green de demain ! »

« Prenez ce temps que vous pensez ne pas avoir. »

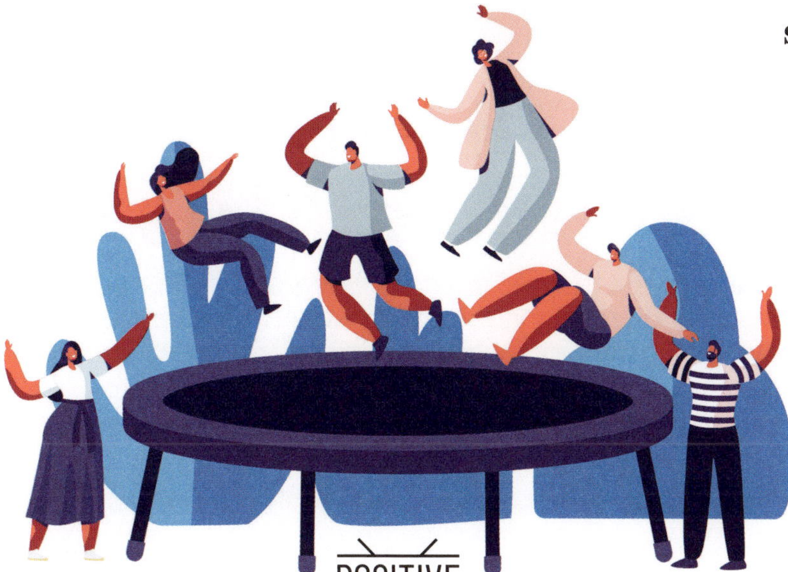

POSITIVE

Penser moins, c'est bien !

Voici 3 exercices qui vous aideront à stopper votre pensée parfois trop envahissante.

1 • Je fixe un objet

Avez-vous déjà essayé de fixer quelque chose sans le commenter ? L'exercice est difficile mais intéressant. Placez-vous devant des fleurs, un livre, un verre d'eau… Et regardez-le avec toute votre conscience. Regardez ses couleurs, ses courbes, sa texture mais ne commentez rien. Appréciez le calme qui s'installe en vous.

2 • Je refais la scène

Une situation se joue en boucle dans votre esprit comme un mauvais film de genre ? Installez-vous au calme, fermez les yeux et refaites la scène dans votre esprit une bonne fois pour toutes. Puis, réécrivez le scénario. Changez les dialogues, les couleurs, les décors, tout doit devenir positif et en particulier l'issue. Repassez-vous la scène en boucle jusqu'à ce que votre mémoire l'intègre.

3 • J'analyse mes peurs

Ruminer c'est aussi laisser la place à nos peurs. Posez-vous dans une pièce calme et regardez-vous franchement, sans jugement. De quoi avez-vous peur ? Qu'est-ce que cette situation éveille comme blessure en vous ? Ou comme souvenir douloureux ? Allez-y franchement, soyez bonne avec vous. Une fois la source de votre angoisse profonde trouvée, faites plusieurs longues respirations tout en acceptant vos limites.

« Il m'arrive aussi d'écrire ce que je ressens. L'écriture est libératrice, c'est comme si vos mauvaises pensées s'envolaient avec le papier. »

TONIC

Musclez vos biscotos !

Marre des bras en mousse qui n'arrivent pas à porter grand-chose ? Avec ces exos de musculation vos amis ne vous oublieront pas pour leur prochain déménagement. Elle n'est pas belle la vie ?

Vous avez besoin : d'haltères ou de petites bouteilles d'eau de 50 cl (remplies !).

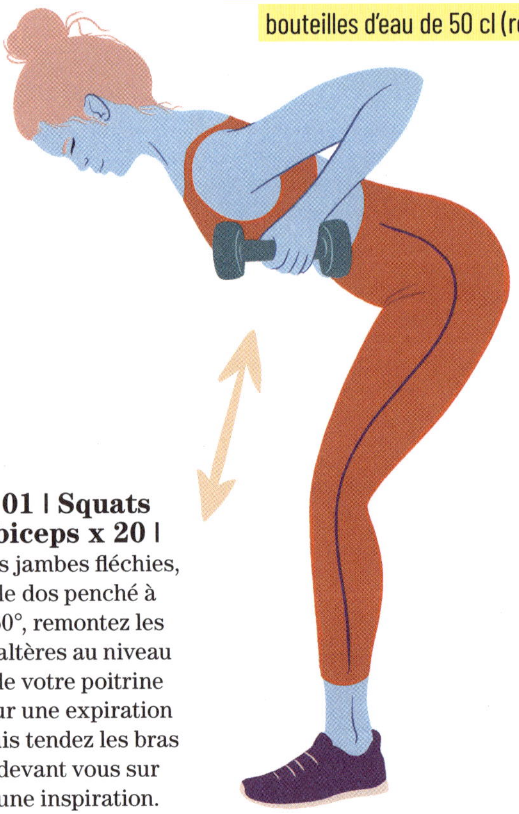

01 | Squats biceps x 20 |

Les jambes fléchies, le dos penché à 60°, remontez les haltères au niveau de votre poitrine sur une expiration puis tendez les bras devant vous sur une inspiration.

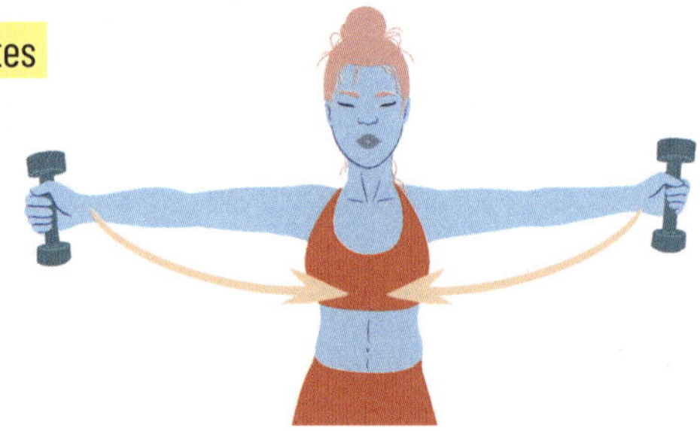

02 | Papillons x 20 |

Debout, les jambes droites, les pieds à écartement d'épaules, ouvrez les deux bras à l'horizontale sur une inspiration avant de les refermer devant vous sur une expiration.

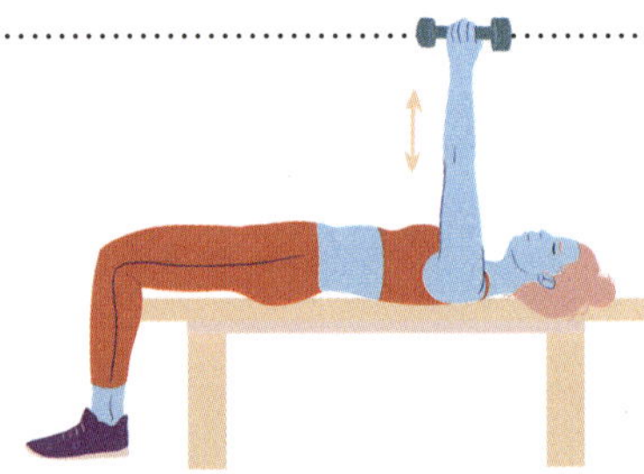

03 | Muscu banc x 20 |

Allongée sur le dos sur un banc, tendez vos deux bras vers le ciel sur une expiration puis pliez-les vers votre poitrine sur une inspiration.

« Tout en musclant vos bras, vous raffermissez votre poitrine et la tirez vers le haut ! Du deux en un ! »

Recommencez cet enchaînement 3 fois en prenant une pause de 20 s entre chaque session.

Mon régime d'automne

Lorsque les arbres se parent de leurs plus beaux coloris, nos besoins alimentaires changent et nécessitent quelques ajustements.

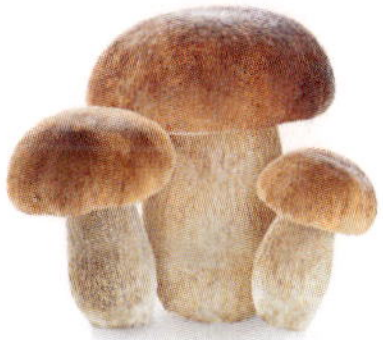

1 • Je déguste des champignons

Incontournables, il en existe de toutes sortes. Les cèpes, les girolles, les rosés ou encore les pieds-de-mouton renforcent les os et stimulent le système immunitaire. Le best ? Les faire cuire à la poêle avec un peu d'huile ou du beurre.

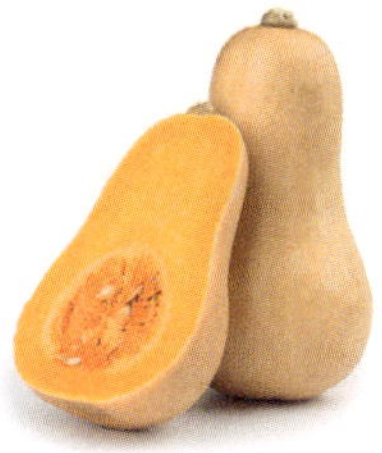

2 • Je mange des courges à foison

Avec le soleil estival qui s'en est allé, je ravive mon organisme avec des courges de saison : potimarron, butternut, pâtisson… À cuisiner au four, en gratin ou encore en quiche.

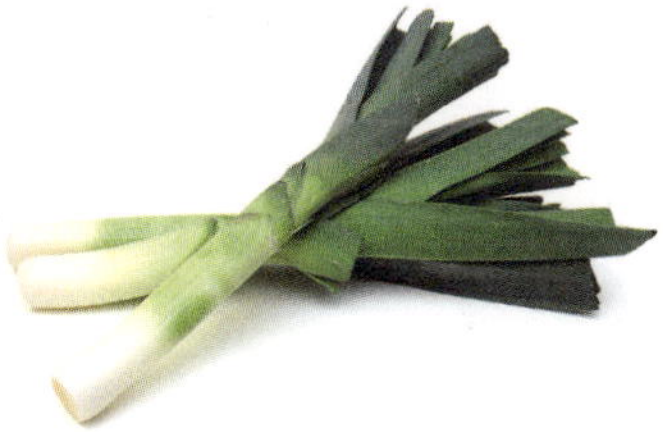

3 • Je me mets aux verts

Les poireaux, les blettes, les épinards ou encore les brocolis seront vos meilleurs amis. Gorgés d'oligoéléments et de minéraux, ils sont les accompagnements parfaits pour faire le plein de vitalité.

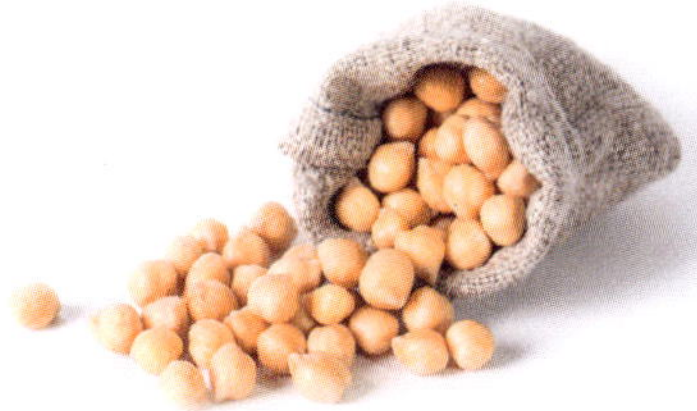

4 • Je mise tout sur les protéines

On prolonge l'été avec des sardines, de la dorade grise et des anchois. On insiste toujours sur les protéines végétales comme les lentilles, pois chiches, soja, haricots blancs, quinoa…

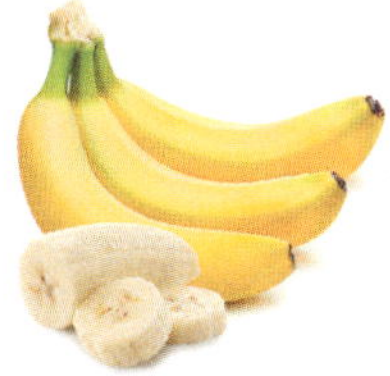

5 • Je renforce mon organisme

Comment ? Naturellement avec la vitamine C qui se cache dans les kiwis, bananes, clémentines, mandarines, papayes, pamplemousses… Sans oublier les châtaignes qu'on adore rôties, cuites à la vapeur ou en veloutés.

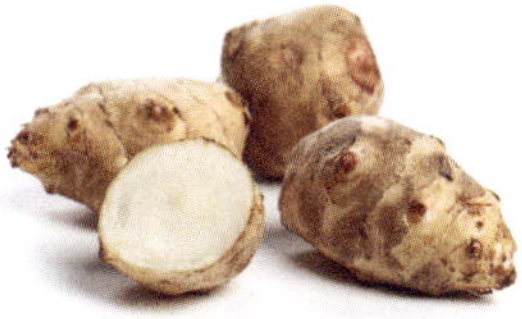

6 • Je retrouve mes racines

Avec des légumes aux goûts subtils et aux douces notes musquées comme le panais, le navet, le topinambour ou encore le salsifis. En plus d'agir comme des fortifiants, ils sont une excellente source de magnésium, de phosphore et de potassium.

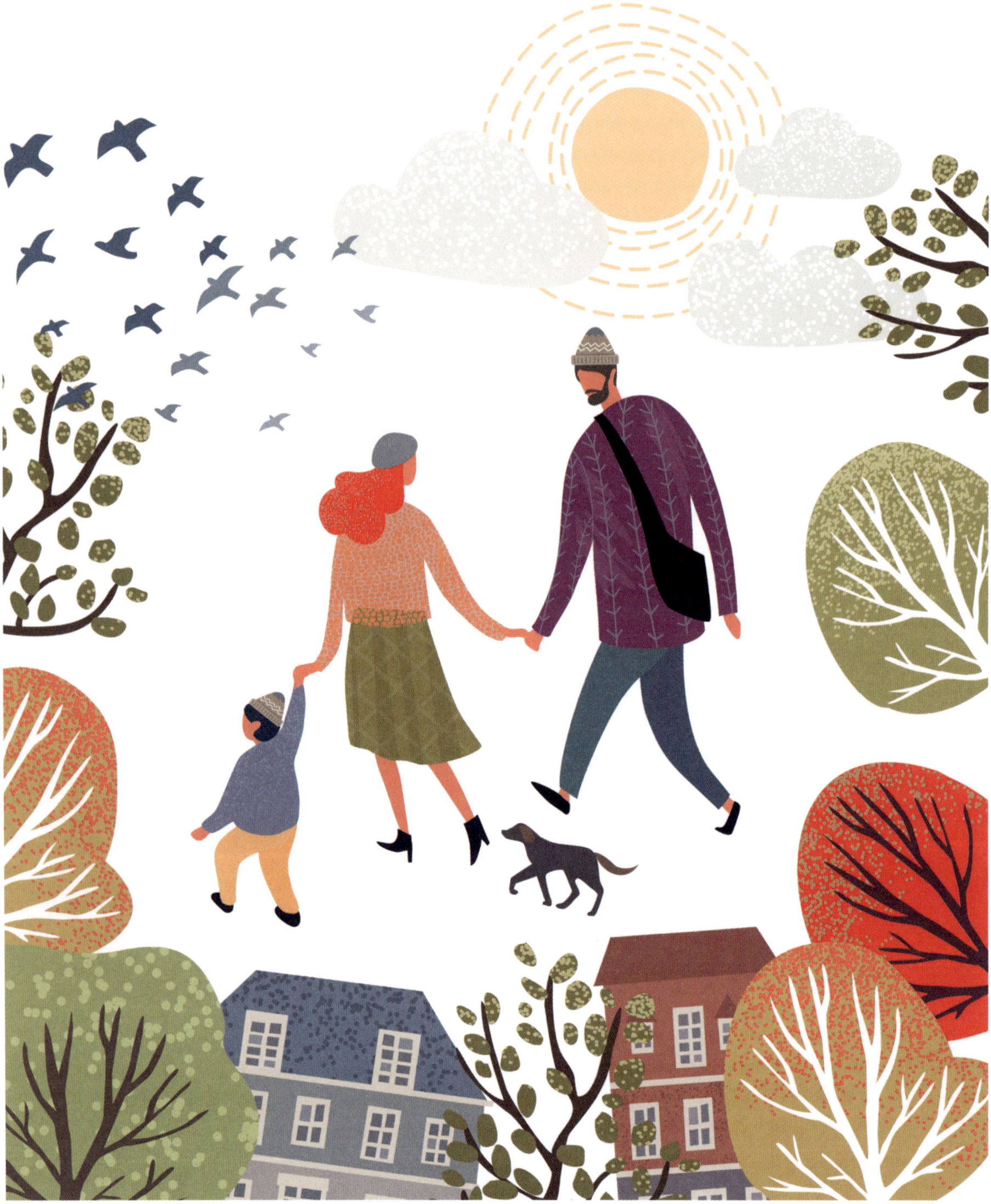

AUTOMNE

ORGANIC

Calamars à la catalane

Les calamars, comme tous les mollusques, sont un trésor de la mer : très peu caloriques, ils sont aussi une bonne source de vitamines B, de sélénium, de cuivre, de fer et d'oméga-3.

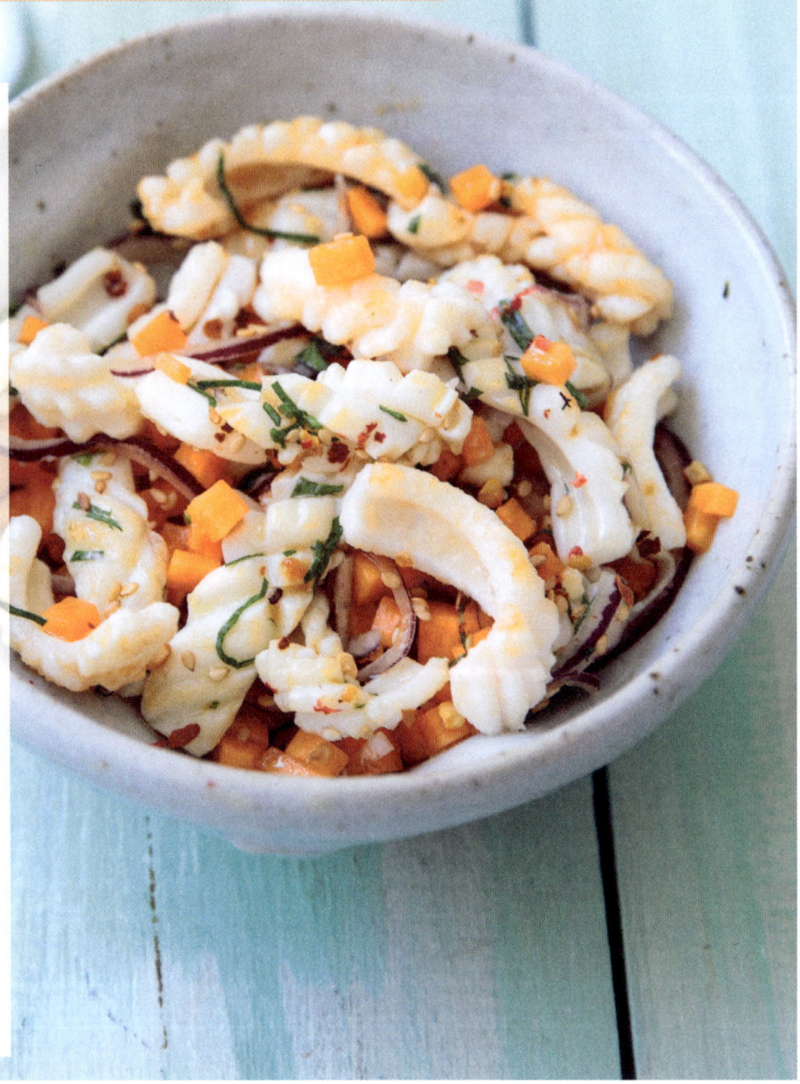

POUR 4 • PRÉPA. : **20 min** • CUISSON : **10 min**

- 1 kg de calamars
- 200 g de tomates cerises
- 1 gros oignon rouge
- ½ courge butternut
- 1 c. à soupe de sésame
- Persil
- 1 c. à soupe d'huile d'olive
- 2 c. à soupe d'huile d'ail
- Sel

1 • Nettoyez les calamars : à l'aide d'un petit couteau fin et bien aiguisé, quadrillez la chair intérieure et taillez en lamelles de 2 cm.
2 • Faites les blanchir 5 minutes dans l'eau bouillante pour qu'ils restent bien tendres.
3 • Dans une poêle, faites chauffer une poêle à feu vif un filet d'huile d'olive. Baissez le feu et saisissez les calamars du côté chair quadrillée.
4 • Salez, laissez colorer 2 minutes à feu moyen.
5 • Réservez les calamars dans un saladier, salez et terminez l'assaisonnement avec l'huile d'ail.
6 • Lavez, coupez les tomates cerises en 4.
7 • Ciselez les oignons rouges et rincez-les à l'eau froide 1 minute dans une passoire.
8 • Épluchez, épépinez et détaillez la courge en tout petits dés.
9 • Ajoutez les oignons, les tomates cerises et la courge coupées en petits dés, saupoudrez de persil haché et de sésame. C'est prêt !

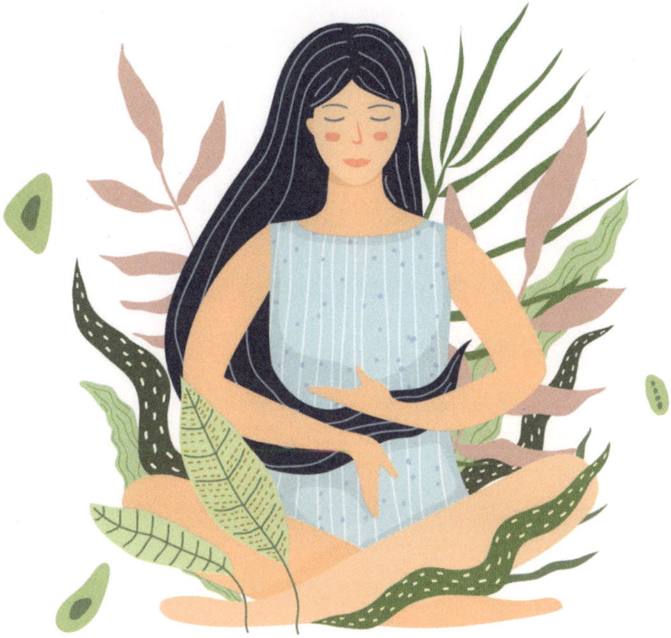

POSITIVE

La sophro avant un big rdv !

Cette pratique permet de trouver en soi des ressources pour affronter des situations qui peuvent nous stresser. Un vrai outil pratique au quotidien.

Harmoniser le corps et l'esprit

Inspirée du yoga, de la méditation bouddhiste et de différentes méthodes de relaxation, la sophrologie permet de réussir, par des exercices simples, à harmoniser le corps et l'esprit, notamment en cas de situations stressantes.

Mes 3 exos détente

Pour chacun de ces exercices, mettez-vous debout, les genoux légèrement fléchis pour maintenir votre appui au sol. Avant de commencer, inspirez un grand coup et bloquez votre respiration. Expirez ensuite très doucement, comme si vous souffliez dans une paille, pendant toute la durée de l'exercice. 10 minutes de sophrologie par jour pendant les semaines précédant l'événement vous permettront d'arriver décontractée le jour J. ●

Mes 3 exos

La boule de peinture

Vous ouvrez les bras comme si vous portiez une grosse boule remplie de peinture. Imaginez alors tous les détails de cette boule, puis visualisez-la en train de se vider très lentement de son contenu. La peinture, de la couleur de votre choix, se répand sur tout votre corps.

Le tableau noir

Vous visualisez un grand tableau noir sur lequel sont inscrits à la craie tous les détails stressants de ce rendez-vous : les noms des gens qui peuvent vous intimider, les peurs que vous pouvez ressentir... Toujours les yeux fermés, empoignez deux grands effaceurs dans chacune de vos mains et faites le geste d'effacer le tableau noir jusqu'à ce que les inscriptions disparaissent.

Le voyage dans l'espace

Imaginez-vous vous élever au-dessus de la pièce, au-dessus de votre maison, au-dessus de votre quartier, puis de votre ville, de votre région. Vous visualisez ensuite la France se dessiner sous vos pieds, puis l'Europe, le monde, avant d'arriver dans l'espace et de regarder toutes les planètes autour de vous.

« Choisissez ce que vous mangez avec attention, c'est votre seul carburant. »

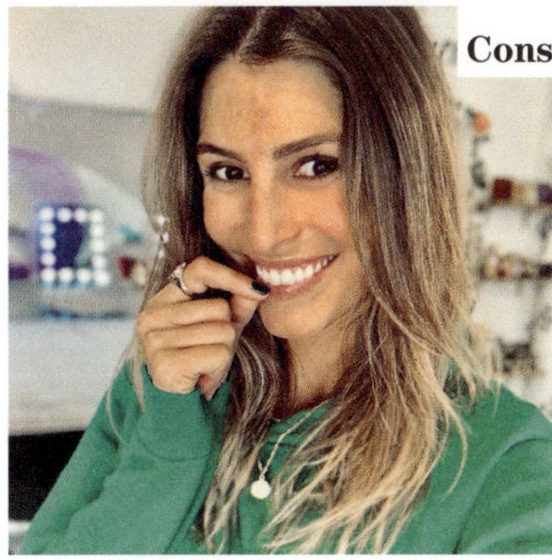

DIY

Mon soin anti-cernes

CIBLE	• peaux ternes, fatiguées, abîmées ou matures
BIENFAITS	• régénère la peau
MATÉRIEL	• une cuillère • un récipient
CONSERVATION	• 2 mois

| INGRÉDIENTS & DOSAGE |

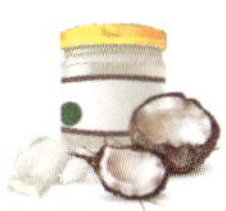

• 20 ml d'huile de coco vierge

• 30 ml de cire d'abeille

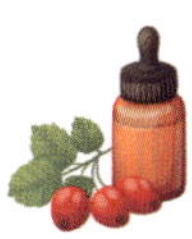

• 5 ml d'huile essentielle de rose musquée

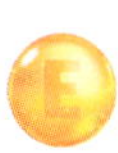

• 5 ml de vitamine E

Ce soin redonne de la souplesse à la peau, tout en atténuant cernes, rides et taches grâce à l'activation de la régénération cellulaire.

| Recette |

• Dans un récipient chauffé au bain-marie, faites fondre 20 ml d'huile de coco vierge. **Riche en vitamine A et E**, elle préserve l'élasticité de la peau.
Ajoutez 30 ml de cire d'abeille. Les acides gras qu'elle contient permettent de nourrir et donc d'hydrater l'épiderme.

• Laissez refroidir. Versez ensuite 5 ml d'huile essentielle de rose musquée. Véritable amie, elle prévient **le vieillissement cutané** et **comble les rides superficielles**.

• Et la petite touche finale, 5 ml de vitamine E qui vous permettra de conserver ce soin environ 2 mois. Mélangez bien avant utilisation.

| Astuces |

• Pour une version vegan, remplacez la cire d'abeille par 30 ml d'huile végétale de noyau d'abricot qui **retarde le vieillissement cutané** grâce à sa teneur en vitamine A et en acides gras insaturés. Non grasse, elle redonne de l'élasticité et du tonus à la peau.

« Je l'applique le soir pour que ma peau soit réparée et nourrie au réveil. »

TONIC

L'aéroboxe

Ça vous dit de mixer aérobic et boxe ? Cette discipline toute récente n'impose aucun contact et agit comme un gros boost d'énergie !

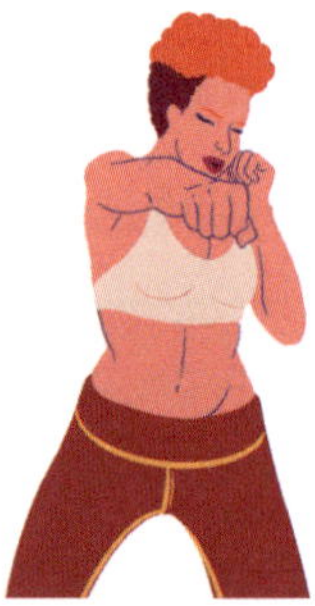

01| Coups droits |
Commencez par 15 coups de poing droits face à vous de chaque côté. Restez mobile, sautillez ou avancez en même temps au son de la musique, comme une boxeuse qui s'échauffe.

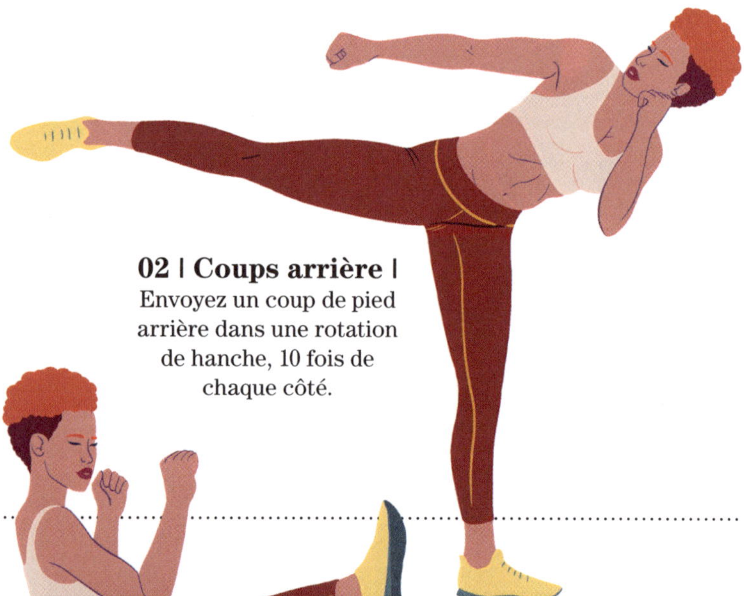

02 | Coups arrière |
Envoyez un coup de pied arrière dans une rotation de hanche, 10 fois de chaque côté.

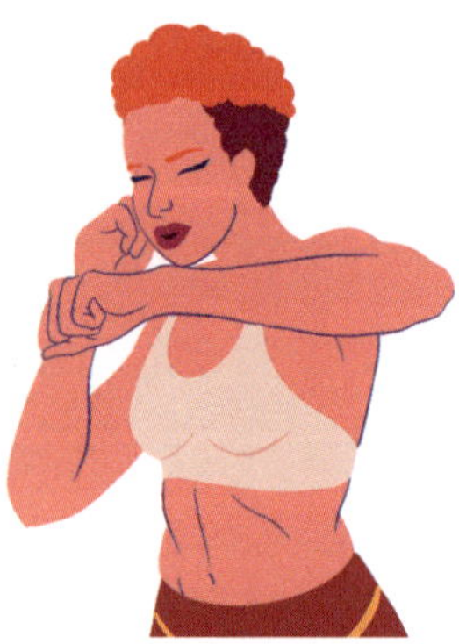

03 | Crochets |
Continuez avec 15 crochets tout en contractant vos abdos.

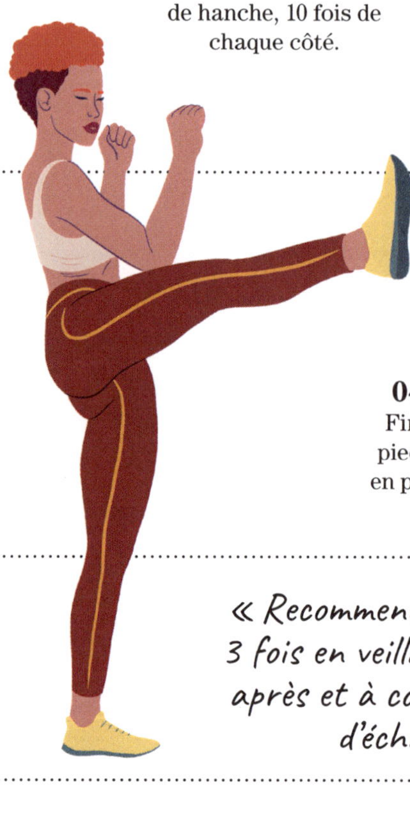

04 | Coups avant |
Finissez par 10 coups de pied avant de chaque côté en partant de la position de squat.

« Recommencez cet enchaînement 3 fois en veillant à bien vous étirer après et à commencer par 10 min d'échauffement ! »

Saison
• De février à juillet
Valeurs nutritionnelles
• Protides 16,84 g • Glucides 30,16 g • Lipides 47,77 g • Calories 581 kcal/100 g
Conservation
• Placée dans un contenant hermétique, elle se garde plusieurs mois à condition de la laisser au réfrigérateur.
Cuisson
• À adapter selon les recettes.

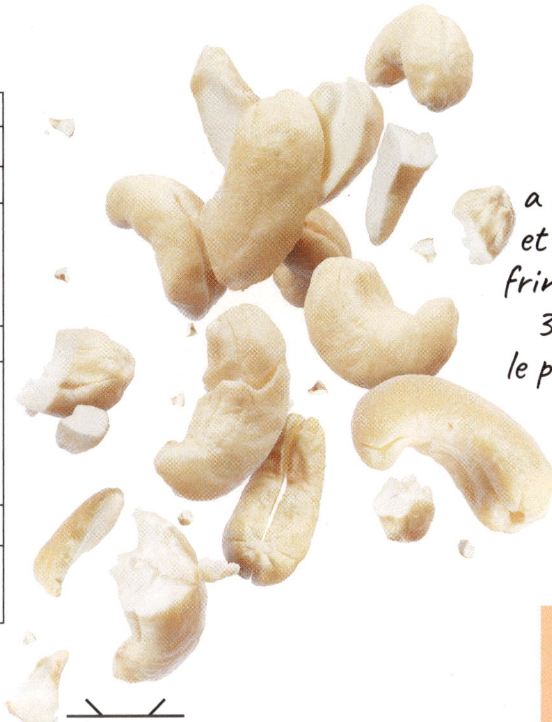

« La noix de cajou a un indice glycémique bas et est idéale pour éviter les fringales et les coups de mou. 30 g suffisent pour faire le plein de vitalité et en tirer tous les bienfaits. »

ORGANIC

Aliment santé

La noix de cajou

Riche en bonnes graisses, en nutriments, en fibres, en vitamines K, E et B, cet oléagineux est un formidable antioxydant et un excellent concentré d'énergie.

Elle booste

- La coagulation du sang
- Les os
- Les dents
- La satiété
- Les défenses immunitaires

Elle lutte contre

- Les maladies cardio-vasculaires
- Le mauvais cholestérol (LDL)
- Le cancer du côlon
- Le vieillissement prématuré de la peau
- La fatigue

La noix de cajou au menu

(vous allez devenir accro !)

• En apéro :
tartine de courgettes, curry et noix de cajou

*

• En entrée :
verrine de betterave et crémeux de noix de cajou

*

• En plat :
curry de poulet noix de cajou-coco

*

• En encas :
barres de muesli aux noix de cajou, fruits secs et chocolat

*

• En dessert :
gâteau de noix de cajou à la mangue et aux myrtilles

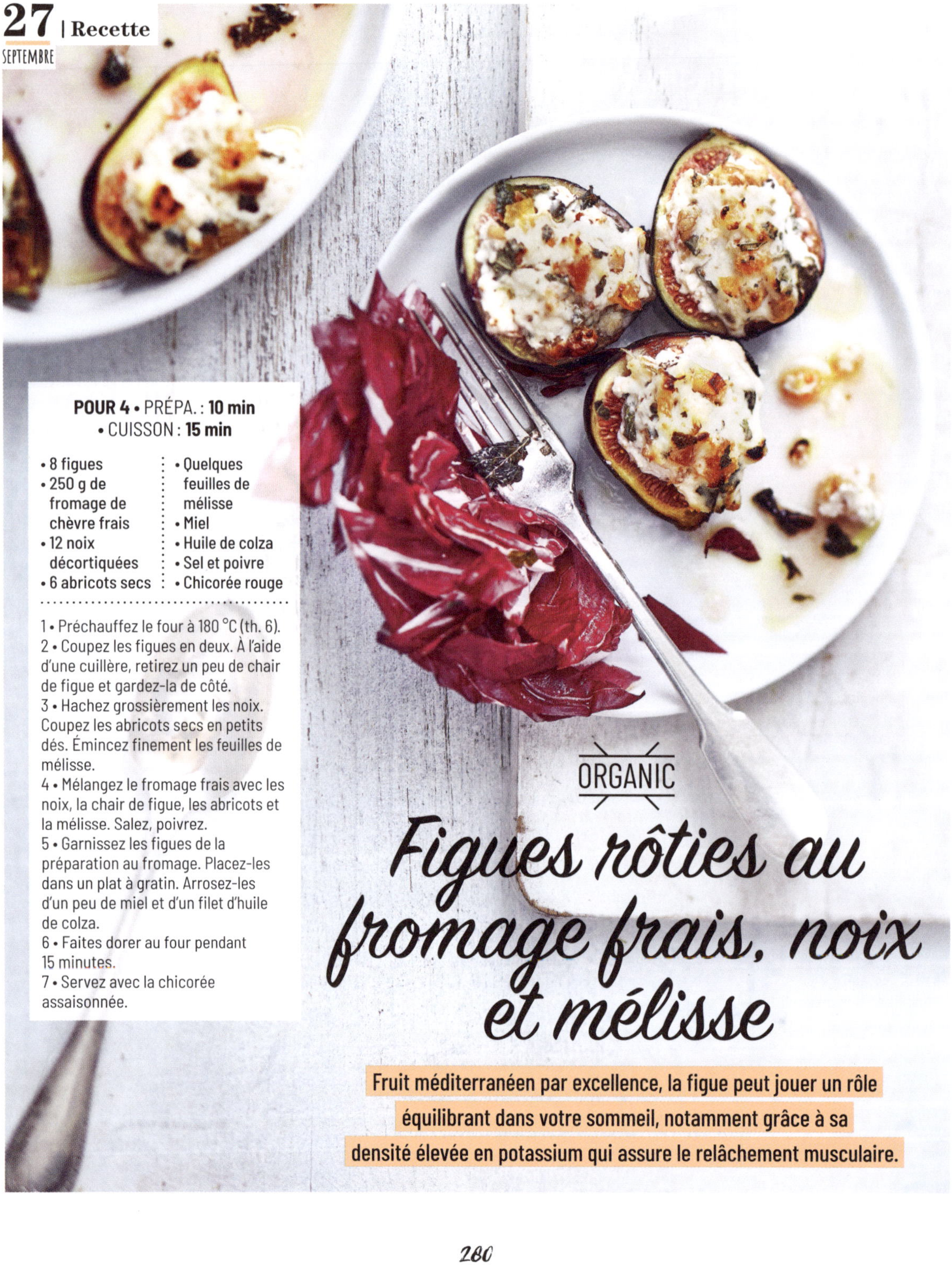

ORGANIC

Figues rôties au fromage frais, noix et mélisse

Fruit méditerranéen par excellence, la figue peut jouer un rôle équilibrant dans votre sommeil, notamment grâce à sa densité élevée en potassium qui assure le relâchement musculaire.

POUR 4 • PRÉPA. : **10 min** • CUISSON : **15 min**

- 8 figues
- 250 g de fromage de chèvre frais
- 12 noix décortiquées
- 6 abricots secs
- Quelques feuilles de mélisse
- Miel
- Huile de colza
- Sel et poivre
- Chicorée rouge

1 • Préchauffez le four à 180 °C (th. 6).
2 • Coupez les figues en deux. À l'aide d'une cuillère, retirez un peu de chair de figue et gardez-la de côté.
3 • Hachez grossièrement les noix. Coupez les abricots secs en petits dés. Émincez finement les feuilles de mélisse.
4 • Mélangez le fromage frais avec les noix, la chair de figue, les abricots et la mélisse. Salez, poivrez.
5 • Garnissez les figues de la préparation au fromage. Placez-les dans un plat à gratin. Arrosez-les d'un peu de miel et d'un filet d'huile de colza.
6 • Faites dorer au four pendant 15 minutes.
7 • Servez avec la chicorée assaisonnée.

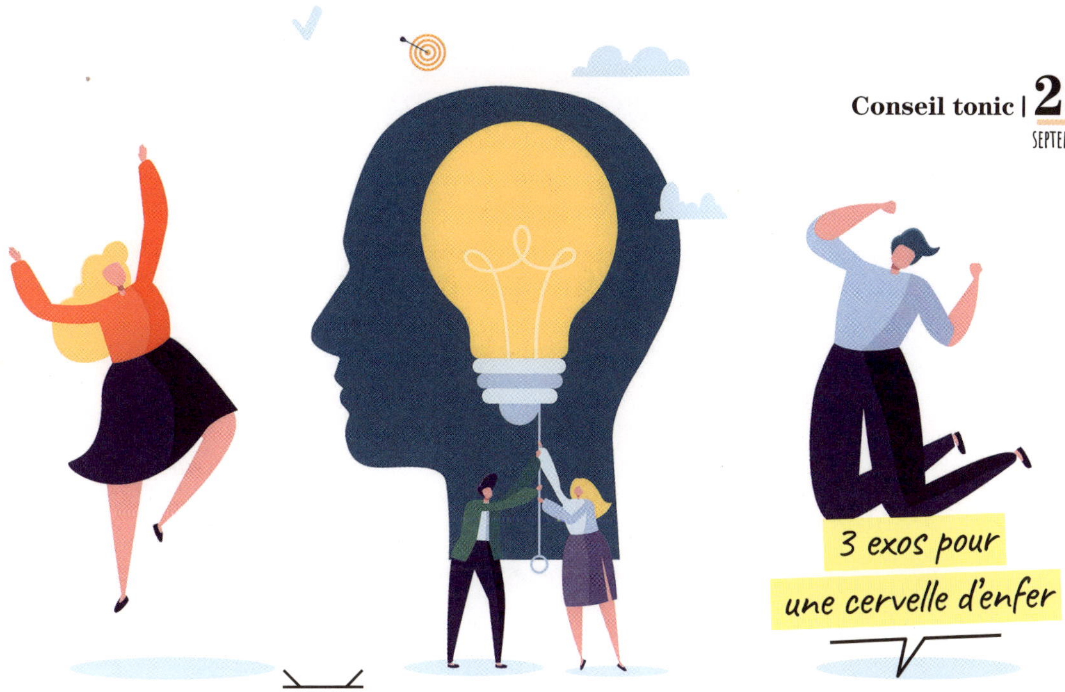

TONIC

Mémoire vive

La mémoire est un muscle qui a besoin d'être entraîné et stimulé régulièrement. Un peu comme vos biscotos en quelque sorte ! Allez au boulot !

| Un travail quotidien |

Il est reconnu scientifiquement que le fait de stimuler sa matière grise permet d'activer les connexions entre les synapses et de booster ainsi la mémoire. Le mieux est de la faire travailler tous les jours et à tout âge. Hé oui…

| Une bonne hygiène de vie |

Une alimentation variée (avec beaucoup de fruits et de légumes, riches en antioxydants), des aliments contenant des oméga-3 (comme l'avoine, les noix et les poissons gras) et de bonnes nuits de sommeil (8 heures par nuit) sont la base pour entretenir son cerveau.

| Apprendre par cœur |

Chansons, citations, poésies, dates de l'histoire de France, liste de courses, contacts Tinder… le fait de continuer à apprendre par cœur est essentiel dans le travail de la mémoire !

Imagination

Notez 15 mots qui vous viennent à l'esprit sur une feuille. Mémorisez-les et imaginez ensuite une histoire en incluant chacun d'entre eux… Cela risque d'être drôle !

Culture G

Vous devez sûrement vous souvenir du « petit bac », ce jeu qui consistait à trouver toute une série de mots commençant tous par la même lettre. Choisissez d'abord les catégories à trouver (métier, ville, prénom, marque…) et il suffit ensuite de trouver une lettre !

Logique

Le calcul est essentiel pour préserver toutes les capacités mémorielles de notre cerveau. Un exercice simple consiste à partir de 100 pour soustraire à chaque fois 4 : 100, 96, 92, 88… La formule est déclinable à l'infini !

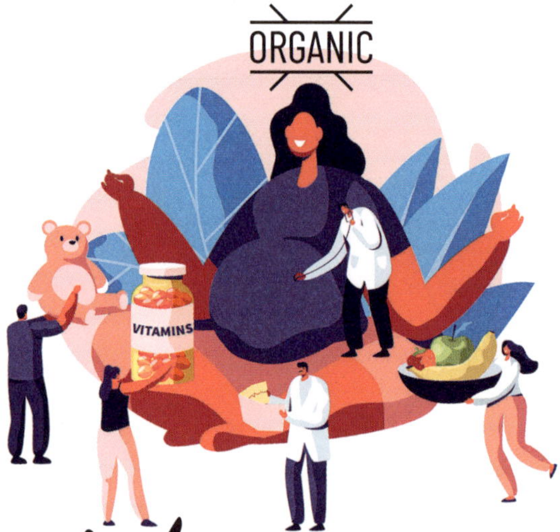

Enceinte, je mange quoi ?

Bien nourrir son corps durant la grossesse est primordial pour votre santé et celui de bébé. Faisons le point sur les bonnes habitudes à adopter.

Pourquoi est-ce super important ?

L'organisme doit fournir tout le nécessaire au développement de l'enfant (protéines, minéraux, calcium, fer, iode, vitamine B9…), mais aussi tous les besoins énergétiques à la future maman. En cas de nausées, faites plusieurs petits repas dans la journée plutôt que trois gros.

1 • Trois repas équilibrés

Ne loupez aucune occasion de faire le plein de vitalité. Mangez au moins 5 fruits et légumes par jour, n'oubliez pas les féculents et prévoyez au moins une source de protéines quotidienne. Le bon ratio : 15 % de protéines, 30 % de lipides et 55 % de glucides.

2 • Je gère les quantités

Être enceinte ne signifie pas manger pour deux mais manger deux fois mieux ! Les besoins nutritifs des femmes enceintes augmentent de 280 à 300 calories par jour. Mangez donc plus équilibré mais évitez le sucre pour ne pas tomber dans le diabète gestationnel.

3 • Je fais attention aux cuissons

Évitez les viandes peu ou mal cuites, les carpaccios, tartares et autres produits crus. Comme vous êtes plus sensible aux bactéries, mieux vaut consommer des aliments où la cuisson est suffisante pour tuer tous les microbes et ne pas attraper la listériose.

4 • Je fais des collations

Un fruit, une poignée d'amandes, un laitage… vous allez adorer le goûter ! Non seulement il vous permet de faire un break dans votre journée, mais il vous apporte suffisamment d'énergie pour tenir jusqu'au dîner.

5 • La black list

Afin de limiter les risques de listériose et de toxoplasmose, il faut éviter (voir bannir) les fromages à pâte molle ou lait cru (non pasteurisés), la charcuterie crue ou cuite artisanale, les poissons crus ou peu cuits, le surimi ainsi que le tarama. En cas de doute, n'hésitez pas à consulter votre médecin.

C'est la rentrée, je passe 3 coups de fil à des amis pour leur souhaiter une bonne reprise :

Mon journal bienveillant

Parce que je ne veux jamais oublier de faire du bien autour de moi, je note des petites attentions que je veux faire ce mois-ci.

J'écris une vraie lettre à un proche

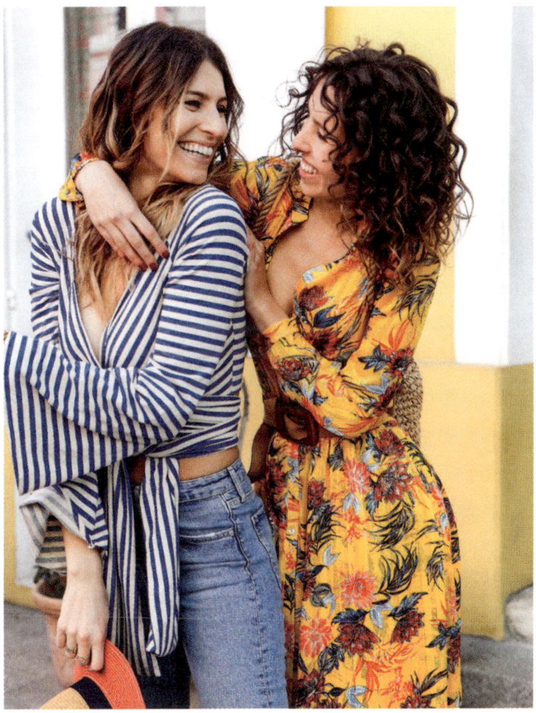

Je dis merci à quelqu'un qui travaille pour moi

J'achète des Post-it pour glisser des mots gentils à mon entourage

Je propose mes services à des voisins ou des personnes autour de moi :

Je présente mes excuses à quelqu'un que j'aurai pu négliger dernièrement :

« Le temps que j'accorde aux autres est précieux, j'aimerais ne jamais l'oublier. Régulièrement, je passe au scanner toute ma liste de contacts pour revoir des personnes qui me sont chères. »

Je passe du temps avec quelqu'un qui en a besoin

GREEN

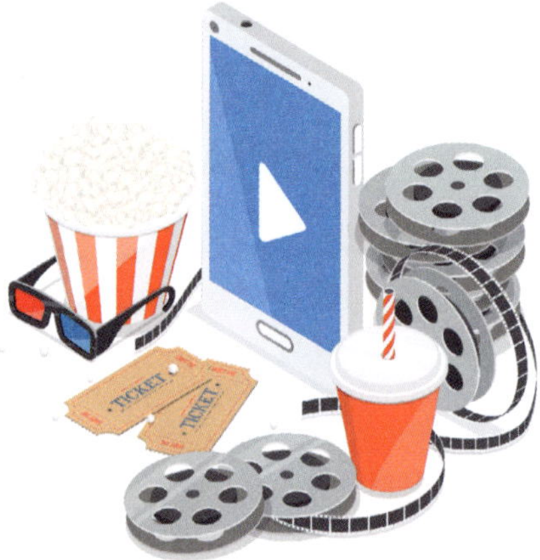

Réduisons le streaming !

Les vidéos en ligne représentent 60 % du flux mondial de données et sont responsables de près de 1 % des émissions mondiales de CO_2. Nos gestes possibles.

01 • Je choisis une résolution de vidéo adaptée à mon écran : pour un écran d'ordinateur de 13 pouces, une résolution de 360 à 720 pouces, peut être suffisante.

02 • Je désactive la lecture automatique dans les paramètres de mon ordinateur ou de mon téléphone.

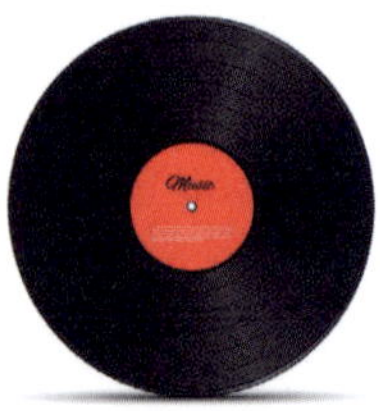

03 • Je privilégie la musique téléchargée ou les plateformes de streaming audio plutôt que les clips musicaux. (Le mieux reste le bon vieux CD ou le vinyle vintage !)

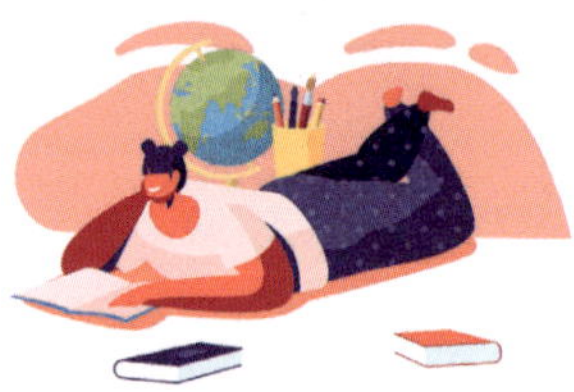

04 • Je ne binge-watche pas à tout-va des vidéos quand j'ai 5 min à perdre. J'essaie de prendre un bouquin et de sortir mes yeux des écrans. *Yes, I can !*

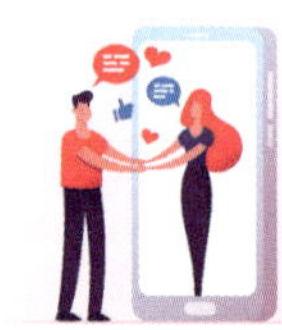

05 • Les vidéos pornographiques (que personne ne regarde !) représentent 82 millions de tonnes de CO_2 émises... Je m'inscris sur Tinder ou je change de partenaire pour être plus écolo !

06 • Je regarde aussi des DVD ! YouTube, Amazon, Netflix émettraient 300 millions de tonnes de CO_2 par an, soit l'équivalent d'un pays comme l'Espagne.

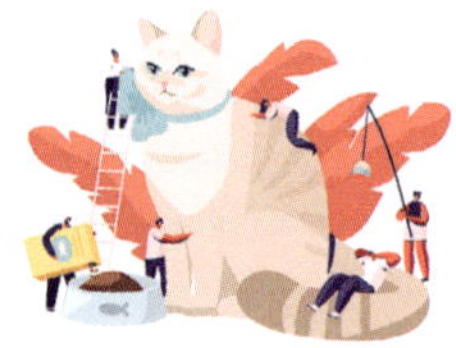

07 • Je réfléchis bien avant d'envoyer des vidéos virales de chat mignon... Car elles sont aussi très polluantes.

Whaaaat ?!?

10 heures de film en HD contiennent plus de données que l'intégralité des articles en anglais de Wikipedia.

La vidéo en ligne consomme 80 % de l'ensemble de la bande passante d'Internet.

Les services de vidéos à la demande rejettent autant de gaz à effets de serre que le Chili.

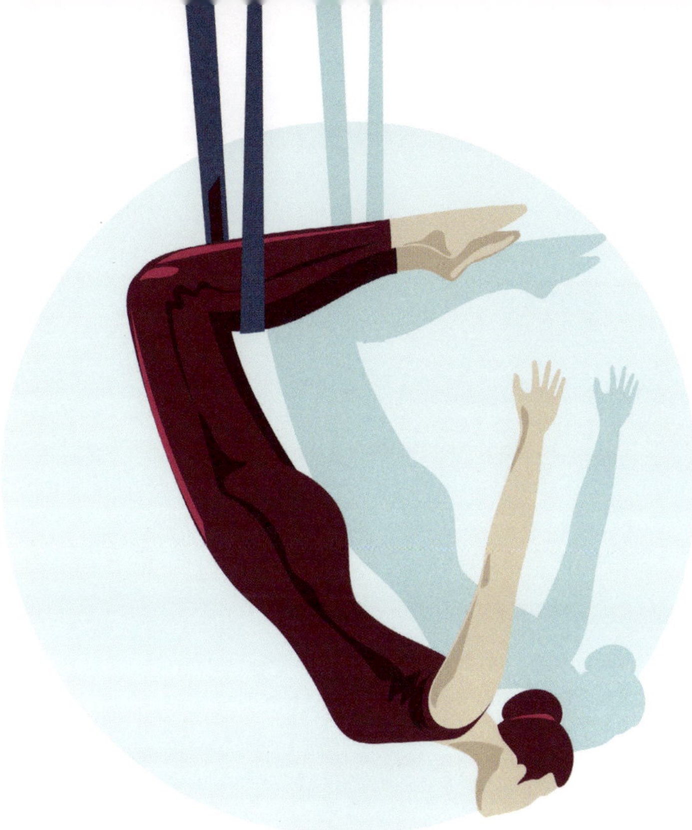

POSITIVE

Je mets KO mes phobies

Panique, crise d'angoisse, vertige... Nos peurs irraisonnées nous font vivre les pires sensations. Il existe des pistes pour s'en libérer une bonne fois pour toutes.

En France, 6 millions de personnes souffrent de phobies ! Que ça soit des araignées, du vide ou encore de la foule, ces peurs sont incontrôlables et deviennent parfois un handicap.

Cherchez l'origine

Plus vous arriverez à comprendre d'où viennent vos phobies, plus il sera possible de vous en détacher. Faites-vous aider d'un thérapeute pour voir ce qui se cache derrière votre ou vos phobies… Bien généralement, il s'agit d'une peur en rapport avec la mort, la peur universelle.

Osez les confronter !

Pour arriver à les dépasser, il faudra s'armer de courage et faire des petites étapes. Progressivement, vous allez reprendre le contrôle de vos réactions. Fixez-vous des objectifs accessibles (aller chercher du pain, faire les courses dans un petit supermarché durant les heures creuses si vous avez peur de voir du monde par exemple…) et augmentez petit à petit la difficulté sans jamais vous mettre la pression.

Contrôlez vos angoisses

Lorsque vous sentez une crise de panique arriver, tentez d'abord de vous calmer seule. Respirez lentement et longuement, concentrez-vous sur une pensée positive, sentez une huile essentielle calmante comme la lavande... Détachez-vous de votre peur en essayant de la regarder comme un objet, décrivez même cet objet et éloignez-le de vous.

Des thérapies multiples

Outre le fait de vous faire aider par un psychothérapeute, essayez également l'hypnose, la sophrologie ou encore la cyberthérapie qui vous confrontera à votre phobie comme dans un jeu vidéo ! Des médecines alternatives qui ont fait leurs preuves et vous aideront grandement à dépasser vos craintes les plus profondes. ●

« Tout est possible à qui n'abandonne jamais. »

« Il est recommandé de consommer 30 g de fibres par jour pour une alimentation équilibrée. »

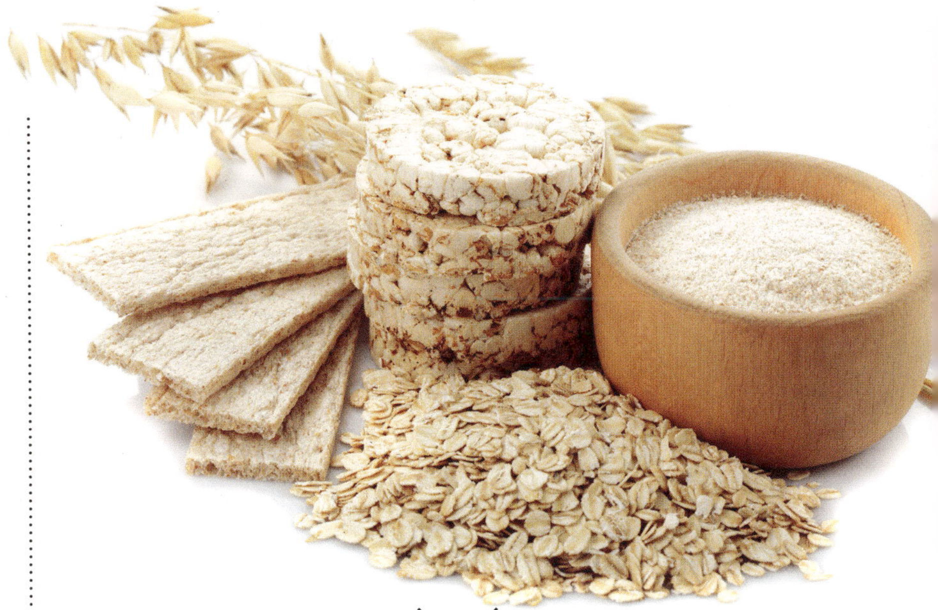

ORGANIC

Mangez des fibres !

Nous devrions en manger 30 grammes par jour et nous atteignons à peine les 18 grammes en moyenne. Pourtant les fibres sont excellentes pour notre santé ! Allez, je vous raconte !

Il existe deux types de fibres dans les aliments végétaux : les fibres solubles (visqueuses) et les fibres insolubles. Les premières diminuent les taux de glucose sanguin et de cholestérol. Les deuxièmes régulent le transit. La plupart des aliments d'origine végétale contiennent les deux types de fibres mais la quantité de chacune varie.

Aliments riches en fibres	
• Légumes verts	• Noix de coco
• Fruits rouges	• Amandes
• Cannelle	• Olives noires
• Son de blé	• Figues séchées...

Si tu manges des fibres...

Un bon transit tu auras !
Pour ne plus avoir une sensation de ventre gonflé ou dur, les fibres insolubles sont indispensables. En absorbant l'eau, elles accélèrent le transit et font un ventre plat !

La dalle tu n'auras plus !
Les aliments riches en fibres sont très rassasiants et freinent la sensation de satiété surtout si leur indice glycémique est bas.

Régulé sera ton cholestérol !
Ce sont les fibres solubles qui capturent les graisses provoquant le cholestérol. Elles sont ensuite éliminées.

Renforcé ton système immunitaire sera !
En renforçant la flore intestinale grâce à leurs bonnes bactéries, les fibres empêcheront de tomber malade à longueur d'hiver en boostant les défenses immunitaires.

Le cancer tu ne craindras pas !
Les fibres agissent comme un aspirateur à toxines dans le système digestif. Elles permettent ainsi de se faire un intérieur tout clean, où un cancer du côlon aura bien moins envie de s'installer...

TONIC

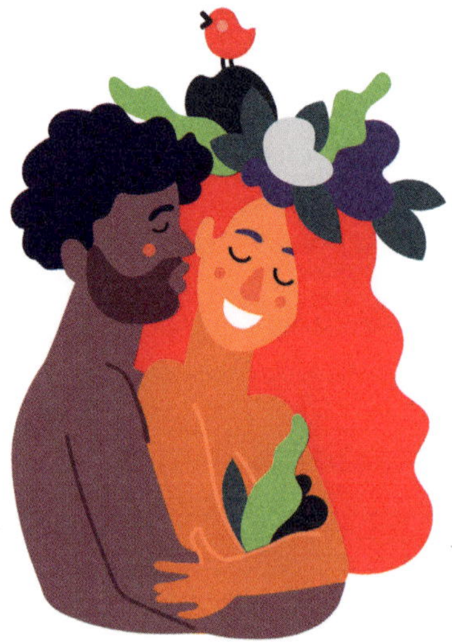

Gym **orgasmique**

Saviez-vous que muscler votre périnée peut vous offrir des orgasmes encore plus forts ainsi qu'à votre amoureux ? C'est parti !

La pratique est déjà répandue au Japon : muscler son lotus rouge (le vagin) pour multiplier les sensations lorsque l'on fait l'amour… Très exactement, il s'agit de faire travailler les muscles de son périnée, appelé aussi le plancher pelvien, qui sont parfois fragiles et pas assez toniques. Le résultat : avec des muscles plus forts, on obtient un orgasme plus facilement et aussi plus intensément !

| Le mouvement |

Afin de bien saisir le bon mouvement, faites un tour aux toilettes et essayez d'abord de commencer à faire pipi puis de bloquer le jet sans contracter vos abdos ni vos fesses ou vos cuisses. Essayez plusieurs fois mais ne le répétez pas à chaque pause pipi car cela peut vous causer des infections urinaires. Vous avez le truc ? Alors vous êtes prête pour l'exercice !

| L'exercice |

Réalisez 3 à 10 séries de contractions de votre périnée plusieurs fois par jour. La contraction des muscles doit tenir au moins 5 secondes pour être efficace. Vous pouvez faire cet exercice dans la voiture, assise devant votre ordi, dans votre lit… L'avantage c'est qu'il reste discret !

« Les hommes aussi peuvent muscler leur périnée ! Parlez-en à votre amoureux et dites-lui que son plaisir sera aussi plus intense ! »

Cet exercice est idéal après un accouchement par voie basse pour tonifier à nouveau votre plancher pelvien mais aussi pour lutter contre les fuites urinaires.

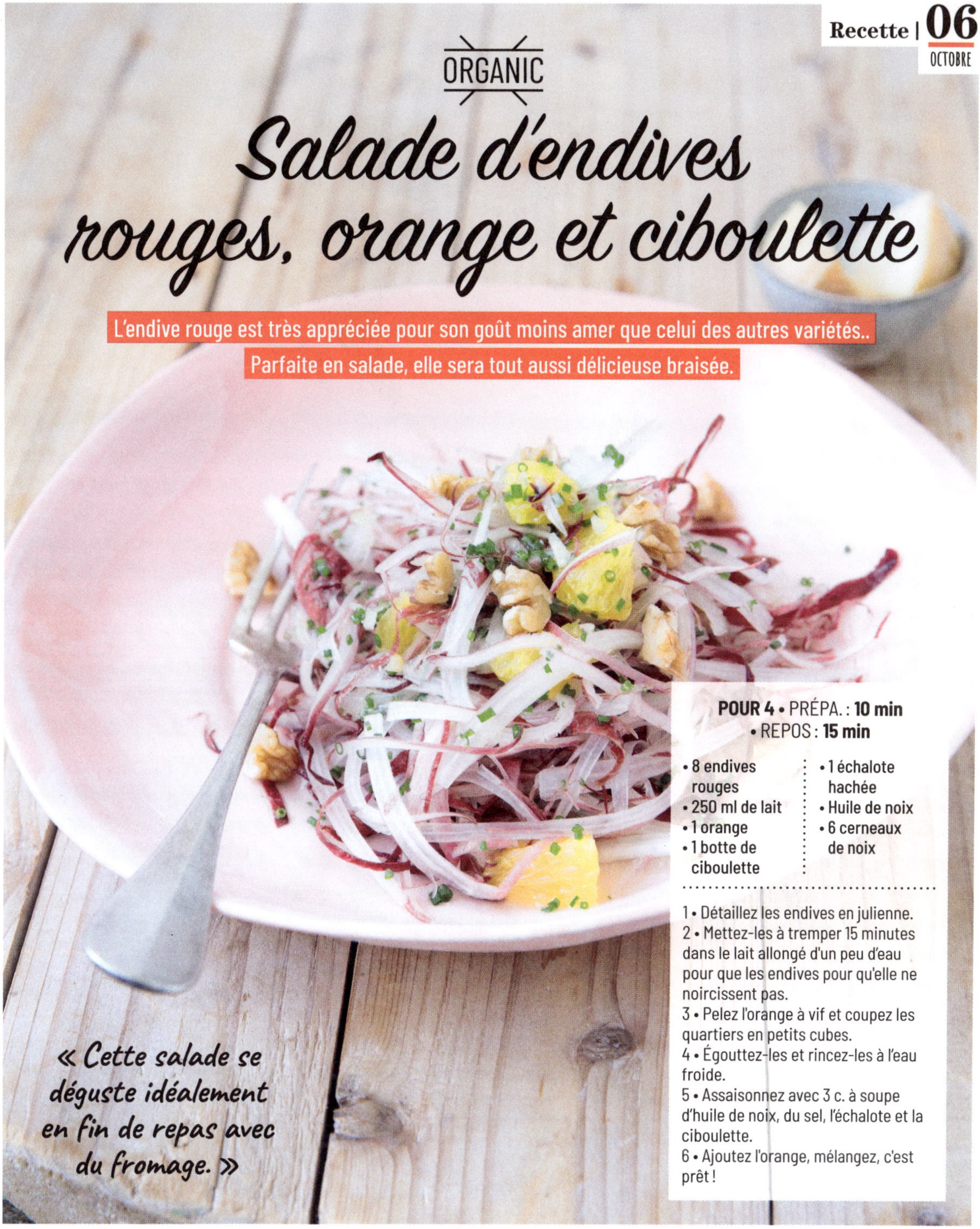

ORGANIC

Salade d'endives rouges, orange et ciboulette

L'endive rouge est très appréciée pour son goût moins amer que celui des autres variétés..
Parfaite en salade, elle sera tout aussi délicieuse braisée.

POUR 4 • PRÉPA. : **10 min** • REPOS : **15 min**

- 8 endives rouges
- 250 ml de lait
- 1 orange
- 1 botte de ciboulette
- 1 échalote hachée
- Huile de noix
- 6 cerneaux de noix

1 • Détaillez les endives en julienne.
2 • Mettez-les à tremper 15 minutes dans le lait allongé d'un peu d'eau pour que les endives pour qu'elle ne noircissent pas.
3 • Pelez l'orange à vif et coupez les quartiers en petits cubes.
4 • Égouttez-les et rincez-les à l'eau froide.
5 • Assaisonnez avec 3 c. à soupe d'huile de noix, du sel, l'échalote et la ciboulette.
6 • Ajoutez l'orange, mélangez, c'est prêt !

« Cette salade se déguste idéalement en fin de repas avec du fromage. »

POSITIVE

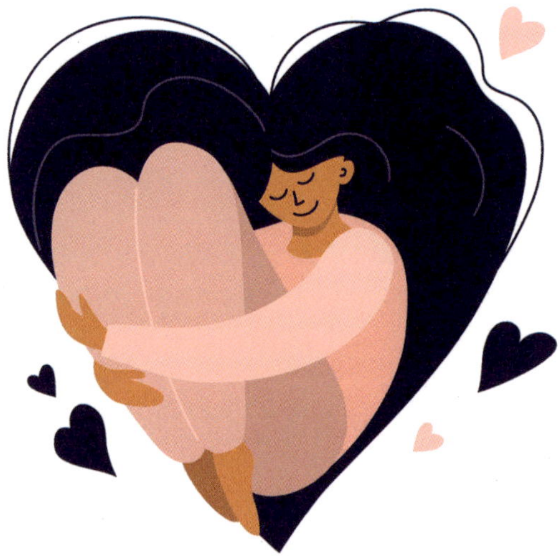

Savoir **pardonner**

Comment pardonner ? Arriver à trouver la force de passer à autre chose et panser ses blessures... Quelques pistes pour vous aider à y parvenir.

Pourquoi est-ce important ? Pardonner est une manière de se libérer de ses souffrances et de retrouver la paix intérieure. Il ne s'agit pas d'oublier, mais bien d'avancer et de lâcher la vengeance, l'aigreur ou encore la colère. Il ne s'agit pas de valider le mauvais comportement de l'autre, mais bien de s'en détacher pour ne plus en souffrir. C'est avant tout un acte personnel pour se préserver.

Acceptez la souffrance

La première étape est de prendre conscience de son mal-être. Celui-ci étant parfois enfoui en nous, il est temps de mettre des mots sur vos maux. Mon conseil est de se laisser le temps nécessaire pour tout évacuer.

Prenez de la distance

Une fois votre peine identifiée, relativisez vos blessures en prenant du recul. Sans culpabiliser, faites simplement le deuil de ce que vous avez vécu. Une étape libératrice qui permet de se situer à nouveau dans le présent et de faire une coupure avec le passé.

Changez les rôles

Cette fois, vous n'êtes plus celle qui a été trahie, trompée, désabusée ou blessée. Vous êtes celle qui a guéri, qui a mûri et qui n'a même plus de rancœur. Celle qui fait preuve de courage pour aller de l'avant. Maîtresse de votre vie, vous êtes alors prête à pardonner !

Libérez-vous

Lorsque vous ne ressentez plus aucune animosité, vous pouvez confronter la personne qui vous a blessée. Formulez alors votre message de pardon. N'attendez cependant rien en retour. Il s'agit d'un acte personnel, ne l'oubliez pas. L'idée est de vous sentir sereine, en phase avec vous-même, mais surtout de passer à autre chose !

SOS planète

Quelques chiffres pour réfléchir...

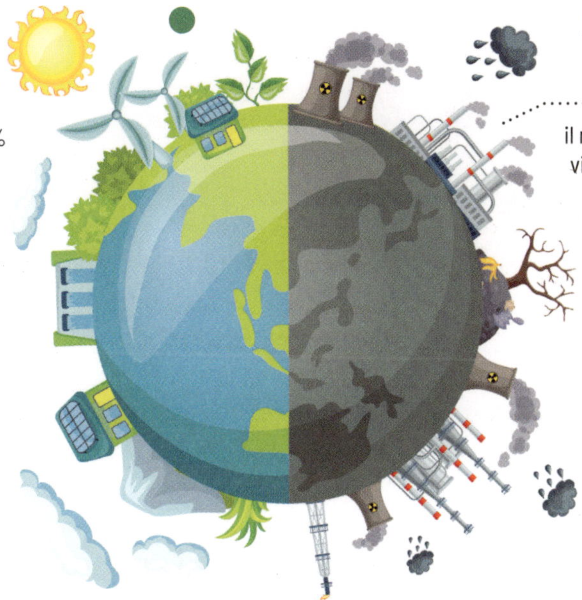

À l'échelle mondiale,

la production alimentaire contribue à hauteur de 20 à 30% de nos émissions de gaz à effet de serre.

Moins de 20%

des plastiques de la planète sont recyclés.

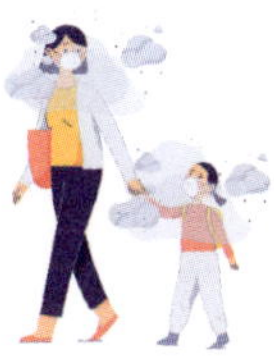

9 personnes sur 10

respirent un air trop pollué.

30% des cancers

pourraient être évités grâce à une alimentation équilibrée.

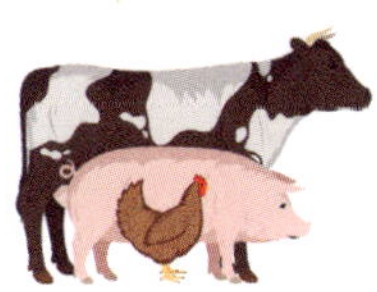

L'élevage intensif

est à l'origine de 14,5 % des gaz à effet de serre.

Sur l'ensemble de la planète

il ne reste plus que 20% de terres vierges d'activité humaine, alors qu'il en faudrait 40 %.

60%

des populations d'animaux sauvages ont disparu en moins de 50 ans.

50 %

des fruits et légumes contiennent des pesticides.

61%

des stocks de poissons sont surexploités.

En Europe

plus de 400 000 personnes meurent chaque année prématurément à cause de la pollution extérieure.

« Agissons vite à notre échelle et sur tous les niveaux ! Partagez vos gestes écolos sur les réseaux sociaux avec le hashtag #365JOURSAUTOPGREEN ! »

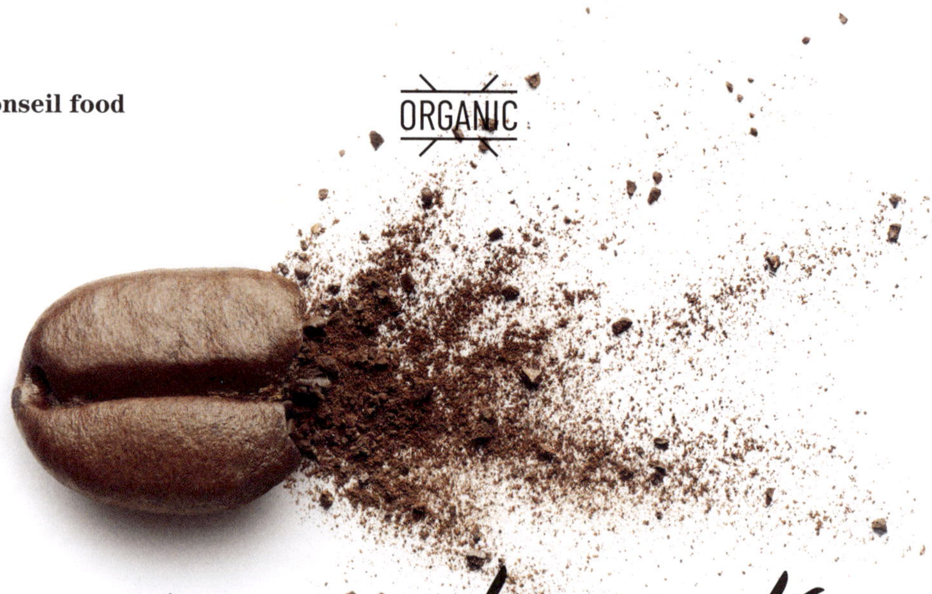

Choisir un bon café

Le café est la deuxième marchandise la plus échangée au monde, après le pétrole et la plus consommée après l'eau ! 2,3 millions de tasses sont bues chaque minute.

Torréfaction artisanale plutôt qu'industrielle

Choisissez des cafés à la torréfaction artisanale plutôt que des cafés industriels. La torréfaction détermine le goût et le taux de caféine. Il faut une température basse et une torréfaction lente pour avoir un café aux saveurs délicates.

Haute altitude

Les cafés cultivés au-dessus de 1500 m ont plus de saveurs et sont meilleurs pour la santé. Les meilleurs cafés sont les arabicas (75 % de la production mondiale). Ils sont à la fois fins et aromatiques. Ils sont cultivés entre 600 et 2 000 m d'altitude, surtout en Amérique centrale, en Amérique du Sud et en Afrique de l'Est. Recherchez l'appellation « Arabica de haute altitude » qui est un gage de qualité.

Café en vrac plutôt qu'en dosette

20 milliards, c'est le nombre de capsules individuelles de café utilisées chaque année dans le monde. De quoi faire 14 fois le tour de la Terre. En aluminium et en plastique, elles sont difficiles à recycler et partent à 75% à la décharge. Optez pour le café soluble ou en grains.

Et pour la santé ?

Prévenir le cancer ou les maladies cardio-vasculaires, réduire les risques de diabète, de maladie du foie ou de démence… De nombreuses études vantent les mérites du café sur la santé. Attention cependant à ne pas dépasser 3 tasses de bon café par jour à adapter selon votre état de santé et votre ressenti car nos organismes ne sont pas tous égaux devant l'or noir !

« Les Français raffolent de café ! 72% en consomment tous les jours, alors mieux vaut s'y pencher de près ! »

« Faites une bonne action pour la planète aujourd'hui ! »

TONIC

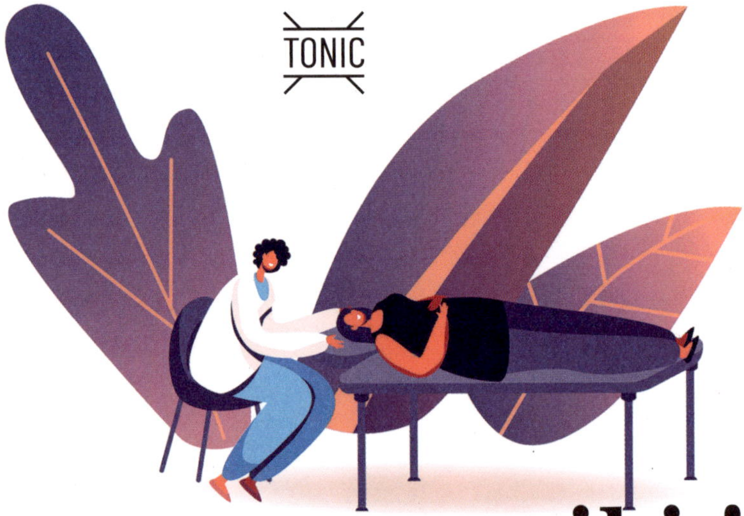

C'est parti mon reiki !

Cette pratique japonaise basée sur des manipulations particulières et des impositions des mains vise à booster notre énergie intérieure. Mon coup de cœur !

| Défaire les nœuds énergétiques |

Reconnecter notre « force vitale intérieure » à l'énergie universelle, telle est la philosophie originelle du reiki. Cette technique japonaise vise à rétablir la circulation des énergies en défaisant les « nœuds énergétiques » qui peuvent être à l'origine de blocages.

| Une technique récente |

Imaginée au début du XXe siècle par un moine bouddhiste japonais, le reiki est arrivé en Occident dans les années 1930. Il existe aujourd'hui de nombreux espaces dédiés, et des séances sont pratiquées dans les thalasso et les centres de remise en forme.

| Comment ça se passe ? |

Une séance de reiki se fait en position allongée sur une table de massage. Le praticien réalise différentes impositions des mains sur l'ensemble du corps. Contrairement aux guérisseurs ou « rebouteux » occidentaux qui ont une pratique généralement empirique des soins, les spécialistes de reiki se basent sur une méthode très précise avec une théorie et des règles.

| Quel effet ça fait ? |

J'ai déjà eu l'occasion de pratiquer quelques séances de reiki. L'effet a toujours été le même pour moi : une grande décontraction assortie de sensations de chaleur sur les zones ciblées par les manipulations.

| Dans quels cas pratiquer ? |

Le reiki pourrait avoir une action positive à la fois sur notre corps et notre état psychologique. Cette pratique est notamment recommandée en cas de stress, de névroses ou de phobies, pour apaiser les douleurs, les nausées, combattre les insomnies…

Exercice d'auto-reiki

Une technique à tester en cas d'anxiété

Mettez-vous debout en positionnant une main à plat sur la poitrine, l'autre au même niveau mais dans le dos, la paume vers l'extérieur. Restez ainsi pendant 5 minutes. Cette posture harmonise le cœur et le système immunitaire pour diminuer l'anxiété.

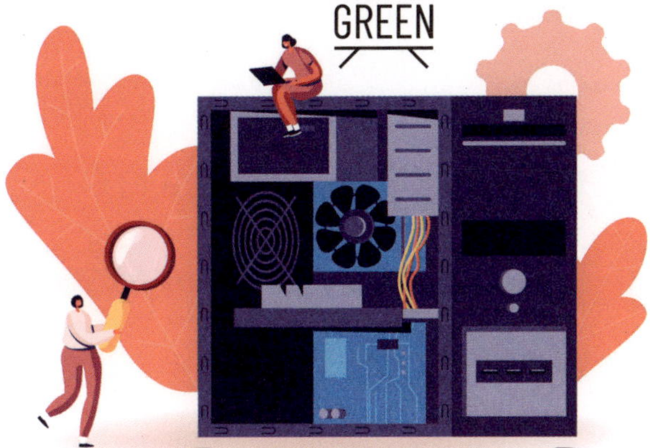

High-tech éthique

A-t-on vraiment besoin d'une nouvelle tablette ou d'un ordi dernier cri ? Avant de sortir la carte bleue, on se renseigne sur les solutions plus écologiques.

Quelle est la consommation d'énergie de nos équipements ?

Smartphone	de 2 à 7 kWh / an
Tablette	de 5 à 15 kWh / an
Écran	de 20 à 100 kWh/an
Ordinateur portable	de 30 à 100 kWh/an
Ordinateur fixe	de 120 à 250 kWh/an
Box (Internet +TV)	de 150 à 300 kWh/an

Pour se renseigner ;
Pour choisir des équipements plus respectueux de l'environnement : sur Internet : *www.ademe.fr/labels-environnementaux*
Guide Topten : *www.guidetopten.fr*

Il existe des alternatives éthiques !

Label	Appareils concernés
epeat	Ordinateurs et écrans
NORDIC ECOLABEL	Ordinateurs et imprimantes
DER BLAUE ENGEL – JURY UMWELTZEICHEN	Ordinateurs, imprimantes, téléphones portables
TCO CERTIFIED	Ordinateurs, écrans, tablettes et téléphones portables

Signification
économes, recyclables, réutilisables ou réparables. Absence ou limitation de certaines substances dangereuses pour la santé.

ORGANIC

Smoothie bowl aux kiwis et pollen

Ce super smoothie est parfumé et très healthy pour le petit déjeuner ou le goûter : les fruits apportent des vitamines, et l'association du thé vert et du citron ralentit le vieillissement de la peau.

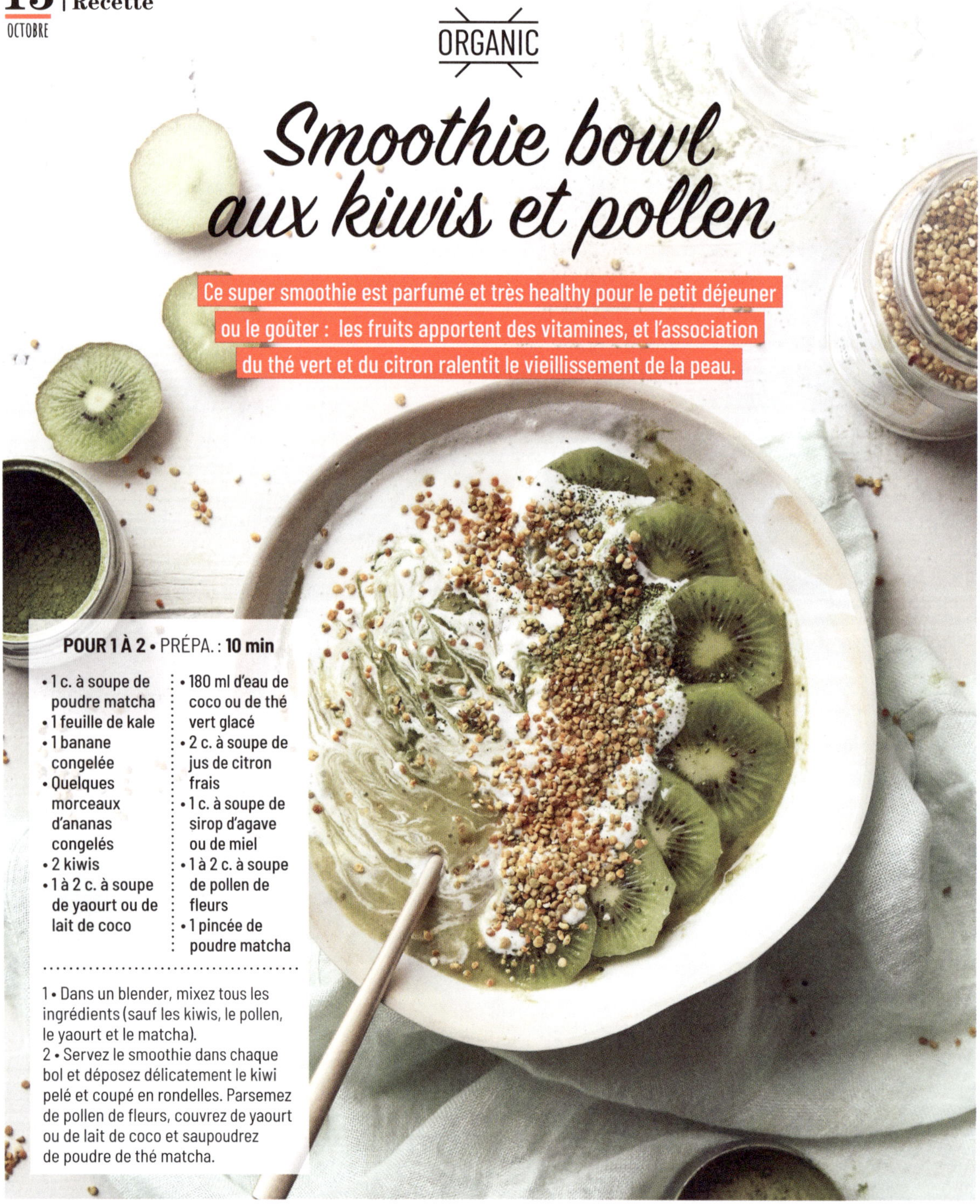

POUR 1 À 2 • PRÉPA. : **10 min**

- 1 c. à soupe de poudre matcha
- 1 feuille de kale
- 1 banane congelée
- Quelques morceaux d'ananas congelés
- 2 kiwis
- 1 à 2 c. à soupe de yaourt ou de lait de coco
- 180 ml d'eau de coco ou de thé vert glacé
- 2 c. à soupe de jus de citron frais
- 1 c. à soupe de sirop d'agave ou de miel
- 1 à 2 c. à soupe de pollen de fleurs
- 1 pincée de poudre matcha

1 • Dans un blender, mixez tous les ingrédients (sauf les kiwis, le pollen, le yaourt et le matcha).
2 • Servez le smoothie dans chaque bol et déposez délicatement le kiwi pelé et coupé en rondelles. Parsemez de pollen de fleurs, couvrez de yaourt ou de lait de coco et saupoudrez de poudre de thé matcha.

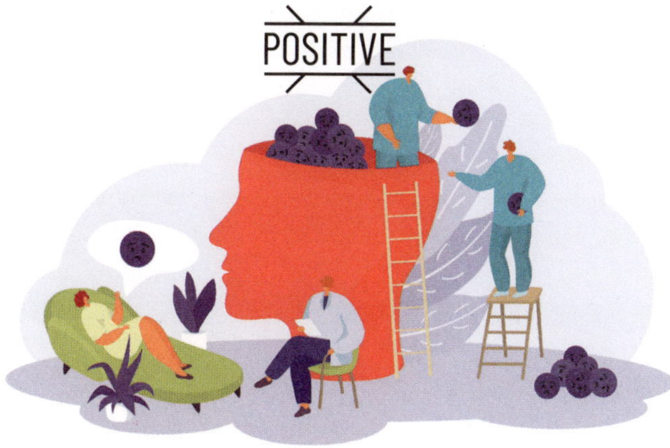

6 raisons de s'allonger sur le divan

Pour prendre confiance en soi, soulager des angoisses, vider sa petite poubelle intérieure... Consulter un psy peut s'imposer à un moment de sa vie comme la meilleure des solutions.

Pour se comprendre

Qu'il dure quelques séances ou plusieurs années, ce travail vous permettra de mieux comprendre certains mécanismes et de trouver des outils pour canaliser vos émotions et pensées.

Pour soulager un mal physique

Montées d'angoisses, maux de tête ou de ventre, douleurs lombaires, certains symptômes peuvent être provoqués par un mal-être psychologique. Il s'agit de somatisation. Quand la tête ne va pas bien, le corps l'exprime. Les entretiens thérapeutiques vous permettront d'identifier les causes de ces douleurs et de les apaiser.

Pour se recentrer

Arrêter de douter, assumer ses décisions, ne plus culpabiliser et prendre confiance en ses capacités.

Pour analyser ses schémas

Vous avez l'impression de faire toujours les mêmes erreurs, de rencontrer les mêmes limites (échecs amoureux à cause d'une jalousie maladive, problème avec la hiérarchie)… En trouvant l'origine de ces répétitions, vous pourrez trouver en vous les moyens de les dépasser.

Pour retrouver la joie

Votre entourage vous trouve déprimée. Les gens en qui vous avez le plus confiance disent que vous êtes anxieuse, irascible… Même si vous n'avez peut-être pas pris conscience de ce changement de comportement, votre entourage a peut-être raison.

Pour soigner un trauma

Après avoir vécu un épisode traumatisant, on se dit parfois qu'il est préférable de ne pas y penser, de continuer à vivre comme si de rien n'était. Mais quelques semaines, mois ou années plus tard, il peut arriver de ressentir des symptômes du stress post-traumatique (angoisses, insomnies, irritabilité…). Il existe aujourd'hui des méthodes cognitives et thérapeutiques qui peuvent vous aider. ●

« Adoptez le rythme de la nature. »

TONIC

Yoga du sommeil

Voici 3 postures qui peuvent vous aider en cas de réveils nocturnes ! À pratiquer régulièrement et avant d'aller se coucher (ou même au lit !) pour libérer le corps des tensions.

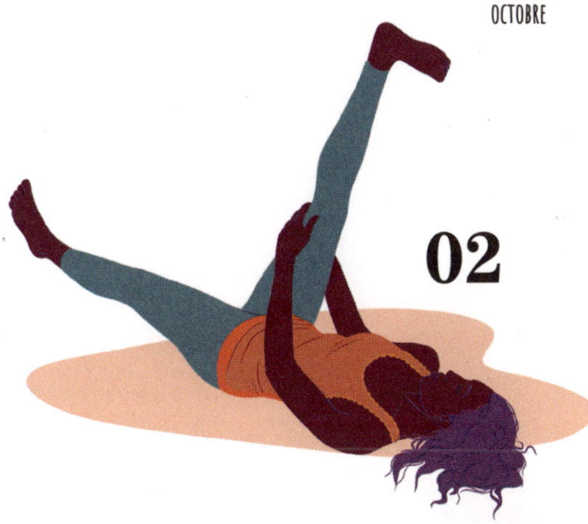

02

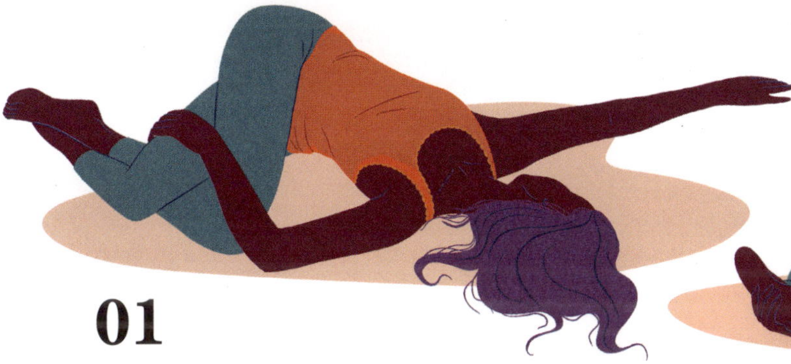

01

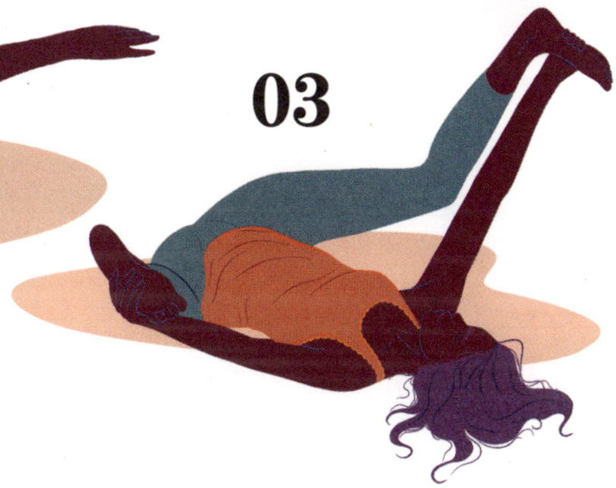

03

01 | Torsion allongée |

J'adore les torsions ! Elles essorent toutes nos tensions accumulées dans la colonne vertébrale. Allongez-vous sur le dos, pliez le genou droit et posez-le sur votre côté gauche en le maintenant avec votre bras gauche. Tournez votre visage à droite et allongez votre bras droit à droite à la perpendiculaire de votre buste. Faites 10 longues respirations. Puis changez de côté.

02 | Jambe étirée |

Toujours allongée, étirez votre jambe en la soutenant à l'arrière de la cuisse. Votre jambe doit se détendre progressivement et de manière autonome au fil de vos respirations, ne forcez pas ! Faites 10 longues respirations. Puis changez de jambe.

03 | Bébé heureux |

Une drôle de position qui va vous libérer le bassin et le dos ! Toujours allongée sur le dos, attrapez vos plantes de pied comme un nouveau-né et balancez-vous de gauche à droite en tirant sur vos pieds. Faites 5 longues respirations.

« Pour calmer une insomnie, il faut calmer l'esprit. En se reconnectant à son corps et en lui proposant du relâchement, le seommeil revient plus vite. »

ORGANIC

Allumez le feu

La cuisson des aliments peut nuire à leur richesse nutritionnelle. Ce serait bête de gâcher un bon petit poisson parce qu'on ignore comment bien le cuire non ? Mes quelques conseils.

À ne pas faire

Plus on cuit longtemps et à haute température, plus on perd les effets positifs des vitamines et minéraux.

Des vitamines plus fragiles

La vitamine C est la plus fragile de toutes les vitamines. En revanche, même si elle peut être détruite par l'oxydation, la vitamine A reste assez stable à la cuisson, avec une perte maximale de ses bienfaits de 15%.

Cuire les aliments provoque des modifications physiques et chimiques. Les vitamines et minéraux peuvent être altérés ou détruits en quelques minutes.

Le pire mode de cuisson?

La cuisson à l'eau dans laquelle les vitamines s'évaporent. Saler l'eau de cuisson des légumes évite la fuite des minéraux.

Le meilleur mode de cuisson ?

La cuisson à l'étouffée ou à la vapeur (panier vapeur, feuilles de bananier, robot vapeur…) qui garde au mieux les qualités nutritives.

Cuire au four

Le mieux est de cuire à une température plus basse (140 °C) pour préserver les qualités nutritives. Il est possible de cuire les aliments en papillote dans du papier sulfurisé afin que les produits restent dans leur jus et que l'évaporation soit limitée.

Cuire au wok

Le wok est mieux adapté que la poêle pour certains aliments (les légumes et les fruits de mer, par exemple) car ils sont moins en contact avec la surface de cuisson. La hauteur des rebords retient la vapeur ce qui contribue à cuire les alime,ts sans qu'ils se dessèchent.

« Info surprise : la tomate et l'épinard doivent être cuits pour apporter un maximum d'anti-oxydants et jouer au mieux leur rôle de super aliments ! »

La lecture : un antistress !

Lire un livre pendant 6 minutes suffit à se décontracter. Héhé ! Vous l'ignoriez ? Ouvrez vos bouquins et regardez comme c'est bon !

| Se concentrer sur une seule action |

Le stress est un cercle vicieux : il nous plonge dans un état de tension et de fatigue qui favorise à nouveau le stress… Pour sortir de cette spirale infernale, il faut réussir à déconnecter. Contrairement aux autres activités divertissantes comme le fait de regarder un film ou d'écouter de la musique, la lecture implique d'être totalement concentré. Impossible de laisser vagabonder ses idées, et de risquer de penser à nouveau aux tracas du quotidien.

| Permettre au corps de se ressourcer |

Parce qu'elle éloigne les pensées anxiogènes, la lecture permet à notre corps de s'apaiser. Notre respiration est plus calme, ce qui influe de manière positive sur le rythme cardiaque et la tension artérielle. Une réelle sensation de sérénité se diffuse alors à l'intérieur de nous.

| 6 minutes par jour |

Selon une récente étude réalisée par des chercheurs canadiens, l'état d'apaisement intervient au bout de 6 minutes de lecture seulement. Quand on lit 6 minutes chaque jour, le corps s'habitue à rentrer rapidement dans cet état de décontraction, ce qui lui permet de lutter durablement contre le stress.

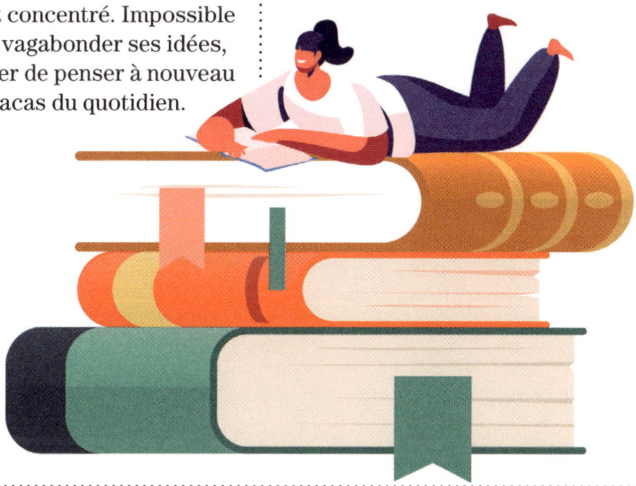

« Bonne nouvelle ! 84% des Français se déclarent lecteurs et la moitié lisent tous les jours ! »

Les autres bienfaits de la lecture

- Travailler sa capacité de concentration.
- Développer son vocabulaire et ses connaissances grâce à la découverte d'univers différents.
- Prévenir la dépendance aux écrans : la nomophobie (qui provient de l'expression *no mobile phone*), la peur de se retrouver sans son téléphone mobile.
- Faciliter l'endormissement le soir en favorisant un état altéré de conscience.

GREEN

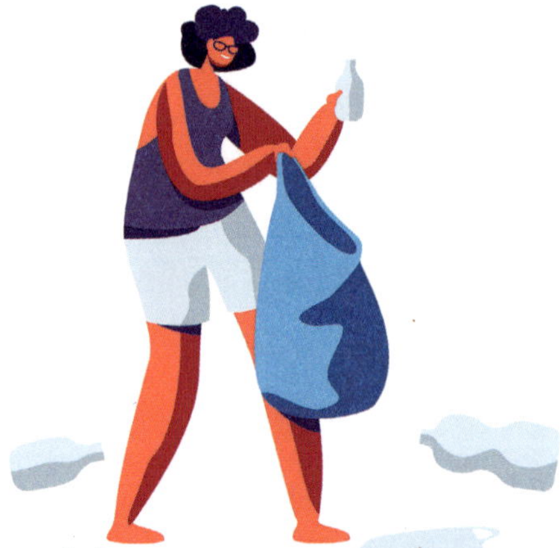

Une seconde vie à vos déchets

Si nous n'avons pas la possibilité de vivre deux vies (quoique…), nos objets si ! Au quotidien, pensez toujours à valoriser tout ce que vous désiriez jeter.

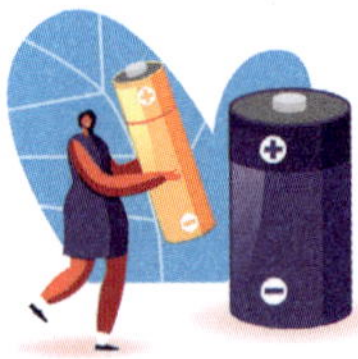

01 • Je ne jette pas mes piles à la poubelle, je les apporte dans les points de collecte (magasins, déchèteries, entreprises…). Seules 30% des piles sont aujourd'hui recyclées.

02 • Je rapporte mes déchets électriques ou électroniques là où je les ai achetés ou dans des collectes telles que des réseaux solidaires… 1,4 million de tonnes de ces déchets sont jetés chaque année.

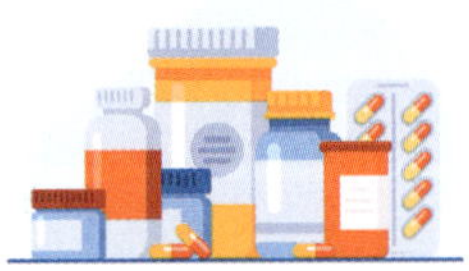

03 • Je vais à la pharmacie pour donner mes médicaments périmés, je ne les jette pas dans la poubelle car ils sont toxiques ! Idem pour mes radiographies qui sont des déchets dangereux.

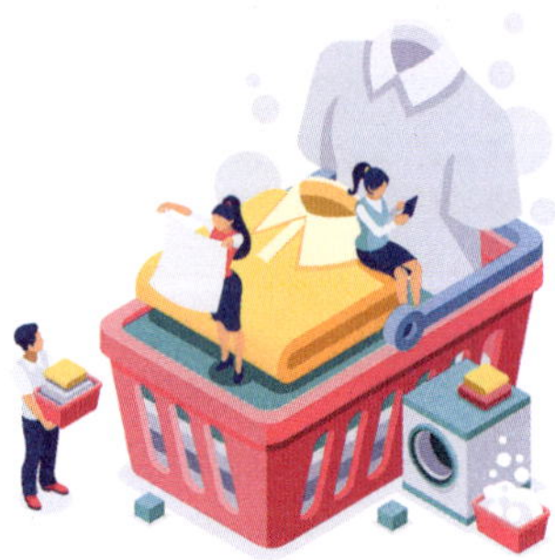

04 • Je donne mon linge à des associations ou je les dépose dans des containers spécialisés.

05 • Je pense aux bibliothèques d'objets pour donner les outils, l'électroménager, ou la déco dont je ne me sers plus. Ils serviront aux autres !

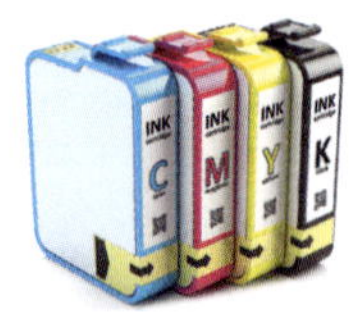

06 • Je vais déposer mes cartouches d'encre dans les boutiques de fournitures de bureau afin qu'elles soient réutilisées.

07 • Je pense à *upcycler* mes boîtes en métal, à chaussures… Pour donner une seconde vie à ce que j'utilise.

08 • Lorsque je fais un achat, je privilégie les emballages recyclables avec le logo « anneau de Moebius ».

« 3,6 millions de tonnes d'encombrants sont jetés chaque année par les Français. Pensez Emmaüs ! »

POSITIVE

Bien gérer l'attente

La patience, je m'y frotte chaque jour ! Je vous livre mes clés pour ne plus rester à espérer sans rien faire à travers 3 étapes libératrices qui me font du bien.

Qui n'a jamais rafraîchi 15 fois sa boîte mail, regardé son téléphone toutes les 3 secondes ou attendu de pied ferme un courrier chaque matin ? Moi la première, je stresse et m'impatiente vite de ne pas savoir. Pour ne plus ressentir cette sensation d'impuissance où le temps semble figé autant que le cerveau focalisé, j'ai découvert quelques astuces pour me libérer et mieux gérer ces moments-là.

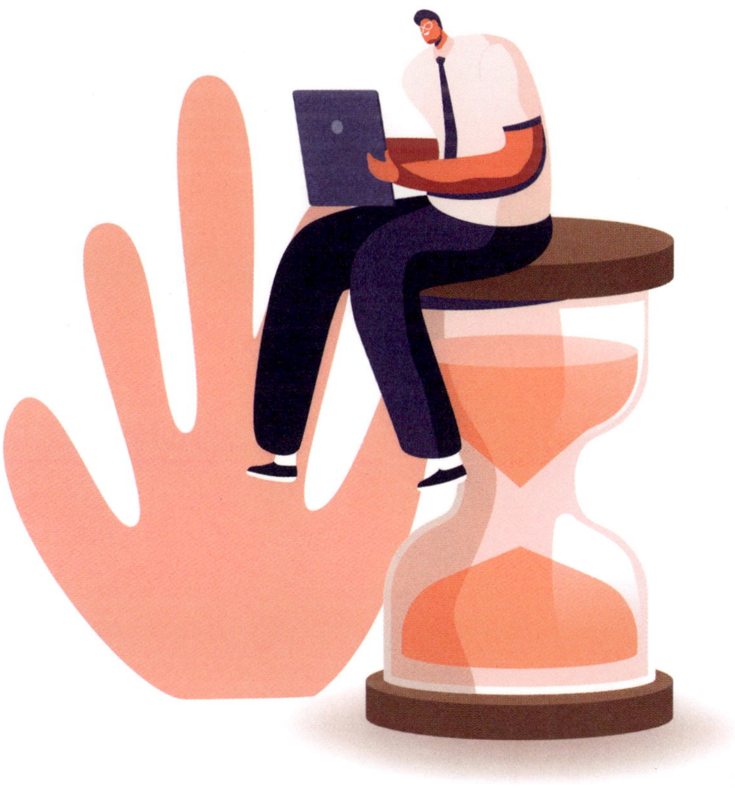

3 tips

Je fais autre chose

Plutôt que de rester dans l'inaction de l'attente, je me force à mettre mon énergie ailleurs. Je me concentre alors sur un projet immédiat que je peux gérer tout de suite. Si je n'ai rien en cours, j'aère mon esprit en l'occupant autant que possible : je vais courir, je vais voir un film, j'organise une soirée entre copines. Ainsi, je ne suis plus en mode « arrêt » à compter les secondes qui passent !

Je visualise positif !

Je chasse mes idées noires et mon anxiété en me disant que tout va bien se passer. Je n'ai pas encore reçu la *big news* ? C'est qu'elle est toujours en discussion ou en train de se peaufiner. J'essaye d'être optimiste, de croire en moi et m'évite alors de rester dans la rumination.

J'accepte de ne pas contrôler

Finalement le plus difficile reste toujours de ne pas pouvoir maîtriser une situation. Tout le principe du lâcher-prise. Je me répète alors que le temps est bénéfique et qu'il permet de faire mûrir les choses. Que parfois l'attente est inévitable puisqu'elle est la clé de la réussite pour l'aboutissement d'un projet.

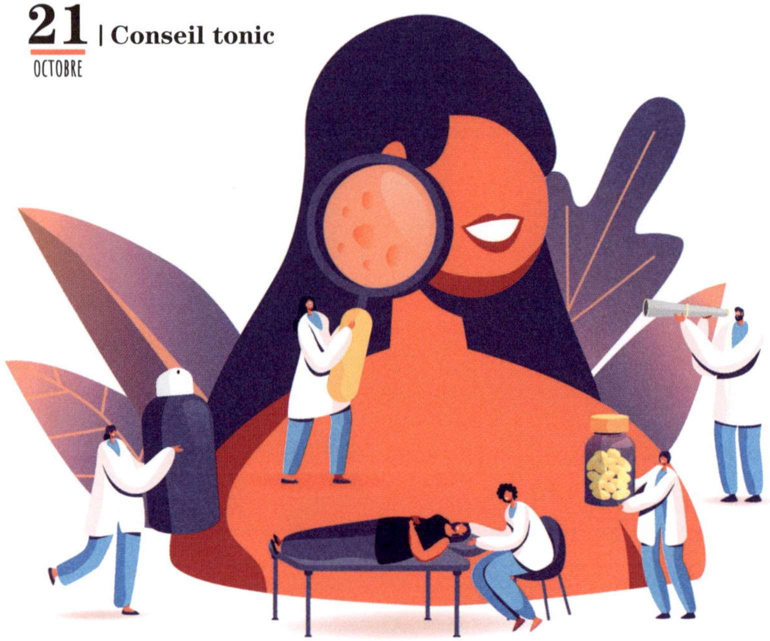

TONIC

Mon peeling visage

Pour nettoyer la peau, retarder l'arrivée des rides et retrouver un teint de pêche, rien de mieux qu'un peeling régulier du visage !

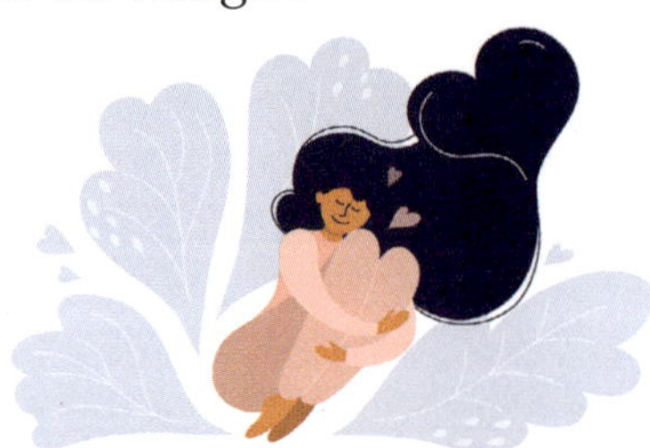

| Pourquoi faire un peeling régulier ? |

Chaque jour nous perdons plus de 30 000 cellules mortes. Pour éliminer ces peaux mortes et éviter que celles-ci ternissent notre teint, il est important de pratiquer régulièrement un soin exfoliant. Ce peeling permettra également d'oxygéner la peau, de la raffermir et de retarder l'arrivée des rides.

| Un soin tous les 10 jours |

Pour éviter d'abîmer la peau fragile du visage, il est recommandé de ne pas faire plus d'un peeling tous les 10 jours, voire tous les 15 jours.

Mes petites recettes

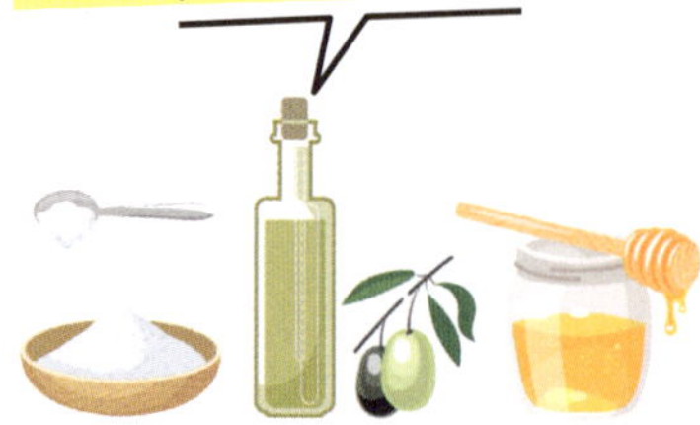

Peeling hydratant

Ingrédients : sucre en poudre, huile d'olive et miel
Mélangez 1 cuillère à soupe de sucre, 1 cuillère d'huile d'olive et 1 cuillère de miel. Appliquez le mélange sur le visage et massez ensuite doucement avec la pulpe des doigts, en effectuant de petites rotations.

Peeling cicatrisant

Ingrédients : citron et coton
Pressez le jus d'un citron et appliquez-le à l'aide d'un coton sur le visage après démaquillage. Rincez à l'eau claire et appliquez ensuite une crème hydratante. Ce peeling aide la peau à se régénérer en cas de cicatrices ou d'acné.

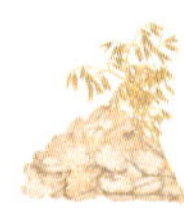

Peeling douceur

Ingrédients : flocons d'avoine
Versez les flocons d'avoine dans un petit verre d'eau. Mixez jusqu'à obtenir une bouillie épaisse. Appliquez et massez ensuite sur la totalité du visage. Effet peau de bébé garanti !

Saison
• De septembre à octobre
Ma shopping liste
• Les cèpes • La girolle • Le pied-bleu • Le rosé • Le pied-de-mouton • Le champignon de Paris
Conservation
• 3 - 4 jours au réfrigérateur dans un récipient hermétique. • Plusieurs mois au congélateur.
Cuisson
• À adapter selon les recettes.

« Les champignons m'aident à renforcer mon système immunitaire et boostent mon moral ! De plus, ils sont hypocaloriques et rassasient vite. »

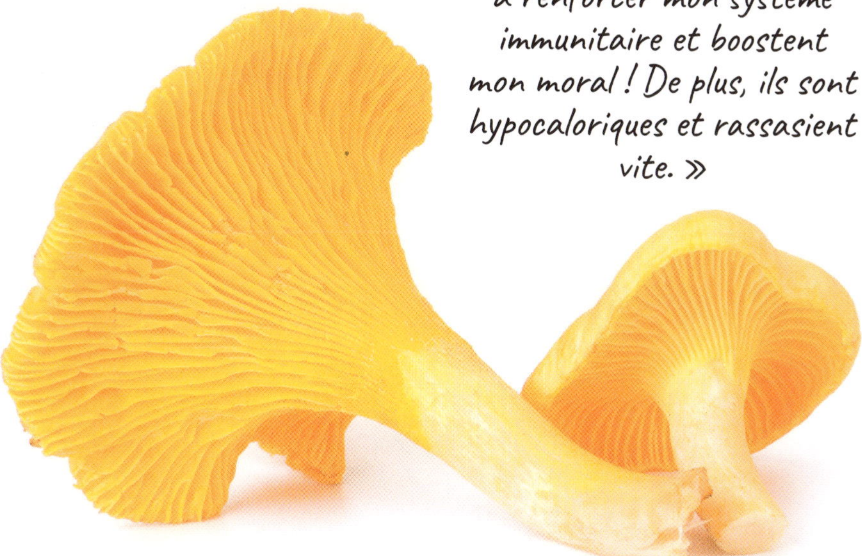

ORGANIC

Super aliment

Les champignons

Seuls végétaux à fabriquer de la vitamine D, les champignons sont une source de protéines et de vitamines intéressante pour passer l'hiver en pleine forme.

Ils boostent

- Les os
- Le système immunitaire
- La perte de poids
- Les cheveux
- La peau

Ils luttent contre

- La dépression hivernale
- Les maladies cardio-vasculaires
- La pression artérielle
- Le cholestérol sanguin
- L'hyperglycémie

Les champignons au menu

(dans tous leurs états !)

• En apéro :
fricassée de pieds-de-mouton

• En entrée :
crème de champignons (le pied-bleu) et velouté de potiron

• En plat :
pâtes aux girolles

• En dessert :
macarons aux cèpes

TONIC

Mon petit streching

Améliorer votre souplesse, vous relaxer ou vous étirer après une séance de sport, le streching est un toujours un bon basique à avoir dans son sac !

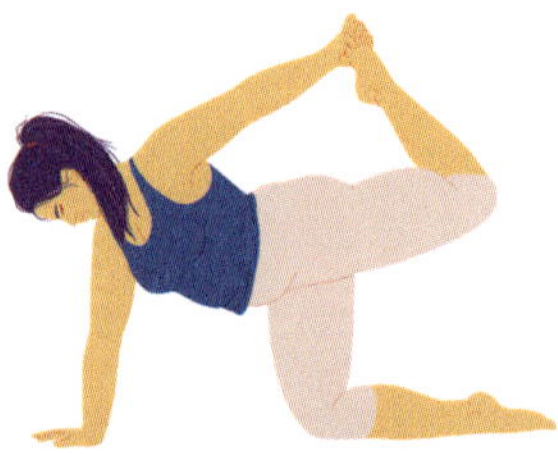

01 | Tout le corps |

Une posture de streching assez globale qui agit sur tout votre corps, parfaite lorsque vous vous sentez un peu fourbue. Installez-vous à quatre pattes puis levez une jambe à 90°, la pointe flex vers le ciel. Attrapez votre pied avec votre main située du même côté. Tenez l'équilibre pendant 20 s et changez de côté.

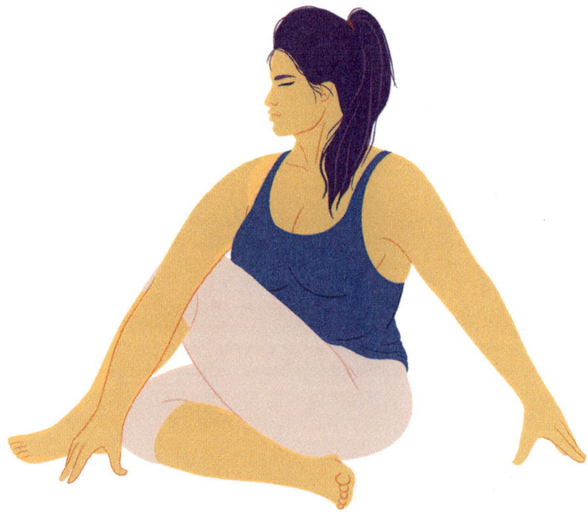

02 | Fesses et colonne |

Une posture qui va vous faire du bien après une journée au bureau. Assise en tailleur, croisez le pied par-dessus la cuisse opposée. Votre dos est bien droit et vos deux fesses bien posées au sol. Une de vos mains vous soutient en arrière et l'autre devant. Regardez au loin et respirez profondément pendant 20 s. Changez de côté.

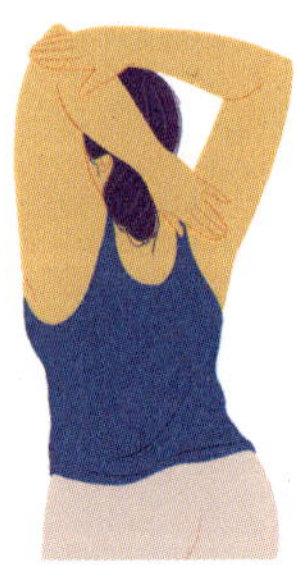

03 | Triceps et dos |

Un étirement qui va vous soulager au niveau du haut du dos et des bras. Debout, les jambes légèrement écartées et fléchies, le dos droit, levez un bras au-dessus de votre tête et pliez le coude afin d'attraper l'épaule opposée. L'autre main saisit votre coude opposé et le rapproche de votre tête. Tenez 20 s et changez les bras.

« Cette routine stretching agit en prévention à tout moment de la journée. Vous éviterez ainsi des douleurs liées à des postures statiques prolongées. »

ORGANIC

Brioche light très moelleuse

Une brioche light pour des petits déjeuners gourmands !

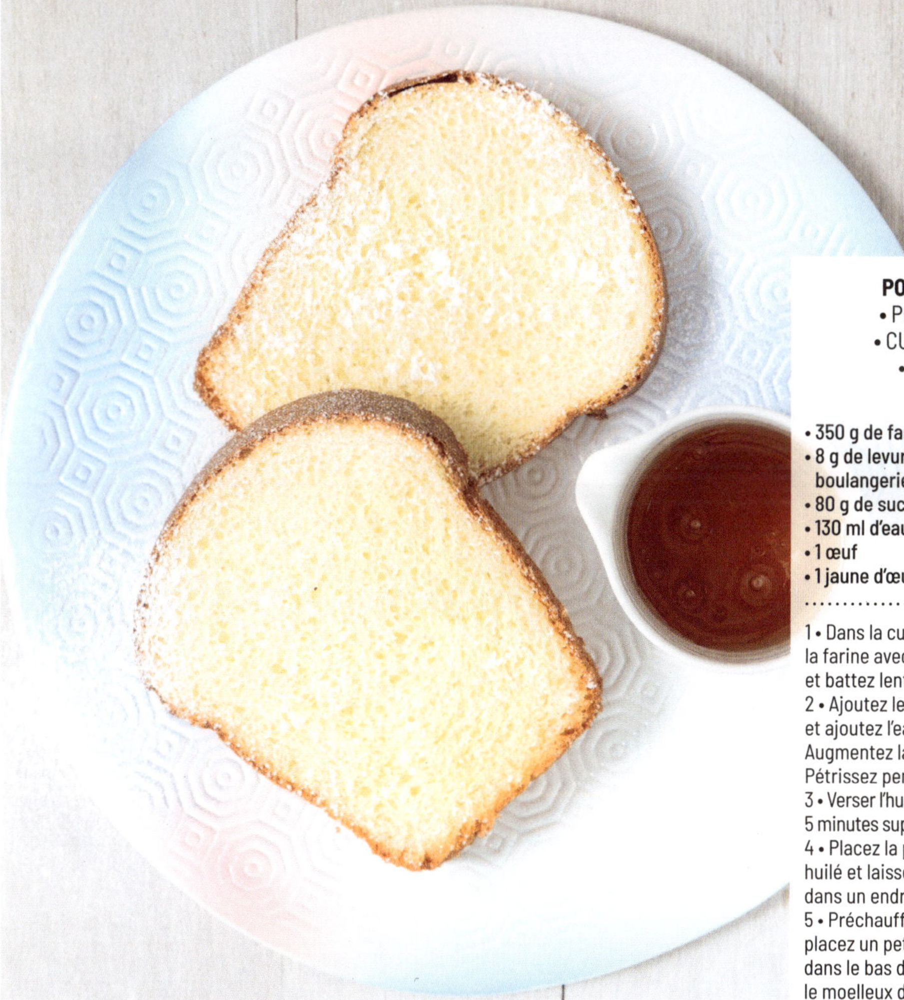

POUR 1 BRIOCHE
• PRÉPA. : **25 min**
• CUISSON : **15 min**
• REPOS : **2 h**

- 350 g de farine
- 8 g de levure de boulangerie
- 80 g de sucre
- 130 ml d'eau
- 1 œuf
- 1 jaune d'œuf
- 60 ml d'huile d'olive
- 1 c. à soupe de miel
- ½ c. à café de sel

1 • Dans la cuve du batteur, placez la farine avec la levure émiettée et battez lentement.
2 • Ajoutez le sucre et le sel. Mélangez et ajoutez l'eau, l'œuf et le jaune. Augmentez la vitesse du batteur. Pétrissez pendant 5 minutes.
3 • Verser l'huile et le miel, et pétrissez 5 minutes supplémentaires.
4 • Placez la pâte dans un moule bien huilé et laissez lever environ 2 heures dans un endroit tempéré (25-30 °C).
5 • Préchauffer le four à 180 °C et placez un petit récipient rempli d'eau dans le bas du four pour garantir le moelleux de la brioche.
6 • Enfournez 15 minutes. Laissez refroidir avant de démouler.

« Votre corps vous appartient, ne laissez pas la société le critiquer. »

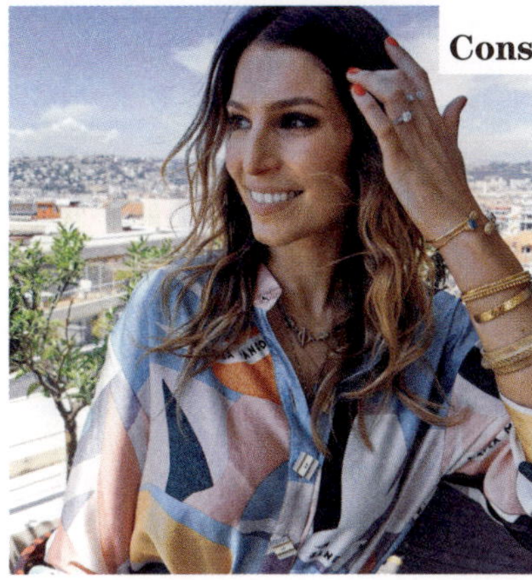

DIY

Mon sérum fortifiant cils et sourcils

À vous les yeux de biche ! Des cils plus longs et des sourcils épais pour un regard ravageur !

CIBLE	• cils et sourcils fins ou abîmés
BIENFAITS	• fortifie, donne du volume et stimule la pousse
MATÉRIEL	• un tube de mascara vide, une cuillère à soupe et une cuillère à café
CONSERVATION	• 2 mois

| INGRÉDIENTS & DOSAGE |

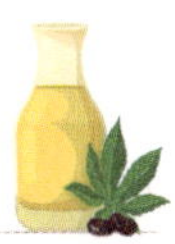

• 3 cuillères à soupe d'huile de ricin

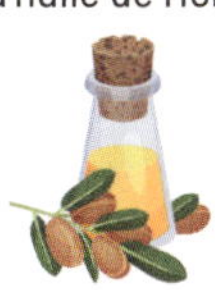

• 3 cuillères à café d'huile de jojoba

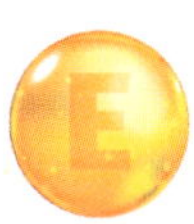

• 4 gouttes de vitamine E

| Recette |

• Munissez-vous d'un tube de mascara vide.

• Versez 3 cuillères à soupe d'**huile de ricin**. Véritable atout beauté, cette huile fabuleuse va stimuler la pousse de vos cils et sourcils, leur apporter davantage de volume et les fortifier.

• Versez 3 cuillères à café d'**huile de jojoba**. Ses propriétés hydratantes vont nourrir les bulbes, les rendre plus forts et ainsi éviter leur chute.

• Terminez avec **4 gouttes de vitamine E**.

• Appliquez ce soin sur vos cils et sourcils de la racine à la pointe.

| Astuce |

Avoir de beaux cils et sourcils commence à l'étape du démaquillage. Plus il sera doux et moins il y a de risque de chute ! Il faut toujours bien **démaquiller les cils et sourcils** pour éviter qu'ils tombent pendant le sommeil.

« Je l'applique avant de dormir pour que le soin agisse en profondeur toute la nuit ! »

ORGANIC

Mangez du fer !

Le manque de fer touche plus de 1,5 milliard d'individus dans le monde. Pour éviter cette carence courante, certains aliments valent mieux que d'autres.

Ses bienfaits

Il assure plusieurs rôles essentiels au fonctionnement de l'organisme. Il permet notamment le transport de l'oxygène dans les cellules. Comme il est souvent mal assimilé, il n'est pas rare d'être en carence ou de souffrir d'anémie. Résultat, vous manquez d'énergie, êtes de mauvaise humeur et vous sentez souvent fatiguée !

Les aliments à privilégier

Le boudin noir

Avec ses 23 mg de fer pour 100 g, il est *the* référence pour aider à ne plus souffrir d'anémie. Je l'aime servi avec une poêlée de pommes chaudes ou en parmentier !

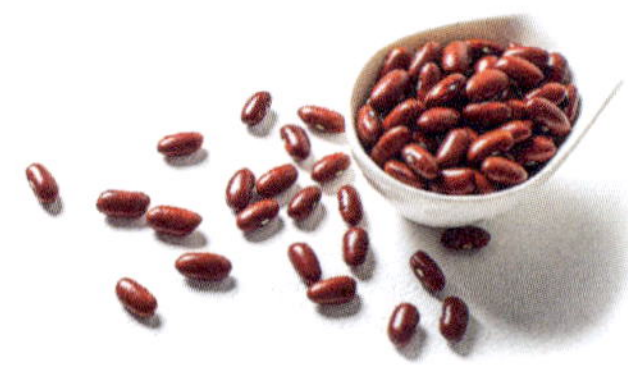

Les légumes secs

Misez sur les lentilles, les pois cassés, les pois chiches ou encore les haricots rouges. Pour une meilleure assimilation, je les associe avec une source de protéine animale. Le combo FERérique assuré !

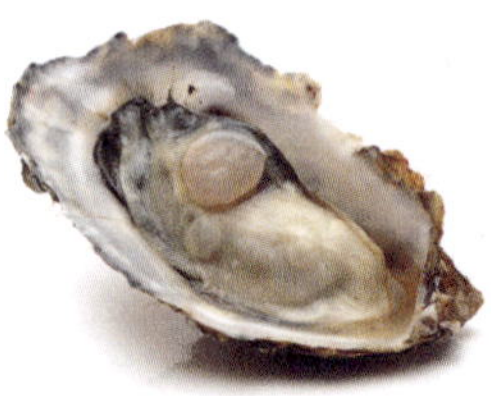

Les fruits de mer

Super aliments : le fer qu'ils contiennent est 10 fois mieux transformé ! Lorsque c'est la saison, je craque alors pour les palourdes, les huîtres, les bigorneaux ou encore les moules !

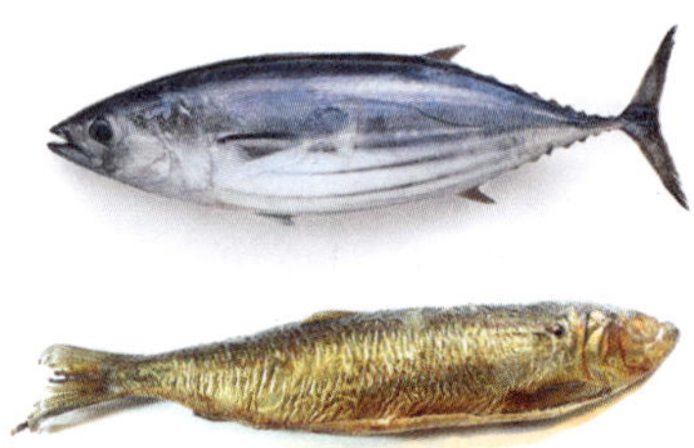

Le poisson

Le thon, les sardines, les harengs ou encore le maquereau sont d'excellentes sources en fer ! Lorsque je me sens fatiguée, j'essaye d'en consommer au moins une fois par semaine.

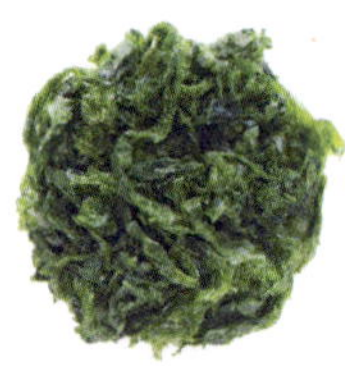

Les algues

La spiruline ou encore la laitue de mer sont des excellentes alternatives pour les végétariens ou vegans. À introduire dans vos salades et vos préparations chaudes.

« Le fer s'assimile particulièrement bien lorsqu'il est consommé avec de la vitamine C comme celle des oranges au cours d'un repas. Pensez-y ! »

Le kanga training

Pour les jeunes mamans qui veulent reprendre le sport, ce fitness doux inventé par une maman autrichienne, ancienne danseuse, propose de faire participer votre bébé !

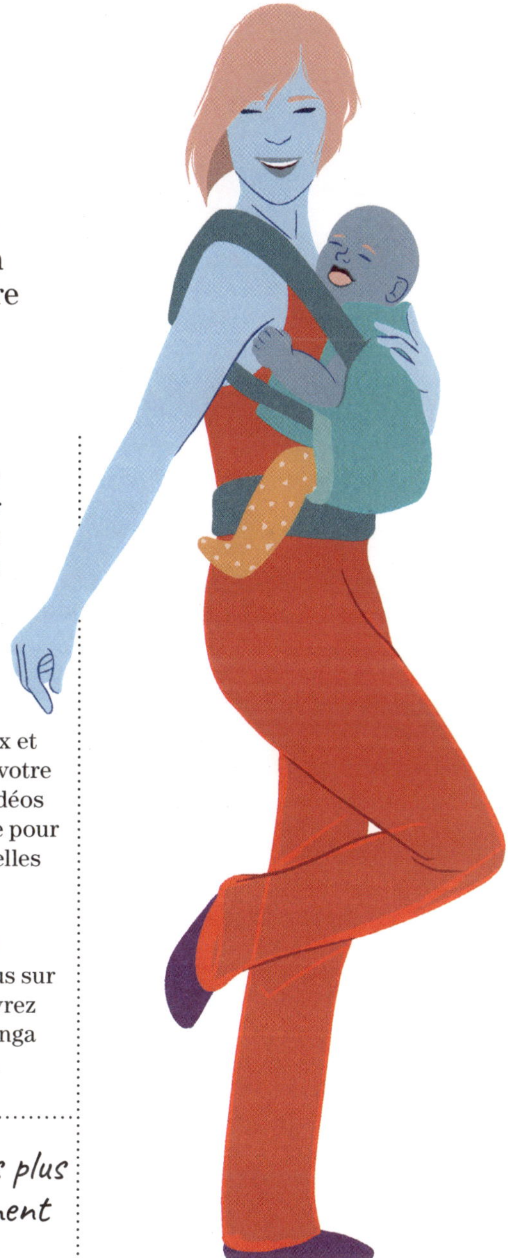

Commencez ces exercices après avoir fait votre rééducation périnéale.

Soit 8 semaines après un accouchement par voie basse et 12 semaines après une césarienne.

Votre bébé est porté dans une écharpe de portage ou un porte-bébé pendant les exercices, faites-vous conseiller par un professionnel si vous n'avez pas l'habitude de le porter ainsi.

| Chez vous |

Commencez toujours par 10 min d'échauffement sur votre playlist préférée avec votre bébé porté en réalisant des petits pas en avant, en arrière et sur les côtés. Osez les talons-fesses, les squats, les déhanchés, mais toujours en restant dans des mouvements doux et fluides pour ne pas secouer votre bébé. Puis retrouvez des vidéos de kangtraining sur YouTube pour découvrir et créer de nouvelles chorés !

| Dans des cours |

Pour plus d'infos, rendez-vous sur kangatraining.info, découvrez même les cours de Papakanga pour le papa et le bébé.

« Votre bébé sert de "poids" pour rendre les exercices plus difficiles au fil de sa croissance ! C'est un entraînement complet pour tout le corps, qui fortifie le périnée et les muscles profonds du ventre. »

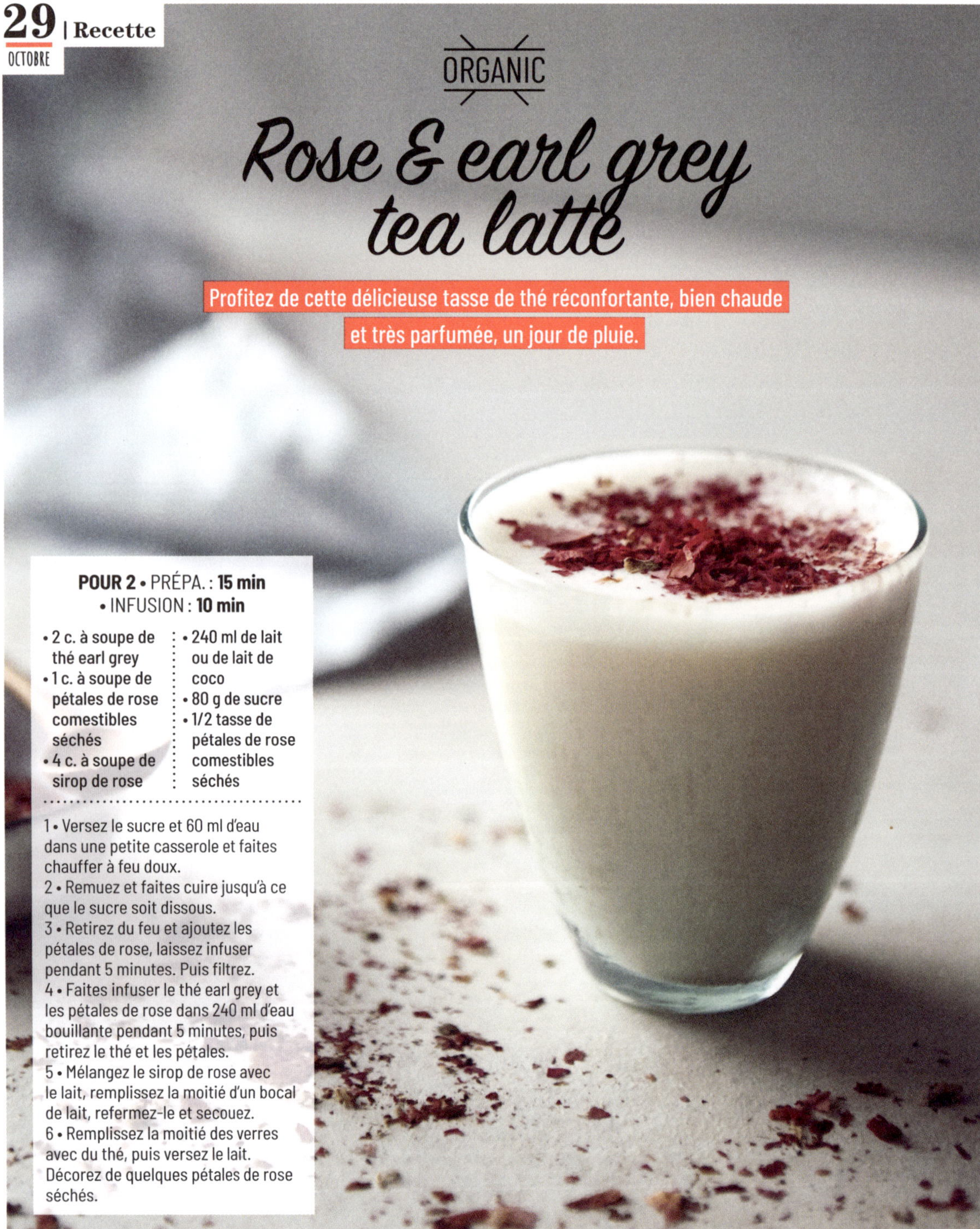

ORGANIC

Rose & earl grey tea latte

Profitez de cette délicieuse tasse de thé réconfortante, bien chaude et très parfumée, un jour de pluie.

POUR 2 • PRÉPA. : **15 min** • INFUSION : **10 min**

- 2 c. à soupe de thé earl grey
- 1 c. à soupe de pétales de rose comestibles séchés
- 4 c. à soupe de sirop de rose
- 240 ml de lait ou de lait de coco
- 80 g de sucre
- 1/2 tasse de pétales de rose comestibles séchés

1 • Versez le sucre et 60 ml d'eau dans une petite casserole et faites chauffer à feu doux.
2 • Remuez et faites cuire jusqu'à ce que le sucre soit dissous.
3 • Retirez du feu et ajoutez les pétales de rose, laissez infuser pendant 5 minutes. Puis filtrez.
4 • Faites infuser le thé earl grey et les pétales de rose dans 240 ml d'eau bouillante pendant 5 minutes, puis retirez le thé et les pétales.
5 • Mélangez le sirop de rose avec le lait, remplissez la moitié d'un bocal de lait, refermez-le et secouez.
6 • Remplissez la moitié des verres avec du thé, puis versez le lait. Décorez de quelques pétales de rose séchés.

Des plantes pour l'hiver

Pour affronter les frimas et protéger votre système immunitaire, optez pour la phytothérapie ! Une cure de plantes immunostimulantes permet de renforcer ses défenses pour résister aux virus.

La phytothérapie pour se renforcer

Manque de lumière, fatigue, arrivée des virus… L'hiver met à mal notre système immunitaire. Un sommeil et une alimentation de qualité permettront de se préserver des maux de la saison. Mais pour booster et renforcer au mieux son immunité, rien de tel qu'une cure de phytothérapie !

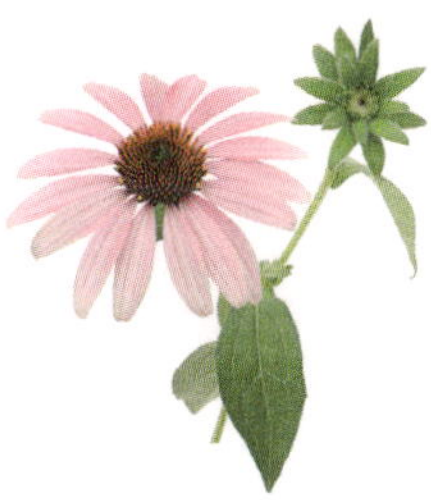

| L'échinacée : mon chouchou ! |

Ses fleurs aux longs pétales roses et au cœur brun présentent des propriétés immunostimulantes et anti-infectieuses qui font d'elle la star de l'hiver !

- renforce les défenses naturelles en stimulant la production d'anticorps ;
- prévient les infections respiratoires (grippe et rhume) ;
- existe sous forme de gélules, de gouttes et d'infusions ;
- déconseillée aux personnes souffrant de maladies auto-immunes.

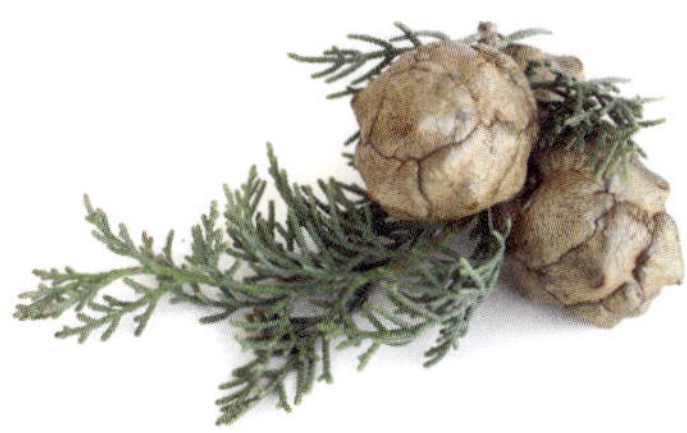

| Le cyprès : très efficace ! |

Ce conifère caractéristique de la flore méditerranéenne se révèle être un puissant antiviral.

- les noix du cyprès renferment des tanins qui luttent contre les virus ;
- à prendre en prévention ou pour soigner les infections virales et la grippe ;
- existe sous forme d'huile essentielle (demander conseil à votre médecin pour une cure).

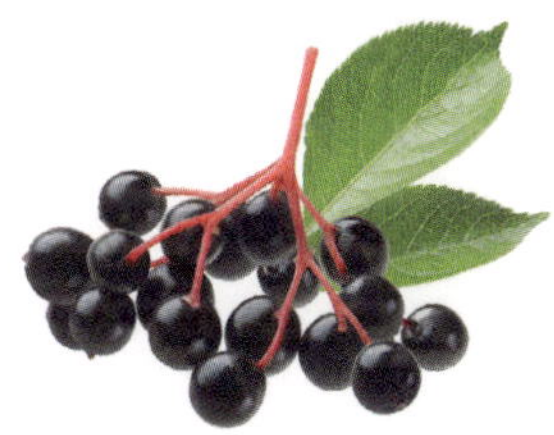

| Le sureau : une super prévention |

Cet arbuste aux baies rouges, bleues ou noires présente des vertus immunostimulantes.

- les fleurs de sureau préviennent les infections virales comme la grippe ;
- le sureau est également curatif, employé pour combattre la fièvre, le rhume et soulager la toux.
- existe en sirop et en tisanes. Les baies, l'écorce et les fleurs de sureau se trouvent séchées ou en vrac dans les magasins bio ou dans les herboristeries.

Mon journal body positive

Un exercice bienveillant à réaliser face à notre miroir tous les mois pour éteindre la radio critique face à notre corps.

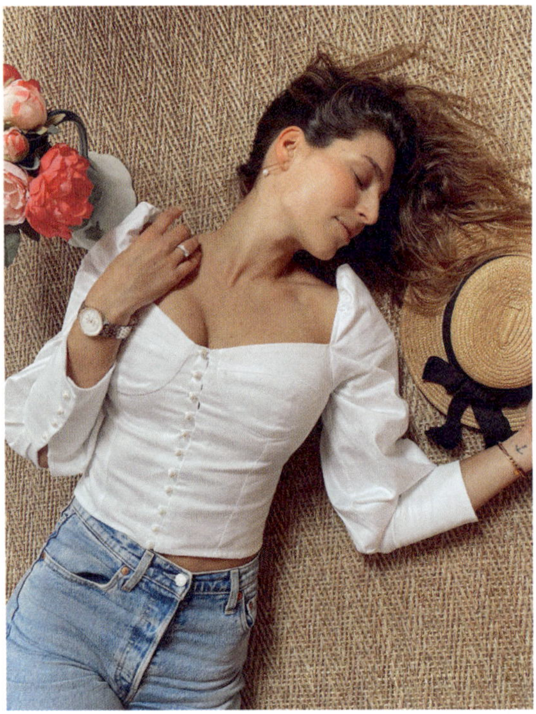

« Cela fait bien longtemps que je ne me pèse plus. Si je sens que quelques kilos ne me conviennent pas, je me fais confiance et force plus sur le sport. Ce ne sont pas des chiffres qui vont me pourrir la vie ! »

3 parties du corps que je critique chez moi :

1. ....
....
2. ....
....
3. ....
....

Tous les matins, je dois chérir ces parties du corps et les regarder avec amour.

Quel est mon rapport à mon corps ?

....
....
....
....
....
....
....

3 parties de mon corps que j'aime :

1. ....
....
2. ....
....
3. ....
....

Comment puis-je être plus douce avec lui ?

....
....
....
....
....
....

Un soin maison qui me fait du bien, à faire ce mois-ci :

....
....
....
....
....
....
....
....
....

« Tout se joue hors de votre zone de confort ! »

Whaaaat ?!?

GREEN

À Paris, en Seine-Saint-Denis et en Essonne, les règles sont différentes depuis 2019 : tous les emballages vont dans la poubelle jaune sans être lavés. (tubes de produits cosmétiques, gourdes de compote, capsules de café, paquets de chips, sachets de surgelés...)

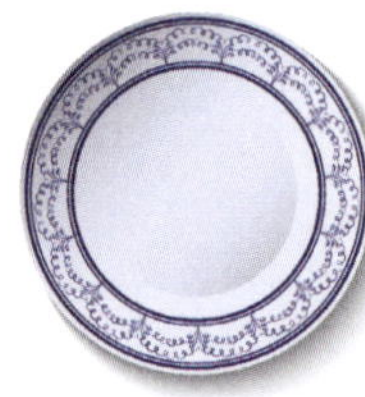

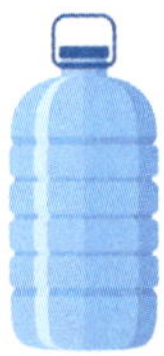

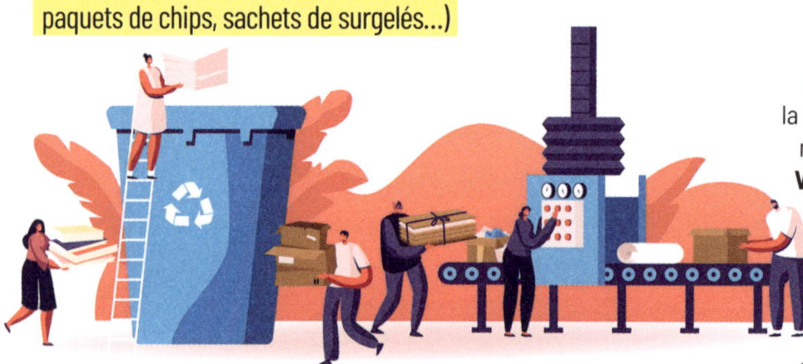

Au point sur le tri sélectif ?

Testez-vous sur des détails qui peuvent vous questionner au quotidien.

01 • Je jette l'emballage de mon pack d'eau dans la poubelle plastique.
Faux. Seuls les bouteilles, flacons et bidons en plastique doivent être triés.

02 • Je jette mon pot de yaourt dans la poubelle du verre.
Vrai. Si le pot est en verre, dans ce cas vous devez le nettoyer avant de le jeter.
Faux. Si le pot est en carton ou en plastique. Dans les deux cas, il rejoint la poubelle des ordures ménagères.

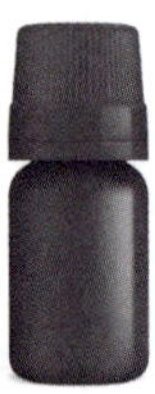

03 • J'enlève les bouchons des bouteilles, flacons et bidons en plastique et je les rince.
Faux. Il est inutile de les rincer mais bien les vider. Et on laisse les bouchons.

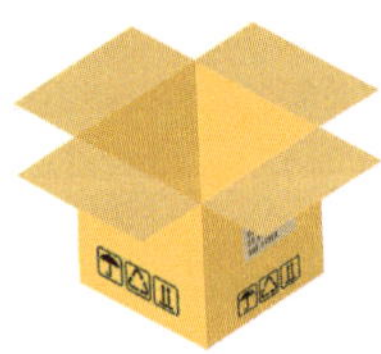

04 • Je recycle tous les papiers et emballages carton.
Faux. S'ils sont gras ou humides les papiers et cartons d'emballage vont dans la poubelle des ordures ménagères.

05 • Je mets mon vieux pot de peinture dans la poubelle des plastiques.
Faux. Les objets dangereux et toxiques doivent être portés à la déchetterie.

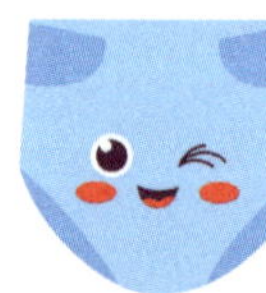

06 • Je mets les couches de mon bébé dans la poubelle « ordures ménagères »
Vrai. Elles ne sont pas recyclables. Même avec un mini pipi de votre bébé ☺

07 • Les journaux et revues jetés doivent être débarrassés de leur film plastique.
Vrai. Pensez-y avant de vous en débarrasser.

08 • La vaisselle, la porcelaine, la faïence ne se recyclent pas.
Vrai. Elles vont donc dans la poubelle à déchets.

« Réveillons-nous, en 2017, un Français a trié en moyenne sur l'année 17,6 kg d'emballages légers. Ce chiffre chute à 9,79 kg dans la capitale. »

Le cardio barre

Mixer danse et exercices cardio pour passer une séance un peu ludique, ça vous dit ? Initiez-vous à ce sport sexy avec ces 3 exos tonifiants !

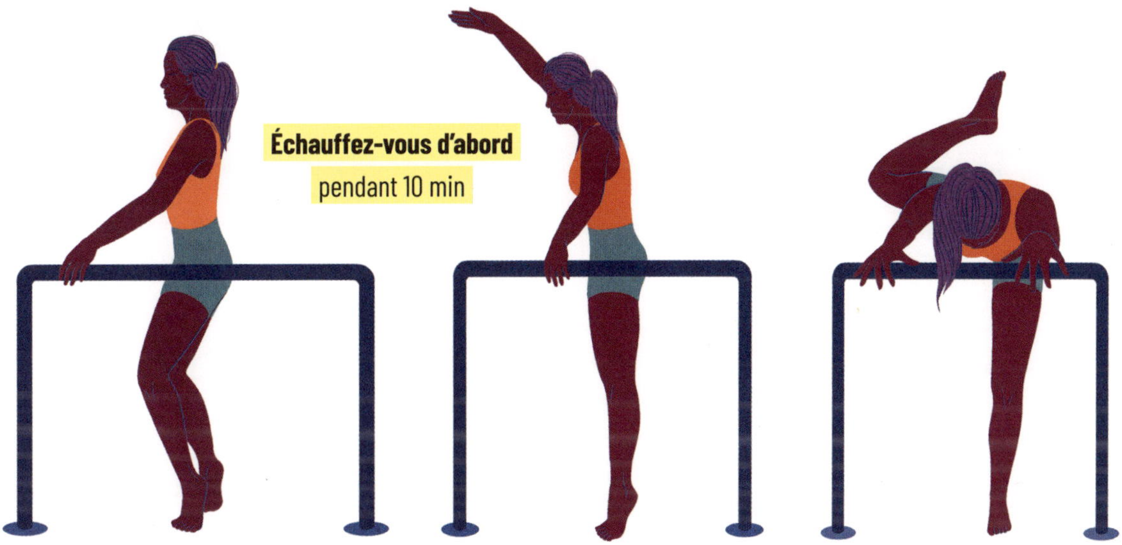

01 | Gainage petit rat |

Tenez-vous à une barre (ou une commode si vous êtes chez vous !) en première position (talons joints et pieds tournés en dehors) et montez gracieusement sur les pointes des pieds tout en ouvrant votre bras opposé. Réalisez 20 fléchissements de jambes, sans jamais les tendre et gardez le dos bien droit. Maintenez un port de tête haut !

02 | Abdos Black Swan |

Toujours sur la pointe des pieds mais en deuxième position (les talons écartés d'une distance d'un pied et demi), levez votre bras opposé à la barre au-dessus de votre tête et tout en gardant un dos plat, inclinez votre buste à 20° environ. Répétez le mouvement 20 fois puis levez l'autre bras au-dessus de votre tête et tenez 15 s toujours sur la pointe des pieds.

03 | Cuisses de ballerine |

Positionnez-vous face à la barre à environ 1 mètre de celle-ci et saisissez-la des deux mains. Réalisez un dos plat à 90° du sol et montez une de vos jambes fléchies une vingtaine de fois. Ne commencez pas trop haut si cela vous fait mal. Changez de jambe.

« Assez proche du Fit Ballet, le cardio barre a le mérite d'être plus tonique et de renforcer plus rapidement les muscles profonds. »

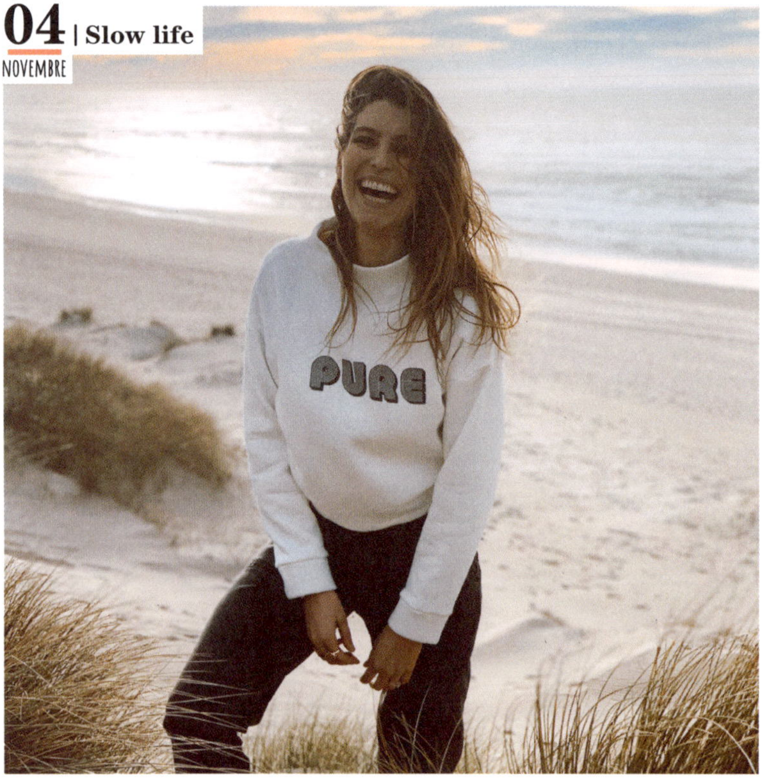

POSITIVE

Les habitudes des gens heureux

Il n'y a pas de secret, les gens bien dans leur peau ont des réflexes qui les équilibrent et leur évitent de sombrer. J'en ai listé quelques-uns à retenir.

1• Ne pas se plaindre

Râler, critiquer, être négatif… Autant de réactions compréhensibles mais que nous devons éradiquer au mieux de notre vie. Face à une difficulté, les gens heureux pensent aux solutions, agissent et sont positifs. Nous sommes toujours responsables de nos réactions face aux difficultés ! Nous avons le choix : se victimiser ou se motiver.

2• Définir ses objectifs

Les personnes efficaces qui ont tendance à réussir ce qu'elles entreprennent ont des réflexes plutôt simples : visualiser leur objectif de manière très précise dans leur tête (ou sur une feuille !). Elles envoient ainsi un message limpide à leur cerveau et restent déterminées. Il faut toujours être clair et en accord avec ce que l'on veut obtenir.

3• Aller droit au but

Procrastiner ou glandouiller, ça arrive à tout le monde. Mais il ne faut pas s'y perdre. Il est important de prioriser les tâches qui nous rapprocheront de notre objectif final et de les réaliser en tout premier chaque jour. Il n'y a pas 36 façons d'arriver à son but ! *Direct to the point !*

4• Ne pas penser perso

Si vous avez un projet, il est bon de vous entourer de personnes efficaces qui vous tirent vers le haut et vous inspirent. Mais attention à ne pas uniquement vous en « servir » pour votre compte et à ne regarder que l'avancée de « votre projet ». Écoutez-les, chouchoutez-les, respectez-les comme des amis et donnez-leur aussi du temps ou des idées. La vie est un miroir, ne l'oubliez pas !

5• Progresser chaque jour

Il est difficile de rester heureux et équilibré si l'on n'amorce pas un travail personnel qui nous permette de progresser au fil des années. Il n'y a rien de plus encourageant que de se voir réussir de nouvelles choses, s'affranchir de ses vieilles habitudes ou acquérir de nouvelles compétences. Ne nous endormons pas sur nos lauriers, la vie bouge, nous aussi ! ●

ORGANIC

Saucisse vegan

Une recette riche en protéines végétales, en fer et en vitamine C !

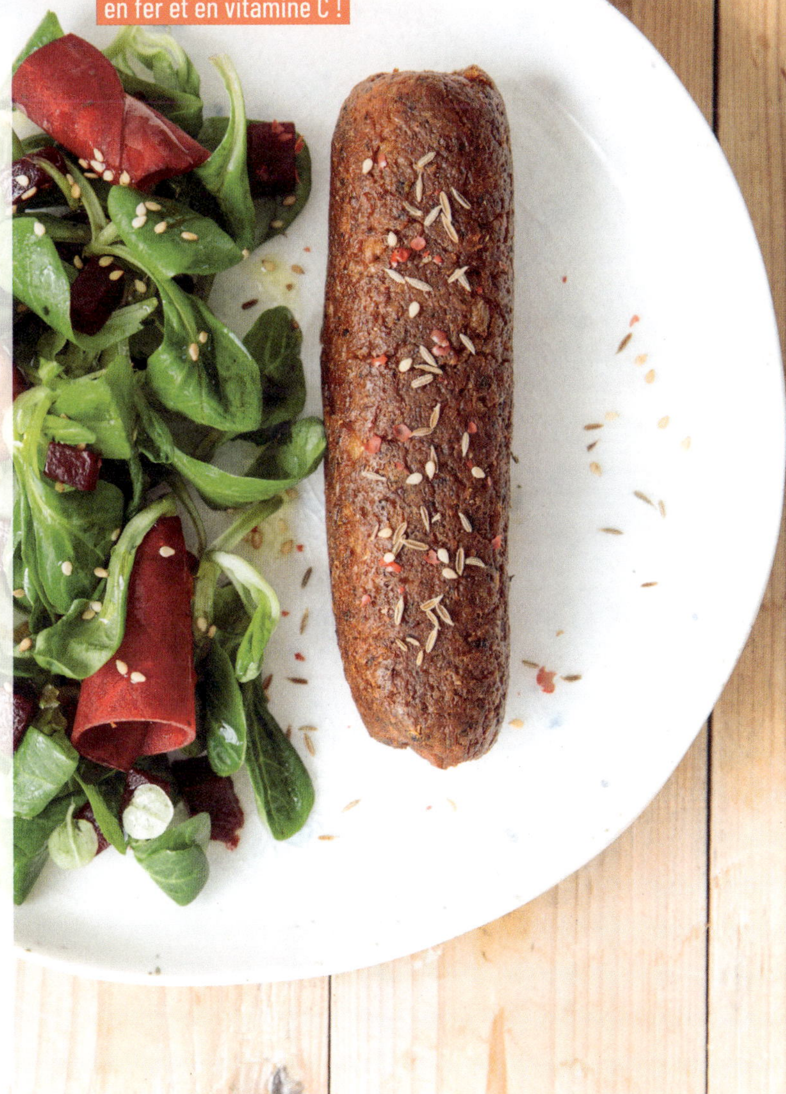

POUR 4 • PRÉPA. : **30 min** • CUISSON : **30 min**

- 200 g de lentilles corail
- 250 g de tofu
- 1 c. à café de pâte d'ail (p. 21)
- Curcuma
- Curry
- Piment de Cayenne
- Paprika fumé
- 1 c. à café de concentré de tomate
- 1 c. à soupe de vin rouge
- 1 c. à café de moutarde
- 50 g de maïzena
- 1 branche de thym
- 1 branche de romarin
- 1 c. à café d'origan séché
- 120 g de mâche
- 1 betterave cuite
- Huile d'ail (p. 21)
- Sel, poivre

1 • Ajoutez ½ c. à café de curcuma dans une casserole d'eau bouillante.
2 • Faites blanchir les lentilles 5 minutes, égouttez-les et réservez.
3 • Coupez le tofu égoutté en petits dés.
4 • Dans un mixeur, versez les lentilles refroidies, les petits dés de tofu, le thym, le romarin et l'origan, la moutarde, les épices, l'ail, la pâte d'ail, le concentré de tomate, les herbes hachées, 2 c. à soupe de maïzena et le vin rouge.
5 • Mixez jusqu'à l'obtention d'une pâte lisse et un peu collante.
7 • Formez 4 saucisses à l'aide d'un film alimentaire étirable. Roulez les boudins bien serré et nouez chaque extrémité.
8 • Dans une casserole d'eau frémissante, plongez les saucisses et laissez-les cuire 15 minutes.
9 • Après cuisson, retirez-les du plastique et faites-les dorer dans une poêle huilée.

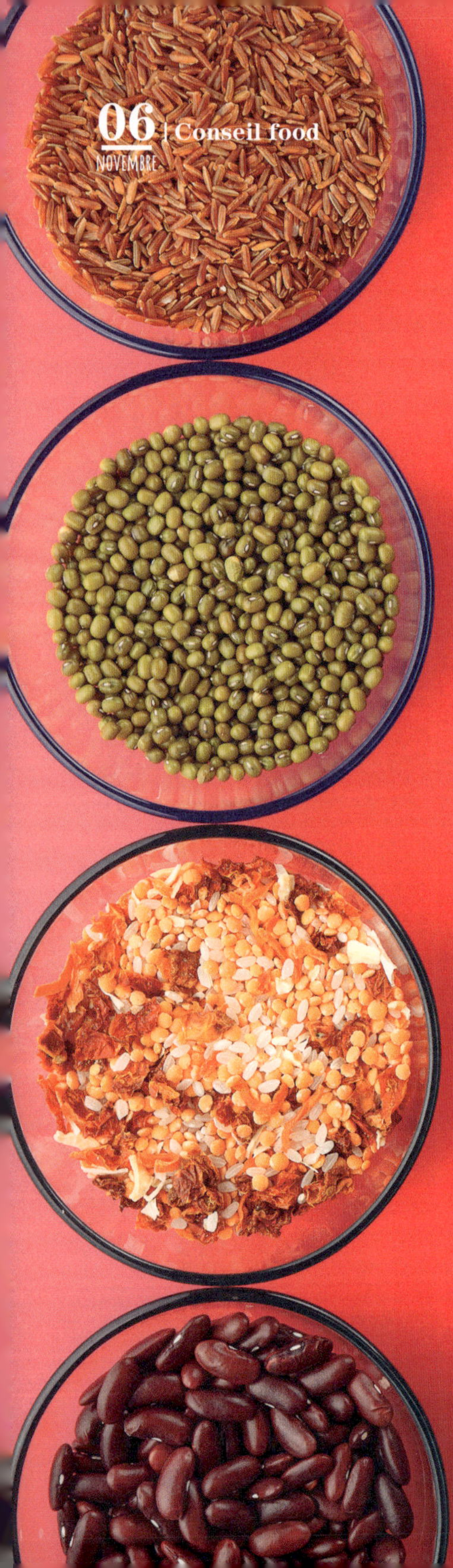

ORGANIC

Mangez bas carbone

C'est alarmant : 75% de ce que nous consommons provient de seulement 12 plantes différentes et de 5 espèces animales !

L'ONG WWF a dressé une To Eat List d'aliments avec une valeur nutritive élevée, un impact environnemental plutôt faible et un moindre coût.

- **Algues nori** ou **wakamé**
- **Cactus nopal**
- **Légumineuses :** lentilles, haricots azuki, haricots noirs, fèves, haricots mungo, soja, pois bambara, pois à vaches, haricots marama
- **Céréales et grains :** quinoa, riz sauvage, épeautre, sarrasin, amarante, éleusine, fonio blanc, blé khorasan, teff
- **Champignons :** enokitaké, polypore en touffe, lactaire délicieux
- **Noix et graines :** graines de lin, graines de sésame, noix de Grenoble, graines de chanvre
- **Graines germées** de luzerne, de haricots rouges, ou de pois chiches
- **Fruits et légumes :** épinards, chou rouge, cresson, patate douce, salsifis, chou kale, pak choy, tomate orange, persil tubéreux, radis blanc, brocoli-rave, igname, racine de lotus, jicama, gombo…
- **Racines de légumes :** scorsonère d'Espagne, salsifis noirs, racine de persil, radis d'hiver.
- **Tubercules :** patates douces violettes, racines de lotus, racine de haricot d'igname, patate douce Cilembu.

Et les pires aliments pour la planète...
• Sucre • Chocolat • Café • Viande industrielle • Huile de palme • Riz • Soja

« 60% des calories englouties dans le monde sont issues de trois céréales : le maïs, le riz et le blé. »

Huiles végétales anti-freeze

L'hiver s'installe et attaque aussitôt notre peau. Nourrissantes et réparatrices, les huiles végétales peuvent être appliquées directement sur la peau ou mélangées à la crème de jour. Je les adore.

Pourquoi mettre de l'huile ?

Il est important de protéger votre peau et particulièrement les zones soumises au froid, comme les mains et le visage, surtout si votre peau est fragile et sensible ou si vous avez des rougeurs. Plutôt que d'acheter une crème protectrice, voire plusieurs, il suffit d'incorporer un peu d'huile végétale à votre crème habituelle. Il est également possible d'appliquer directement quelques gouttes d'huile pure sur la peau.

Où les trouver ?

Très appréciées en cosmétique, les huiles végétales se trouvent en pharmacie et dans les magasins bio ou les herboristeries.

Mes huiles fétiches

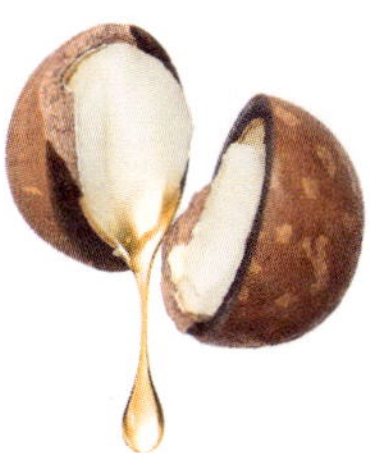

L'huile de macadamia

- La noix de macadamia est réputée pour ses vertus nourrissantes et adoucissantes.
- Grâce à ses propriétés réparatrices, elle soigne les irritations dues au froid.
- Cette huile pénètre facilement la peau et ne laisse pas de sensation de gras !

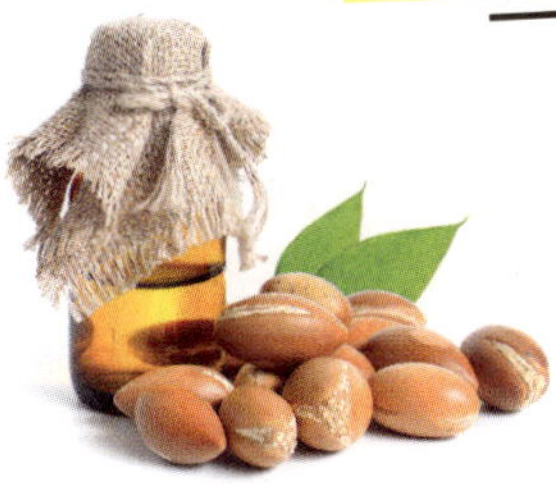

L'huile d'argan

- Le fruit de l'arganier facilite la régénération et la protection de la peau.
- L'huile d'argan est riche en vitamines et antioxydants.
- Parfaite pour les peaux sèches et déshydratées.

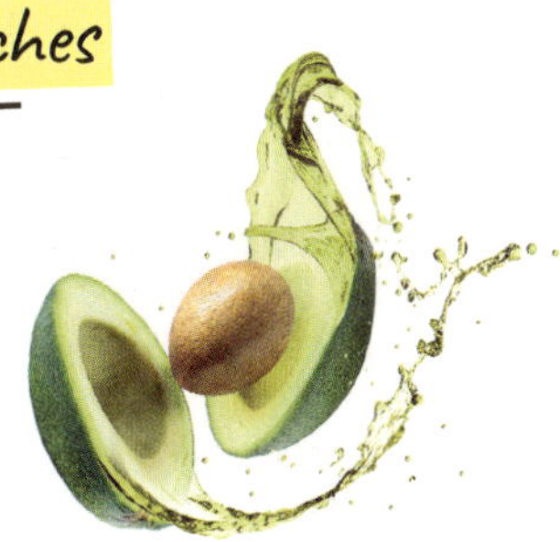

L'huile d'avocat

- La pulpe de l'avocat nourrit et assouplit la peau.
- L'huile d'avocat répare en profondeur les peaux desséchées.
- N'hésitez pas à appliquer quelques gouttes d'huile d'avocat sur les cheveux pour les hydrater.

« J'alterne parfois avec de l'huile de jojoba sur mon visage, très pratique, elle rééquilibre les peaux mixtes. »

“Le sport est une source de dépassement de soi.”

GREEN

Objets à emprunter

Pour avoir le réflexe d'emprunter à votre voisin ou dans un magasin solidaire, voici une liste d'objets que vous n'achèterez plus !

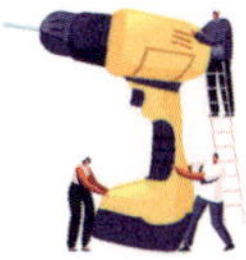

Les outils de bricolage

Perceuse, pistolet à peinture, échelle...

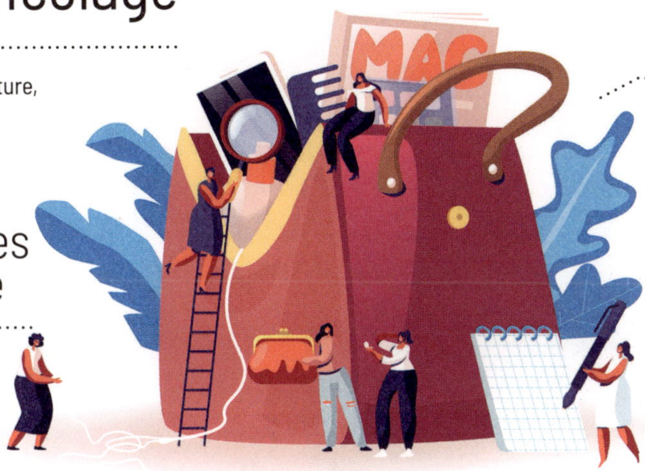

Les machines à jardinage

Tronçonneuse, débroussailleuse, tondeuse...

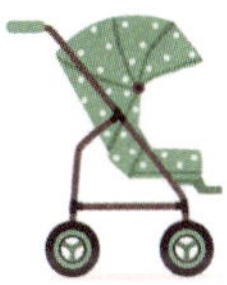

Les affaires de maternité

Lit parapluie, baby-cook, poussette, tire-lait, vêtements grossesse...

L'électro-ménager

Balai à vapeur pour les vitres, machine à cirer les parquets, shampouineuse pour moquette...

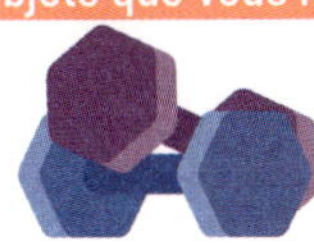

Les équipements de sport

Skis, appareils de muscu, tente de camping, planche à voile, vélos...

Le matériel de cuisine

Appareil à raclette, machine à barbe à papa, barbecue...

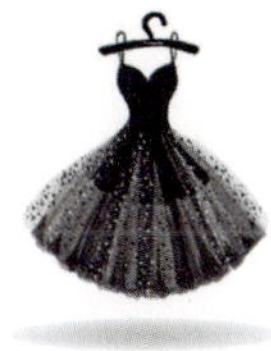

Les tenues de soirée

Pour les grandes occasions : costumes, robes cocktail...

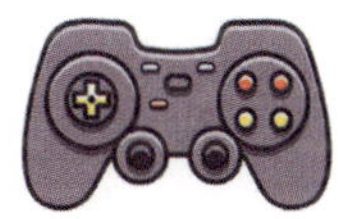

Les produits de divertissement

Consoles de jeux vidéo, caméra GoPro, appareil photo numérique...

Les accessoires pour voiture

Coffre de toit, siège-auto, galeries...

« De mon côté, je loue ma garde-robe tous les mois pour me faire plaisir et éviter de consommer ! »

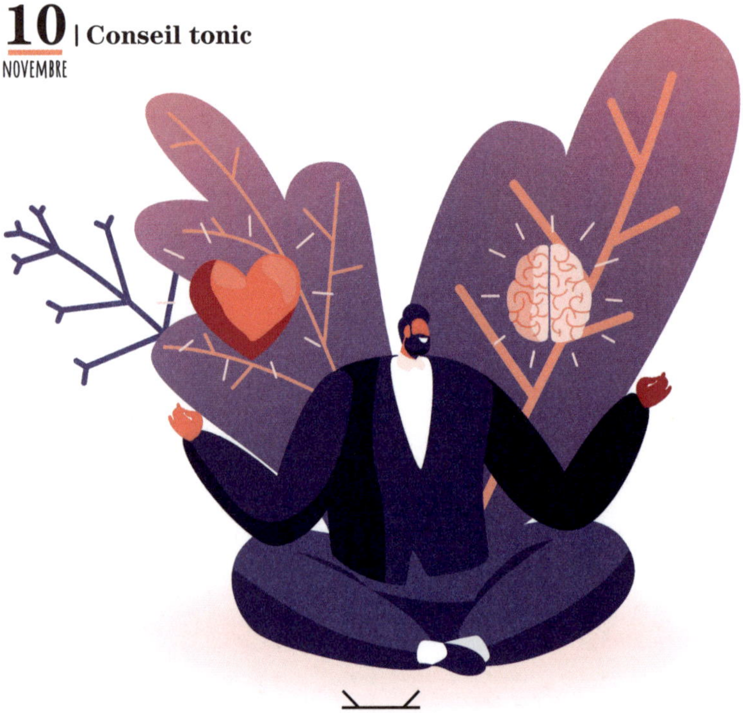

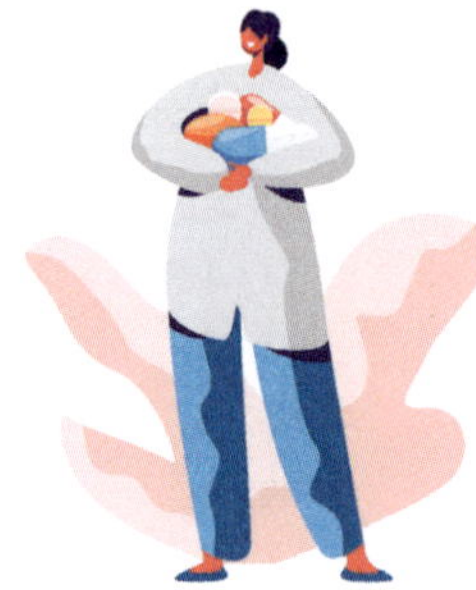

TONIC

Boostez votre sérotonine !

Surnommée « hormone du bonheur », la sérotonine est une molécule qui agit directement sur notre *mood* et notre anxiété. Il est possible de favoriser sa production de manière naturelle. Je le fais !

| Une action directe sur l'humeur |

Dans notre système nerveux, la sérotonine joue un rôle de neurotransmetteur : il s'agit d'une molécule qui permet aux neurones de communiquer entre eux. Elle a une action positive sur plusieurs fonctions de notre organisme comme le sommeil, le stress et l'humeur.

| Méditez, bougez et dormez ! |

La méditation permet d'augmenter la production de sérotonine. Elle améliore l'humeur, surtout si on la pratique de manière régulière. L'exercice sportif et un sommeil de qualité influenceront également directement la fabrication de cette « hormone du bonheur ».

5 ingrédients pour la recette du bonheur !

• **Une supplémentation en 5-HTP :** cet acide aminé est disponible sous forme de complément alimentaire vendu en pharmacie. Demandez conseil à votre médecin.

• **Favoriser la vitamine B12 :** car en cas de carence, la production de sérotonine sera diminuée. Cette vitamine se trouve dans les produits d'origine animale, ainsi que dans le lait de soja et certaines céréales. Des compléments existent également sous forme d'ampoules.

• **La vitamine D** libère la production de sérotonine. Elle se trouve dans l'huile de foie de morue, le hareng, les maquereaux, les sardines, le saumon, la truite, le thon en boîte, le chocolat noir…

• **N'oubliez pas le tryptophane !** Pour synthétiser la sérotonine, notre corps a besoin de cet acide aminé présent notamment dans le riz complet, les produits laitiers, le chocolat, les amandes et les noix, la dinde, le poisson gras mais aussi les œufs et le soja…

• **Et des oméga-3,** présents notamment dans les poissons gras, les crustacés, l'huile de colza ou de lin…

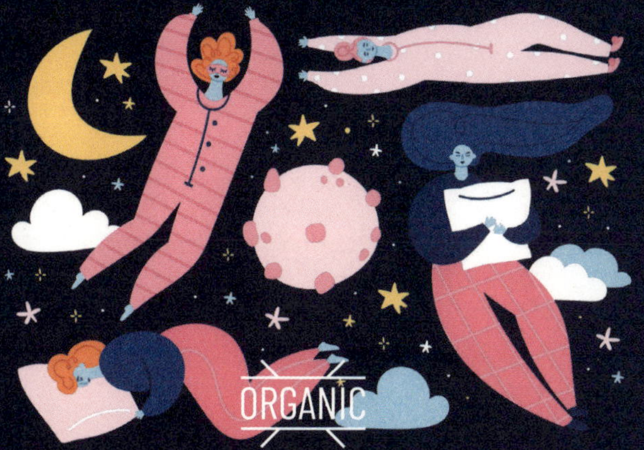

Les clés d'un sommeil paisible

Insomnies, nuits agitées... Notre alimentation peut nous aider à réguler nos problèmes de sommeil. Prête à faire de beaux rêves ?

1 • Je zappe les excitants

Que ce soit le thé ou le café, mieux vaut les éviter si vous avez du mal à fermer les yeux. La théine ou la caféine qu'ils contiennent perturbent le système nerveux durant plusieurs heures. À la place optez plutôt pour une tisane à la camomille, au tilleul, à la fleur d'oranger ou encore à la mélisse.

2 • Je mange à la bonne heure

Ni trop tard ni trop tôt, tel est l'adage à adopter. Comptez au moins 1 heure 30 avant de vous coucher pour que votre digestion ait déjà commencé. Évitez également les repas riches et trop abondants qui peuvent perturber vos nuits.

3 • Je sélectionne les bons sucres

Ceux avec un index glycémique faible (voir page XX) ou qui libèrent de la sérotonine (un neuromédiateur aux propriétés sédatives). Pâtes, riz, pommes de terre, pain complet sont réputés ainsi pour favoriser l'endormissement.

4 • Je compte sur la mélatonine

Il s'agit de l'hormone que nous produisons la nuit qui régule l'humeur, la température corporelle et qui joue un rôle sur notre digestion. Elle se trouve dans certains aliments comme la cerise, les olives, le quinoa, les noix, l'orge, le raisin ou encore les tomates.

5 • Je fais le plein de tryptophane

Cet acide aminé favorise un bon sommeil. Vous en trouvez dans les dattes, le lait chaud, les légumineuses (lentilles, pois chiches, haricot noir), les graines de courge, de sésame ou encore de citrouille.

« 16 % des Français déclarent souffrir d'insomnie et 17 % de troubles du rythme du sommeil, équilibrez vos assiettes pour en venir à bout ! »

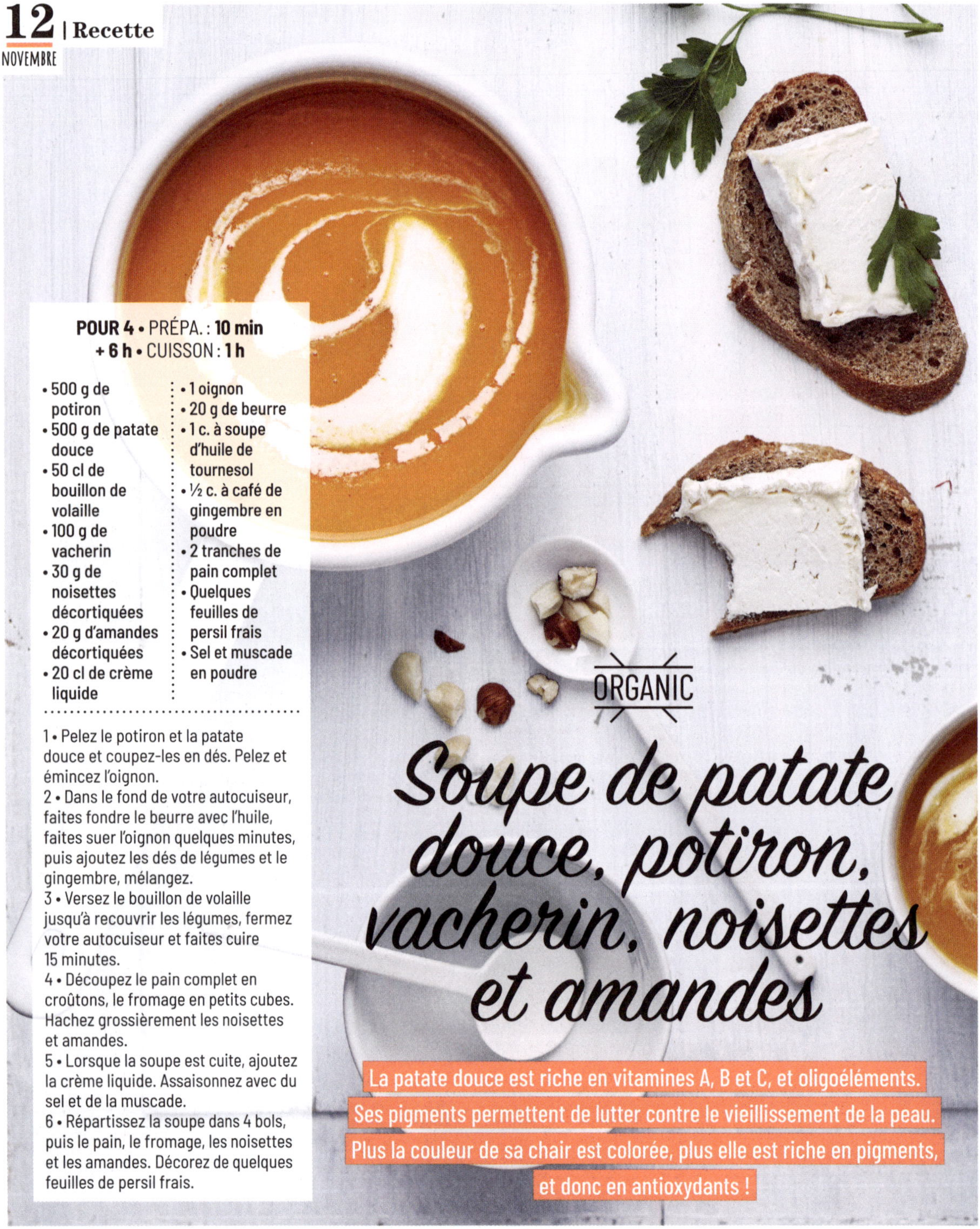

POUR 4 • PRÉPA. : **10 min + 6 h** • CUISSON : **1 h**

- 500 g de potiron
- 500 g de patate douce
- 50 cl de bouillon de volaille
- 100 g de vacherin
- 30 g de noisettes décortiquées
- 20 g d'amandes décortiquées
- 20 cl de crème liquide
- 1 oignon
- 20 g de beurre
- 1 c. à soupe d'huile de tournesol
- ½ c. à café de gingembre en poudre
- 2 tranches de pain complet
- Quelques feuilles de persil frais
- Sel et muscade en poudre

1 • Pelez le potiron et la patate douce et coupez-les en dés. Pelez et émincez l'oignon.
2 • Dans le fond de votre autocuiseur, faites fondre le beurre avec l'huile, faites suer l'oignon quelques minutes, puis ajoutez les dés de légumes et le gingembre, mélangez.
3 • Versez le bouillon de volaille jusqu'à recouvrir les légumes, fermez votre autocuiseur et faites cuire 15 minutes.
4 • Découpez le pain complet en croûtons, le fromage en petits cubes. Hachez grossièrement les noisettes et amandes.
5 • Lorsque la soupe est cuite, ajoutez la crème liquide. Assaisonnez avec du sel et de la muscade.
6 • Répartissez la soupe dans 4 bols, puis le pain, le fromage, les noisettes et les amandes. Décorez de quelques feuilles de persil frais.

ORGANIC

Soupe de patate douce, potiron, vacherin, noisettes et amandes

La patate douce est riche en vitamines A, B et C, et oligoéléments. Ses pigments permettent de lutter contre le vieillissement de la peau. Plus la couleur de sa chair est colorée, plus elle est riche en pigments, et donc en antioxydants !

Un couple positif !

Vivre à deux, pas toujours facile… Si je ne maîtrise pas encore toutes les règles, voici celles que j'ai retenues au fil de mes rencontres et lectures et qui semblent marcher. Simple, basique.

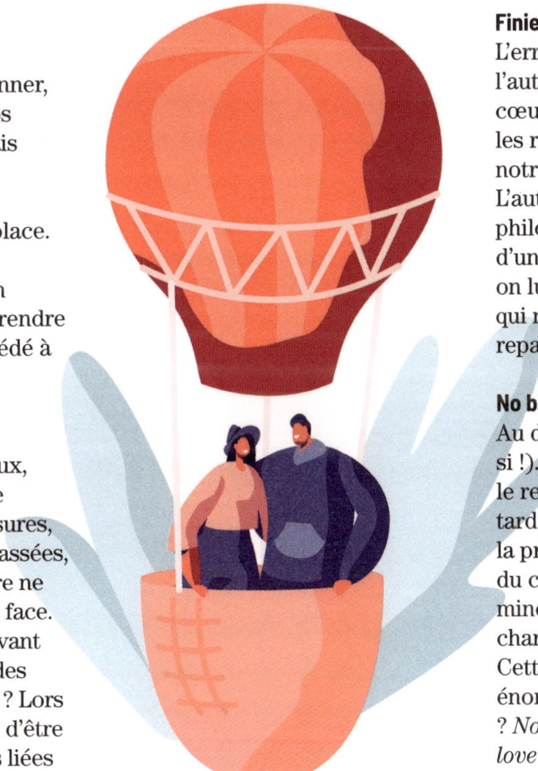

Ne pas virer chewing-gum
L'amour a tendance à être possessif… On aimerait fusionner, ne faire qu'un, comme un gros bubble gum rose bonbon. Mais vous le savez, on ne doit pas se perdre dans l'autre. Ni lui demander d'« être » à notre place. Un bon exercice ? Toujours se demander si cette décision commune que l'on vient de prendre nous ressemble ou si l'on a cédé à une quelconque pression.

Supprimer son filtre Insta
Comme sur les réseaux sociaux, notre vie est teintée d'un filtre personnel. Tissé par nos blessures, nos failles, nos expériences passées, nos bagages familiaux, ce filtre ne nous fait pas voir la réalité en face. Nous portons des lunettes devant chaque situation ! Et parfois des triples foyers ! Le bon réflexe ? Lors d'un conflit, j'essaie au mieux d'être responsable de mes réactions liées à mon ego, ma sensibilité… et je n'en accuse pas l'autre.

Finies les devinettes
L'erreur parfois est de croire que l'autre connaît nos besoins par cœur. Et même qu'il doit savoir les réciter à chaque moment de notre vie ! Un peu utopiste non ? L'autre n'est pas nous (héhé je suis philosophe !) et il a parfois besoin d'un petit *refresh*. Rien de grave, on lui répète ce que l'on désire, ce qui nous rend heureux et hop c'est reparti.

No bitching
Au début, on adore ses défauts (si si !). C'est chou, c'est mignon, ça le rend unique. Quelques mois plus tard, on ne les supporte plus. C'est la première étape de maturation du couple ! La désillusion (ha mince je ne sors pas avec le prince charmant ?!?) et l'acceptation. Cette étape renforce selon moi énormément le couple. L'exercice ? *No judgement, no bitching, just love !* Un vrai apprentissage qui nous sort de notre égo.

« C'est fou ! 53 % des couples avouent avoir posté une photo heureuse ensemble alors que ça n'allait pas dans leur relation. Soyons plus clairs avec nous-même, ne nous mentons pas ! »

TONIC

Yoga bonne humeur

Votre *mood* n'est pas toujours au top, surtout à l'arrivée des premiers courants froids et du nez qui coule ! Eh bien ces postures peuvent vous redonner la banane ! Si si !

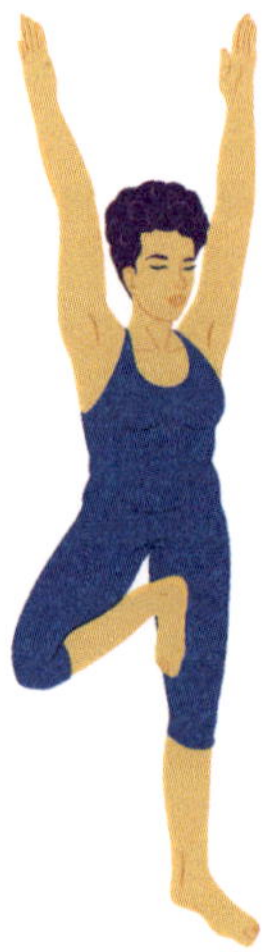

01 | L'arbre heureux – 20 s |

Un peu d'équilibre vous changera les idées ! Les pieds parallèles, montez votre pied sur votre cuisse et levez les bras au ciel. Ouvrez votre cage thoracique (qu'on a tendance à replier lorsqu'on déprime) et baissez vos épaules (qu'on a tendance à crisper quand on est *grumpy*). Cette posture va venir contredire votre humeur morose et votre cerveau va relancer votre sérotonine !

02 | Le guerrier |

Penchez-vous en avant et tendez la jambe en arrière, pied flex. Prenez appui sur vos pointes de doigts bien ancrées dans le sol. Stabilisez-vous pendant 10 s. Puis tendez les deux bras vers l'avant et restez le plus longtemps possible. Le fait de vous concentrer et d'apprendre à maintenir toutes les parties de votre corps en équilibre joue aussi sur votre équilibre psychique.

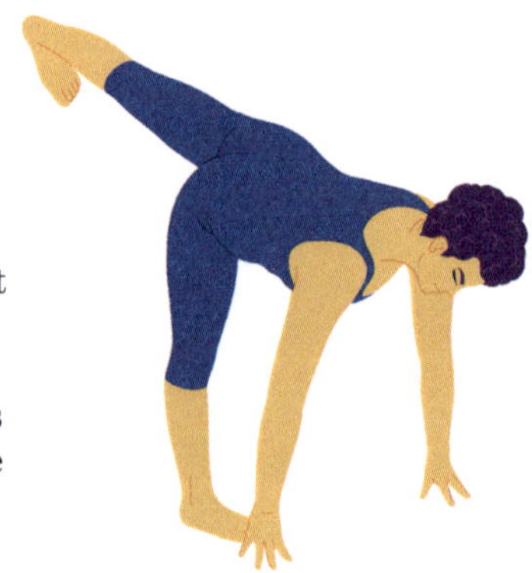

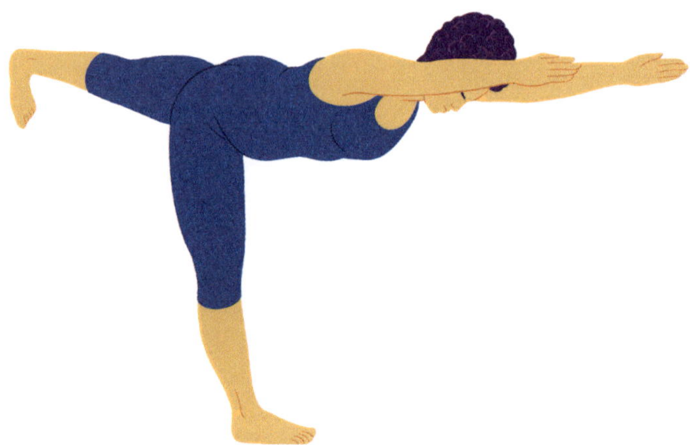

« N'oubliez jamais de garder un visage détendu et souriant lorsque vous faites ce type de yoga pour continuer à tromper votre cerveau qui va enregistrer que la bonne humeur arrive ! »

"Notre corps parle son propre langage et ne ment jamais."

POSITIVE

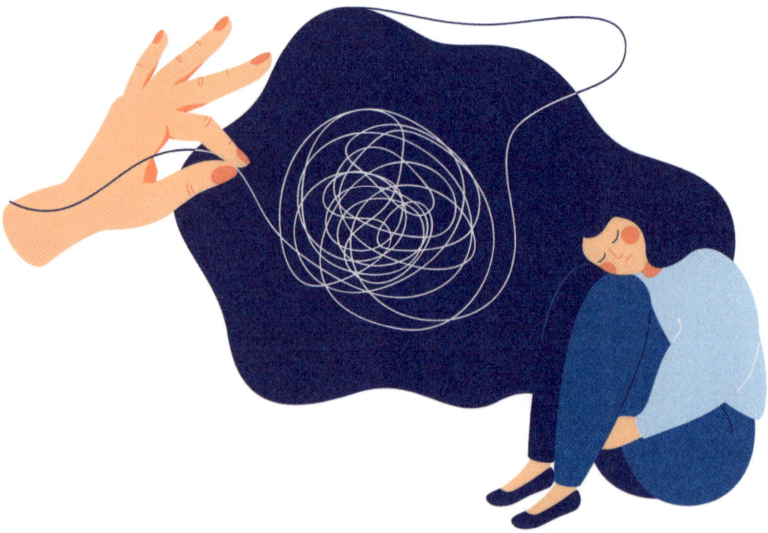

L'EMDR, une thérapie pour mieux vivre

Vous connaissez ? À l'origine, cette thérapie basée sur des mouvements oculaires a été mise en place pour soigner les traumatismes. Ses procédés alliant hypnose et thérapie cognitive et comportementale sont aujourd'hui employés pour soigner les phobies ou l'anxiété…

Des mouvements oculaires

L'acronyme EMDR vient de l'expression *« eye movement desensitization and reprocessing »*, qui se traduit littéralement par « désensibilisation et retraitement par le mouvement des yeux ». Cette pratique, qui allie l'hypnose et la thérapie cognitive et comportementale (TCC), est basée sur des mouvements particuliers des yeux qui vont permettre au cerveau de se remettre d'un traumatisme.

1987 : naissance de l'EMDR

En 1987, ce traitement alors expérimental est utilisé aux États-Unis pour soigner des soldats traumatisés de la guerre du Vietnam, d'où ils étaient revenus 10 ans plus tôt. Après leurs séances, ces patients allaient bien mieux.

La réaction du cerveau en cas de traumatisme

Les traumatismes comme les attentats ou les agressions peuvent entraîner des dysfonctionnements neurophysiologiques. La partie du cerveau qui traite les émotions est alors hyper-sensibilisée, la moindre stimulation extérieure va entraîner une émotion et une réaction extrêmement vives. Le processus de mémorisation de ce traumatisme n'a pas pu se faire correctement.

Soigner les traumatismes

L'EMDR vise alors à invoquer de nouveau cet épisode traumatique afin de pouvoir le soigner. Des mouvements oculaires effectués par le patient permettront de débloquer le traumatisme et d'aider le cerveau à activer son système naturel de guérison, pour « ranger » cet évènement dans la mémoire.

Dans quels cas y avoir recours ?

Si l'EMDR a été pensé à l'origine pour les traumatismes, ce procédé est aujourd'hui employé pour traiter les phobies, les troubles du comportement alimentaire et anxieux, la dépression, un problème d'insécurité… Une nouvelle piste à explorer pour traiter nos maux !

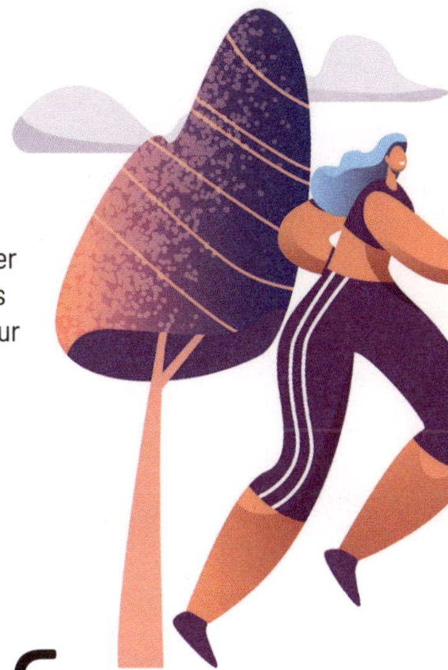

Sportif responsable

Sport et écologie font bon ménage ! Voici ce que je pratique au quotidien pour ne pas polluer en transpirant.

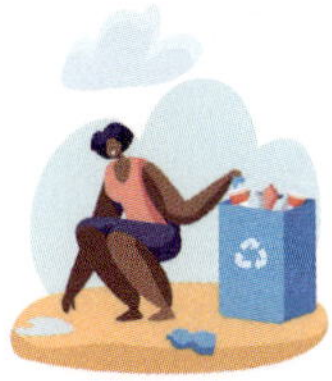

01 • Je ramasse les ordures
Lorsque je fais du running ou que je surfe, je pense toujours à ramasser ce qui traîne dans la nature ou dans l'eau sur mon passage. Un petit détour et hop, je nettoie la planète !

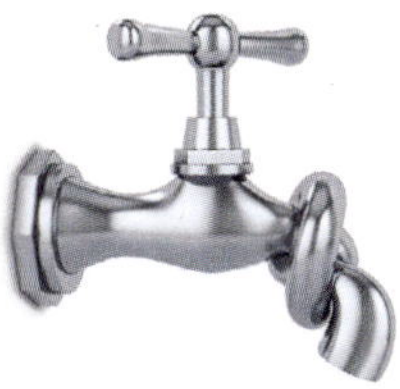

02 • J'économise l'eau
Pas de douche qui dure des heures, pas de nettoyage de mes équipements à grande eau non plus. J'essaie d'être économe.

03 • No plastic
Vous connaissez déjà peut-être ma gourde qui ne me quitte pas ! Jamais de bouteilles en plastique et encore moins d'encas dans des emballages polluants.

04 • Je m'équipe green
Tapis de yoga en liège, serviettes de sport en coton bio, skis écolos, sac à dos éco-responsables, baskets... Pas mal de lignes d'accessoires de sport sont aujourd'hui éthiques, j'en profite !

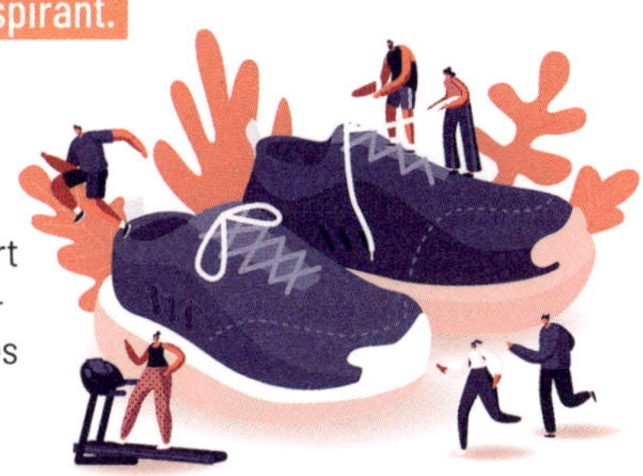

05 • Je loue
Lorsque j'essaie un nouveau sport, j'emprunte ou je loue toujours le matériel au lieu de l'acheter. Et c'est en plus moins encombrant chez moi. Et surtout je prête aux autres si besoin.

06 • Je transpire bio
Mon petit déo solide en pierre d'alun ne me quitte plus !

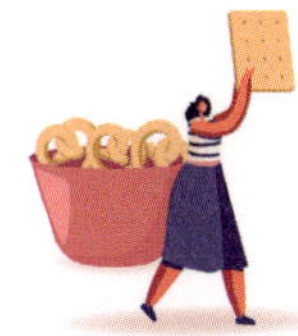

07 • Je fais des encas maison
Je fabrique mes barres de céréales à l'avance. Elles sont non seulement délicieuses mais ultra-énergétiques. Vous retrouverez la recette dans mon premier livre *Au Top !*

« Savez-vous que des salles de sport soucieuses de l'environnement fleurissent dans le monde ? À Paris (Greenfit), à Londres (Terra Hale), à Barcelone ou Lisbonne (Biofit) ou encore à Portland (Green microgym) ! »

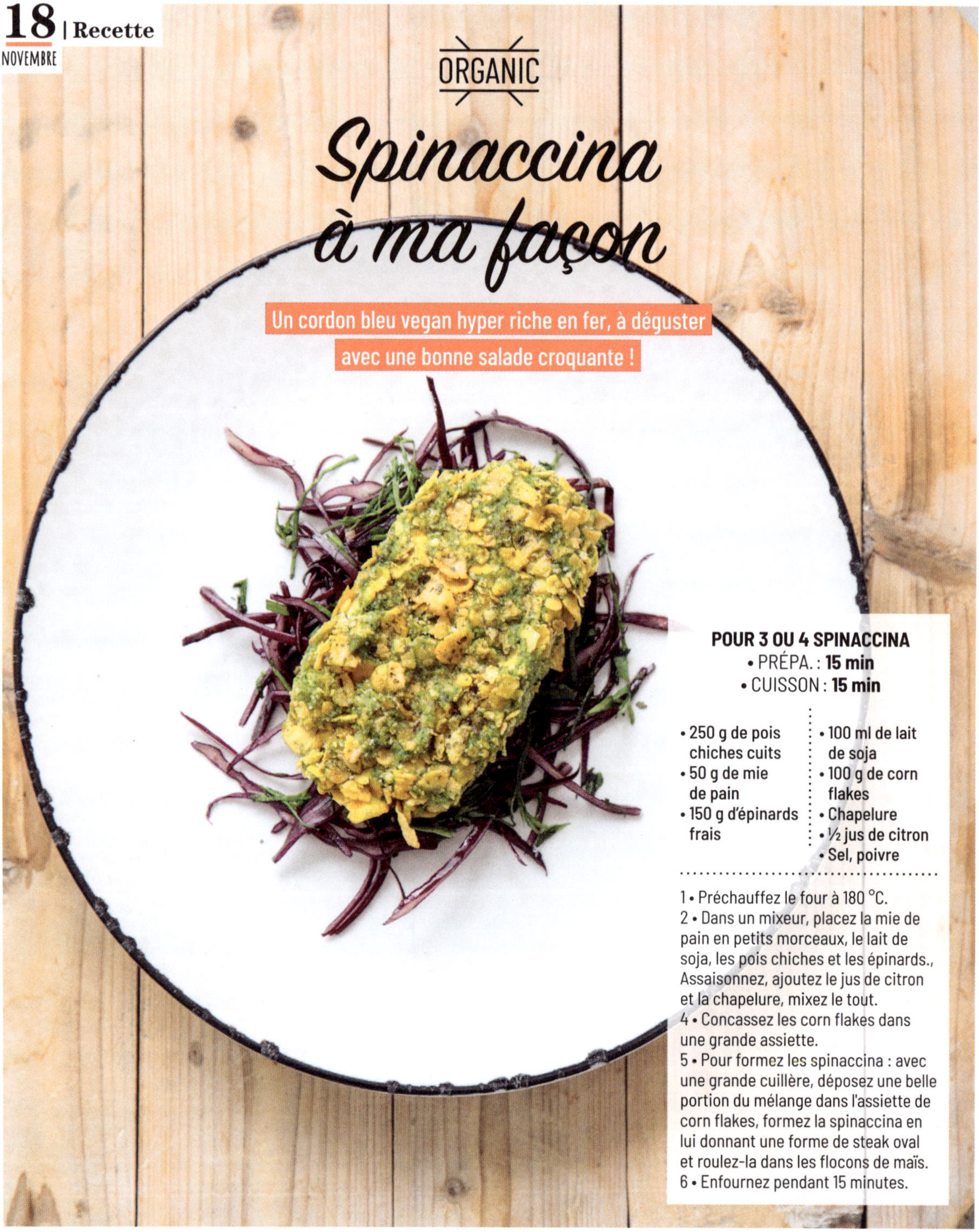

ORGANIC

Spinaccina à ma façon

Un cordon bleu vegan hyper riche en fer, à déguster avec une bonne salade croquante !

POUR 3 OU 4 SPINACCINA
• PRÉPA. : **15 min**
• CUISSON : **15 min**

- 250 g de pois chiches cuits
- 50 g de mie de pain
- 150 g d'épinards frais
- 100 ml de lait de soja
- 100 g de corn flakes
- Chapelure
- ½ jus de citron
- Sel, poivre

1 • Préchauffez le four à 180 °C.
2 • Dans un mixeur, placez la mie de pain en petits morceaux, le lait de soja, les pois chiches et les épinards., Assaisonnez, ajoutez le jus de citron et la chapelure, mixez le tout.
4 • Concassez les corn flakes dans une grande assiette.
5 • Pour formez les spinaccina : avec une grande cuillère, déposez une belle portion du mélange dans l'assiette de corn flakes, formez la spinaccina en lui donnant une forme de steak oval et roulez-la dans les flocons de maïs.
6 • Enfournez pendant 15 minutes.

La gym ballon

Un ballon, ça coûte pas cher et ça a beaucoup de bénéfices ! Je réalise souvent une petite routine ballon à la salle de sport pour corser certains exercices.

Échauffez-vous d'abord

pendant 10 min

01

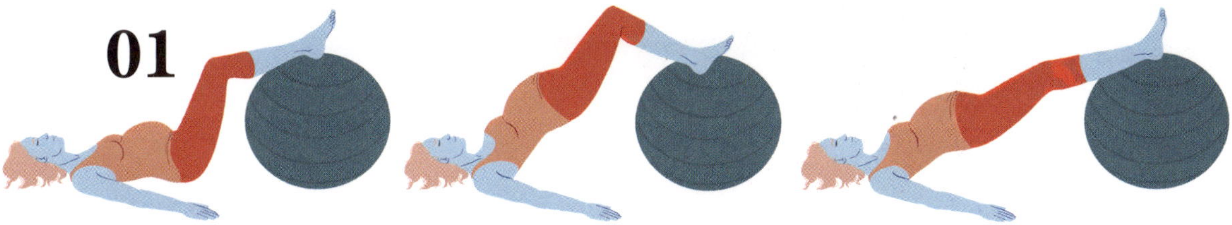

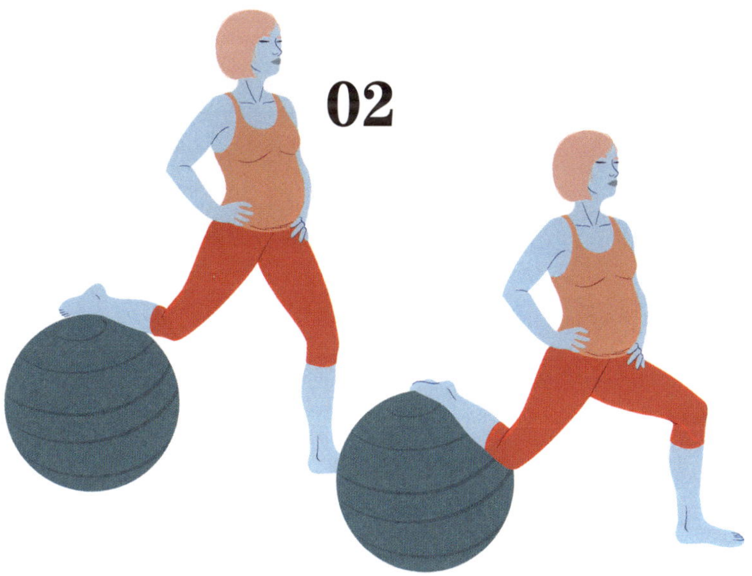

02

01 | Flexion-extension de jambes x 10 |

Pour des fesses et des jambes au top, réalisez cet enchaînement en écartant bien les bras, paumes au sol pour stabiliser votre corps.

02 | Squats gonflés x 10 |

Déposez votre coup de pied sur le ballon et faites-le reculer tout en réalisant un squat. Attention de ne pas trop le faire partir en arrière, vous pourriez tomber ! Débutez doucement pour bien maîtriser le mouvement.

« Vous pouvez répéter cette routine autant de fois que vous le souhaitez avec un temps de récupération de 30 s entre chaque série. »

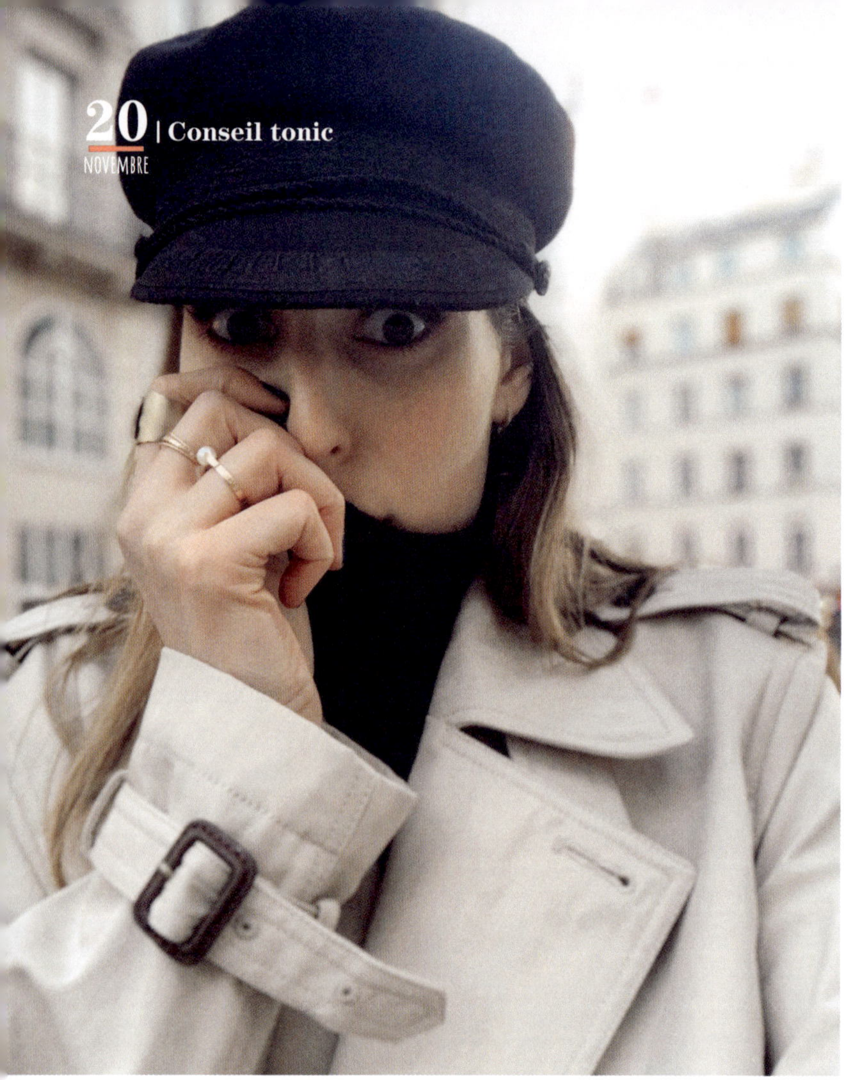

TONIC

Ma routine anti-fatigue cutanée

Il y a certains matins un peu plus difficiles que d'autres... Pour que la fatigue ne se lise pas sur notre visage, voici mon programme tonique et vitaminé !

| Au saut du lit |

On file à la salle de bain pour s'asperger le visage d'eau tiède, puis d'eau froide, à plusieurs reprises.

| Un cocktail vitaminé au petit déjeuner |

Dans le mixer, on mélange un maximum de fruits riches en vitamines C, comme le citron et les oranges. Ce cocktail vitaminé stimulera la formation du collagène et illuminera notre teint. Ajoutez une carotte à votre potion magique (et un abricot lorsque c'est la saison), pour profiter de l'action positive de la bêta-carotène sur la peau.

| Auto-massage du visage |

Au moment d'appliquer sa crème de jour, on insiste sur chacun des gestes que l'on fait, doucement mais en massant la totalité du visage pour décongestionner la peau. Les mouvements se font toujours du bas vers le haut pour ne pas accentuer l'affaissement de nos traits.

| Un maquillage aux acides de fruits |

Choisissez des cosmétiques riches en acides de fruits, qui faciliteront l'exfoliation des cellules mortes et redonneront de l'éclat à votre teint. Et placez votre soin contour des yeux au frigo avant de l'utiliser, pour que le froid puisse raffermir les tissus.

Le rituel du démaquillage

Le meilleur moyen d'avoir bonne mine le matin est de ne jamais oublier de se démaquiller la veille au soir. En ôtant les peaux mortes qui ternissent la peau, on retrouve un teint frais dès le lever !

Ma dose d'oligoéléments !

Cuivre, zinc, magnésium, iode… Les oligoéléments ont un rôle essentiel pour nous tenir en bonne santé. Si nous en manquons, c'est tout notre organisme qui se dérègle. 4 *must have* à ingurgiter.

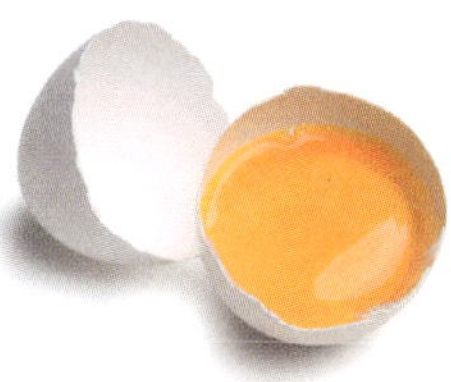

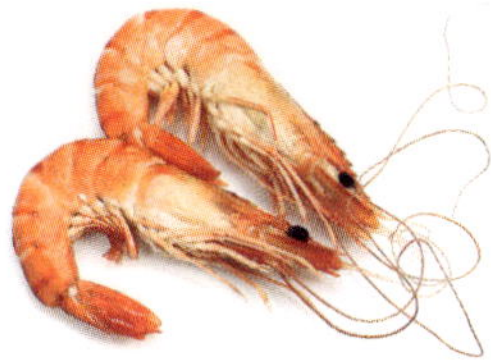

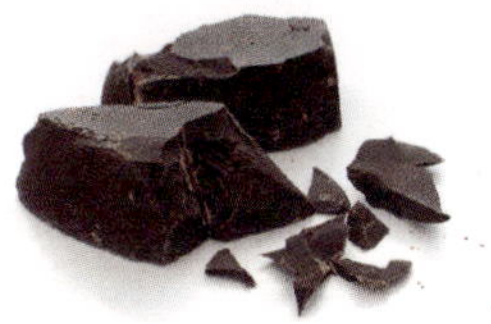

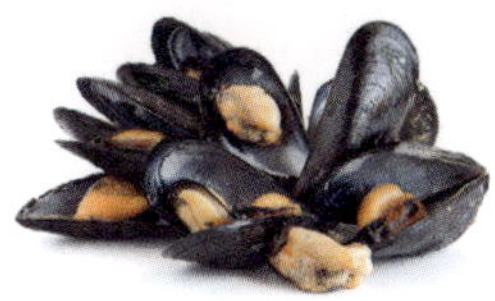

| Le zinc |

Super antioxydant, il agit sur la croissance, la respiration, le système endocrinien, l'immunité, la reproduction… Rien que ça ! C'est aussi un ami indispensable pour votre peau, il favorise la cicatrisation et règle de nombreux problèmes de peau. Pensez aux crèmes à base de zinc qui sont très efficaces ! J'en utilise souvent.

Votre ordonnance food : huîtres, jaune d'œuf, volailles, poissons, algues, céréales…

| Le cuivre |

Il contribue à la formation des globules rouges, aux défenses immunitaires, à la minéralisation osseuse, la régulation des neurotransmetteurs, la production de mélanine… Savez-vous que c'est pour cela que nos grands-mères cuisinaient avec des casseroles en cuivre ? Ressortons-les !

Votre ordonnance food : foie de veau, cacao en poudre, noix de cajou, amandes, crevettes roses, avocat…

| Le magnésium |

C'est un superbe aspirateur à toxines ! Il renforce ainsi l'élimination du foie, et fait un très bon antistress. Il vous évite aussi les crampes musculaires et la fatigue, il régule votre sommeil et votre irritabilité et participe à la santé des os tout en réduisant la pression artérielle et en facilitant la concentration.

Votre ordonnance food : céréales complètes, fruits de mer, bananes, chocolat noir, amandes, légumes verts…

| L'iode |

Savez-vous que l'iode est essentiel au fonctionnement de la glande thyroïde ? Les hormones de cette dernière contribuent aussi au bon développement du cerveau. Prenez donc votre dose d'iode pour aller bien ! C'est une Bretonne qui vous le dit !

Votre ordonnance food : algues séchées, thon cuit, moules, sel iodé, huile de foie de morue, ail, coquillages, œuf…

« Il existe beaucoup d'autres oligoéléments comme le sélénium, l'argent, le silicium… Chacun peut vous aider à régler des dysfonctionnements de votre organisme. Pensez aux cures ! »

« Apprenez à danser sous la pluie ! »

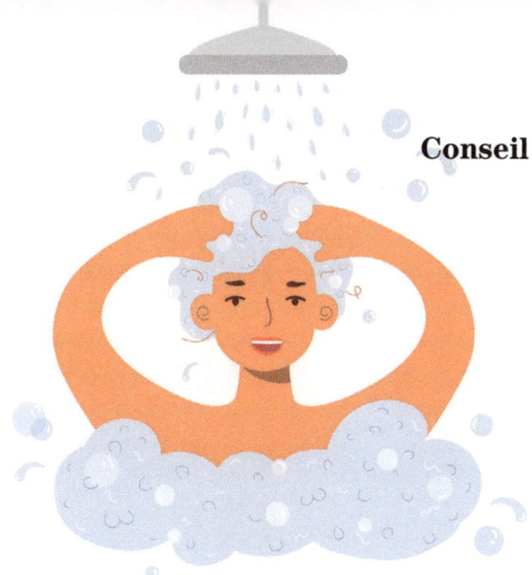

CIBLE	• tous types de cheveux
BIENFAITS	• nettoie en profondeur et en douceur
MATÉRIEL	• un récipient au bain-marie • une balance • une cuillère et un moule
CONSERVATION	• 6 mois

| INGRÉDIENTS & DOSAGE |

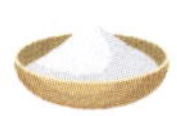

• 50 g de tensioactif SCI

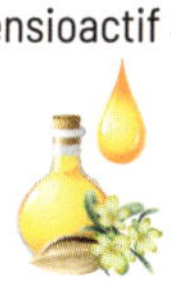

• 15 g d'huile de jojoba

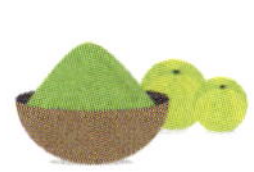

• 25 g de poudre d'Amla

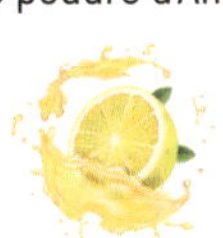

• 20 gouttes d'huile essentielle de citron

DIY

Mon shampooing solide

Très facile à réaliser et personnalisable autant dans sa composition que dans sa forme !

| Recette |

• Dans un récipient chauffé au bain-marie, faites fondre **50 grammes de tensioactif SCI**. Cet agent fabriqué à partir d'**huile de coco** est un ingrédient naturel moussant qui va permettre de laver notre crinière en profondeur et tout en douceur.

• Ajoutez **15 grammes d'huile de jojoba**. Cette huile a une action nourrissante, protectrice et joue un rôle de régulateur. Bye bye l'angoisse des cheveux gras !

• Versez **25 grammes de poudre d'Amla**, poudre indienne riche en vitamine C. C'est le must du must pour limiter la chute et même favoriser la pousse du cheveu.

• En option, rajoutez **20 gouttes d'huile essentielle de citron** pour une chevelure brillante voire même étincelante !

• Versez votre préparation dans un moule et patientez 2 heures. Votre shampooing est maintenant solide !

| Astuces |

• Personnalisez votre shampooing en remplaçant l'huile essentielle de citron par celle de **tea tree** si vous avez les cheveux gras ou avec des pellicules, remplacez par celle d'**ylang-ylang** pour les cheveux secs ou ternes.

« J'emporte ce shampooing solide zéro déchet partout en le glissant dans une petite boîte tout simplement ! »

TONIC

Je prends soin de mes seins !

Parce qu'elle est très fine, la peau de notre poitrine s'avère particulièrement fragile. Pour avoir toujours de jolis *boobs*, je vous file mes tips !

| Une bonne hydratation |

La peau de notre poitrine s'avère plus fine que celle de notre visage. Elle est par ailleurs soumise aux frottements du soutien-gorge et aux « ballotements » des seins. Pour retarder l'arrivée des rides et éviter d'avoir un décolleté fripé de *granny*, il est important de bien hydrater toute la poitrine !

1• J'applique chaque jour une épaisse couche de crème pour le visage sur le décolleté et les seins.

2• Pour éliminer les cellules mortes et permettre à la crème de bien pénétrer la peau, je pratique régulièrement un léger gommage de la poitrine avec un exfoliant adapté.

| Soin massage et blanéo |

3• Je passe un grand jet d'eau froide sur ma poitrine à chaque douche pour retendre les tissus. (oui oui en hurlant !). Je termine par quelques tapotements légers effectués du bout des doigts pour favoriser la circulation sanguine.

| Ma gym spéciale poitrine |

4• Joignez vos deux mains (à la manière d'une prière) et positionnez-les en face de votre poitrine. En les pressant l'une contre l'autre, vous faites travailler vos pectoraux. Effectuez 5 pressions de 10 secondes chacune.

5• Allongez-vous sur le ventre et remontez vos jambes en attrapant vos chevilles avec vos mains. Maintenez la position pendant 20 secondes, et renouvelez l'exercice 3 fois.

6• Les pompes vous permettront de développer vos pectoraux (vous pouvez les faire sur les genoux !). Effectuez 2 séries de 10 pompes.

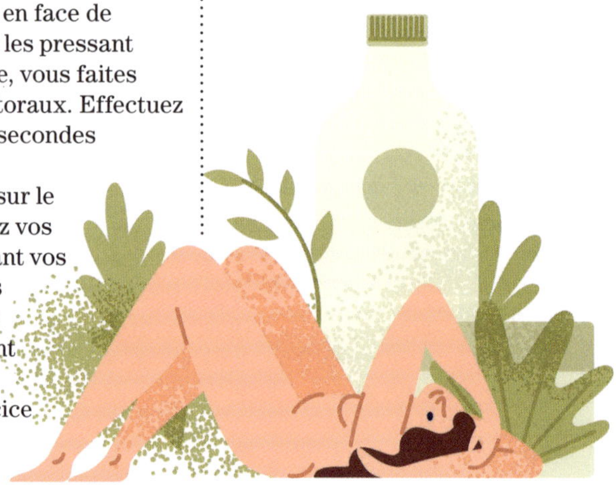

Le test du stylo

Pour voir si votre poitrine a besoin d'être raffermie, faites le test du stylo. Il suffit de mettre un stylo horizontal sous les seins. S'il tombe, votre poitrine est bien haute ! Dans tous les cas, la pratique de quelques exercices quotidiens permet de maintenir cette position ou de raffermir les seins s'ils ont tendance à s'affaisser.

« Savez-vous que passer quelques jours sans soutif de temps en temps vous aidera à raffermir vos muscles et donc à remonter vos seins ? Contrairement aux idées reçues ! »

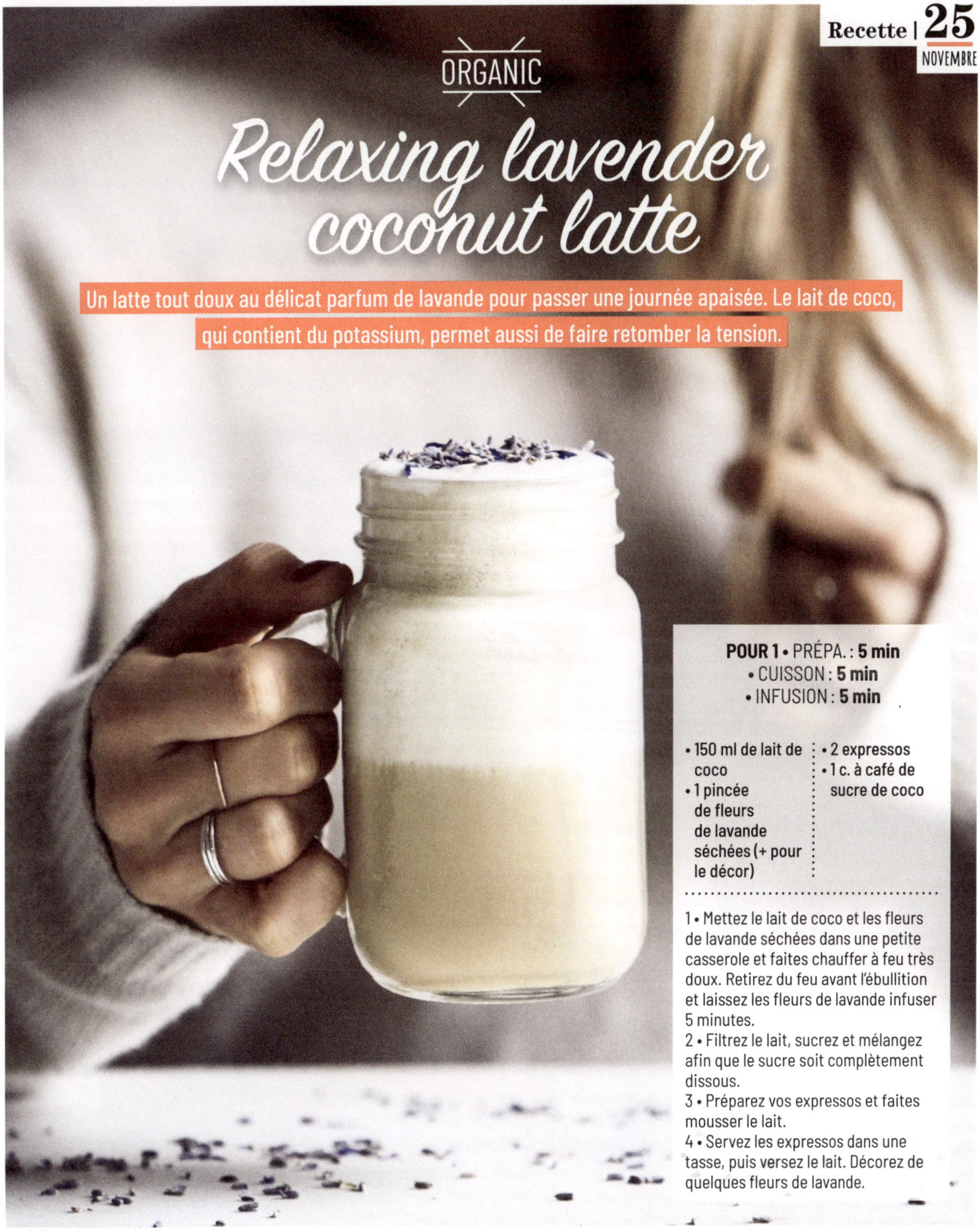

ORGANIC

Relaxing lavender coconut latte

Un latte tout doux au délicat parfum de lavande pour passer une journée apaisée. Le lait de coco, qui contient du potassium, permet aussi de faire retomber la tension.

POUR 1 • PRÉPA. : **5 min** • CUISSON : **5 min** • INFUSION : **5 min**

- 150 ml de lait de coco
- 1 pincée de fleurs de lavande séchées (+ pour le décor)
- 2 expressos
- 1 c. à café de sucre de coco

1 • Mettez le lait de coco et les fleurs de lavande séchées dans une petite casserole et faites chauffer à feu très doux. Retirez du feu avant l'ébullition et laissez les fleurs de lavande infuser 5 minutes.

2 • Filtrez le lait, sucrez et mélangez afin que le sucre soit complètement dissous.

3 • Préparez vos expressos et faites mousser le lait.

4 • Servez les expressos dans une tasse, puis versez le lait. Décorez de quelques fleurs de lavande.

Speed exos

Vous n'avez que quelques minutes à accorder à votre activité physique en ce moment ? No souci, j'ai une solution top chrono !

| J'ai à peine 1 min le matin |

Juste le temps de vous brosser les dents ou de vous sécher les cheveux en vous musclant les jambes et les fesses ! Réalisez 10 extensions de côté avec la jambe gauche, puis à droite, puis à l'arrière (avec les deux jambes alternativement) en vous tenant bien droite. Enfin, montez sur la pointe des pieds pendant 20 s. Votre minute gainage est faite !

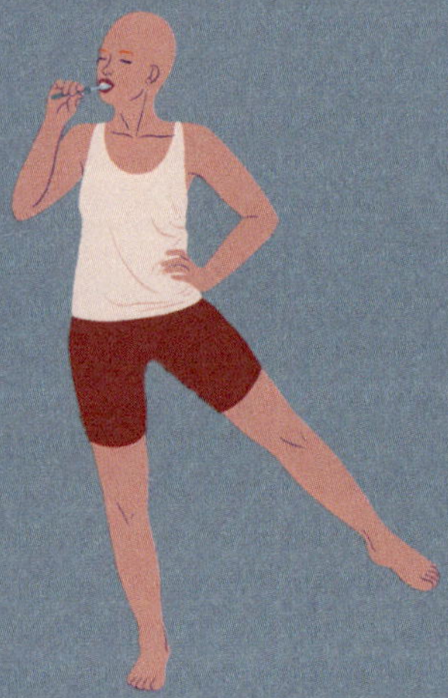

| J'ai 2 min dans la journée |

Commencez par sautiller sur place pendant 20 s. Soufflez 10s. Puis réalisez 10 squats jambe gauche, 10 squats jambes droite. Soufflez 10 s. Tenez en air chaise pendant 30 s, soufflez 10 s. Réalisez 10 jumping jack en amortissant bien la chute. Finissez en respirant profondément et en vous étirant. Vous avez regagné en énergie !

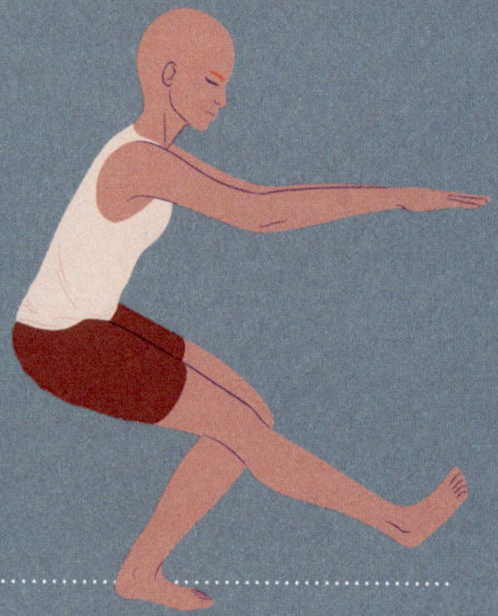

| J'ai 3 min le soir |

Mettez-vous dans la posture de l'enfant pendant 30 s pour détendre votre corps. Puis passez à quatre pattes et faites 30 s de dos rond, dos creux en respirant profondément. Toujours à quatre pattes, tendez votre jambe arrière 10 fois puis changez de jambes. Soufflez 10 s. Enchaînez 10 pompes genoux, soufflez 20 s. Finissez par un gainage planche de 30 s et détendez-vous en position du cadavre les secondes restantes. Bravo c'est un bon début !

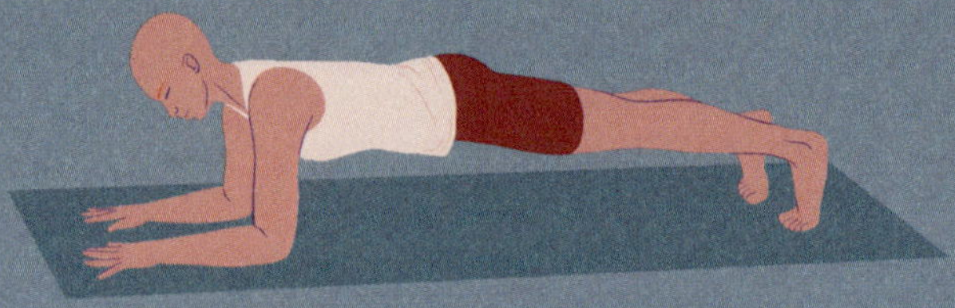

« Si vous réalisez ces quelques minutes chaque jour, vous serez vite tentée par plus ! Ce sera bon signe et vous trouverez comme par magie de nouvelles minutes de libres ! »

Je digère, je gère !

Et si on révisait les bases d'une bonne digestion ? Parce qu'être ballonnée en plein rendez-vous, ça le fait pas trop... Quelques résolutions food peuvent vous sauver !

1• Finito le chaos

On ne mange pas une fesse sur le bureau, l'autre sur un dossier urgent, en parlant du dernier benchmarck à boucler ! On s'assoit sur une chaise, dans le calme, on éteint son ordi et surtout on pense à ce que l'on mange (et à des choses positives) afin que le cerveau intègre bien l'info et que tous les sucs digestifs soient libérés.

2• Mastication obligatoire

Votre salive a un rôle essentiel pour votre digestion. Elle produit une enzyme qui va préparer votre aliment à son arrivée dans l'estomac. Ne pas mastiquer, c'est un peu arriver en réu sans avoir relu ses dossiers. Votre côlon (ou votre collègue) risque d'en payer les frais. Et je vous passe les détails.

3• On rétrograde en seconde

Votre matinée a été speed, vous vous sentez excitée à l'heure du déj', normal. La meilleure chose à faire c'est de prendre 10 grandes respirations avant que sonnent les 13h pétantes. Par exemple en vous préparant pour sortir ou en finissant votre dernier mail. Vous allez changer votre vitesse, détendre votre estomac et sûrement ne plus vous jeter sur votre assiette. Essayez et tenez-moi au courant !

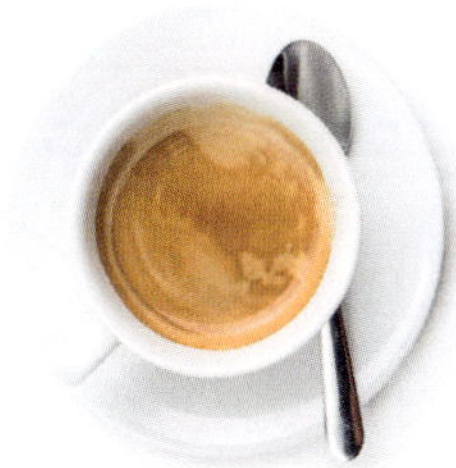

4• On freine sur la boisson

Pas de secret ! L'alcool, le café, les sodas avalés en vitesse ou en excès vont irriter votre système digestif. On fait aussi attention au trop chaud ou trop froid qui perturbe l'estomac.

5• On arrête d'être fidèle

Par facilité, on choisit souvent les mêmes salades ou les mêmes sandwichs à midi pour aller plus vite. Or notre organisme déteste la monotonie ! S'il doit tous les jours digérer la même chose, il s'endort et devient un gros flemmard. Alors, on le secoue, on le surprend et on choisit des aliments sains *of course* !

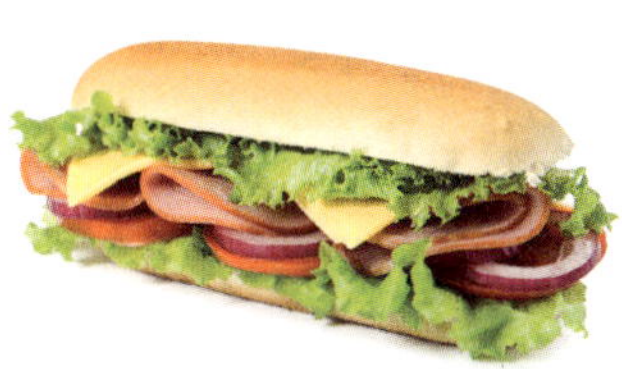

« J'aime beaucoup les infusions après le repas qui me redonnent un coup de fouet et m'aident à digérer. Ma préférée : la sauge (à faire infuser 10 minutes). »

TONIC

Un soupçon de qi gong

Dynamisez votre qi ! Qui ? Votre énergie vitale ! Avec cette pratique chinoise ancestrale, retrouvez sérénité, lâcher-prise et harmonie. Voilà 3 postures essentielles à tester à l'air libre.

Le qi (énergie vitale) gong (travail conscient et régulier) est une gymnastique douce, mélange de postures et de mouvements qui fortifie les organes et est accessible à tous.

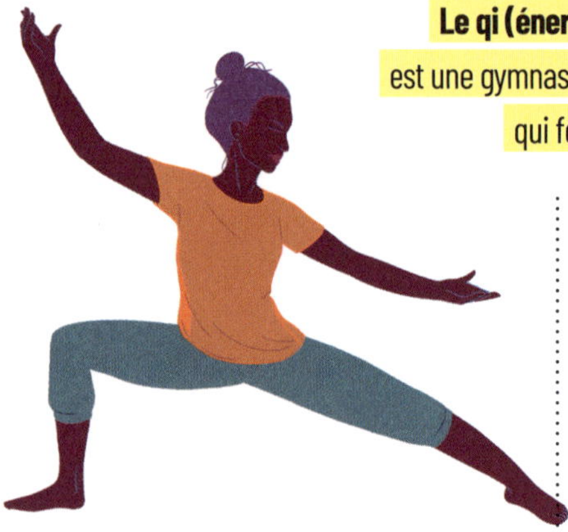

01 | La sphère céleste – 3 min |

Au départ : vous êtes debout les bras le long du corps.
L'exo : dégagez votre pied gauche vers l'arrière, jambes fléchies et tendez la jambe droite. Imaginez tenir une sphère, les paumes vers le ciel, les épaules relâchées, les bras toniques. Votre tête pousse vers le ciel tandis que votre coccyx se relâche vers la terre.

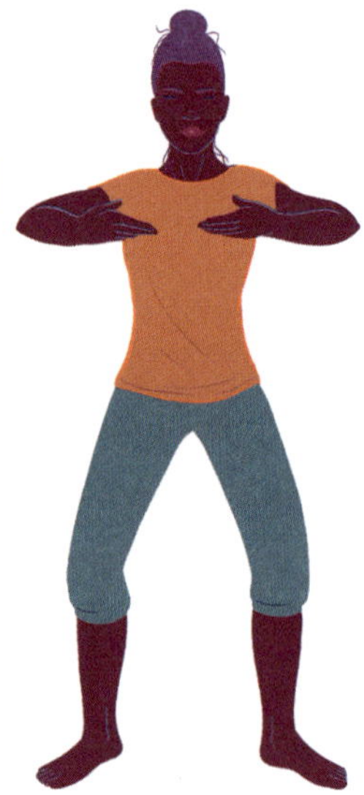

02 | La confiance x 6 |

Au départ : vous êtes debout, les pieds écartés largeur épaules, les bras formant un cercle devant votre ventre, les paumes tournées vers le ciel.
L'exo : descendez légèrement vers le bas en remontant les bras au niveau de la poitrine à l'inspiration. À l'expiration, tournez les paumes vers la terre et remontez votre corps tout en redescendant vos mains devant votre ventre.

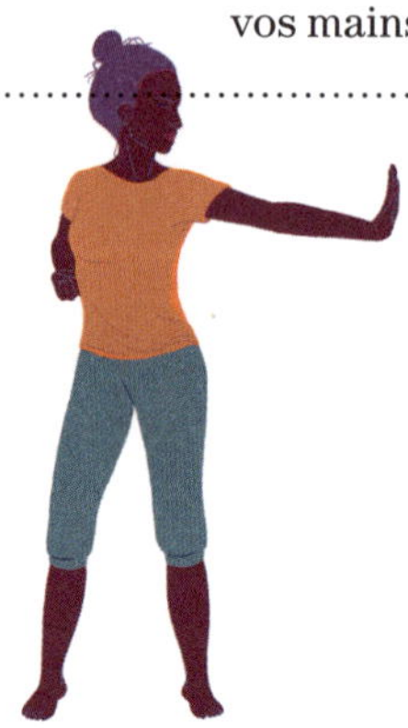

03 | Les stèles x 3 |

Au départ : vous êtes debout, les poings fermés, paumes vers le haut, de chaque côté de votre taille.
L'exo : À l'inspiration, levez la main droite à hauteur d'épaule tout en la regardant. À l'expiration, ouvrez votre paume vers l'extérieur et tendez le bras, votre main est droite et tendue vers le ciel. Revenez à la position de départ.

« Gardez une respiration naturelle tout au long des exercices. Ils développeront votre force intérieure et vous permettre de bien prendre votre place dans votre vie. »

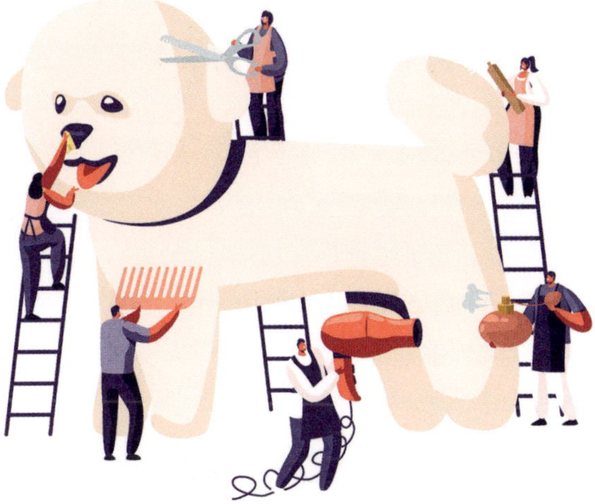

Mon animal écolo

Un chien aurait une empreinte carbone de 0,84 hectare durant sa vie, soit deux fois plus qu'un 4x4... Si on faisait un petit effort sur 2-3 trucs ?

01 • J'achète une litière écolo

33 kilos de litière sont déversés dans les poubelles chaque année. Hum ! Bien souvent non recyclables et contenant des additifs chimiques, elles sont nocives pour l'environnement. Les alternatives ? Les litières en copeaux de bois, résidus de maïs, coquilles de noix...

02 • Je gère ses besoins

Saviez-vous que les selles de nos petits compagnons sont accusées de transmettre la toxoplasmose aux mammifères de bord de mer en Californie ? Le principe serait le même en France si l'on se mettait à jeter leurs cacas dans nos toilettes par exemple. Il faut donc mettre leurs déjections dans un sac poubelle biodégradable, ou mieux, opter pour un composteur si vous avez un jardin.

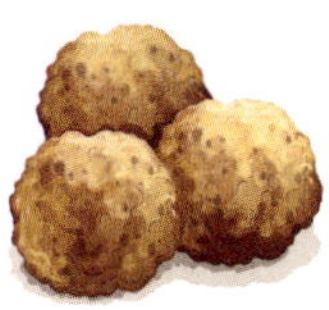

03 • Je le nourris bio

Finies les croquettes industrielles ultra-polluantes, pleines de maïs et d'additifs ! Nos animaux, comme nous, ont le droit à une alimentation saine. Rendez-vous sur les sites green pour choisir des bonnes boulettes qui leur feront le plus grand bien. **(greenweez.com)**

04 • Je choisis des soins éthiques

Produit anti-puce à base d'huiles essentielles, shampoing bio pour chien, vermifuge ou encore médicaments naturels... Il existe des solutions plus clean pour soigner ou laver nos animaux. **(naturellement-bio.com)**

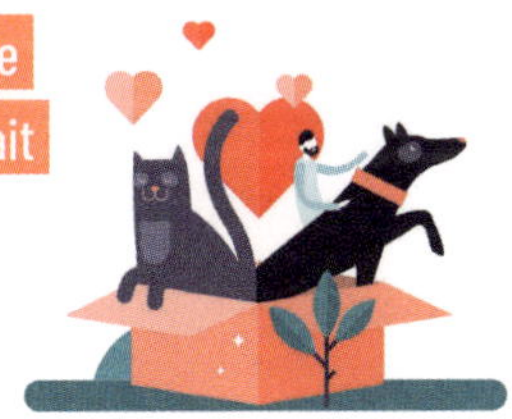

05 • Je vais dans un refuge

Je préfère sauver une vie et désencombrer les refuges si je décide d'adopter un animal. Je participe ainsi à la réinsertion des animaux abandonnés. En aucun cas, je ne l'achète dans les animaleries qui les élèvent en masse dans des cages.

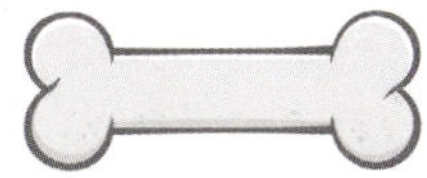

06 • J'achète des jouets nature

Finis les pouic-pouic en plastoc ! Les animaux s'en fichent et jouent aussi bien avec du carton que des pelotes de laine !

07 • Je le fais stériliser

Pour combattre la surpopulation des chats errants et éviter aussi de me retrouver avec 6 chatons à donner, je pense à le stériliser !

« Aux États-Unis, l'alimentation des chiens et des chats produit jusqu'à 64 millions de tonnes de dioxyde de carbone. Soit l'équivalent de CO2 émis par 13,6 millions de voitures pendant un an. »

Ce mois-ci, je m'accorde 3 heures pour écrire quelque chose, le dessiner, le sculpter, le cuisiner...

Mon carnet créatif

Libérer sa créativité, on l'entend de partout… Mais comment s'y prendre ? Je pense qu'il faut commencer par étapes et se lancer chaque mois des défis qui nous font du bien !

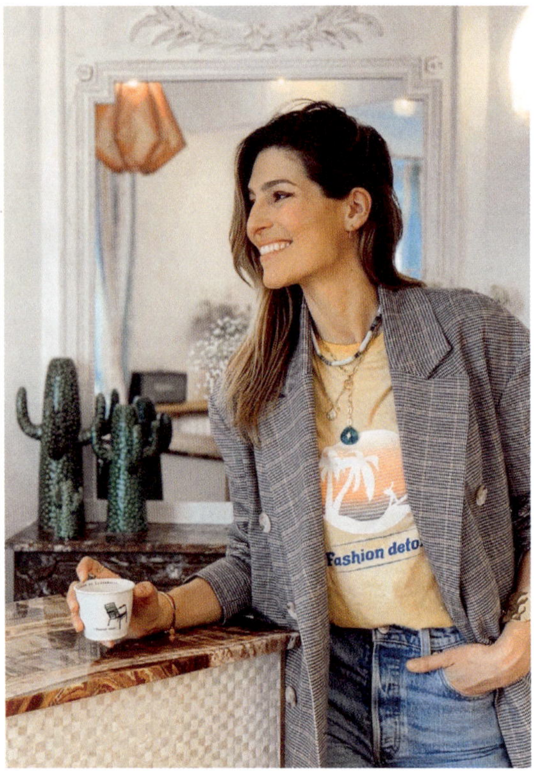

« Selon moi la clé c'est de ne pas se juger ! On se lance, sans peur et sans critique et même si on réalise une grosse croûte, peu importe, on s'est fait PLAISIR ! »

3 défis créatifs que j'aimerais réaliser dans ma vie :

1. ....
....
2. ....
....
3. ....
....

Je me lance dans une activité qui m'était jusqu'ici inconnue :

....
....
....
....
....
....
....
....
....

Je prends une feuille blanche et je me lance !

....
....
....
....
....
....
....
....

3 artistes qui m'inspirent

1. ....
....
2. ....
....
3. ....
....

Je note mes points forts en matière de créativité :

....
....
....
....
....

“Ne laissez pas une mauvaise expérience vous faire penser que vous ne valez rien.”

ORGANIC

Gianduja

Le gianduja est une variante du praliné à déguster pour accompagner un bon café entre amis. Petite astuce : vous pourrez l'utiliser pour remplacer le beurre dans les pâtisseries.

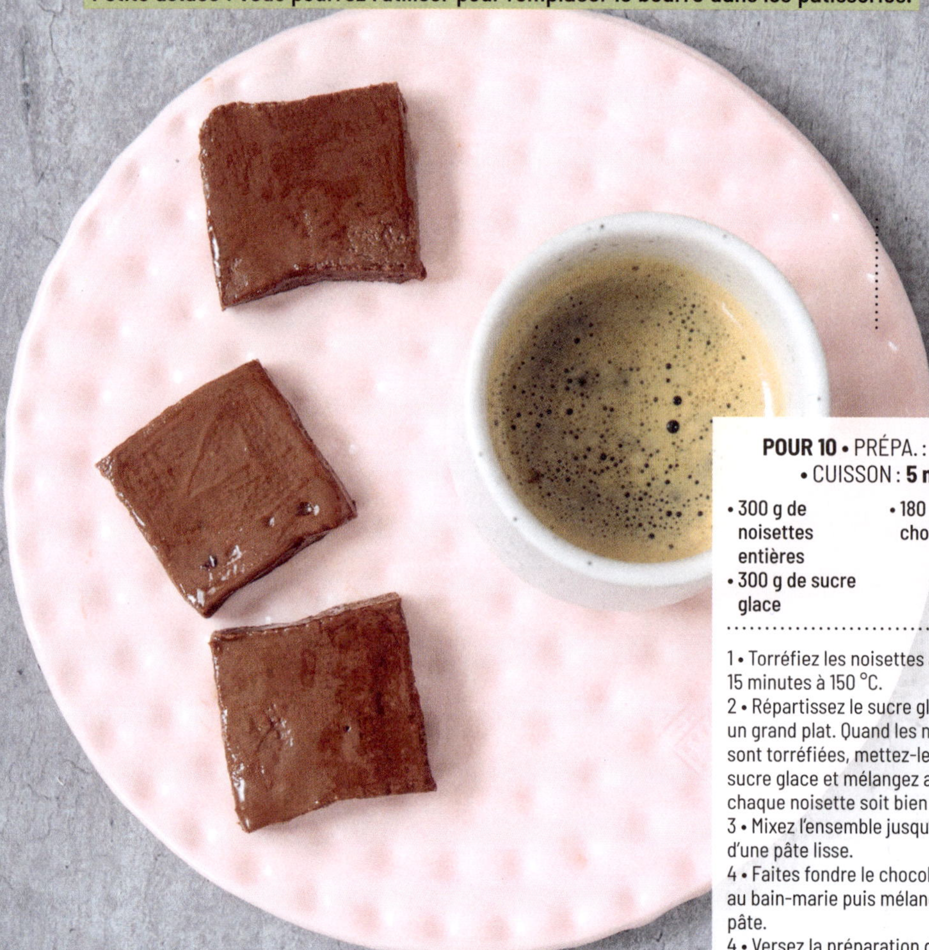

POUR 10 • PRÉPA. : **30 min** • CUISSON : **5 min**

- **300 g de noisettes entières**
- **300 g de sucre glace**
- **180 g de chocolat au lait**

1 • Torréfiez les noisettes au four 15 minutes à 150 °C.
2 • Répartissez le sucre glace dans un grand plat. Quand les noisettes sont torréfiées, mettez-les dans le sucre glace et mélangez afin que chaque noisette soit bien enrobée.
3 • Mixez l'ensemble jusqu'à l'obtention d'une pâte lisse.
4 • Faites fondre le chocolat au lait au bain-marie puis mélangez-le à la pâte.
4 • Versez la préparation dans un petit plat rectangulaire en verre. Faites refroidir au frigidaire. Quand la préparation est bien figée et ferme, démoulez, découpez, savourez !

La communication non violente

Placer l'empathie et la bienveillance au cœur des relations humaines et se débarrasser de toute violence lors des échanges verbaux : voilà le pari de la communication non violente !

L'empathie comme pilier

Développée dans les années 1960 aux États-Unis, la CNV (communication non violente) est recommandée par les thérapeutes depuis quelques années en France aussi bien dans la sphère privée que publique, et dans le cadre professionnel.

Les 4 principes de la CNV :

1. Observer une situation sans jugement envers les autres.
2. Apprendre à exprimer son propre ressenti.
3. Identifier ses besoins pour mieux les exprimer.
4. Formuler clairement ce que l'on attend de l'autre.

Ce que j'en retiens

Il est important d'exprimer posément et clairement ce que l'on ressent et quels sont nos besoins, plutôt que de rendre notre interlocuteur responsable de notre frustration.

La reformulation

Les mots que nous employons, la tournure de nos phrases influent énormément sur le ressenti de notre interlocuteur. Avant de vous exprimer, réfléchissez à la formulation la plus positive et la moins agressive possible. Vous vous ferez comprendre d'autant plus vite et d'autant mieux.

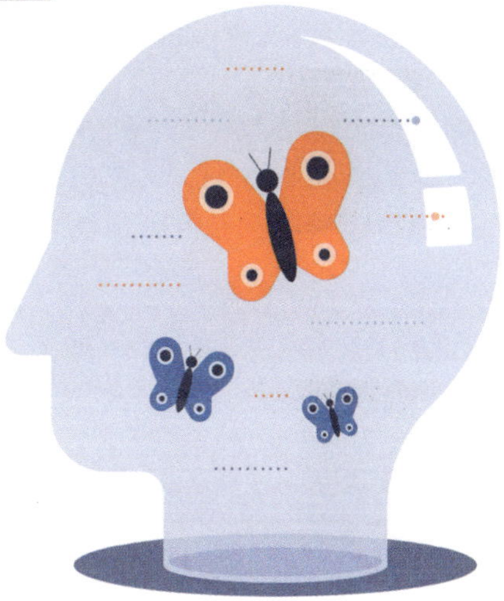

Deux exemples

« On ne sort plus jamais tous les deux » : cette phrase adressée à votre amoureux fera naître en lui un sentiment de culpabilité. Préférez cette formulation positive : *« J'aimerais bien que l'on passe plus de temps ensemble. »*

Si quelqu'un vous adresse une critique ou un reproche, plutôt que de réagir de manière agacée, reformulez et précisez son grief : *« Je comprends que tu sois déçu et énervé par le fait que j'ai oublié ton anniversaire, je suis désolée. »*

« Pratiquée régulièrement, la CNV devient très vite une habitude de communication et dénoue de nombreux conflits. Des réflexes s'installent et... le calme aussi ! »

TONIC

Massage antistress
en duo

Voici 3 techniques de pro pour un moment de zénitude à deux ! Délicieux après une journée éprouvante ou au cours d'un weekend cocooning.

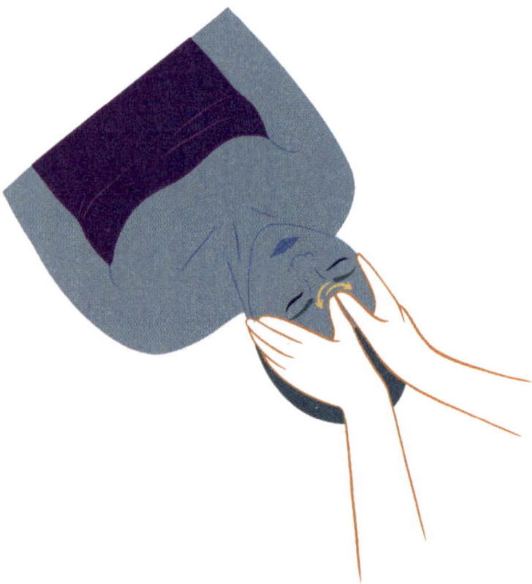

01 | Détente du front |

Allongez-vous confortablement et commencez à vous détendre et à chasser vos pensées. Votre partenaire, situé derrière votre tête, doit avoir les mains chaudes (les passer sous l'eau si besoin !) et les déposer sur votre front, les deux pouces collés entre vos deux yeux. Respirez profondément et laissez-vous aller sous la rotation de ses pouces sur votre visage. Divin !

« Profitez-en pour mettre une lumière tamisée, une musique relaxante et quelques gouttes d'huile essentielle d'ylang-ylang dans votre huile de massage pour voyager dans les îles ! »

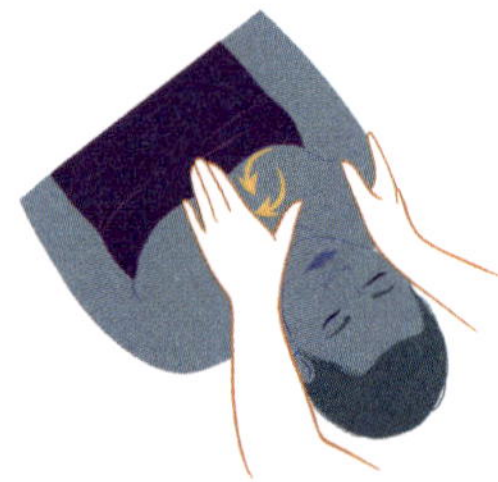

02 | Relâchement du sternum |

Dans la même position, votre partenaire dépose sa main sur votre sternum (au centre de la cage thoracique, entre les seins) et effectue des rotations douces pour le détendre. Le sternum est un centre énergétique, carrefour de notre système neurovégétatif. S'il est noué, il déclenche beaucoup d'anxiété et inversement. Ce massage libérera votre respiration.

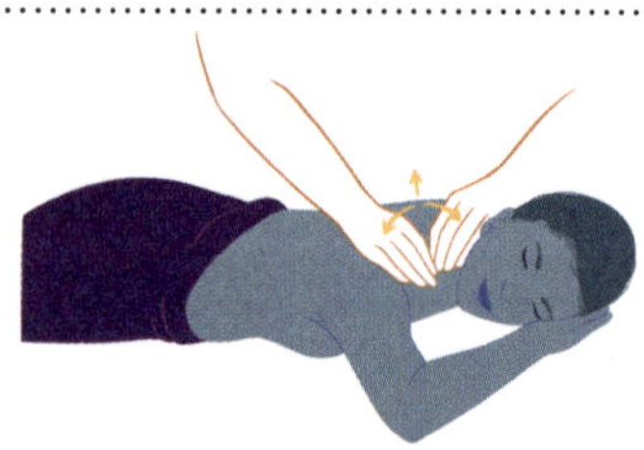

03 | Décontraction des trapèzes |

Tournez-vous maintenant sur le ventre, les deux mains jointes sous votre menton. Votre partenaire doit attraper votre trapèze (à la base de votre cou) entre ses doigts et faire rouler ses deux pouces dans un mouvement de va-et-vient continu. Attention, il faut commencer doucement sans pincer car cela peut être douloureux au départ à cause des tensions. Le muscle, en se réchauffant, va se détendre sous ses mains.

« Je suis très friande des huîtres que je déguste nature ou avec un peu de jus de citron. Si comme moi vous les aimez fraîches, ne les ouvrez pas plus de 30 min avant de les servir ! »

Saison
• De septembre à avril
Valeurs nutritionnelles
• Protides 9,4 g • Glucides 4,9 g • Lipides 2,3 g • Calories 81 kcal/100 g (2 huîtres moyennes)
Conservation
• 8 à 10 jours maximum fermées au réfrigérateur à une température comprise entre 5 °C et 15 °C.
Cuisson
• À adapter selon les recettes.

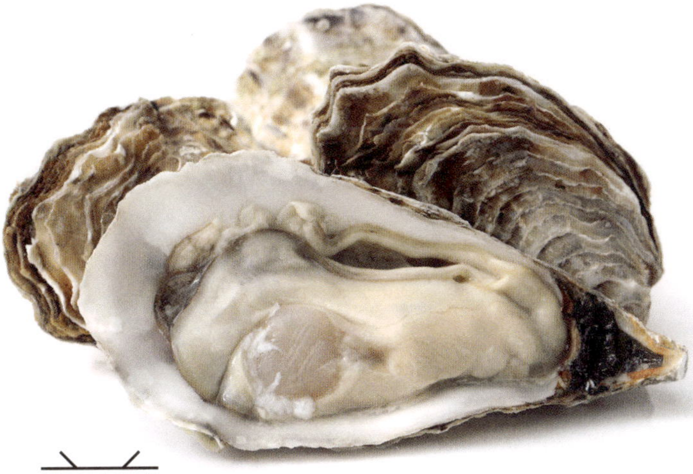

ORGANIC

Aliment santé

L'huître

Ce petit mollusque aux couleurs nacrées cache bien des vertus ! Sa richesse en vitamines, potassium, magnésium, iode, zinc, calcium, cuivre, fer et en oméga-3 fait de lui un concentré de vitalité.

Elle booste

- Le renouvellement cellulaire
- La mémoire
- L'assimilation des protéines
- Les défenses immunitaires
- Les muscles

Elle lutte contre

- Les maladies cardio-vasculaires
- Les maladies inflammatoires
- La dépression
- Les carences en fer et iode
- Les troubles neurologiques

L'huître au menu
(une vraie Bretonne vous conseille !)

- **Pour l'apéro :** huîtres chaudes gratinées au camembert
- **En entrée :** capuccino de parmesan aux huîtres
- **En plat :** grosse raviole d'huîtres à la thaïe
- **En brunch :** huîtres gratinées à la fondue de poireaux et au champagne

« Protégez la Terre avant de viser la lune ! »

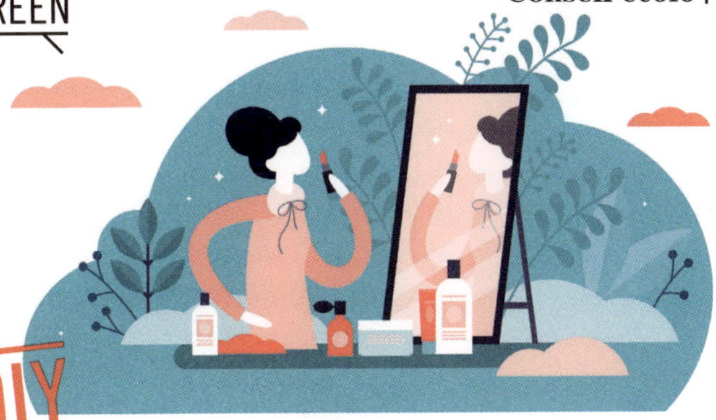

DIY

Mon baume à lèvres

Une recette à la portée de tous pour fabriquer son propre baume à lèvres, ultra-hydratant et réalisé uniquement à partir d'ingrédients bio !

CIBLE	• tous types de lèvres
BIENFAITS	• particulièrement hydratant, même pour les lèvres très gercées et les crevasses
MATÉRIEL	• une casserole • un saladier • une cuillère en bois • des petits pots en verre pour contenir les baumes
CONSERVATION	• peut se conserver pendant 6 mois dans des pots bien fermés

| INGRÉDIENTS & DOSAGE |

Pour un pot de 10 millilitres (ml)

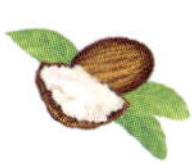

• 5 ml de beurre de karité bio

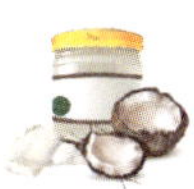

• 5 ml d'huile végétale de coco

• 2 grammes de cire d'abeille jaune bio

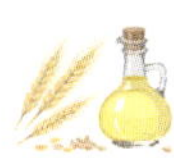

• 2 gouttes d'huile de germe de blé (conservateur naturel)

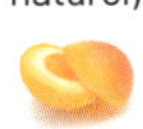

• 2 gouttes d'arôme naturel d'abricot

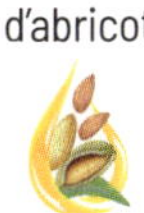

• 2 gouttes d'huile d'amande douce

| Recette |

• Faites chauffer une casserole d'eau jusqu'à ébullition pour préparer votre **bain-marie**, un mode de cuisson particulièrement doux. Placez ensuite un saladier adapté au-dessus de la casserole, dans lequel vous ajouterez les ingrédients.

• Versez dans le saladier 5 grammes de beurre végétal de karité bio. **Extrêmement nourrissant**, il permettra de soigner les gerçures. Riche en acides gras essentiels, c'est une véritable pépite cosmétique !

• Puis mélangez, toujours au bain-marie, 3 grammes d'huile de coco, une huile végétale réputée pour **lutter contre le vieillissement**, et 2 grammes de cire d'abeille jaune bio. Mélangez pendant 5 minutes, puis ôtez le saladier du feu.

• Versez dans le saladier hors du feu 2 grammes d'huile d'amande douce, dont les **bienfaits anti-inflammatoires** permettront de réparer les éventuelles crevasses sur les lèvres.

• Puis rajoutez 2 gouttes d'huile de germe de blé pour la conservation de votre baume et les 2 gouttes d'arôme naturel d'abricot.

• Versez ensuite le mélange dans les petits bocaux en verre.

« Une préparation simple personnalisable en fonction de ses goûts ! »

TONIC

Un petit **grog** ?

Depuis le XVIIIe siècle il soulage les rhumes, les angines et beaucoup d'autres petits maux hivernaux. Voici les raisons de son succès et ma meilleure recette de grog !

D'où vient son nom ?

Il porte le nom de son inventeur, l'amiral anglais Edward Vernon surnommé « le vieux grog », qui imagina cette boisson au XVIIIe siècle pour revigorer ses marins.

Ses super pouvoirs

Voici ses armes pour lutter efficacement contre les rhumes, les angines et beaucoup d'autres petits maux de l'hiver :

- **La chaleur :** permet de faire grimper la température du corps, ce qui aura comme effet d'affaiblir les virus. La transpiration contribuera également à éliminer les toxines.
- **Le citron :** présente des vertus anti-infectieuses.
- **Le miel :** soulage la gorge et la toux, et aide à l'endormissement.
- **Le clou de girofle :** a des propriétés anti-inflammatoires et antidouleur.
- **La cannelle :** possède des bienfaits antibactériens.
- **Le rhum :** comme tous les alcools, c'est un décongestionnant. Il est possible de le remplacer par du whisky ou du cognac qui présentent les mêmes propriétés antioxydantes que le rhum.

Ma recette simplissime

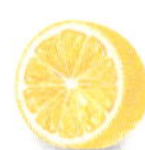

- Faites chauffer de l'eau, et pendant qu'elle bout, pressez le jus d'un demi-citron.

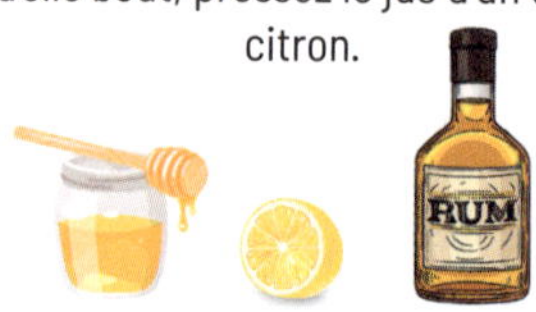

- Dans un grand mug, versez 2 cuillères à café de miel, le jus de citron, et un petit verre (à shot) de rhum.

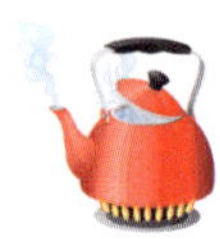

- Videz ensuite l'eau frémissante dans le mug.

Pas plus d'un grog par jour !

Eh oui, l'alcool reste à consommer avec modération ! S'il soulagera les symptômes de vos maux hivernaux, le grog n'est pas un médicament. Pour toute prescription, n'hésitez pas à consulter votre médecin.

« Un petit truc en plus ? Ajoutez quelques branches de thym, parfait pour dégager les voies respiratoires ! »

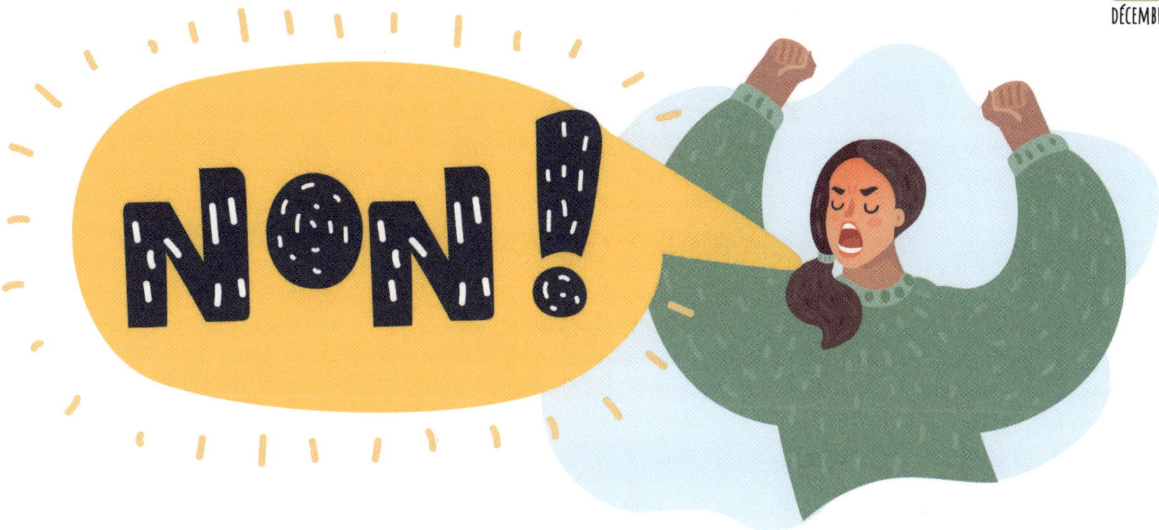

POSITIVE

Savez-vous dire NON ?

Comprendre ses limites et ses besoins passe par le fait de pouvoir exprimer un refus. Mais dire « non » n'est pas si facile...

Pourquoi c'est duuur ?

Plusieurs raisons peuvent nous faire accepter quelque chose, malgré notre envie première de refuser :

- Souhaiter éviter les conflits ;
- Penser faire preuve de dévouement ;
- Avoir le sentiment d'être gentil ;
- Vouloir être aimé.

Les réactions du corps et de l'esprit

Accepter quelque chose que nous ne voulions pas faire à l'origine peut entraîner des complications. L'impression d'être débordé par ses émotions, d'être frustré… Le corps ne tardera pas alors à réagir de manière négative : colère, stress, difficultés à dormir, ruminations… Notre sentiment véritable et nos besoins n'ont pas été respectés. Nous sommes en colère contre nous-même.

L'affirmation de soi

Savoir dire « non » c'est donc se respecter soi-même. C'est identifier ses besoins, ses capacités et ses limites et les formuler clairement et posément. Un véritable exercice de conscience !

Ne pas culpabiliser

Pour éviter de culpabiliser, souvenez-vous des dernières fois où vos interlocuteurs vous ont dit « non » et remarquez quelle a été votre réaction face à ce refus. Il y a de fortes chances que vous en ayez parfaitement compris la raison et il en sera donc de même pour vous.

Au boulot

Au travail, dire « non » paraît souvent encore plus inapproprié. Or, le fait de ne pas accepter quelque chose ne veut pas dire que l'on ne souhaite plus travailler ni mettre de la bonne volonté. Si on explique les motivations de ce refus, celui-ci sera mieux compris et accepté. Et, contrairement à ce que l'on peut craindre, il arrive d'être encore plus respecté par la suite !

ORGANIC

Les graines

Souvent oubliées, elles cachent bien des secrets pour préserver notre santé. Antioxydantes, digestives, calmantes ou encore purifiantes, elles sont toutes à croquer !

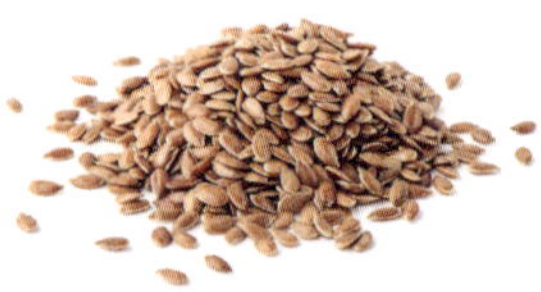

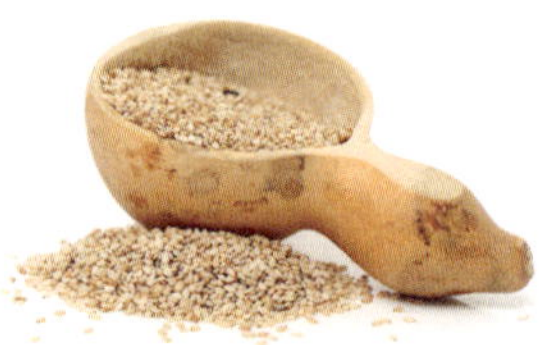

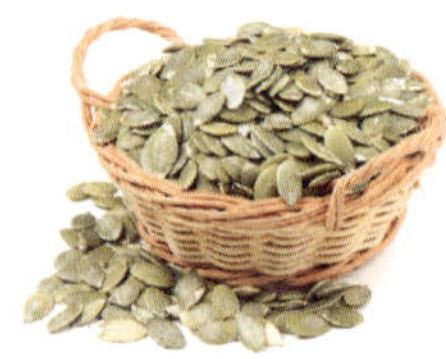

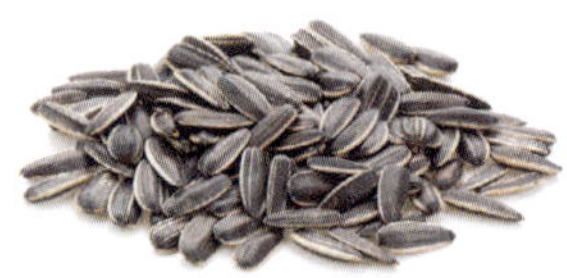

| Les graines de lin |

Elles sont une excellente source de fibres et aident à réguler le taux de glycémie. Riches en oméga-3, les graines de lin apportent également de l'énergie au cerveau et participent à la bonne santé des yeux.
Je n'hésite pas à les mixer avant de les glisser dans mes yaourts ou mes soupes !

| Les graines de sésame |

Ces graines contiennent des acides gras essentiels, du zinc, des vitamines et des protéines. Résultat : elles luttent contre les maladies cardio-vasculaires, renforcent le système nerveux et les membranes cellulaires. Je m'amuse à les parsemener où bon me semble ! Sur mes salades, mes légumes, mes viandes ou encore mes poissons.

| Les graines de courge |

Elles sont mon atout antifatigue ! L'apport en fer qu'elles contiennent permet d'éviter les problèmes d'anémie tout en énergisant le système immunitaire.
Diurétiques, elles protègent aussi contre les infections urinaires.
Je les propose souvent en apéro healthy ou les rajoute à mes soupes pour leur donner du croquant.

| Les graines de tournesol |

J'adore les glisser dans mes salades fruitées ou salées, mes mueslis ou encore mes pâtisseries.
Remplies de vitamines B et E, elles favorisent la digestion et ralentissent le vieillissement de la peau.

« Je prépare un granola à tomber avec des graines de courge, des pistaches, des graines de tournesol, des flocons d'avoine, du qinoa et du miel… La recette idéale au petit déj' pour les lovebirds ! »

Le Showgirl Workout

Et si on se prenait pour une meneuse de cabaret du Crazy Horse ? Histoire de gonfler notre sexitude et de se sentir ultra glam' ! Mon coup de cœur.

| C'est quoi ? |

Un mix de cours de barre, de danse et de fitness inspiré des spectacles de cabaret, donné par des danseurs professionnels formés dans de grandes institutions tel le Royal Ballet à Londres. Hop on enfile ses plus beaux talons pour travailler une choré bouillantissime.

| Pour qui ? |

Toutes les femmes qui veulent s'éclater, se sentir sexy, renouer avec la danse, tester une nouvelle pratique ludique et tonique… Aucune expérience n'est demandée pour devenir une meneuse de revue d'un jour.

| Ça travaille quoi ? |

Tout le corps est sollicité musculairement, la silhouette s'affine et s'allonge comme chez une danseuse. Les résultats sont rapides si la pratique est régulière. À cela s'ajoutent de vrais bénéfices dans notre rapport à notre corps. On se libère, on apprend à éveiller notre sensualité, découvrir de nouvelles facettes de notre féminité… On peut même se réconcilier avec des parties de notre corps que l'on n'appréciait pas vraiment. Lorsque l'on en sort, on se sent comme Beyoncé sur scène ! Une révélation.

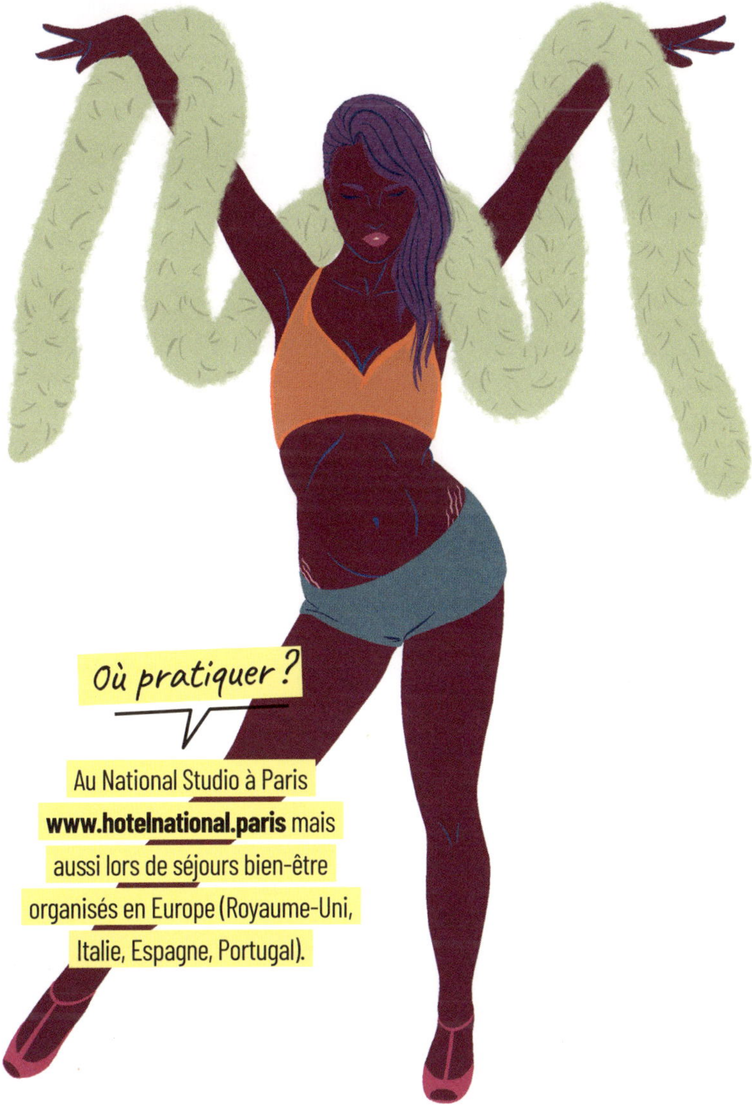

Où pratiquer ?

Au National Studio à Paris **www.hotelnational.paris** mais aussi lors de séjours bien-être organisés en Europe (Royaume-Uni, Italie, Espagne, Portugal).

ORGANIC

Crème choco-avocat super hydratante

100 % vegan et peu sucrée, cette recette est un concentré d'acides gras insaturés, qui diminuent le taux de mauvais cholestérol dans le sang. L'avocat est aussi un moyen simple de nourrir en profondeur sa peau et ses cheveux.

POUR 4 • PRÉPA. : **15 min** • RÉFRIGÉRATION : **2 h ou 1 nuit**

- 2 petits avocats
- 1 gousse de vanille
- 50 g de cacao en poudre
- 110 ml de sirop d'érable
- 1 orange
- 1 pincée de sel
- 170 ml de crème de coco
- 2 c. à soupe de sucre glace
- 1 c. à café d'extrait de vanille
- 2 c. à soupe de noisettes
- 2 c. à soupe de grué de cacao cru

1 • Déposez dans un blender la chair des avocats, les graines de vanille, le cacao, le sirop d'érable et le jus d'orange.
2 • Salez, puis mixez jusqu'à l'obtention d'un mélange onctueux.
3 • Versez progressivement 130 ml d'eau chaude.
4 • Répartissez la crème dans 4 ramequins, puis laissez reposer au réfrigérateur au moins 2 heures.
5 • Torréfiez rapidement les noisettes dans une poêle à sec.
6 • Juste avant de servir, montez la crème de coco froide au fouet avec le sucre glace et l'extrait de vanille en fouettant progressivement, puis de plus en plus vite jusqu'à ce qu'elle forme un bec.
7 • Versez délicatement un peu de crème dans chaque ramequin. Couvrez de noisettes grossièrement hachées et de grué de cacao.

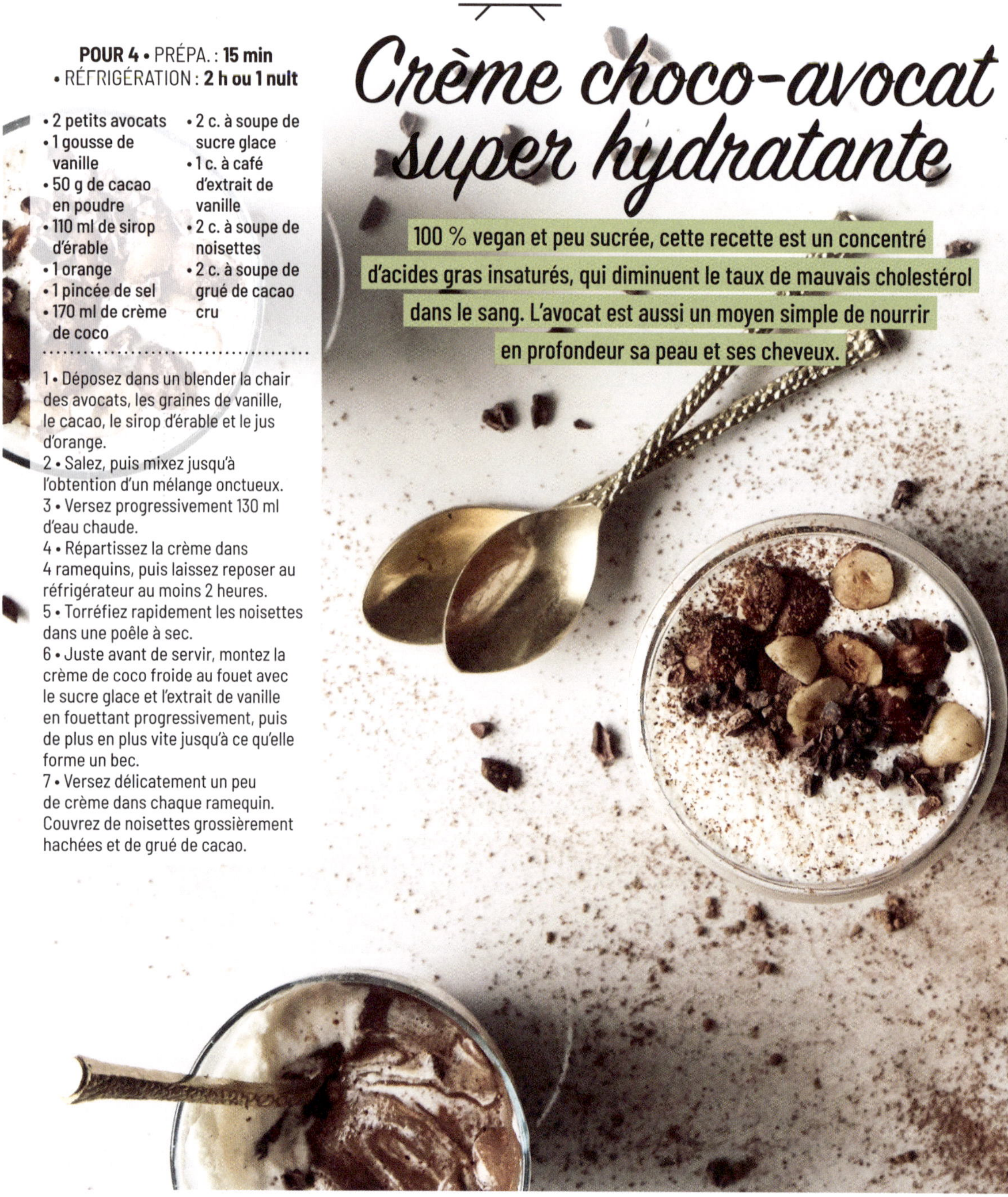

POSITIVE

Je nourris ma confiance en moi

Parce qu'il faut en prendre soin et se soutenir chaque jour, pensez à réaliser ces exos faciles de temps en temps pour gonfler votre *self-esteem* !

1 • Écrivez vos réussites

Prenez un carnet et dressez la liste de vos victoires, les toutes petites comme les très grandes. Passez du temps à retrouver des moments où vous avez réussi vos projets, où vous avez été fière de vous. Visualisez-les avec détails, essayez de ressentir vos émotions du moment, vos phrases, votre visage... Vos souvenirs vont faire grimper votre énergie et modifier votre image de vous. Le cerveau est simple et basique, ne l'oubliez pas !

2 • Célébrez vos petites victoires

J'ai un petit truc quand je réussis à boucler un projet ou à en décrocher un nouveau : je fais une danse de la joie ! Je mets du son à fond et je me tape une choré où que je sois. Ce rituel me fait vivre pleinement ce moment présent de joie, mais en plus il imprime dans ma tête et dans mon corps qu'une nouvelle étape positive arrive. Et ça, je ne veux pas passer à côté ! Un stimulateur de bonnes ondes !

3 • Éteignez radio critique

Vous connaissez ces petites phrases assassines que l'on s'envoie parfois à soi-même ? « Je suis vraiment trop bête ! », « Ce travail n'est pas pour moi », « Je finirai toute seule »... Listez-les une bonne fois pour toutes sur une feuille et barrez-les en rouge en étant sûre de vous et bien présente à ce que vous faites. Puis allez brûler la feuille dans votre évier en évitant de mettre le feu partout. Soulagée ?

« Lorsqu'une situation se déroule bien et que vous en êtes à l'origine, prenez bien le temps de le "voir". La vie étant souvent speed, il arrive que l'on passe à côté d'une occasion de renforcement »

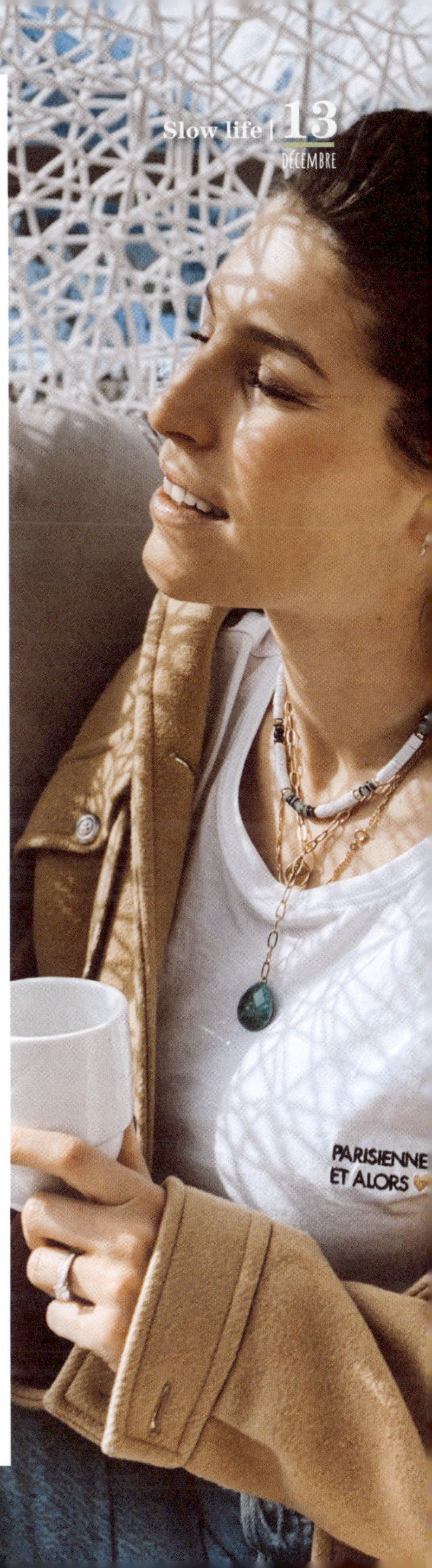

TONIC

SOS, mon cœur palpite !

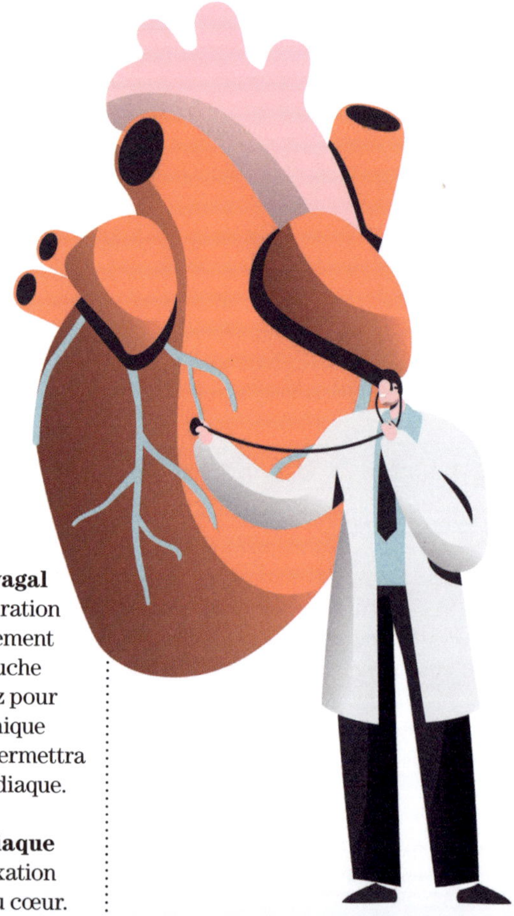

Sans gravité la majorité du temps, les accélérations du rythme cardiaque ou les battements irréguliers peuvent être désagréables. Mes astuces naturelles pour les réduire.

Keep calm, c'est bénin !

Dans la grande majorité des cas, s'il n'y a pas de problème de cœur avéré, les palpitations cardiaques sont parfaitement banales et bégnines. Il s'agit de liaisons irrégulières entre les oreillettes et les ventricules du cœur. Elles peuvent se répéter souvent et durer plusieurs heures.

T'as trop bu ?!

Pour ne pas risquer d'avoir des palpitations, il suffit de réduire sa consommation d'excitants à 4 tasses de café (ou thé) maximum par jour et pas de soda.

Respire !

Les palpitations provoquées par le stress peuvent être atténuées voire soulagées par certaines techniques de respiration.

1.• Stimuler le nerf vagal
Prenez une grande inspiration puis expirez vigoureusement mais en fermant la bouche et en vous pinçant le nez pour le boucher. Cette technique stimulera le nerf vagal et permettra de ralentir le rythme cardiaque.

2• La cohérence cardiaque
Cette technique de relaxation agit sur les battements du cœur. Inspirez pendant 5 secondes pour remplir les poumons d'air, puis expirez doucement par la bouche pendant 5secondes. À renouveler pendant 2 à 3 minutes.

Une cure de magnésium

Le magnésium est réputé pour son action sur la régulation du rythme cardiaque. Comme il n'est pas toujours évident d'arriver à l'apport journalier recommandé de 400 milligrammes par le biais de l'alimentation, n'hésitez pas à demander à votre médecin de prendre des compléments, surtout en cas de fatigue ou de stress.

Quelques gouttes d'ylang-ylang

L'huile essentielle d'ylang-ylang (une de mes favorites !) a une action bienfaitrice sur les battements du cœur. Versez quelques gouttes sur un mouchoir et respirez-le à l'arrivée des palpitations jusqu'à ce qu'elles se calment. Magique !

« Émerveillez-vous devant la nature et suivez-la. »

ORGANIC

Gnocchis sans gluten

On se fait parfois une montagne de la préparation des gnocchis… Cette recette hyper facile et sans gluten vous décomplexera !

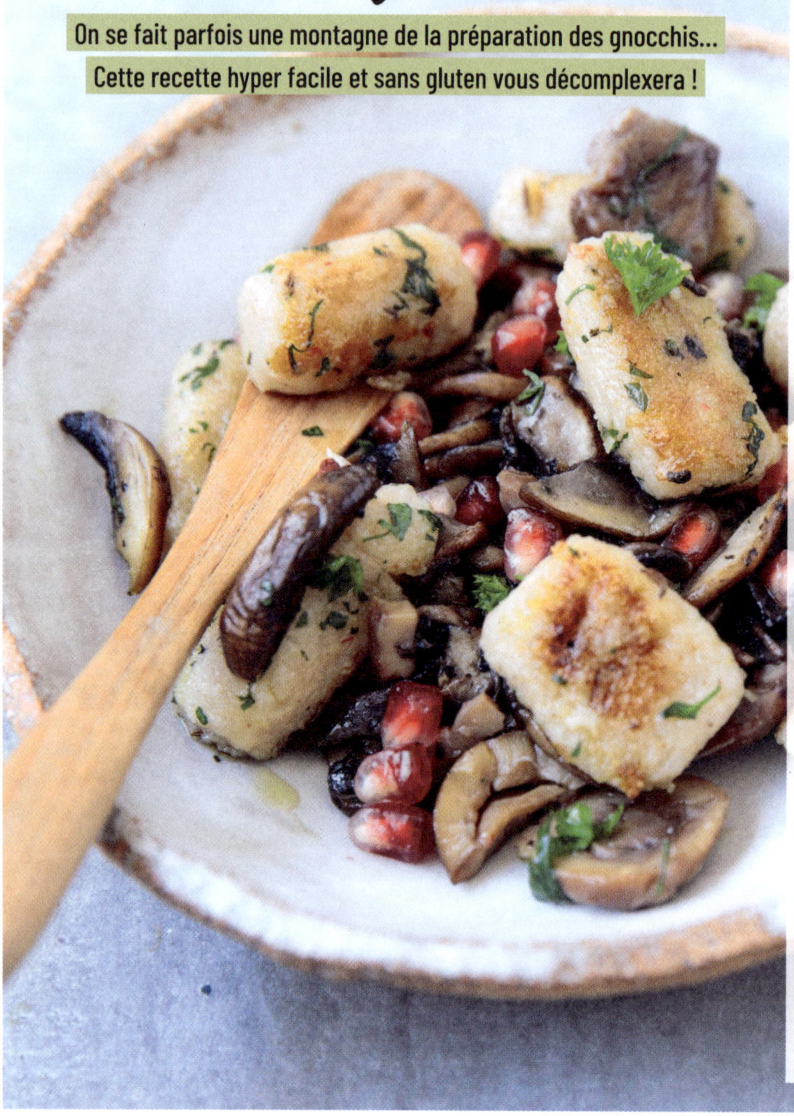

POUR 4 • PRÉPA. : **45 min** • CUISSON : **15 min**

- 200 g champignons de Paris
- 250 g de pommes de terre Agria
- 100 g de châtaignes en bocal
- ½ grenade
- 70 g de farine de riz
- 1 œuf
- 2 c. à soupe d'huile d'olive
- Sel, poivre
- Huile d'ail (p. 21)
- ½ botte de persil
- Lait
- Pecorino

1 • Lavez les pommes de terre et faites-les bouillir jusqu'à ce qu'elle soit tendre.
2 • Réalisez la sauce : nettoyez les champignons, coupez-les en fines lamelles et faites-les sauter à la poêle avec l'huile d'ail, du sel et du poivre pendant 2 minutes. Diminuez le feu, ajoutez les châtaignes préalablement concassées, couvrez et poursuivez la cuisson pendant 5 à 6 minutes.
3 • Épluchez les pommes de terre, écrasez-les à l'aide d'un presse-purée.
4 • Ajoutez la farine de riz et l'œuf. Salez.
5 • Travaillez la pâte jusqu'à l'obtention d'une consistance souple, mais pas collante.
6 • Avec cette pâte, formez des rouleaux fins. Détaillez-les en gnocchis de 1 cm environ.
7 • Faites cuire les gnocchis dans une grande casserole d'eau bouillante salée. Lorsqu'ils remontent à la surface, ils sont cuits !
8 • Égouttez-les et ajoutez la sauce aux champignons et aux châtaignes.
9 • Liez le tout avec une goutte de lait et du pecorino râpé. Parsemez de persil haché et quelques graines de grenade pour le croquant.

Fertility
yoga

Très prisé depuis quelque temps, le yoga qui booste la fertilité est un mélange de postures d'hatha yoga, d'une alimentation particulière et d'un mode de vie sain mis en place par le docteur Alice Domar. Un vrai stimulateur.

Whaaat ?

Le fertility yoga augmenterait de 30% les chances de tomber enceinte.

Les postures de fertility yoga favorisent la circulation de l'énergie vers le bassin, améliorent l'ouverture des hanches et boostent les hormones ainsi que les ovaires.

Les cours sont différents si l'on est en début de cycle menstruel (J5 à J14) ou en fin (à partir de J14). Ils aident aussi les femmes souffrant de règles douloureuses, d'endométriose et d'ovaires polykystiques mais qui ne souhaitent pas pour autant tomber enceintes.

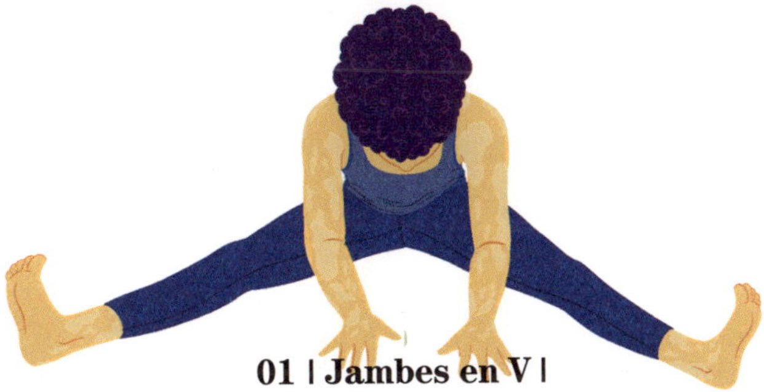

01 | Jambes en V |

Asseyez-vous, ouvrez les jambes en les tendant bien et mettez vos pieds flex. Avancez le haut du corps en vous appuyant sur vos deux paumes de main bien ancrées au sol. Vous devez ressentir un étirement de la colonne vertébrale et des jambes. Restez 30 s dans cette posture en respirant profondément.

02 | Chandelle facile |

Allongez-vous sur le dos, jambes tendues vers le haut, fesses posées au sol, mains le long du corps. Tenez 5 s dans cette posture en respirant calmement puis baissez les jambes et recommencez. Vous pouvez aussi appuyer vos jambes contre le mur.

Les bénéfices : circulation sanguine boostée au niveau des organes génitaux et reproducteurs.

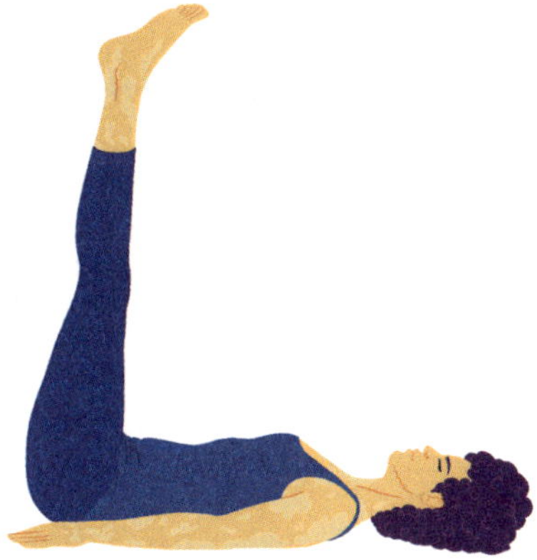

« Les conséquences du stress sur le corps et le mental peuvent perturber votre fécondité. Le yoga est en cela idéal pour retrouver votre équilibre. »

ORGANIC

Mon assiette d'hiver

Il fait froid, il pleut et le soleil n'est plus là. Bouh ! En hiver, je fais les bons choix alimentaires pour booster mon humeur et mes défenses immunitaires. C'est primordial !

Je mise tout sur la vitamine C

Elle stimule l'organisme et l'aide à mieux combattre les infections. Ça tombe bien puisque c'est la saison des kiwis, des oranges, des pamplemousses, des choux-fleurs, des brocolis, des épinards ou encore des citrons !

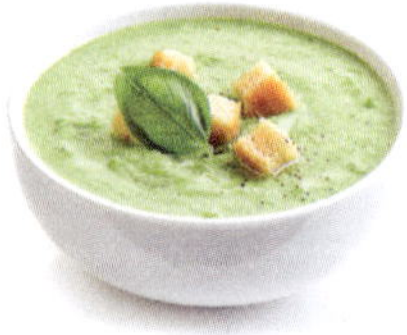

Je me réchauffe en douceur

Les soupes, veloutés et potages sont mes meilleurs alliés pour combattre le froid. Non seulement ils hydratent, mais ils apportent des nutriments indispensables. Pensez bien à varier les saveurs et à privilégier les légumes de saison.

Je me fortifie de l'intérieur

Germe de blé, noix, noisettes, amandes, châtaignes ou encore huile de tournesol sont des concentrés en vitamine E qui favorise la circulation sanguine. Elle protège également les cellules face aux agressions et limite les engelures et le refroidissement des extrémités.

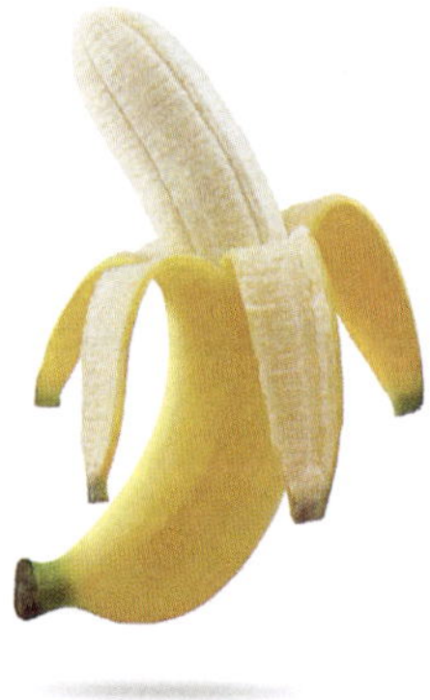

J'ai la banane

Avec le tryptophane, la vitamine B et le fer qu'elle contient, la banane donne un coup de fouet à l'organisme et au moral. Véritable fruit anti-déprime, elle lutte aussi contre la nervosité, le stress et l'anémie.

Je remplace le soleil

Plus exactement la vitamine D que produisent les rayons de soleil au contact de la peau par des produits riches en oméga-3 (hareng, sardine, maquereau, saumon, thon...). Autre option : faire une cure d'huile de foie de morue !

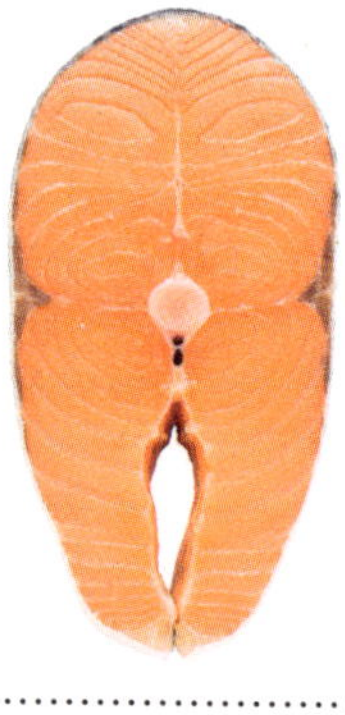

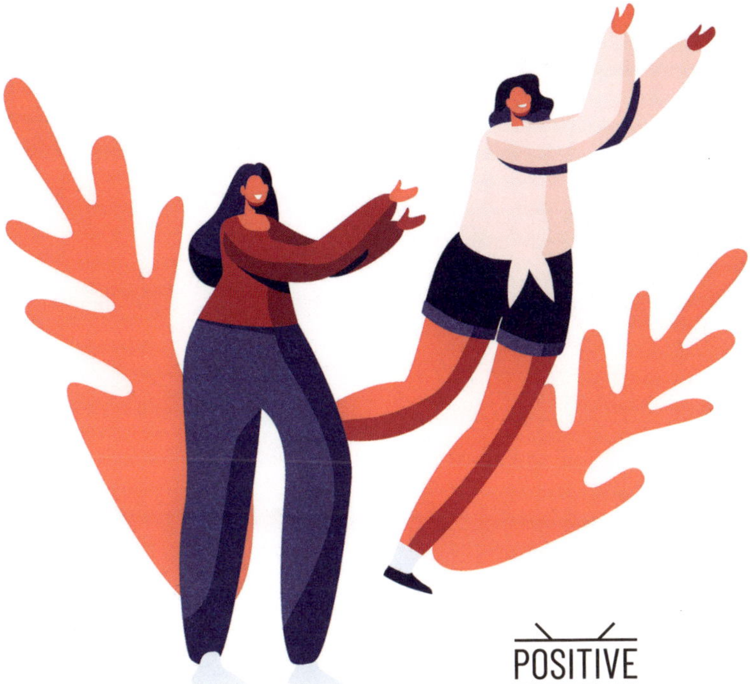

Whaaaat ?!?

9,3 % d'écart salarial entre les femmes et les hommes

La différence de salaires entre les hommes et les femmes est en train de baisser, mais selon les derniers chiffres de l'Insee cet écart reste tout de même à 9,3 % pour des postes ou des compétences égales.

POSITIVE

Les cercles de femmes

S'affirmer en tant que femme, réclamer l'égalité de ses droits, revendiquer sa féminité... Pour accompagner les femmes dans leur combat quotidien, les groupes de parole et d'entraide se développent massivement.

Sororité

Dans un endroit cosy, intimiste, des femmes se retrouvent pour évoquer leur vie personnelle ou professionnelle. Les événements positifs comme les difficultés sont évoqués et reçus par l'auditoire avec bienveillance et sans jugement. Toutes sont mues par un même sentiment de solidarité féminine appelé sororité. Quelle que soit leur origine, leur âge, leur niveau de vie, elles sont sur un pied d'égalité et veulent s'entraider.

Des groupes de paroles intimistes

Initiés dans les années 2000 aux États-Unis, les groupes de parole exclusivement féminins, qui abordent des thématiques liées à la vie personnelle des femmes, se développent aujourd'hui en France et dans toute l'Europe. Placées en cercle, elles prennent tour à tour la parole pour se livrer sur leur quotidien, leur histoire, leurs questions. Les autres pourront ensuite répondre, rebondir, témoigner de leur propre expérience.

Des clubs pour les pros

Le réseau étant primordial dans la réussite professionnelle, les femmes ont créé des clubs exclusivement féminins pour tisser des liens entre elles et booster leurs carrières. Partage d'expériences, recommandations et opinions sur l'actualité du secteur, mises en relations, l'objectif de ces groupes d'influence est de renforcer la position des femmes. Il existe aujourd'hui plus de 500 clubs pros féminins dans toute la France. ●

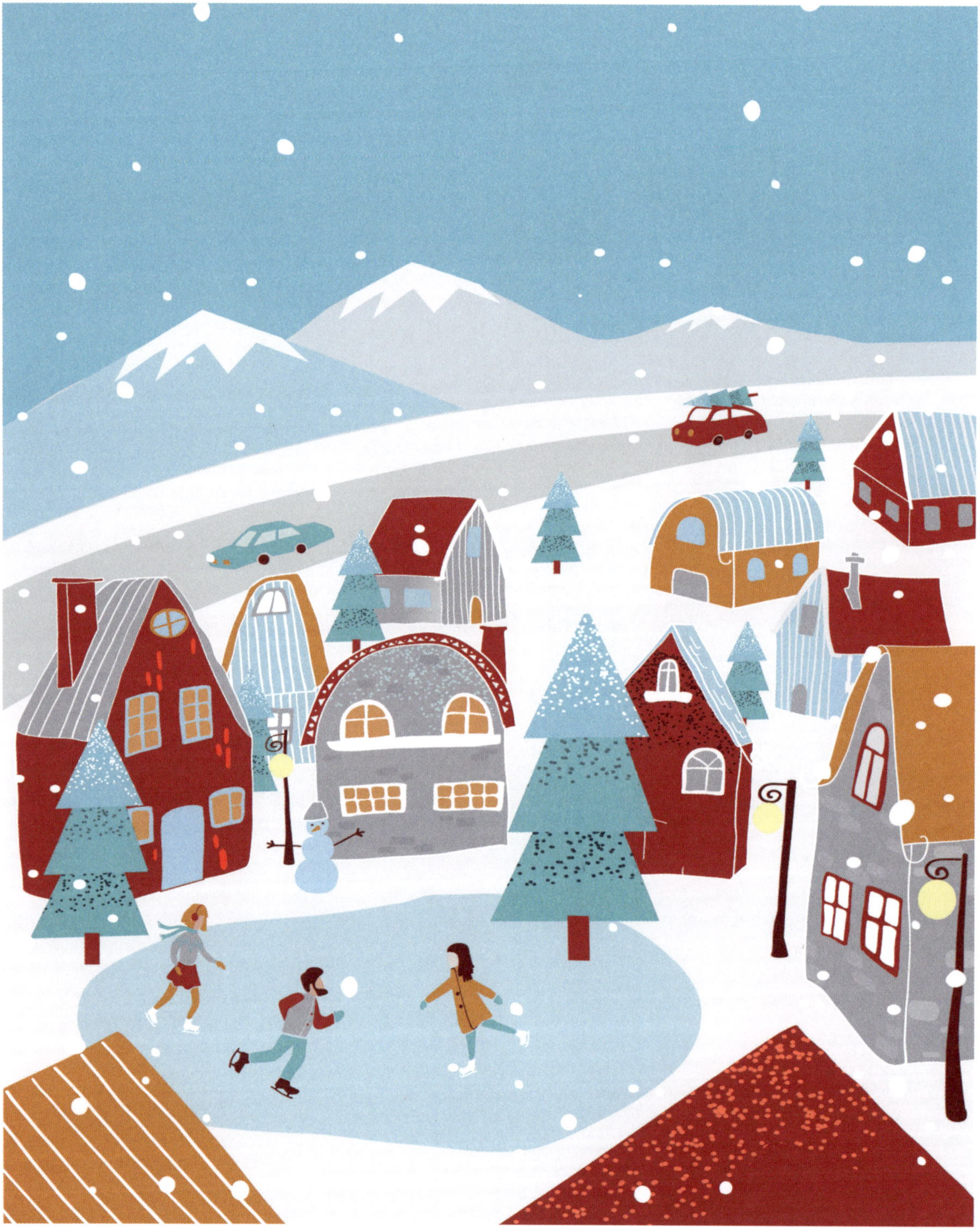

HIVER

TONIC

Fitness sur canapé

Petite flemme ? Mais quand même envie de faire un effort ? Je vous propose une routine rigolote qui ne vous fera pas descendre de votre canapé. Parfaite devant votre série du moment !

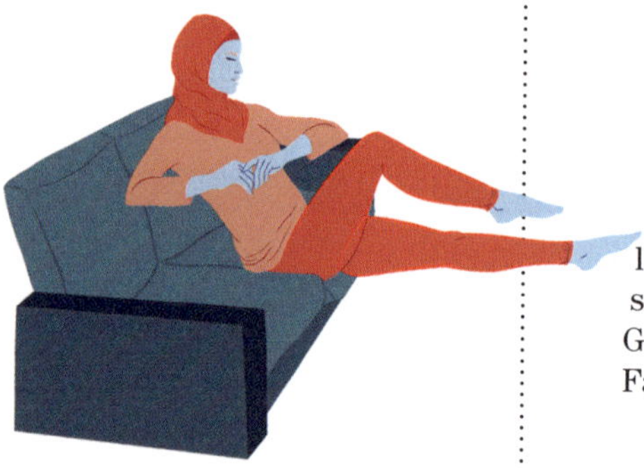

01 | Pédalo sofa x 10 |
Pour avoir de belles jambes et des abdos en béton, asseyez-vous au bord du canapé, le dos incliné vers l'arrière et passez en mode pédalo. Contractez vos abdos tout en tournant votre buste parfois à gauche, parfois à droite. Faites 3 séries de 10 en vous reposant entre chacune au moins 30 s.

02 | Squats TV x 15 |
Cette fois-ci vous travaillez pour des fesses bien rebondies et des cuisses fuselées ! Devant votre canap', à environ 1 m de distance, déposez votre coup de pied sur l'assise et commencez une série de squats en pliant votre jambe avant. Gardez le dos droit et respirez bien. Faites 3 séries avec temps de pause entre chacune.

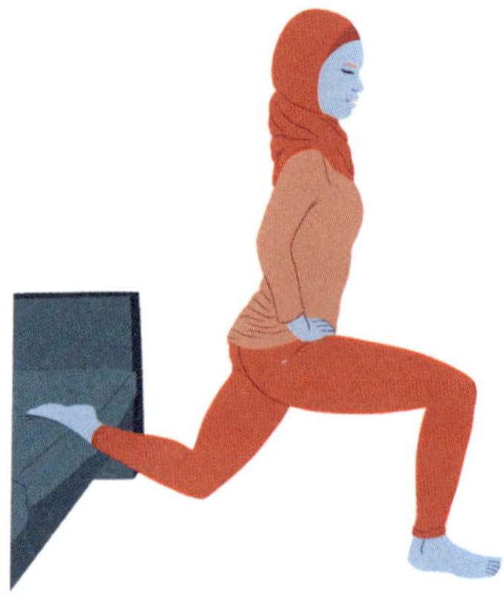

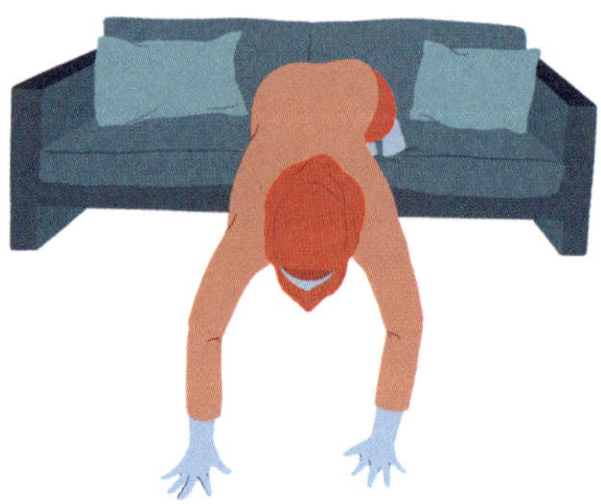

03 | Pompes divan x 10 |
Bras, poitrines et abdos toniques ! Je vous l'accorde, vous allez louper quelques scènes de votre série pendant cet exo. Mettez-vous à quatre pattes devant votre canapé et montez vos jambes sur l'assise. Vos bras sont un peu plus écartés que la largeur de vos épaules et vos mains bien ancrées dans le sol. Vos pieds sont parallèles. Partez sur une série de 10, à recommencer si vous avez du cran !

« Vous pouvez créer de nombreux exos de fitness avec votre canap' ! Adaptez ceux que vous connaissez déjà en veillant à rester bien stable sur les coussins. »

Un Noël vert

Quelques résolutions à adopter pour des fêtes plus saines !

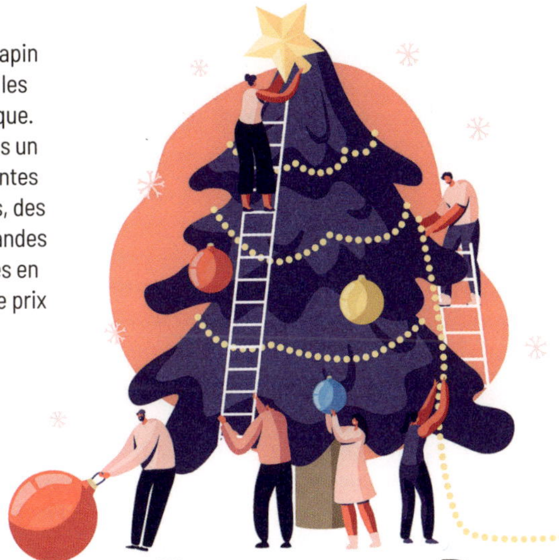

01 • Un néo-sapin
Pas de sapin naturel ni de sapin en plastique qui sont tous les deux à fort impact écologique. J'use d'imagination et je fais un sapin de Noël avec mes plantes vertes, des planches en bois, des livres, des photos, des guirlandes à énergie solaire, des boules en pâte à sel… Et je remporte le prix de l'avant-garde !

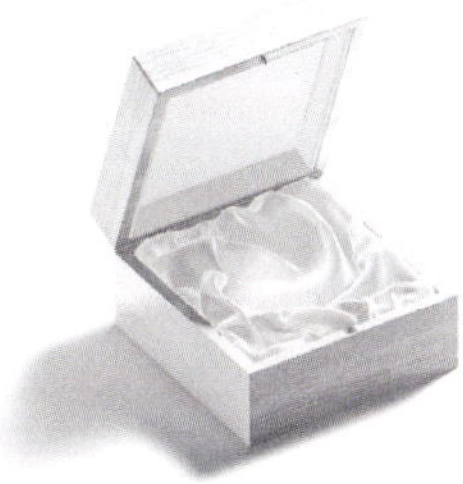

02 • J'emballe green
Je n'achète pas de papier cadeaux, je prends des vieux magazines, journaux, tissus et je fais preuve de créativité ! Jolis résultats assurés !

03 • Pas de neige
La neige artificielle et les peintures qui recouvrent les branches du sapin sont des produits chimiques qui libèrent des molécules polluantes dégradant l'air. À éviter en cette période où l'on aère moins son intérieur.

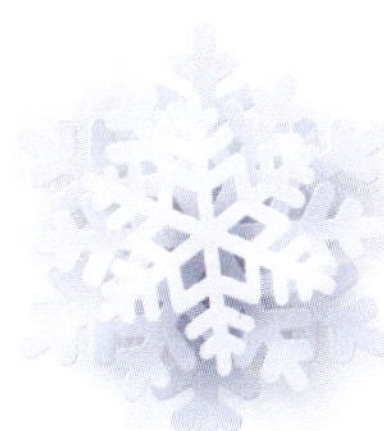

04 • Des cadeaux réfléchis
Je n'achète pas de bêtises à la va-vite qui vont être utilisées une fois ou revendues sur Leboncoin. Je choisis des marques éthiques, des produits non sur-emballés, je vais chez les petits commerçants, dans les friperies ou les Emmaüs, etc.

05 • Je cuisine veggie
Le plus possible ! Un petit défi à me lancer qui changera de l'éternelle dinde aux marrons qui ennuie tout le monde.
Je ne choisis que des aliments respectueux de l'environnement (que je prends au marché du coin) et je fais découvrir des recettes délicieuses à ma famille.

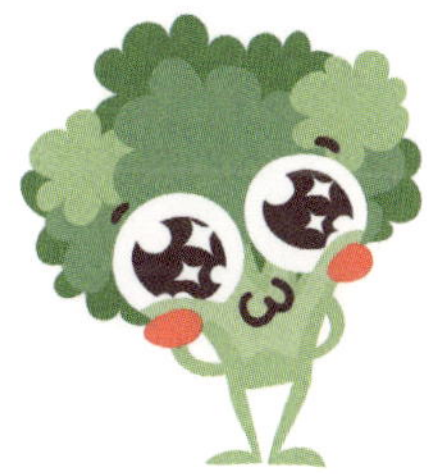

06 • Je suis solidaire
Je pense à ceux qui n'ont rien et je fais quelques dons : argent, nourriture, jouets, vêtements…

« Pour moi, Noël, c'est les retrouvailles avec ma famille et la Bretagne. Je ne conçois pas de passer cette période loin de mes proches. C'est auprès d'eux et de la mer que je me ressource. »

« Il est tellement bon d'être une femme ! »

ORGANIC

On protège la mer

Avec l'arrivée des fêtes, on a envie de bien faire en matière d'achat de fruits et poissons de mer ! Voici les dernières recommandations WWF.

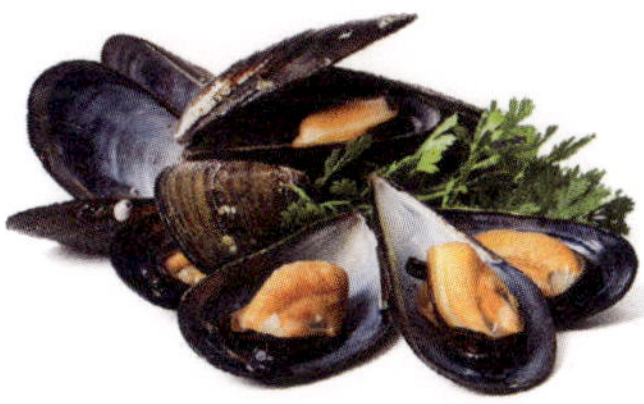

Les moules

La mytiliculture sur cordes, elle, compte parmi les pratiques de culture les plus durables et les plus efficaces. Lors de vos achats, privilégiez les moules d'élevage, et de préférence, celles certifiées par l'ASC.

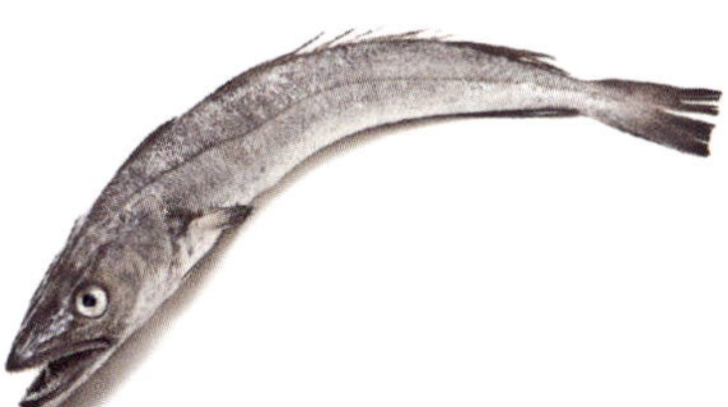

Le merlu

Achetez-moi si je suis certifié MSC et si je proviens de l'Atlantique Nord. Laissez-moi sur l'étal si je mesure moins de 30 cm et si je suis capturé au chalut.

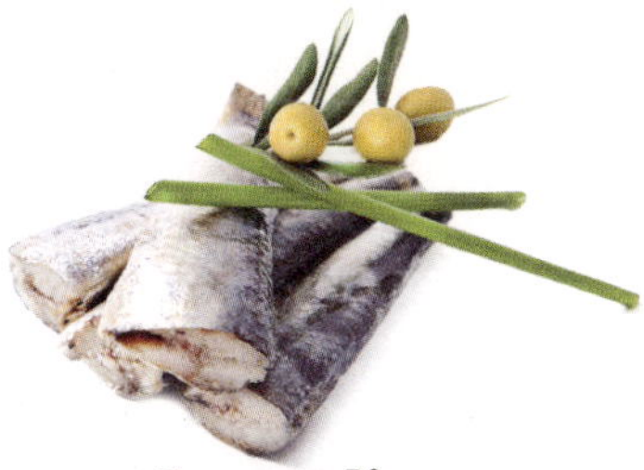

La sardine

Si vous me préférez fraîche, achetez-moi tout au long de l'année, sauf aux mois de décembre, janvier et février, période au cours de laquelle je me reproduis. Si vous m'achetez en conserve, vérifiez que je suis certifiée par le MSC.

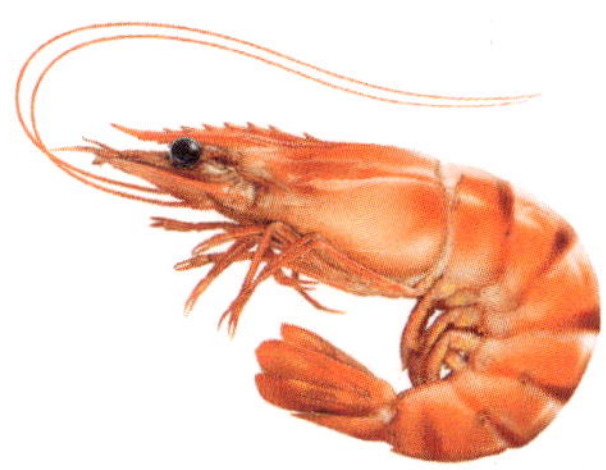

La crevette caramote

Évitez de m'acheter lorsque je porte mes œufs, à savoir de juin à octobre. Si vous m'achetez congelée, privilégiez les produits congelés en dehors de cette période. Évitez les crevettes capturées au chalut.

La dorade

Achetez-moi si je suis proviens d'élevages certifiés Bio, élevée ou attrapée à la palangre ou au filet de fond. Évitez-moi si je suis pêchée au chalut.

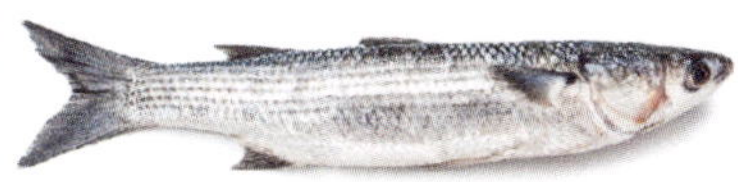

Le mulet

Durable, je suis une alternative idéale au bar, victime de surpêche. Non seulement mon goût est très voisin, mais je suis aussi moins cher à l'achat !

Le saumon

Achetez-moi uniquement avec le label MSC si je viens d'Alaska. Sinon oubliez-moi ! La plupart des populations de saumons européennes sont totalement épuisées ou en surpêche.
La situation des populations de saumons dans le nord-est de l'océan Atlantique et dans la mer Baltique est critique.

ORGANIC

Huîtres pochées au bouillon thaï

Cette recette contient du chou qui est dépuratif et riche en antioxydants. Les feuilles de coriandre vont détoxifier votre organisme en participant à l'élimination des métaux lourds. Une recette idéale pour les fêtes de fin d'année !

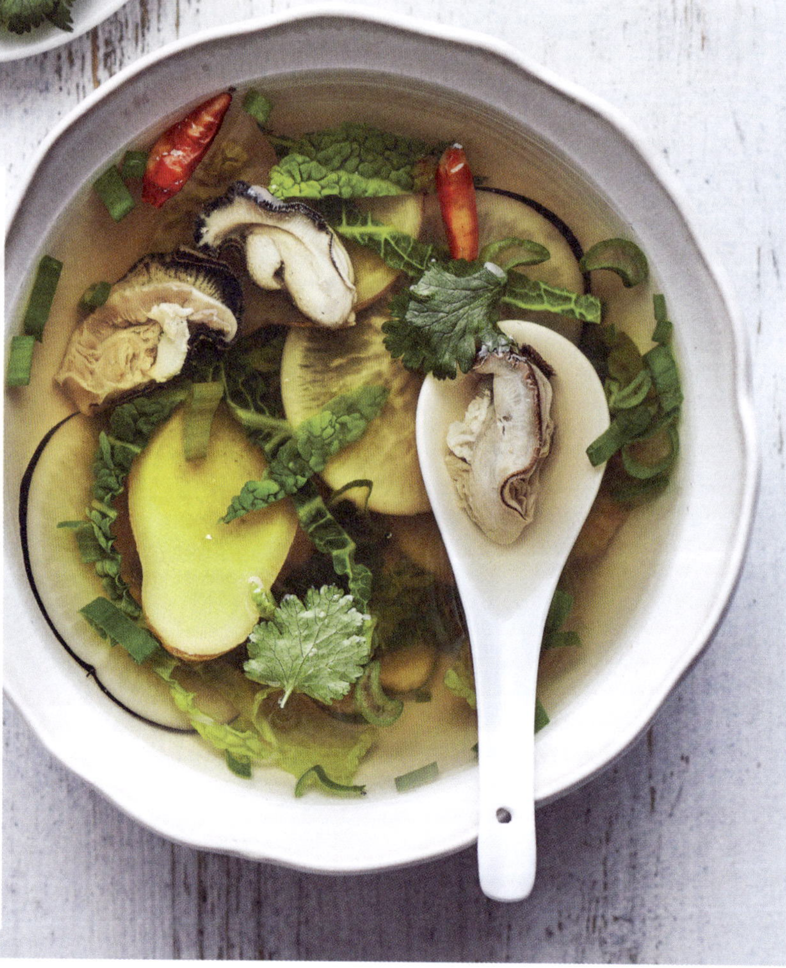

POUR 4 • PRÉPA. : **10 min** • CUISSON : **10 min**

- 12 huîtres
- 2 c. à soupe de sauce soja
- 1 radis noir
- 2 cm de racine de gingembre frais
- 1 bâton de citronnelle
- 1 piment oiseau frais ou séché
- 4 feuilles de chou vert
- 1 ciboule
- Quelques branches de coriandre fraîche
- 1 gousse d'ail

1 • Pelez l'ail, le gingembre et le radis. Coupez-les en tranches très fines. Émincez finement la citronnelle, la ciboule et le chou.

2 • Portez 1 litre d'eau à ébullition avec le gingembre, la citronnelle, la sauce soja et l'ail.

3 • Baissez le feu, ajoutez les légumes et le piment. Laissez cuire 5 minutes.

4 • Répartissez le bouillon dans 4 bols. Ajoutez 3 huîtres décoquillées dans chacun. Elles vont cuire délicatement dans le bouillon chaud.

5 • Décorez de quelques feuilles de coriandre fraîche. Dégustez immédiatement.

6 plantes anti-vase

Des remèdes détox naturels pour se remettre des excès de la veille et soulager le mal de cheveux !

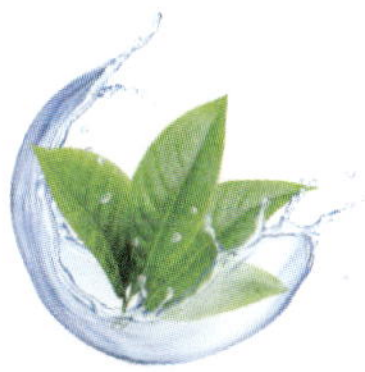

La tisane : votre meilleure alliée !

Il est primordial de boire beaucoup d'eau après avoir consommé de l'alcool pour éviter de se déshydrater. C'est en effet le manque d'eau qui peut être à l'origine des maux de tête et des douleurs musculaires… Eau ou tisane, il faut idéalement boire au moins 2 litres d'eau pendant la journée.

| Le romarin contre le mal de tête |

Célèbre pour ses vertus anti-oxydantes, le romarin améliore également la circulation sanguine du cerveau.
En tisane : laissez infuser une cuillerée à café de feuilles de romarin pendant 10 minutes dans une tasse d'eau chaude.

| Le gingembre pour ne pas être barbouillée |

La racine de gingembre favorise l'élimination des graisses et contribue également à bloquer certains récepteurs cérébraux responsables de la sensation de nausée. Cette épice est donc réputée pour ses bienfaits pour les lendemains de fiesta.
En tisane : laissez infuser une cuillerée à café de gingembre séché pendant 10 minutes dans une tasse d'eau chaude.

| Les graines de fenouil pour la digestion |

Grâce à ses actifs antibactériens et antispasmodiques, le fenouil sauvage, mais aussi l'anis, soulage les troubles digestifs come le mal de ventre.
En tisane : laissez infuser une grande cuillère de graines de fenouil ou d'anis pendant 8 minutes dans une tasse d'eau chaude. Radical !

Le bon réflexe des huiles essentielles

Plusieurs huiles essentielles sont recommandées pour vous aider à passer le cap :

- **Citron bio :** pour aider au drainage du foie. Versez 1 ou 2 gouttes de citron bio pour 2 litres de tisane pas trop chaude.
- **Menthe poivrée :** pour lutter contre les les nausées et les vomissements. Versez quelques gouttes sur un mouchoir, à respirer en cas de nausées.
- **Livèche :** pour détoxifier et drainer son organisme, en favorisant la digestion. Seul un thérapeute pourra vous prescrire l'huile essentielle de cette plante herbacée.

« Rien de tel qu'une journée bouillons et soupes pour se remettre de tout ça ! C'est mon rituel à chaque fois pour laver les folies de la veille. »

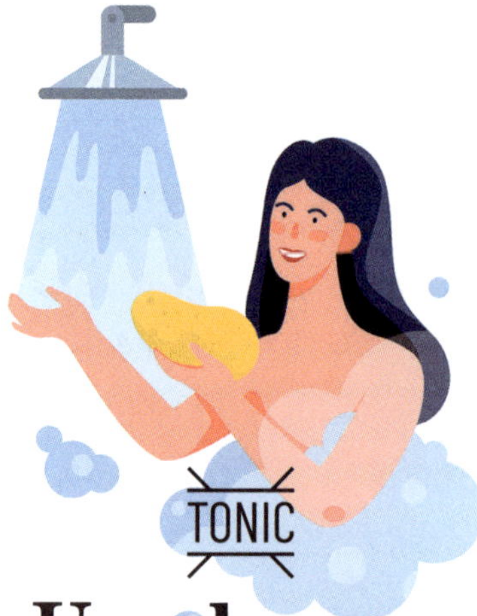

Une bonne douche écossaise !

L'alternance chaud-froid stimule la circulation sanguine et entraîne de nombreux bienfaits. Pour optimiser les effets, suivez le guide et le thermostat !

Pourquoi j'aime ça ?

| Ça stimule la circulation sanguine |

L'eau chaude dilatera d'abord les vaisseaux, puis ils se rétracteront sous l'action de l'eau froide. Cette alternance permettra d'améliorer l'irrigation et de stimuler la circulation sanguine. Une pratique que j'adore car elle procure une vraie sensation de bien-être et stimule le système immunitaire.

| Ça extermine des capitons ! |

Irriguer les vaisseaux sanguins de la peau participe à la lutte contre la cellulite, en combinant aussi une bonne alimentation et une activité sportive !

| Ça lutte contre les courbatures |

Après une séance de sport, une bonne douche écossaise stimulera votre circulation sanguine.
Les microtraumatismes des muscles et des tendons, responsables des courbatures, s'estomperont rapidement.

| Pourquoi « écossaise » ? |

Cette expression remonte au XIXe siècle, à l'époque les Écossais pratiquaient des soins d'hydrothérapie en alternant les eaux chaudes et froides.
On l'emploie également lorsqu'on évoque un brusque passage du positif au négatif.

Le chaud-froid, mode d'emploi

- Commencez par une douche chaude et tournez progressivement le thermostat vers le froid.

- Pendant quelques minutes, appliquez le jet d'eau froide sur les jambes, pour remonter ensuite jusqu'au buste, en n'oubliant pas le dos et les bras. Chanter ça peut aider !

- N'hésitez pas à prolonger le passage du jet sur les zones adipeuses (culotte de cheval, fesses, bas du ventre, poitrine… ça raffermit les boobs !)

« Après l'effet surprise, vous ne pourrez plus vous passer de ce coup de frais. Perso, j'en suis complètement addict (été comme hiver) ! »

« Je m'autorise du chocolat noir lorsque j'ai une envie de sucré. Je le choisis le plus pur possible avec au moins 70% de cacao sans huile de palme ni arôme chimique. »

Quand en manger ?
• En journée en fin de repas ou en encas.
Valeurs nutritionnelles
• Protides 9,3 g • Glucides 33,3 g • Lipides 41,9 g • Calories 572 kcal/100 g de chocolat noir 70 %
Conservation
• En tablette à l'abri de l'humidité et de la lumière, le chocolat noir peut se conserver 2 ans !
Cuisson
• À adapter selon les recettes.

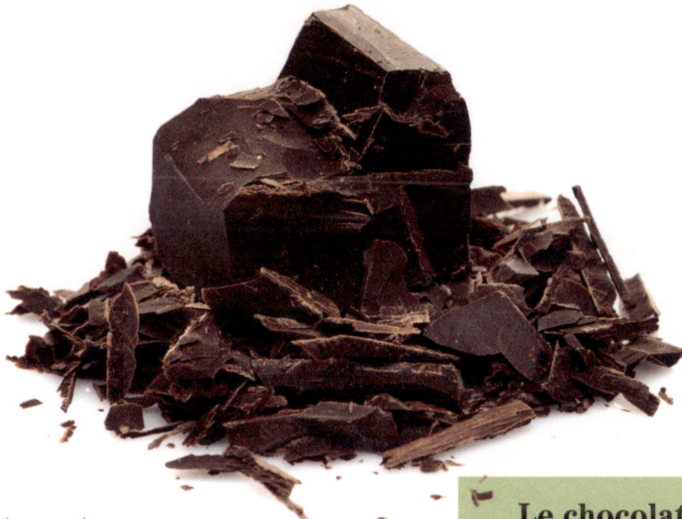

ORGANIC

Super aliment

Le chocolat noir

Du cacao, des fibres, des antioxydants et de la sérotonine, il est l'aliment plaisir par excellence. En plus de ravir nos papilles, il est un vrai atout santé !

Il booste

- Le moral
- La relaxation
- La circulation sanguine
- Le sommeil réparateur
- La concentration

Il lutte contre

- Le vieillissement cellulaire
- Les maladies cardio-vasculaires
- Le mauvais cholestérol
- La toux
- L'hypertension

Le chocolat noir au menu

(Vous ne culpabiliserez plus !)

- **Pour le petit-déjeuner :** smoothie bowl chocolat noir, banane, noisette
- **En plat :** salade composée, vinaigrette chocolat noir
- **En encas :** tartelette chocolat noir spéculoos
- **En dessert :** mousse chocolat noir et sablé aux fèves de cacao

« La belle vie, c'est aujourd'hui, c'est maintenant et c'est ici ! »

Yoga anti-gueule de bois

Qui dit fin d'année, dit… lendemain de soirée ! Savez-vous que le yoga peut vous enlever vos symptômes post alcoolémie ?

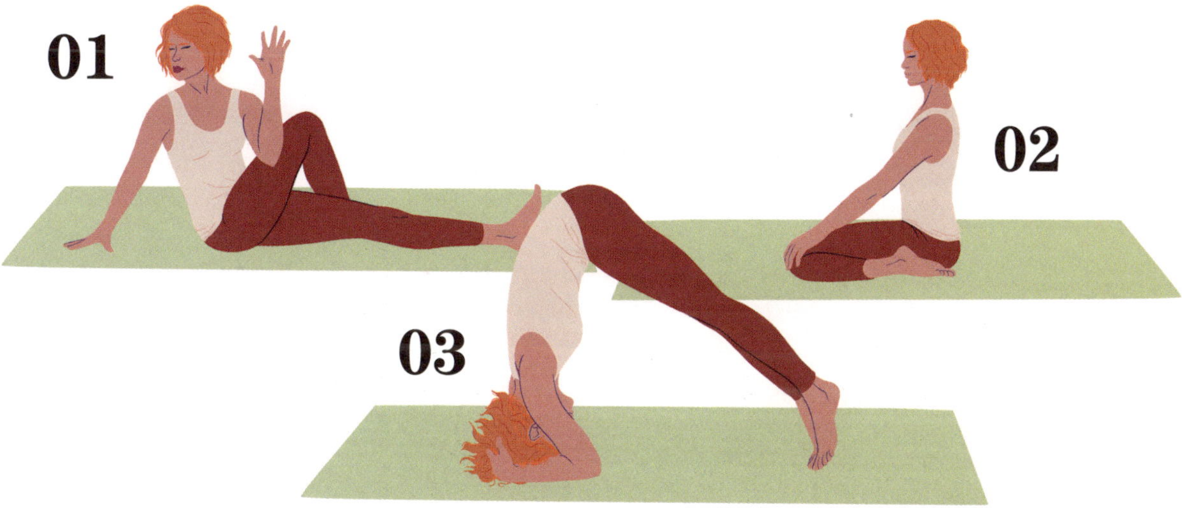

01 | Essorez vos toxines | En position assise, passez la jambe droite sur la jambe gauche et effectuez une torsion du buste à droite en vous aidant de votre bras droit à l'arrière, bien tendu. Votre bras gauche est posé sur votre genou droit, le coude plié. Votre regard se tourne vers l'arrière. Réalisez 5 grandes respirations en tenant le dos bien droit.

02 | Stimulez votre digestion | Asseyez-vous sur vos genoux (et non sur vos jambes), les fesses entre les pieds, le dos droit, les épaules en arrière. Si cela vous fait mal, placez un coussin sous vos fesses. Décollez vos mollets avec vos doigts pour les faire ressortir. Vos mains sont sur vos genoux. Réalisez 10 grandes respirations.

03 | Réduisez votre migraine | Si vous avez bien décuvé uniquement, tentez cette posture renversante. Mettez-vous à genoux, croisez vos doigts et placez-y le sommet de votre tête. Restez quelques secondes ainsi puis levez votre *booty* en ayant pris soin de retourner vos orteils. Vos jambes doivent être tendues. Réalisez 10 grandes respirations. Puis sortez de la posture en douceur.

« La pratique régulière du yoga vous donnera envie de boire moins d'alcool car votre corps va devenir de plus en plus sain ! Un vrai cercle vertueux. »

ORGANIC

Nouilles de riz aux citrons caramélisés

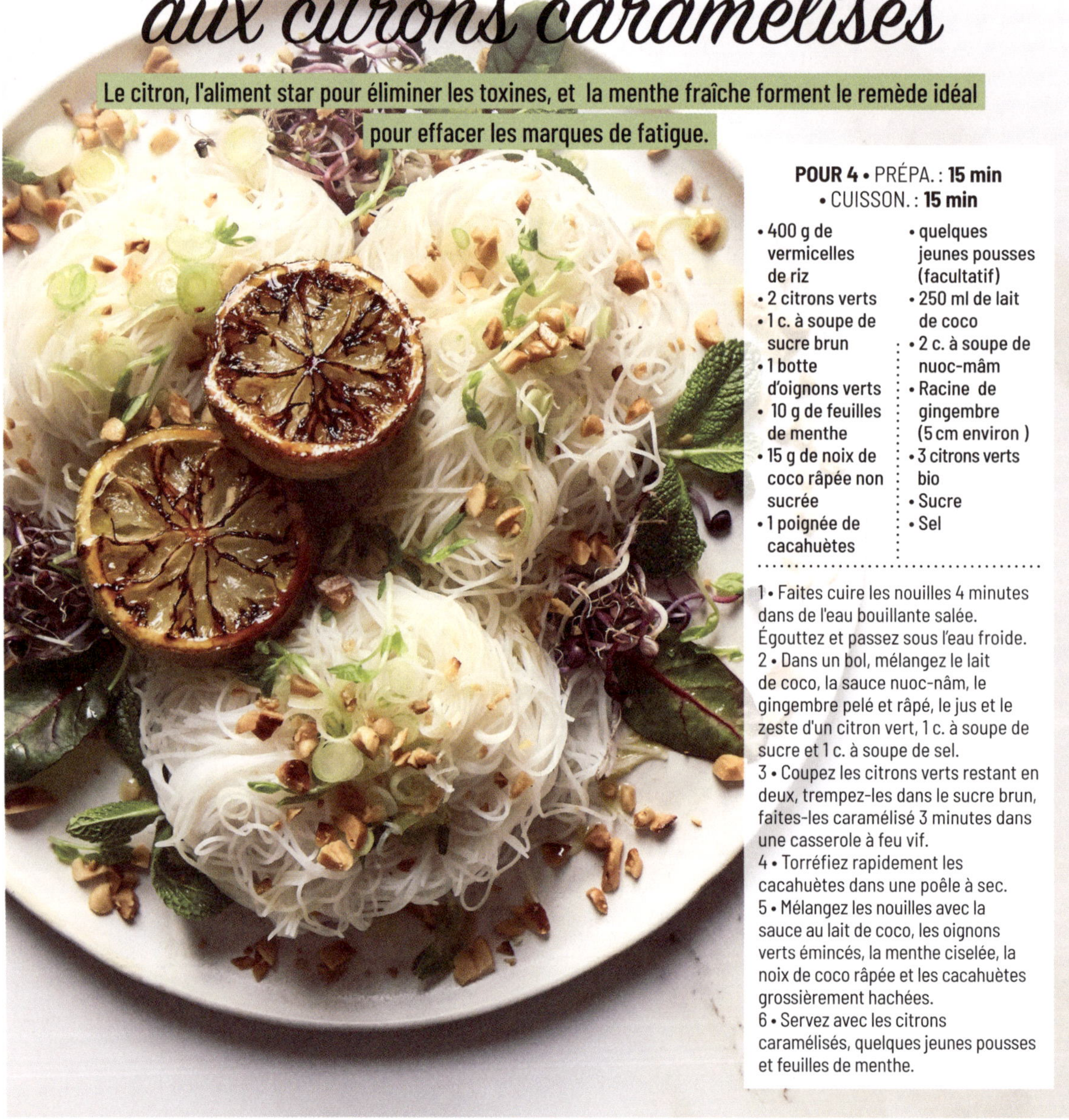

Le citron, l'aliment star pour éliminer les toxines, et la menthe fraîche forment le remède idéal pour effacer les marques de fatigue.

POUR 4 • PRÉPA. : **15 min** • CUISSON. : **15 min**

- 400 g de vermicelles de riz
- 2 citrons verts
- 1 c. à soupe de sucre brun
- 1 botte d'oignons verts
- 10 g de feuilles de menthe
- 15 g de noix de coco râpée non sucrée
- 1 poignée de cacahuètes
- quelques jeunes pousses (facultatif)
- 250 ml de lait de coco
- 2 c. à soupe de nuoc-mâm
- Racine de gingembre (5 cm environ)
- 3 citrons verts bio
- Sucre
- Sel

1 • Faites cuire les nouilles 4 minutes dans de l'eau bouillante salée. Égouttez et passez sous l'eau froide.
2 • Dans un bol, mélangez le lait de coco, la sauce nuoc-nâm, le gingembre pelé et râpé, le jus et le zeste d'un citron vert, 1 c. à soupe de sucre et 1 c. à soupe de sel.
3 • Coupez les citrons verts restant en deux, trempez-les dans le sucre brun, faites-les caramélisé 3 minutes dans une casserole à feu vif.
4 • Torréfiez rapidement les cacahuètes dans une poêle à sec.
5 • Mélangez les nouilles avec la sauce au lait de coco, les oignons verts émincés, la menthe ciselée, la noix de coco râpée et les cacahuètes grossièrement hachées.
6 • Servez avec les citrons caramélisés, quelques jeunes pousses et feuilles de menthe.

Je deviens militante

Bravo ! Vous suivez à merveille vos nouvelles résolutions écolos depuis maintenant presque un an et votre quotidien a bien changé ! Il est temps de sensibiliser votre entourage.

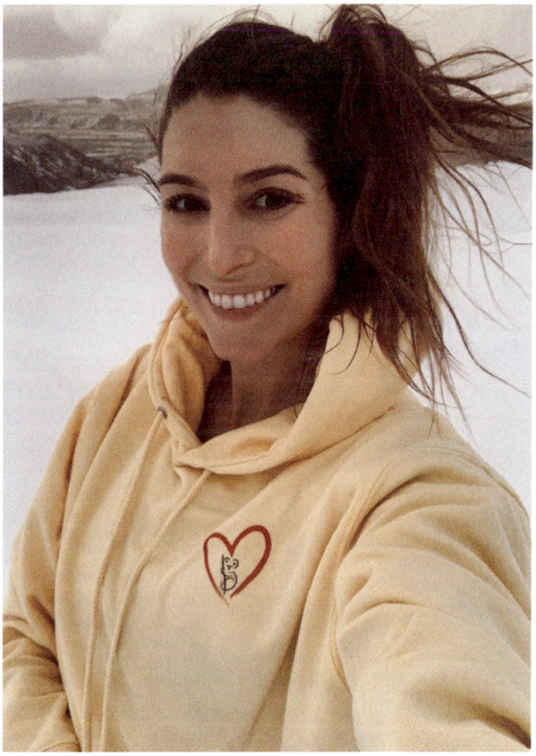

Soutenez **@WWF_australia** en achetant ce hoodie 100% coton **@parisienne_et_alors**.

« Ne lâchez rien, c'est avec des gens comme vous que les choses changent ! »

Je partage mes éco-gestes sur les réseaux sociaux

Je filme mes DIY pour en faire profiter mes amis

Je retiens des chiffres clés sur la pollution plastique et je les sors à tout-va

Au bureau, je deviens un modèle green

Je parle des assos solidaires à mon entourage

J'organise des ateliers cosméto bio avec mes copines ou des sorties shopping éthiques !

J'organise des collectes.

Merci…

C'est fou comme cette dernière page est toujours la plus vertigineuse à écrire.
Allez, je me lance, la gorge serrée de me dire que c'est déjà la fin,
et la boule au ventre, anxieuse de n'oublier personne…

À Amandine Gombault et Charlotte Calament d'être ni plus ni moins le prolongement de ma petite tête,
et de structurer chacune de mes pensées, même les plus farfelues.
S'il y a bien deux nanas AU TOP sur cette Planète, c'est bien vous !

À Hina Hundt pour inclure TOUTES les femmes sans exception à travers tes illustrations,
aussi positives que colorées. Je suis ta fan NUMBER 1 !

À Aline Sibony, ma « Positive Éditrice », d'avoir cru en ce troisième ouvrage,
et de ne jamais se lasser de me répéter : « Ça va aller… » 🙂

À ma Tania, ma Tomb Raider des fourneaux…
Merci d'avoir accepté cette mission titanesque de recettes,
et de traduire à la perfection notre philosophie *made in* VIDA 💪

Je n'oublie pas Sandra Mahut pour avoir donné vie à ces plats
(fais-moi penser à te commander un agrandissement de la saucisse vegan « vue avion » 😅).

Big up du love à mi Amor pour toujours garder un œil bienveillant sur ces pages food ❤️

À mon super Daddy pour son challenge running, qui nous aura bien fait suer (dans tous les sens du terme hihi !) .

À Zoe Fidji pour cette couv' pleine de pep's, il me tarde de retrouver Mochi et tes fonds pastel…
On remet ça quand ?

À ma Laurette d'être à la fois mon bras droit, mon bras gauche, mes pieds et ma tête (« alouette ») 😊
On devrait tous avoir une petite Laurette à ses côtés !

À ma plus belle source d'inspiration : Maman, Papa, Juju, Hugo,
pour comprendre analyser, corriger, valider chaque nouvelle aventure qui vient façonner ma petite vie.

Enfin, merci à vous, lectrices et lecteurs, amis et amies, famille, supporters de chaque instant,
de tenir ce livre entre vos mains.

J'espère avoir contribué à éveiller vos sens, booster votre motivation et activer votre positivité
pour être #AuTOP 365 jours de l'année

Laury

Crédits des illustrations et photographies

Hina Hundt, illustrations :

Pp. 8, 11, 19, 22, 24, 29, 36, 39, 43, 53, 60, 62, 73, 76, 79, 91, 103, 107, 109, 115, 118, 123, 130, 139, 149, 151, 156, 163, 169, 177, 184, 187, 194, 202, 213, 214, 227, 231, 233, 235, 238, 247, 250, 258, 265, 270, 278, 299, 306, 311, 317, 328, 333, 340, 342, 348, 355, 361, 366, 375.

Shutterstock

P. 5 : cosmaa ; p. 7 : ivector ; p. 14 : ivector ; p. 15 : Evgeny Karandaev ; p. 20 : Earl Manus ; p. 27 : Doodlia ; p. 31 : fashion Hero ; p. 32 : ivector ; p. 41 : MarySan (bouilloire), Vasilyeva Larisa (farine) ; p. 45 : Aleksandr Merg (maison), Julia Pankin (fenêtre) ; p. 46 : Nik Merkulov ; p. 49 : Evgenia.B ; p. 50 : ivector ; p. 52 : Valery121283 (kiwi), Nataliia K (amandes), Jiang Hongyan (asperges) ; p. 56 : cosmaa ; p. 57 : 3523studio ; p. 58 : Oksana Mizina ; p. 59 : vectortatu (baignoire), beingeniusloci (brosse à dents), smart design (gants), Rvector (mains et robinet), Gts (bouteilles) ; p. 64 : Panda Vector (bouteille 1), Geraskevich (bouteille 2 et 3), Siberian Art (bouteille 4) ; p. 67 : ivector ; p. 68 : Nattika ; p. 70 : MicroOne ; p. 71 : Davorana (6 robes), Goodstudio (tringle vêtements), Toltemara (pile vêtements), Sritej (carton vêtements), Cute.flat (logo recyclé) ; p. 74 : Abscent ; p. 77 : ivector (personnages et chien) ; p. 78 : Uniyok (personnage féminin), Kostenyukova Nataliya (flacons blancs), The8monkey (sac de courses), Bibadash (sac de courses légumes), Gruffi (pot en verre) ; p. 83 : samreungpila ; pp. 84-85 : ardea-studio ; p. 86 : Nicetoseeya (personnage féminin) ; p. 87 : Anastasiya Shubina ; p. 88 : Zamurovic Photography ; p. 92 : OlgaChernyak (cuillère en bois), Vasilyeva Larisa (sachet farine), Sergii Baibak (flacon) ; p. 93 : allstars ; p. 94 : Visual Generation ; p. 98 : GoodStudio ; p. 99 : ivector ; p. 100 : Irina Qiwi (maman), Olga Aleksieieva (couche), Kirasolly (cotons et flacons) ; p. 104 : helgascandinavus (personnage féminin qui saute), Anna Tigra (point interrogation) ; p. 108 : Saga Studio ; p. 110 : Grinbox (arbre), Yumeee (abeille et fleurs), practicuum (pousse), Zirographix (crois rouge), Clipart deSIGN (herbes), Dmitriy Samorodinov (nichoir) ; p. 112 : StockSmartStart ; p. 116 : Elegant Solution ; p. 119 : Chalintra.B (citron), bluebirdlena (verre de lait), Kristyna Vagnerova (carotte) ; p. 120 : Cat_arch_angel (menthe), Everilda (pin) ; annalisa e marina durante (basilic), Dneprstock (marjolaine) ; p. 122 : Antonov Maxim (sucre), curiosity (miel), spline_x (amande), Lightkite (citron) ; p. 127 : Vasilyeva Larisa (coco), OlgaChernyak (cuillère) ; p. 128 : ivector ; p. 129 : Volosina ; p. 133 : ivector (personnages), Kirasolly (cotons), TashaNatasha (savons et brosse), Anastasia Vlaskova (savon) ; p. 135 : Prostock-studio (trace verte), JIANG HONGYAN (choux), DONOT6_STUDIO (miel) ; p. 136 : CoolRaccoon ; p. 138 : ivector (personnage), Designua (ampoule), Thomas Pajot (étiquette), Lifestyle Graphic (interrupteur), vladwel (machine à laver) ; p. 142 : ivector ; p. 143 : ivector ; p. 146 : ilusmedical ; p. 147 : Goodstudio (personnages), Vectors bang (super fruit), Notionpic (épluchure) ; p. 150 : Lotus_studio ; p. 152 : Anka Drozd (encens fumée), promart (3 encens) ; p. 155 : ivector (personnages) ; p. 158 : MPetrovskaya (personnage féminin), Irina Simkina (aloe), spline_x (amande), Balora (huile) ; p. 160 : Kyselova Inna ; p. 161 : Evgenia.B (personnage féminin), Irina Shatilova (cerveau), Virinaflora (personnage bulle), BadBrother (personnage liste) ; p. 165 : ivector (personnages valises et personnages aéroport), Marta Sher (paresseux), Kit8.net (vendeur tapis), FGC (valise), Nadia Snopek (personnage chambre) ; p. 166 : ivector ; p. 170 : cosmaa ; p. 171 : Artnis ; p. 172 : Ivaylo Ivanov (acahuètes), JeniFoto (chips), Yulia Davidovich (crudités), Africa Studio (smoothie) ; p. 173 : Mauko ; p. 174 : OllivsArt ; p. 178-179 : Ardea-studio ; p. 180 : Nito (lavende), Irina Fischer (rose), Africa Studio (basilic) ; p. 181 : ivector (personnages), Bannykh Alexey Vladimirovich (coraux) ; p. 183 : Lightkite (citron), dilyanah (huile) ; p. 185 : JeniFoto (thé) ; p. 190 : showcake (poudre blanche) ; p. 191 : ivector ; p. 193 : OSETROVA NATALIIA ; p. 195 : sm.art (personnages écrous), Aleksandr Merg (personnages liste), ivector (personnages course), Ipris (personnage télétravail), Antonov Maxim (personnage brocante) ; p. 198 : ivector ; p. 199 : Meltthemoment (cristaux), photo-world (rubis), michal812 (tourmaline), Tycson1 (quartz) ; p. 201 : Unitone Vector (personnages), Studio_G (machine à laver), Leila Divine (lessive), uladzimir zgurski (sol), SofiaV (casseroles), L5Design (savon), Rednaxel (jouet), Elena11 (trace jaune) ; p. 203 : IMG Stock Studio ; p. 205 : Inspiring ; p. 206 : VectorMine ; p. 208 : ivector (personnages), La Gorda (brochette), The Mumus (charbon et braises), rustamank (goutte) ; p. 209 : ivector (personnages) ; p. 210 : ivector ; p. 215 : Roman Samokhin (kiwi), digieye (noix), lunamarina (poisson), guy42 (fruits rouges), Lukas Gojda (chocolat) ; p. 217 : sunka_art ; p. 218 : GoodStudio ; p. 221 : mything (œuf), Daria Ustiugova (huile) ; p. 222 : TheFarAwayKingdom (basilic), marco mayer (ciboulette), AmyLv (thym), Valentina Razumova (romarin) ; p. 223 : ivector ; p. 224 : Wealthylady (charbon), Bienchen-s (personnage) ; p. 225 : ivector (personnages), kotoffei (fenêtre), cybrain (globe), Rimma Z (culture) ; p. 229 : ivector (personnages), ricochet64 (nutriscore) ; p. 236 : SofiaV (personnage), vinap (bougie), Peter Hermes Furian (meuble), rustamank (goutte), Heavypong (ventilateur) ; p. 237 : ivector ; p. 240 : ifong (jus), S_E (pâtes), danymages (haricots), Roman Samokhin (citrons) ; p. 244 : VectorShow (huile 1), AriSys (chlorophyle), Daria Ustiugova (huile 2 et aloe), Maria Averburg (goutte) ; p. 245 : Angelina Bambina ; p. 246 : Egor Rodynchenko ; p. 249 : ivector ; p. 252 : Andrush (voiture verte), tynyuk (scooter), Mascha Tace (voiture grise), Milat_oo (vélo) ; p. 253 : ivector ; p. 255 : ivector ; p. 257 : ivector (personnage et cochons), Mari C (planète), TortugaStudios (poule) ; p. 259 : ivector (personnages), Studio_G (ordinateur), Art Alex (téléphone), mipan (cartouche) ; p. 264 : Anna.zabella (huile), Maria Averburg (goutte) ; p. 267 : zorina_larisa (coloriage), Voin_Sveta (tri), La Gorda (feutres), Alfmaler (sac), Pretty Vectors (oiseau) ; p. 269 : ivector ; p. 271 : vitals (champignons), spaxiax (courge), Tiger Images (poireaux), id-art (pois chiches), Maks Narodenko (bananes), Feng Yu (topinambours) ; p. 272-273 : Ardea-studio ; p. 275 : Popmarleo ; p. 279 : Hekla ; p. 281 : ivector ; p. 282 : ivector ; p. 284 : TarikVision (cinéma), backUp (disque), ivector (chat, binge watch et vidéos) ; p. 285 : defarmerdesign ; p. 287 : Oksana Shufrych ; p. 288 : furzikava ; p. 290 : Olga Strelnikova ; p. 291 : VectorPot (planète), pizzastereo (personnages) ; Vlad Klok (animaux) ; armandsketch (pomme) ; p. 292 : phive ; p. 294 : ivector ; p. 295 : ivector ; p. 301 : ivector ; p. 302 : ivector (personnage poubelle et personnage pile), AHGraphic (médicaments), aurielaki (linges), Sashkin (cartouche) ; p. 303 : ivector ; p. 304 : ivector (personnage peau), Olga Strelnikova (personnage cheveux), Vasilyeva Larisa (poudre), curiosity (miel), Kirasolly (cotons), Ksena Shu (avoine) ; p. 305 : EM Arts ; p. 309 : ProStockStudio (huile 1), HappyPictures (huile 2), Maria Averburg (goutte) ; p. 310 : ULUSOVA (haricots), jiangdi (huître), funny face (poisson gris), Andreas Rauh (poisson jaune), EvergreenPlanet (algues) ; p. 313 : Quang Ho (échinacée), Olga Popova (cyprès), Ines Behrens-Kunkel (sureau) ; p. 316 : ivector (personnages), PCH.Vector (bouteille bleue), EllenM (bouteille noire), W.Y. Sunshine (carton), Iakovleva_Vera (couche), Iricat (assiette) ; p. 320 : Finist4 ; p. 321 : Hekla (coco), spline_x (argan), Hekla (avocat) ; p. 323 : ivector (sac et perceuse), NotionPic (poussette), Stavr Godinovich (haltères), Zore_M (manette), shekaka (robe) ; p. 324 : ivector ; p. 325 : Bibadash ; p. 327 : ivector ; p. 330 : Mary Long ; p. 331 : ivector (personnage course, personnage poubelle, personnage biscuit, personnage chaussure), ptashka (robinet), Mascha Tace (savon) ; p. 335 : Italian Food Production (œuf), slowmotiongli (crevettes), Razmarinka (chocolat), Antonio S (moules) ; p. 337 : smirinika (personnage shampoing), Vasilyeva Larisa (poudre), Balora (huile), AboliC (amla), Lightkite (citron) ; p. 338 : GoodStudio ; p. 341 : Shebeko (tasse), Nataliia Pyzhova (sandwich) ; p. 343 : ivector (chien géant), VectorMine (boîte animaux), HitToon (os), BlueRingMedia (boulettes) ; p. 347 : Stmool ; p. 349 : JIANG HONGYAN ; p. 351 : VectorMine (personnage), Los Angeles (karité), Sunnydream (huile), ecco (abricots), spline_x (amande) ; p. 352 : curiosity (miel), Vector Tradition (Rum), MarySan (bouilloire), Alevanda (tasse) ; p. 353 : cosmaa ; p. 354 : Oleh11 (lin), JIANG HONGYAN (sésame), 54613 (courge), Napaphat (tournesol) ; p. 358 : ivector ; p. 362 : MaraZe (bol), Pixfiction (banane), grey_and (saumon) ; p. 363 : ivector ; p. 364-365 : Ardea-studio ; p. 367 : ivector (sapin), AlexandrBognat (boîte), Kumer Oksana (flocon), Vera Serg (brocolis) ; p. 369 : carballo (moules et sardines) ; Edward Westmacott (merlu), Alexander Raths (mulet), Kovaleva_Ka (crevettes) ; p. 371 : Good Job (tisane), Evelyn Sugar (goutte d'huile) ; p. 372 : Inspiring ; p. 373 : Marina Shanti.

iStock

P. 9 : Foxys_forest_manufacture ; p. 23 : Olga_Bell ; p. 30 : chictype ; p. 32 : Denis08131 (poêle), cgdeaw (sac plastique), Turqay Melikli (bol de nouilles), Yana Shadurskaya (bouteille organic) ; p. 47 : Svetlana Zritneva; p. 297 : luplupme; p.300 : Vasilyeavalara

Freepik
P. 10: xamtiw; p.16: macrovector (œufs, huile, liquide); p.27: macrovector_official (toilettes, douche), freepik.com (pot, herbes); p.41: VectorPocket (savon); p.45: macrovector (maison en feu, thermomètre, soleil); p.50: Freepik.com (ordinateurs, main écolo); p.59: macrovector (serviette/savon étoile de mer; p.125: macrovector (huiles); p.127: macrovector (alvéoles, huile coco); p.158: macrovector (flacon); p.190: macrovector (bocal huile coco); p.208: barmaleeva (flamme); p.221: vectorpocket (citron coupé); p.263: freepik.com (crèmes végétales); p.264: macrovector (huile coco, cire d'abeilles); p.302: freepik.com (logo tri vert); p.304: macrovector (bouteilles huile), vectorpocket (citron coupé); p.351: macrovector (huile coco, cire abeille); p.352: vectorpocket (citron coupé)

NounProjekt
Pictos noirs p.16, 41, 64, 70, 92, 190, 208, 244, 309, 337, 351,

Laury Thilleman
Pp.12, 16, 17, 26, 35, 37, 41, 42, 55, 63, 64, 69, 81, 92, 96, 113, 122, 126, 127, 132, 141, 145, 157, 164, 171, 183, 189, 190, 197, 220, 221, 244, 251, 261, 264, 277, 283, 309, 314, 318, 334, 344, 357, 377.

Little Shao
P. 96

Marie Paola / Parisienne et alors
Pp.132, 283

Sandra Mahut
Pp.21, 34, 38, 44, 72, 89, 101, 121, 131, 144, 159, 168, 188, 204, 216, 232, 242, 260, 274, 289, 307, 319, 332, 346, 360.

Amélie Roche
Pp.28, 106, 211, 239, 254, 280, 326, 370.

Blaise Gargadennec
Pp.51, 65, 80, 95, 114, 137, 153, 159, 175, 182, 196, 226, 266, 296, 312, 339, 356, 376.

Zoe Fidji (© zoefidji pour Le Prescripteur)
Couverture

Les recettes ont été créées par :

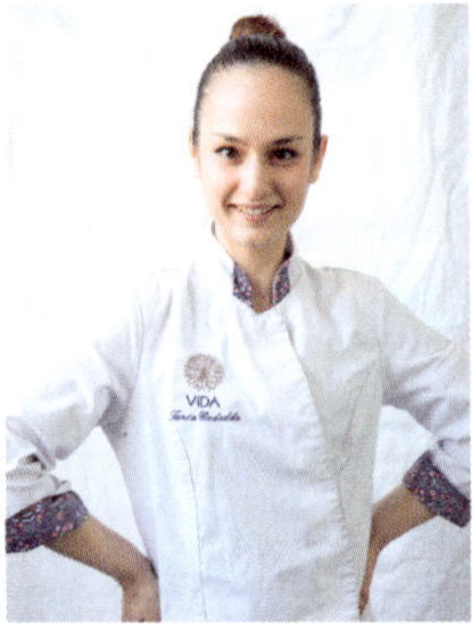

Tania Cadeddu
Tania est la jeune cheffe du restaurant VIDA, de Laury Thilleman et Juan Arbelaez.
Après avoir travaillé avec de grands chefs, notamment Juan Arbelaez et François-Laurent Apchié, elle crée aujourd'hui ses recettes avec sa vision et ses valeurs : le respect des produits (pas seulement comme des ingrédients mais aussi comme des êtres vivants), une cuisine plus végétale, saine et toujours gourmande.
Vous trouverez ses recettes pp.21, 34, 38, 44, 72, 89, 101, 121, 131, 144, 159, 168, 188, 204, 216, 232, 242, 260, 274, 289, 307, 319, 332, 346, 360.
Tania remercie Anthony Prat et Héloïse Haudidier pour leur aide à la préparation et la réalisation des prises de vue de ses recettes, et Marie-Anne Saint-Hubert pour la création de la vaisselle en porcelaine des photos des pp. 21, 34 , 72, 89, 101, 154, 216, 289, 307 et 346 @mashdesignfrance

Zoé Armbruster pour son livre Healthy and Beautiful *(First, 2017)*
Pp.51, 65, 80, 95, 114, 137, 153, 175, 181, 196, 226, 266, 296, 312, 339, 356, 376.

Julie Schwob et David Nouet pour leur livre Cook positive *(First, 2017)*
Pp.28, 106, 211, 239, 254, 280, 326, 370.